À LA RECHERCHE DE LA MÉMOIRE

ERIC KANDEL

À LA RECHERCHE DE LA MÉMOIRE

UNE NOUVELLE THÉORIE DE L'ESPRIT

Traduit de l'anglais (États-Unis)
par Marcel Filoche

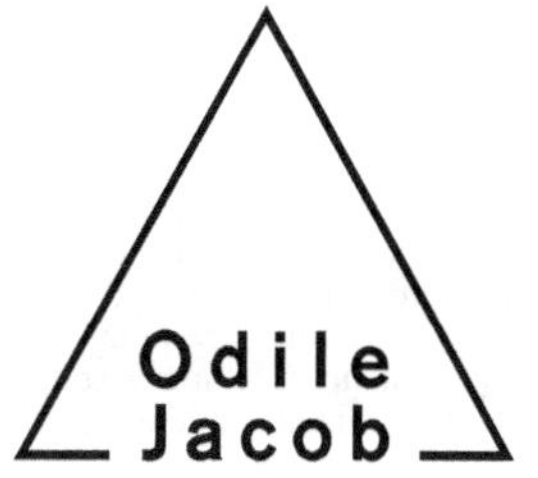

Cet ouvrage a été publié originellement par Norton
sous le titre *In Search of Memory*

15, RUE SOUFFLOT, 75005 PARIS

www.odilejacob.fr

ISBN : 978-2-7381-1880-6

Préface

Comprendre l'esprit humain en termes biologiques est devenu le grand défi scientifique du XXIe siècle. Ce que nous désirons désormais comprendre, c'est la nature biologique de la perception, de l'apprentissage, de la mémoire, de la pensée, de la conscience et les limites du libre arbitre. L'idée que les biologistes seraient à même d'explorer ces processus mentaux était inconcevable il y a seulement quelques dizaines d'années. Jusqu'au milieu du XXe siècle, l'idée que l'esprit, cet ensemble de processus le plus complexe de l'univers, puisse livrer ses secrets les plus intimes à l'analyse biologique, et ceci à l'échelle moléculaire, n'aurait même pas prêté à discussion.

Les fantastiques aboutissements de la biologie des cinquante dernières années ont rendu cela possible. La découverte de la structure de l'ADN par James Watson et Francis Crick en 1953 a révolutionné la biologie, en fournissant un cadre intellectuel permettant de comprendre comment l'information contenue dans les gènes contrôle le fonctionnement de la cellule. Cette découverte a débouché à son tour sur la compréhension fondamentale de la régulation des gènes, de la genèse des protéines qui déterminent le fonctionnement des cellules et de la façon dont le développement active ou désactive gènes et protéines pour déterminer le plan de construction d'un organisme. S'appuyant sur ces extraordinaires succès, la biologie en est venue à occuper une position centrale dans la constellation des sciences, rivalisant avec la physique et la chimie.

Gonflée de cette nouvelle connaissance et sûre d'elle, la biologie a alors tourné son attention vers son objectif suprême, la compréhension de la nature biologique de l'esprit humain. Cette tentative, longtemps considérée comme préscientifique, n'était pas la première du genre. De fait, lorsque les historiens de la pensée se retourneront sur les deux dernières décennies du XXe siècle, il y a fort à parier qu'ils s'étonneront de ce que les apports les plus riches concernant l'esprit humain durant cette période soient venus non des disciplines traditionnellement concernées – la philosophie, la psychologie ou la psychanalyse –, mais de la rencontre entre elles et la biologie du cerveau, à la faveur de la synthèse nouvelle engendrée par les fantastiques progrès de la biologie moléculaire. Il en est sorti une nouvelle science de l'esprit, une science qui cherche à tirer parti de la puissance de la biologie moléculaire afin d'élucider les grandes énigmes encore posées par le vivant.

Cette science nouvelle est fondée sur cinq principes. Tout d'abord, l'esprit et le cerveau sont indissociables. Le cerveau est un organe biologique complexe d'une grande capacité calculatoire qui construit nos expériences sensorielles, régule nos pensées et nos émotions et contrôle nos actions. Le cerveau est responsable non seulement des comportements moteurs relativement simples comme courir ou manger, mais également des actes plus complexes dont nous considérons qu'ils sont la quintessence de l'homme comme penser, parler ou créer des œuvres d'art. Vu sous cet angle, l'esprit consiste en un ensemble d'opérations effectuées par le cerveau, tout comme la marche est un ensemble d'opérations effectuées par les jambes, l'unique différence résidant dans l'incroyable complexité du premier.

Deuxièmement, chaque fonction mentale du cerveau – du simple réflexe aux actes les plus créatifs du langage, de la musique ou de l'art – s'effectue au travers de circuits nerveux spécialisés situés dans différentes régions du cerveau. C'est pourquoi il serait préférable d'employer le terme « biologie d'esprit » lorsque l'on se réfère à l'ensemble des opérations mentales effectuées par ces circuits nerveux spécialisés, plutôt que « biologie de l'esprit ». Cette expression porte une connotation de position et implique qu'un seul endroit du cerveau se charge de ces opérations mentales.

Troisièmement, tous ces circuits sont constitués des mêmes unités de signalisation, les cellules nerveuses. Quatrièmement, les circuits nerveux ont recours à des molécules spécifiques pour engendrer les signaux dans et entre les cellules nerveuses. Pour finir, ces molécules de signalisation spécifiques ont été perpétuées – conservées à l'identique – durant les millions d'années qu'a duré l'évolution. Certaines d'entre elles étaient présentes dans les cellules de nos plus anciens ancêtres ; on peut en retrouver encore aujourd'hui chez nos cousins les plus lointains dans l'arbre de l'évolution : des organismes unicellulaires tels que les bactéries ou la levure, ainsi que des organismes multicellulaires comme les vers, les mouches ou les escargots. Pour organiser leur cheminement au travers de leur environnement, ces créatures font appel aux mêmes molécules que celles que nous utilisons pour régir notre quotidien et nous ajuster à notre environnement propre.

Ainsi, cette science nouvelle de l'esprit non seulement nous renseigne sur notre intimité – comment nous percevons, apprenons, nous remémorons, sentons, agissons –, mais elle ouvre également une perspective neuve sur notre situation au sein de l'évolution biologique. Elle nous fait comprendre que l'esprit humain a évolué à partir de molécules utilisées par nos ancêtres les plus humbles et que l'extraordinaire perpétuation des mécanismes moléculaires qui régulent les divers processus vitaux s'applique également à notre vie mentale.

En raison de la portée de ses implications sur le bien-être individuel et social, un consensus existe aujourd'hui dans la communauté scientifique pour considérer que la biologie de l'esprit sera au XXIe siècle ce que la biologie des gènes fut au XXe.

Non contente de s'attaquer aux problématiques centrales qui ont occupé la pensée occidentale depuis les premières spéculations de Socrate et de Platon sur la nature des processus mentaux, il y a de cela plus de deux mille ans, la science nouvelle de l'esprit nous apporte une connaissance pratique qui nous permet d'appréhender et de faire face aux problèmes importants relatifs à l'esprit qui affectent notre vie quotidienne. La science a cessé d'être le domaine réservé des scientifiques pour devenir partie intégrante de la vie moderne et de la culture contemporaine. De façon quasi quotidienne, les médias font état d'informations techniques normalement incompréhensibles pour le grand public. On lit ainsi des articles traitant des pertes de mémoire causées par la maladie d'Alzheimer, ou bien dues à l'âge ; on tente, souvent sans succès, de saisir la différence entre ces deux désordres mnésiques – l'un évolutif et dévastateur, et l'autre relativement bénin en comparaison. On entend parler de stimulateurs cognitifs[1], mais on ne sait pas vraiment trop qu'en attendre. On nous explique que les gènes affectent le comportement et que des désordres génétiques peuvent provoquer des maladies mentales ou neurologiques, sans qu'on sache quel mécanisme en est la cause. Et pour finir, on lit que des différences d'aptitude liées au sexe influent sur le parcours universitaire et professionnel des hommes et des femmes. Cela signifie-t-il pour autant que les cerveaux féminins et masculins diffèrent ? Les hommes et les femmes apprennent-ils d'une manière différente ?

Au cours de notre existence, la plupart d'entre nous auront à prendre des décisions privées et publiques qui font intervenir une compréhension biologique de l'esprit. Certaines seront motivées par une tentative pour comprendre de simples écarts à un comportement humain normal, tandis que d'autres porteront sur des désordres mentaux ou neurologiques plus sérieux. Il est par conséquent essentiel que chacun puisse accéder à la meilleure information scientifique, clairement exposée sous une forme compréhensible. Selon moi, et conformément à une opinion aujourd'hui répandue dans la communauté scientifique, il est de notre responsabilité de fournir au public une telle information.

Tôt dans ma carrière en neurosciences, j'ai réalisé que les personnes dépourvues de bagage scientifique étaient aussi avides d'apprendre cette science nouvelle de l'esprit que nous l'étions, nous scientifiques, de la leur expliquer. Dans cet esprit, James H. Schwartz, l'un de mes

1. Désignés également par les termes « médicaments intelligents » ou encore « smarties » (NdT).

collègues à l'Université Columbia, et moi-même avons rédigé les *Principles of Neural Science*, un manuel d'introduction de première année universitaire ou de médecine qui en est aujourd'hui à sa cinquième édition. La publication de ce manuel nous a amenés à présenter des exposés sur la science du cerveau à des auditoires grand public. Cette expérience m'a convaincu que les non-scientifiques sont disposés à faire des efforts pour comprendre les enjeux clés de la science neurale *si* les scientifiques sont prêts, de leur côté, à faire le nécessaire pour les leur expliquer. J'ai donc rédigé ce livre comme une introduction à la science nouvelle de l'esprit pour un lecteur qui n'aurait aucun bagage scientifique particulier. Mon but est d'expliquer en termes simples comment elle a émergé à partir des théories élaborées et des observations effectuées par les premiers scientifiques pour finalement s'insérer dans la science expérimentale qu'est la biologie actuelle.

Une motivation supplémentaire pour écrire cet ouvrage m'est venue à l'automne 2000, lorsque j'ai eu le privilège de me voir décerner le prix Nobel de physiologie et de médecine pour mes contributions à l'étude du stockage mnésique dans le cerveau. Tous les lauréats du prix Nobel sont invités à écrire un essai autobiographique. Alors que je rédigeais le mien, il m'est apparu plus clairement qu'auparavant en quoi mon intérêt pour la nature de la mémoire tirait ses racines de mon enfance à Vienne. J'ai aussi perçu avec plus d'acuité, avec émerveillement et gratitude, que mes recherches m'avaient permis de participer à une période historique en science et de faire partie d'une extraordinaire communauté internationale de biologistes. Tout au long de mes travaux, j'ai été amené à connaître plusieurs scientifiques remarquables aux avant-postes de la récente révolution en biologie et en neuroscience, non seulement aux États-Unis, mais aussi en Allemagne, en Angleterre, en Suède et surtout en France, qui, au travers de nos interactions, ont fortement influencé ma propre recherche.

Ainsi, je vais entrelacer deux histoires dans cet ouvrage. La première est une histoire intellectuelle des extraordinaires aboutissements scientifiques dans l'étude de l'esprit, au cours des cinquante dernières années. La seconde est l'histoire de ma vie et de ma carrière scientifique pendant ces mêmes cinq décennies. Elle remonte jusqu'à Vienne, montrant comment mes premières expériences ont développé chez moi une fascination envers la mémoire, fascination qui s'est concentrée tout d'abord sur l'histoire et la psychanalyse, puis sur la biologie du cerveau, et pour finir sur les processus cellulaires et moléculaires de la mémoire. *À la recherche de la mémoire* raconte ainsi comment ma quête personnelle de la compréhension de la mémoire a croisé l'une des plus grandes aventures scientifiques – la tentative pour comprendre l'esprit en termes biologiques, cellulaires et moléculaires.

PREMIÈRE PARTIE

« Ce n'est pas le passé réel qui nous gouverne, sauf, peut-être, dans un sens biologique. Ce sont les images de ce passé. Elles sont souvent extrêmement structurées et sélectives comme des mythes. Les images et les constructions symboliques du passé sont imprimées, presque à la manière d'une information génétique, dans notre sensibilité. Chaque nouvelle ère historique se reflète elle-même dans l'image et la mythologie active de son passé. »

George STEINER,
Dans le château de Barbe-Bleue (1971).

CHAPITRE PREMIER

Souvenirs personnels et biologie du stockage mnésique

La mémoire m'a toujours fasciné. Songez-y : vous pouvez vous remémorer votre première journée au lycée, votre premier rendez-vous amoureux, votre premier amour. Ce faisant, vous ne vous souvenez pas seulement de l'événement lui-même, mais vous revivez également l'atmosphère qui l'a entouré – les images, les sons, les odeurs, l'environnement social, le moment de la journée, les conversations, le ton émotionnel. Se rappeler le passé est une forme de voyage temporel mental ; il nous libère des contraintes de temps et d'espace et nous permet de nous déplacer librement dans des dimensions totalement différentes.

Le voyage temporel mental me permet d'abandonner l'écriture de cette phrase, dans le bureau de ma maison qui surplombe l'Hudson River et de me projeter soixante-sept ans en arrière en traversant l'océan Atlantique pour me retrouver à Vienne, en Autriche, où je suis né et où mes parents possédaient un petit magasin de jouets.

Nous sommes le 7 novembre 1938, et c'est mon neuvième anniversaire. Mes parents viennent de m'offrir le cadeau d'anniversaire que je désirais tant : une voiture téléguidée à piles. C'est une magnifique et rutilante voiture bleue. Un long câble relie son moteur à un volant par lequel je peux contrôler son déplacement, sa destinée. Durant les deux jours qui vont suivre, je vais conduire cette petite voiture partout dans notre petit appartement – à travers le salon, la salle à manger, sous les pieds de la table autour de laquelle mes parents, mon frère aîné et moi-même dînons chaque soir, dans et hors de la chambre à coucher – tournant le volant avec un bonheur non dissimulé et une assurance grandissante.

Mais mon plaisir est de courte durée. Deux jours plus tard, au début de la soirée, nous sommes interloqués par de grands coups frappés à la porte de notre appartement. Ces coups, je les entends encore aujourd'hui. Mon père n'est pas encore rentré du magasin. Ma mère ouvre la porte. Deux hommes entrent. Ils se présentent comme des policiers nazis et nous ordonnent de rassembler quelques affaires et de quitter notre appartement. Ils nous donnent une adresse et nous disent que nous y serons logés jusqu'à plus ample informé. Ma mère et moi ne prenons que quelques vêtements de rechange et des affaires de toilette, mais mon frère Ludwig a le bon sens d'emporter avec lui ses deux biens les plus précieux – ses collections de timbres et de pièces.

Chargés de ces quelques affaires, nous marchons le long de plusieurs pâtés de maisons pour aboutir chez un couple juif, plus âgé et plus aisé, que nous n'avons jamais vu auparavant. Leur grand appartement richement meublé m'apparaît très élégant et notre hôte m'impressionne. La robe de chambre qu'il porte avant d'aller au lit est d'une décoration recherchée qui contraste avec le pyjama de mon père. La nuit, il dort avec un bonnet de nuit pour protéger ses cheveux et une protection au-dessus de sa lèvre supérieure pour conserver la forme de sa moustache. Alors même que nous envahissons leur intimité, nos hôtes se montrent prévenants et corrects. Malgré toute leur aisance, ils ressentent également peur et inconfort face aux événements qui nous ont conduits chez eux. Ma mère est gênée d'être imposée à nos hôtes, consciente qu'ils sont probablement tout aussi embarrassés devant ces trois étrangers jetés dans leurs bras que nous d'être là. Durant les jours que nous vivons dans l'appartement soigneusement arrangé de ce couple, je reste dérouté et effrayé. Mais la source d'anxiété la plus grande ne réside pas pour nous trois dans cet appartement inconnu ; c'est mon père – il a disparu brusquement et nous n'avons aucune idée de l'endroit où il se trouve.

Après plusieurs jours, on nous autorise finalement à rentrer chez nous. Mais l'appartement que nous retrouvons n'est pas celui que nous avons laissé. Il a été pillé et tout ce qui avait de la valeur a disparu – le manteau de fourrure de ma mère, ses bijoux, notre argenterie, les nappes en dentelle, quelques-uns des costumes de mon père, ainsi que tous mes cadeaux d'anniversaire, y compris ma belle et rutilante voiture téléguidée bleue. À notre très grand soulagement, cependant, le 19 novembre, quelques jours après notre retour dans l'appartement, notre père nous revient. Il nous raconte qu'il a été raflé avec plusieurs centaines d'autres hommes juifs et incarcéré dans des baraquements militaires. On l'a relâché lorsqu'il a pu prouver qu'il avait été soldat de l'armée austro-hongroise, et avait combattu aux côtés de l'Allemagne durant la Première Guerre mondiale.

Les souvenirs de ces jours – moi pilotant ma voiture tout autour de l'appartement avec une assurance grandissante, entendant les coups contre la porte, se voyant ordonné par les policiers nazis de se rendre dans l'appartement d'un étranger, nous trouvant dépouillés de toutes nos possessions, le départ puis le retour de mon père – sont les souvenirs les plus forts de mes jeunes années. Plus tard, j'ai compris que ces événements avaient coïncidé avec la Nuit de cristal, la nuit calamiteuse où non seulement avaient été fracassées les vitres de nos synagogues et du magasin de mes parents à Vienne, mais aussi la vie de juifs sans nombre dans tout le monde germanophone.

Rétrospectivement, ma famille a eu de la chance. Nos souffrances ont été modestes comparées à celles de millions d'autres juifs qui n'ont pas eu d'autre choix que de rester en Europe sous la botte des nazis. Après une année d'humiliation et de peur, Ludwig, alors âgé de 14 ans, et moi avons pu quitter Vienne pour les États-Unis et vivre auprès de nos grands-parents à New York. Nos parents nous ont rejoints six mois plus tard. Bien que ma famille et moi n'ayons vécu sous le régime nazi que pendant un an, le trouble, la pauvreté, l'humiliation et la peur ressentis par moi durant cette dernière année à Vienne en ont fait une période déterminante de ma vie.

Il est difficile de remonter l'enchaînement complexe d'intérêts et d'actions d'une vie d'adulte jusqu'aux expériences spécifiques de l'enfance et l'adolescence. Je ne peux pourtant m'empêcher de relier l'intérêt que je porte à l'esprit – comment les gens se comportent, l'imprédictibilité de leurs motivations et la persistance de la mémoire – à ma dernière année à Vienne. Après la Shoah, l'un des leitmotive de la communauté juive a été de « ne jamais oublier », recommandation à l'adresse des générations futures à la vigilance contre l'antisémitisme, le racisme et la haine, toutes ces dispositions de l'esprit qui ont ouvert la voie aux atrocités nazies. Mes travaux scientifiques explorent les fondements biologiques de ce mot d'ordre : les processus cérébraux qui nous permettent de nous souvenir.

Mes réminiscences de cette année à Vienne ont trouvé une expression avant même que je m'intéresse à la science, dès mes années de collège[1] aux États-Unis. Mon intérêt pour l'histoire contemporaine autrichienne et allemande était insatiable et j'ambitionnais de devenir historien des idées. Je me débattais pour comprendre le contexte politique et culturel qui avait été la scène de ces événements calamiteux, ou comment un peuple épris d'art et de musique à un moment avait pu commettre, l'instant d'après, les actes les plus barbares et les plus cruels. Je rédigeai plusieurs mémoires sur l'histoire autrichienne et allemande, parmi lesquels une thèse honorifique sur l'attitude des écrivains face à la montée du nazisme.

Puis, pendant mes dernières années de collège, de 1951 à 1952, j'ai développé une fascination pour la psychanalyse, discipline tout entière

1. Le « college » américain est un parcours parallèle aux premières années universitaire et non l'équivalent de notre collège français (NdT).

concentrée sur le déchiffrage des couches successives de la mémoire et de l'expérience individuelles dans le but de comprendre les racines souvent irrationnelles de la motivation, des pensées et du comportement humains. Au début des années 1950, la plupart des psychanalystes en exercice étaient également médecins. J'ai donc décidé de faire ma médecine. C'est alors que j'ai été confronté à la révolution qui bouleversait la biologie et à la perspective de voir bientôt révélés les mystères fondamentaux liés à la nature des êtres vivants.

Moins d'un an après mon entrée à la faculté de médecine en 1952, on a découvert la structure de l'ADN. Par voie de conséquence, les fonctionnements génétiques et moléculaires de la cellule ont commencé à s'ouvrir à l'analyse scientifique et, au fil du temps, cet examen allait s'étendre aux cellules qui composent le cerveau humain, l'organe le plus complexe de l'univers. C'est à ce moment que je me suis mis à envisager l'étude du mystère de l'apprentissage et de la mémoire en termes biologiques. Comment mon passé viennois avait-il pu imprimer des traces si durables dans les cellules nerveuses de mon cerveau ? Comment l'espace tridimensionnel complexe de l'appartement où je conduisais mon jouet était-il tissé dans ma représentation cérébrale interne de l'espace qui m'entoure ? Comment la terreur avait-elle gravé dans le tissu moléculaire et cellulaire de mon cerveau le son des coups sur la porte de notre appartement au point que je puisse revivre dans les moindres détails cette expérience visuellement et émotionnellement plus d'un demi-siècle plus tard ? Ces questions, sans réponse une génération auparavant, étaient rendues possibles par la nouvelle biologie de l'esprit.

La révolution qui a captivé mon imagination d'étudiant en médecine a transformé la biologie, domaine alors largement descriptif, en une science cohérente assise sur des fondements génétiques et biochimiques fermes. Avant l'avènement de la biologie moléculaire, trois idées flottaient sans lien : l'évolution darwinienne, selon laquelle les êtres humains et les autres animaux avaient évolué graduellement à partir d'ancêtres simples assez différents d'eux-mêmes ; le fondement génétique de la transmission des caractères physiques et mentaux ; enfin, la théorie selon laquelle la cellule est l'unité fondamentale de tout être vivant. La biologie moléculaire a unifié ces trois idées en se concentrant sur l'action des gènes et des protéines dans les cellules individuelles. Elle a reconnu dans le gène l'unité de l'hérédité, la force motrice de l'évolution, et les produits des gènes, les protéines, comme les éléments de la fonction cellulaire. En examinant les éléments fondamentaux des processus du vivant, la biologie moléculaire a révélé tout ce que les formes vivantes ont en commun. Plus encore que la mécanique quantique ou la cosmologie, ces autres domaines scientifiques qui connurent de grandes révolutions au cours du XXe siècle, la biologie moléculaire exige notre attention car elle affecte directement notre vie de tous les jours. Elle plonge au cœur de notre identité, de notre essence.

La biologie nouvelle de l'esprit est apparue graduellement durant les cinquante dernières années de ma carrière. Elle a accompli ses premiers pas dans les années 1960, lorsque la philosophie de l'esprit, la psychologie comportementale (l'étude des comportements simples chez les animaux de laboratoire) et la psychologie cognitive (l'étude des phénomènes mentaux complexes chez les personnes) ont fusionné pour donner naissance à la psychologie cognitive moderne. Cette discipline nouvelle s'est efforcée de dégager les éléments communs aux processus mentaux complexes des animaux, de la souris au singe, et à l'homme. Cette approche a plus tard été élargie aux animaux invertébrés plus simples, comme les escargots, les abeilles et les mouches. La psychologie cognitive moderne fut dès le début rigoureuse sur le plan expérimental et assise sur de larges fondations, s'attachant à l'étude d'une gamme de comportements, depuis les réflexes simples chez les invertébrés jusqu'aux processus mentaux les plus élaborés chez l'homme comme la nature de l'attention, de la conscience et du libre arbitre, généralement objets de prédilection de la psychanalyse.

Au cours des années 1970, la psychologie cognitive, la science de l'esprit, a fusionné avec les neurosciences, les sciences du cerveau. Le fruit de cette union a été les neurosciences cognitives, discipline qui a introduit les méthodes biologiques d'exploration des processus mentaux dans la psychologie cognitive moderne. Dans les années 1980, les neurosciences cognitives ont reçu un apport considérable de l'imagerie cérébrale, technique qui a permi aux spécialistes du cerveau de réaliser leur rêve en sondant le cerveau humain et en observant l'activité de ses diverses régions durant l'exercice des fonctions mentales les plus élaborées – percevoir une image, penser à un trajet dans l'espace ou démarrer une action volontaire. L'imagerie du cerveau fonctionne en mesurant des indices de l'activité nerveuse : la tomographie par émission de positons (PETscan) mesure ainsi la consommation énergétique du cerveau, et l'imagerie par résonance magnétique fonctionnelle (IRMf) mesure son utilisation de l'oxygène. Au début des années 1980, les neurosciences cognitives ont incorporé la biologie moléculaire, pour déboucher sur une science nouvelle de l'esprit – la biologie moléculaire de la cognition – qui nous a permis d'explorer jusqu'au niveau moléculaire des processus mentaux comme la pensée, les sentiments, l'apprentissage ou la mémoire.

Toute révolution trouve ses origines dans le passé ; celle qui a atteint son apogée avec cette science nouvelle n'échappe pas à la règle.

Bien que le rôle central accordé à la biologie dans l'étude des processus mentaux fût nouveau, sa capacité à influencer notre regard sur nous-mêmes ne l'était pas. Au milieu du XIXe siècle, Charles Darwin affirmait que nous n'étions pas des créations uniques mais plutôt le résultat d'une évolution graduelle à partir d'ancêtres moins élaborés ; de plus, selon lui, on pouvait faire remonter toute vie à un ancêtre commun – jusqu'au commencement de la vie elle-même. Il avançait une idée encore plus audacieuse, à savoir que la force motrice de l'évolution n'est pas consciente, intelligente ou d'inspiration divine, mais plutôt un processus « aveugle » de sélection naturelle, un processus de tri complètement mécaniste, fait d'essais et d'erreurs aléatoires fondés sur les variations de l'hérédité.

Les idées de Darwin sont venues directement défier la plupart des enseignements religieux. Alors que l'objectif initial de la biologie avait été d'expliquer l'architecture divine de la nature, ses idées brisaient le lien unissant la religion et la biologie. Finalement, la biologie moderne allait nous demander de croire que les êtres vivants, dans toute leur infinie beauté et variété, ne sont que les produits de combinaisons toujours renouvelées de nucléotides qui sont les briques de base du code génétique de l'ADN, combinaisons elles-mêmes sélectionnées pendant des millions d'années par la lutte des organismes pour leur survie et leur reproduction.

La biologie nouvelle de l'esprit est potentiellement plus dérangeante encore car elle suggère que non seulement le corps, mais aussi l'esprit et les molécules spécifiques qui sous-tendent nos processus mentaux les plus élevés – la conscience de soi et des autres, la conscience du passé et du futur – ont évolué à partir de nos ancêtres animaux. De plus, elle postule que la conscience est un processus biologique que l'on finira par expliquer en termes de voies de signalisation moléculaires reliant des populations de cellules nerveuses en interaction.

La plupart d'entre nous acceptent volontiers les fruits de la recherche scientifique expérimentale lorsqu'ils s'appliquent aux autres parties du corps : ainsi admettons-nous sans problème que le cœur n'est pas le siège des émotions et qu'il s'agit simplement d'un organe musculaire qui pompe le sang à travers le système circulatoire. Pourtant, l'idée selon laquelle l'esprit humain et la spiritualité auraient leur origine dans un organe physique, le cerveau, est une idée nouvelle et déconcertante pour certains. Ils ont du mal à accepter que le cerveau soit un organe de traitement de l'information et de calcul dont la fabuleuse puissance provient non de son mystère mais de sa complexité – grâce à l'énorme quantité, la variété et les interactions de ses cellules nerveuses.

Toutefois, pour les biologistes qui travaillent sur le cerveau, l'esprit ne perd rien de sa puissance ou de sa beauté sous prétexte que l'on applique des méthodes expérimentales au comportement humain. De même, ceux-ci ne craignent pas de voir l'esprit banalisé par une analyse réductionniste qui délimiterait les constituants et les activités du cerveau. Tout au contraire, la plupart des scientifiques pensent que l'analyse biologique accroîtra vraisemblablement notre respect envers la puissance et la complexité de l'esprit.

De fait, en unifiant psychologies comportementale et cognitive, neurosciences et biologie moléculaire, la science nouvelle de l'esprit peut s'attaquer à des questions philosophiques sur lesquelles les grands penseurs se sont acharnés pendant des millénaires : comment l'esprit acquiert-il une connaissance du monde ? Quelle part de l'esprit est transmise ? Des fonctions mentales innées nous imposent-elles une unique manière de percevoir le monde ? Quelles modifications physiques se produisent dans le cerveau lorsque nous apprenons et nous souvenons ? Comment une expérience de quelques minutes se transforme-t-elle en un souvenir qui dure la vie entière ? De telles questions ne sont plus l'apanage de la métaphysique spéculative ; elles représentent maintenant des terrains féconds pour la recherche expérimentale.

C'est pour comprendre les mécanismes moléculaires cérébraux mis en œuvre dans le stockage des souvenirs que les apports de cette nouvelle science de l'esprit sont les plus nets. La mémoire – la capacité d'acquérir et de stocker de l'information aussi simple que les détails routiniers de notre vie quotidienne et aussi complexe que la connaissance abstraite de la géographie ou de l'algèbre – est l'un des aspects les plus remarquables du comportement humain. La mémoire nous permet de résoudre des problèmes auxquels nous faisons face tous les jours en rassemblant en un instant plusieurs faits, ce qui constitue une capacité vitale pour la résolution des problèmes. Elle nous fournit une image cohérente du passé qui replace notre expérience actuelle en perspective. Cette image peut ne pas être rationnelle ou précise, mais elle demeure. Sans les forces cohésives de la mémoire, l'expérience serait éclatée en autant de nombreux fragments qu'il y a de moments dans la vie. Sans le voyage temporel mental offert par la mémoire, nous n'aurions aucune conscience de notre histoire personnelle, aucune façon de nous rappeler les joies qui jalonnent notre vie comme autant de bornes lumineuses. Nous sommes ce que nous sommes en vertu de ce que nous apprenons et de ce dont nous nous souvenons.

Nos processus mnésiques nous sont le plus utiles lorsqu'ils nous permettent de nous rappeler sans difficulté des souvenirs joyeux tout en diluant l'impact émotionnel des traumatismes et des déceptions.

Mais, parfois, des souvenirs horribles persistent et ravagent l'existence, à l'instar du stress posttraumatique dont souffrent certaines personnes qui ont vécu des événements terribles comme la Shoah, la guerre, un viol ou une catastrophe naturelle.

La mémoire est essentielle non seulement à la continuité de l'identité individuelle, mais aussi à la transmission de la culture et pour l'évolution et la continuité des sociétés à travers les siècles. Bien que la taille et la structure du cerveau humain n'aient pas changé depuis la première apparition d'*Homo sapiens* il y a de cela quelque 150 000 ans dans l'est de l'Afrique, les capacités d'apprentissage des êtres humains individuels et leur mémoire historique se sont accrues à travers les siècles par l'apprentissage partagé – c'est-à-dire par la transmission de la culture. L'évolution culturelle, un mode d'adaptation non biologique, agit en parallèle avec l'évolution biologique comme moyen de transmettre la connaissance du passé et l'adaptation comportementale par-delà les générations. Les accomplissements de l'homme, de l'antiquité aux temps modernes, sont des produits d'une mémoire partagée accumulée pendant des siècles, que ce soit par le biais d'enregistrements écrits ou à travers une tradition orale soigneusement protégée.

Tout comme la mémoire partagée enrichit nos vies en tant qu'individus, sa perte détruit notre sens de nous-mêmes. Elle sectionne le lien qui nous relie au passé et aux autres, et elle peut atteindre l'enfant en développement ou l'adulte mûr. Le syndrome de Down, la maladie d'Alzheimer ou encore les déficits mnésiques liés à l'âge sont des exemples courants des nombreuses maladies qui peuvent affecter la mémoire. Nous savons aussi à quel point des défaillances de la mémoire peuvent contribuer aux désordres psychiatriques : schizophrénie, dépression et états d'anxiété portent avec eux le fardeau d'une fonction mnésique déficiente.

La science nouvelle de l'esprit nous offre l'espoir qu'une plus grande compréhension de la biologie de la mémoire débouchera sur de meilleurs traitements pour guérir aussi bien les pertes de mémoire que la trop grande persistance de souvenirs douloureux. De fait, il est fort probable que cette nouvelle science ait des implications pratiques dans de nombreux secteurs de la santé. Et pourtant, l'enjeu dépasse la simple recherche de solutions face à des maladies dévastatrices. La science nouvelle de l'esprit tente de pénétrer le mystère de la conscience et d'accéder au mystère suprême : comment le cerveau de chacun crée-t-il la conscience d'un moi unique et le sens du libre arbitre ?

CHAPITRE 2

Une enfance viennoise

À ma naissance, Vienne était le centre culturel le plus important de tout le monde germanophone, concurrencée en cela uniquement par Berlin, la capitale de la république de Weimar. Vienne était renommée pour sa grande musique et son art ; elle avait été le berceau de la médecine scientifique, de la psychanalyse et de la philosophie moderne. Qui plus est, la grande tradition universitaire de la ville offrait un socle à des expérimentations littéraires, scientifiques, musicales, architecturales, philosophiques et artistiques, expérimentations d'où furent tirées de nombreuses idées modernes. Y résidaient de nombreux penseurs parmi lesquels Sigmund Freud, le fondateur de la psychanalyse, des écrivains remarquables comme Robert Musil et Elias Canetti, et les pères de la philosophie moderne dont Ludwig Wittgenstein et Karl Popper.

La culture viennoise était d'une puissance extraordinaire, et elle avait été créée et nourrie en bonne partie par les juifs. Ma vie a été profondément marquée par l'effondrement de la culture viennoise en 1938 – à la fois par les événements que j'ai traversés cette année-là et par ce que j'ai appris depuis sur la ville et son histoire. Cette connaissance m'a permis d'apprécier plus encore la grandeur de Vienne et a aiguisé mon sentiment de perte face à sa chute, sentiment de perte accru par le fait que Vienne était mon lieu de naissance, mon chez-moi.

Mes parents se sont rencontrés à Vienne et s'y sont mariés en 1923 (figure 2.1), peu après que mon père eut installé son magasin de jouets dans le 18e arrondissement sur la Kutschkergasse (figure 2.2), rue animée où se trouvait également un marché alimentaire, le Kutschker Market. Mon frère Ludwig naquit en 1924 et moi cinq ans plus tard (figure 2.3). Nous habitions un modeste appartement de la Severingasse dans le 9e arrondissement, quartier de la bourgeoisie moyenne proche de la faculté de médecine, et du 19 Bergasse, où se trouvait l'appartement de Sigmund Freud. Mes parents travaillant tous deux au magasin, nous eûmes plusieurs employées de maison à temps plein.

J'allai à l'école dans une rue au nom approprié, la Schulgasse (la rue de l'école), située à mi-chemin entre notre appartement et le

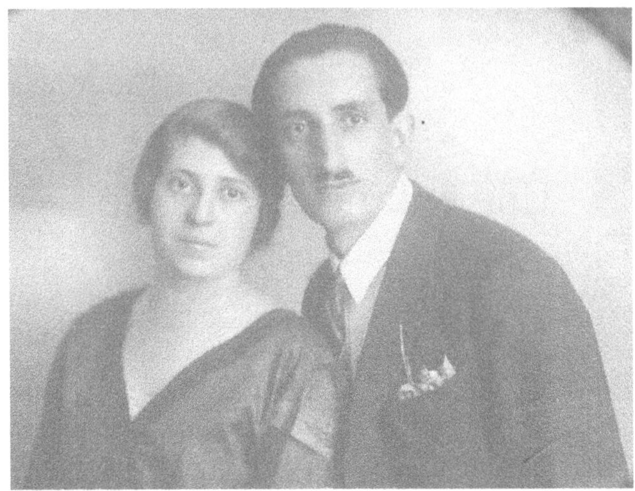

FIGURE 2.1
Mes parents, Charlotte et Hermann Kandel, lors de leur mariage en 1923. (Tiré de la collection personnelle d'Eric Kandel.)

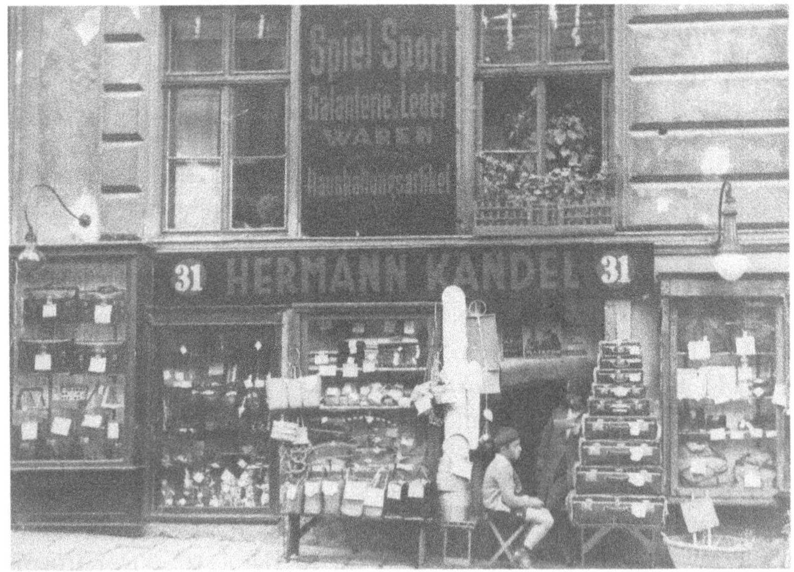

FIGURE 2.2
L'échoppe de jouets et de bagages de mes parents sur la Kutschkergasse. Ma mère avec moi, ou peut-être avec mon frère. (Tiré de la collection personnelle d'Eric Kandel.)

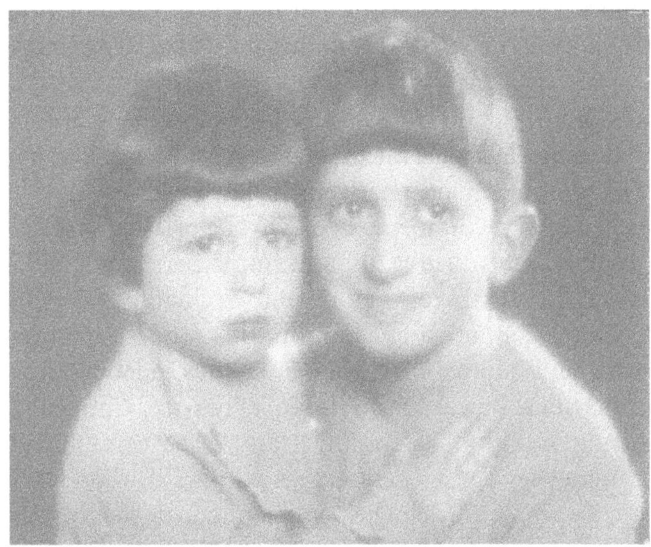

FIGURE 2.3
Mon frère et moi en 1933. J'avais 3 ans et Ludwig 8. (Tiré de la collection personnelle d'Eric Kandel.)

magasin de mes parents. Comme la plupart des écoles élémentaires, ou *Volksschulen*, à Vienne, elle respectait un programme scolaire strict et traditionnel. J'y ai suivi les traces de mon frère, un élève exceptionnellement doué, et eus les mêmes enseignants que lui. Pendant toute mon enfance à Vienne, j'ai eu le sentiment que Ludwig possédait une virtuosité intellectuelle que je n'atteindrais jamais. Alors que je savais à peine lire et écrire, il commençait déjà à maîtriser le grec, à savoir jouer du piano et à construire des postes de radio.

Ludwig acheva la construction de son premier poste récepteur à ondes courtes quelques jours seulement avant l'entrée triomphale de Hitler dans Vienne, en mars 1938. Au soir du 13 mars, Ludwig et moi écoutions au casque tandis que la radio décrivait l'avancée des troupes allemandes le matin du 12 mars. Hitler avait suivi l'après-midi, traversant tout d'abord la frontière à son village natal, Braunau-sur-Inn, puis poursuivant vers Linz. Sur les 120 000 habitants de Linz, pas loin de 100 000 étaient sortis pour l'acclamer, criant « Heil Hitler » à l'unisson. En fond sonore, le *Horst Vessel,* chant de marche nazi au caractère hypnotique que même moi je trouvais captivant, beuglait dans la radio. Dans l'après-midi du 14, l'entourage de Hitler atteignit Vienne où il fut accueilli par une foule enthousiaste de 200 000 personnes massées sur la Heldenplatz, la grande place carré du centre-ville, le saluant comme le héros qui avait unifié les peuples germanophones (figure 2.4). Pour mon frère et moi, ce soutien enthousiaste à l'homme qui avait détruit la communauté juive d'Allemagne était terrifiant.

Hitler s'était attendu à ce que les Autrichiens s'opposent à l'annexion de leur pays par l'Allemagne et pensait exiger en contrepartie un protectorat allemand relativement indépendant. Mais l'extraordinaire accueil qu'il reçut, même de la part de ceux qui s'étaient opposés à lui quarante-huit heures auparavant, le persuada que l'Autriche allait accepter de bon gré – et de fait accueillir avec joie – son annexion. C'était comme si chacun, du plus modeste marchand aux personnalités universitaires les plus éminentes, adoptait maintenant ouvertement Hitler. Le cardinal Theodore Innitzer, l'influent archevêque de Vienne, autrefois défenseur et ami de la communauté juive, ordonna à toutes les églises catholiques du pays d'arborer le drapeau nazi et de faire sonner les cloches en l'honneur de l'arrivée de Hitler. L'accueillant en personne, le cardinal fit serment de loyauté, en son nom et en celui des tous les catholiques d'Autriche qui composaient la majorité de la population. Il promit que les catholiques d'Autriche allaient devenir les « plus authentiques enfants du grand Reich qui leur avait ouvert les bras en ce jour mémorable ». La seule requête de l'archevêque était que les libertés de l'Église fussent respectées et son rôle dans l'éducation de la jeunesse garanti.

Ce soir-là, et pour les jours à venir, l'enfer allait se déchaîner. Des hordes de Viennois, adultes et enfants mêlés, hurlant comme les nazis allemands « À bas les juifs ! Heil Hitler ! Détruisez les juifs ! », galvanisés par une frénésie nationaliste, se mirent à frapper les juifs et à détruire leurs biens. Ils les humilièrent, les forçant à se mettre à genoux et à frotter les rues pour éliminer toute trace de graffitis politiques hostiles à l'annexion (figure 2.5). Dans le cas de mon père, on l'obligea à utiliser une brosse à dent pour débarrasser Vienne du dernier semblant d'indépendance autrichienne – le graffiti « oui » tracé par les patriotes viennois pour encourager les citoyens à voter en faveur de la liberté de l'Autriche et à s'opposer à l'Anschluss. D'autres juifs durent porter des seaux de peinture et marquer les magasins possédés par des juifs d'une étoile de David ou du mot *Jude* (juif). Les commentateurs étrangers, accoutumés depuis longtemps aux tactiques nazies en Allemagne, furent ébahis devant la brutalité des Autrichiens. Dans *Vienne et ses juifs,* George Berkley rapporte les propos d'un soldat allemand : « Les Viennois ont réussi à faire en une nuit ce que les Allemands n'ont pas pu réaliser [...] jusqu'à aujourd'hui. En Autriche, on n'a pas eu besoin d'organiser un boycott des juifs – les gens eux-mêmes s'en sont chargés. »

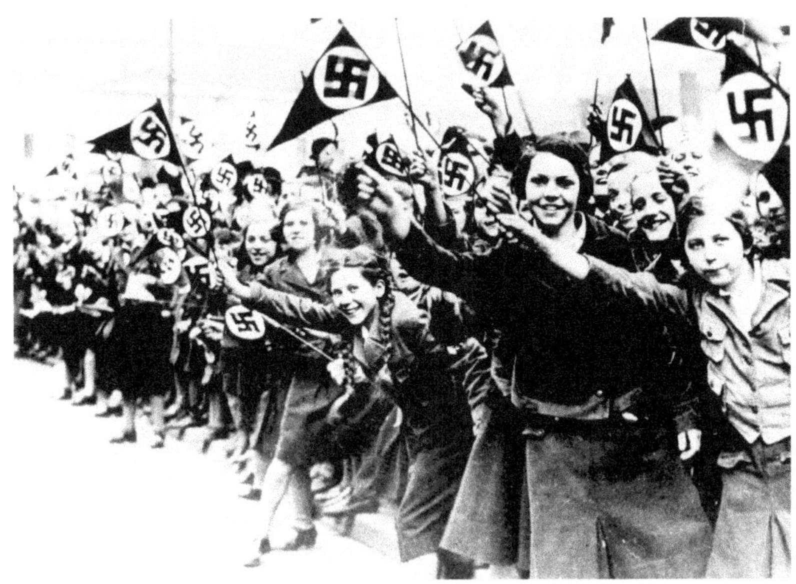

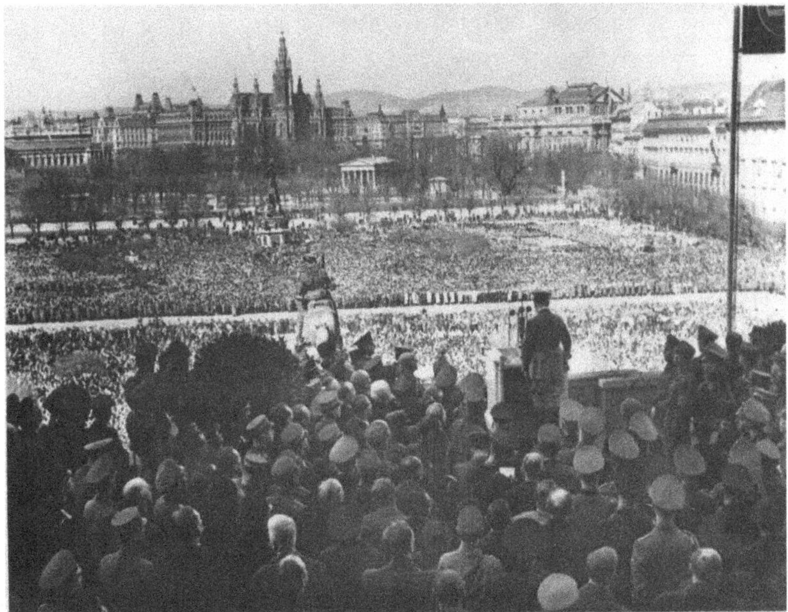

FIGURE 2.4
Hitler entre dans Vienne en mars 1938. Il est accueilli par des foules enthousiastes, parmi lesquelles des groupes de jeunes filles agitant des drapeaux nazis décorés du svastika (en haut). Hitler s'adresse au public viennois sur la Heldenplatz (en bas). La plus grande foule de l'histoire de Vienne, 200 000 personnes, vint pour l'écouter. (Avec l'autorisation de la Dokumentationsarchiv des Österreichischer Widerstands et des Hoover Institute Archives.)

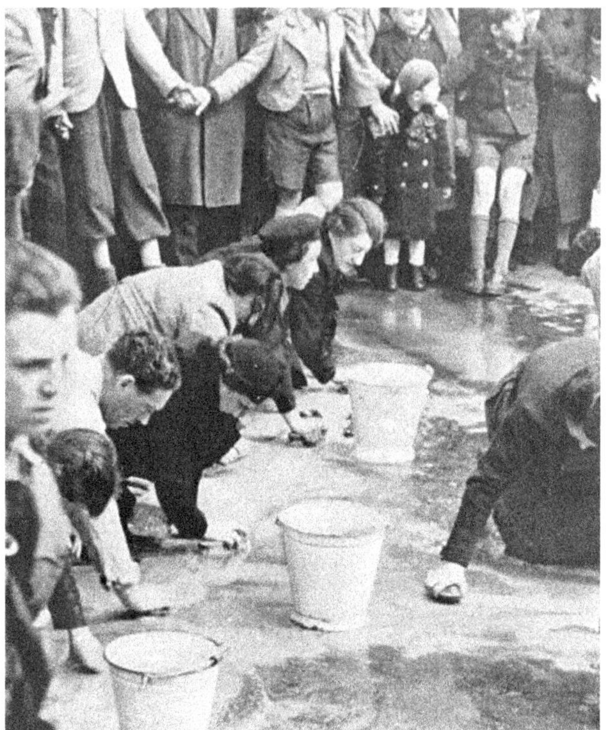

FIGURE 2.5
Juifs forcés de frotter les rues de Vienne pour enlever les graffitis politiques en faveur d'une Autriche libre. (Avec l'autorisation des Archives photographiques de Yad Vashem.)

Dans son autobiographie, le dramaturge Carl Zuckmayer, qui avait fui en Autriche en 1933 pour échapper à Hitler, a décrit Vienne durant les jours suivant l'Anschluss comme une cité transformée « en une peinture cauchemardesque de Hiëronymus Bosch ». C'était comme si, écrivait-il :

> Hades avait ouvert ses portes et vomi les démons les plus vils, les plus ignobles et les plus horribles. Au cours de ma vie, j'avais déjà pu apercevoir des déchaînements d'horreur et de panique humaine. J'avais pris part à des dizaines de batailles durant la Première Guerre mondiale, avais essuyé des tirs de barrage, des gazages, des montées à l'assaut. J'avais été témoin de l'agitation d'après-guerre, avais vu des émeutes écrasées, des batailles de rue, des mêlées lors de meetings. J'étais figurant lors du putsch de Hitler en 1923 à Munich. J'ai vu les premiers temps de l'emprise nazie à Berlin. Mais rien de tout cela n'était comparable à ces journées à Vienne. Ce qui avait été libéré sur Vienne n'avait rien à voir avec la prise du pouvoir en Allemagne [...]. Ce qui avait été libéré sur Vienne était un torrent d'envie, de jalousie, d'amertume, de désir de revanche aveugle et malin à la fois.

> Tous les meilleurs instincts étaient tus [...]. Ne restaient que des masses hébétées [...]. C'était le sabbat des sorcières de la populace. Tout ce qui constitue la dignité humaine était enterré.

Le lendemain de la marche de Hitler sur Vienne, tous mes camarades de classe sauf une me fuyaient – une fille, la seule autre juive de la classe. Au parc où je jouais, je fus moqué, humilié et bousculé. À la fin d'avril 1938, tous les enfants juifs de mon école élémentaire furent exclus et transférés dans une école spéciale dirigée par des enseignants juifs, sur la Pantzergasse dans le 9e arrondissement, assez loin de là où nous vivions. À l'Université de Vienne, presque tous les juifs – plus de 40 % des étudiants et 50 % du corps enseignant – furent renvoyés. L'hostilité envers les juifs, dont mon traitement ne fut qu'un doux exemple, culmina dans les horreurs de la Nuit de cristal.

Mon père et ma mère s'étaient établis chacun à Vienne avant la Première Guerre mondiale, alors qu'ils étaient très jeunes et que la ville était un endroit bien différent, plus tolérant. Ma mère, Charlotte Zimels, était née en 1897 à Kolomyaa, une cité d'environ 43 000 habitants sur le fleuve Prut en Galice. Cette région de l'Empire austro-hongrois, qui borde la Roumanie et est aujourd'hui incluse dans l'Ukraine, faisait alors partie de la Pologne. Presque la moitié de la population de Kolomyaa était juive, et la culture de la communauté juive y était très vivante. Ma mère était issue d'une famille instruite de la classe moyenne. Bien que n'ayant passé qu'une seule année à l'Université de Vienne, elle parlait et écrivait l'anglais en plus de l'allemand et du polonais. Mon père, Hermann Kandel – pour lequel ma mère éprouva immédiatement une attirance car elle le trouvait charmant, énergique et plein d'humour – était né en 1898 dans une famille pauvre d'Olesko, une bourgade d'environ 25 000 habitants proche de Lvov (Lemberg), aujourd'hui également en Ukraine, et avait déménagé avec sa famille à Vienne en 1903, à l'âge de 5 ans. Il fut enrôlé directement du lycée dans l'armée austro-hongroise, combattit durant la Première Guerre mondiale et fut blessé par un shrapnel au cours des combats. Après la guerre, il dut travailler pour vivre et n'acheva jamais ses études.

Je naquis onze ans après l'effondrement de l'Empire austro-hongrois consécutif à sa défaite durant la Première Guerre mondiale. Avant guerre, c'était le deuxième plus grand pays d'Europe, surpassé en superficie uniquement par la Russie. L'Empire s'étendait au nord-est jusqu'à ce qui est aujourd'hui l'Ukraine, ses provinces orientales englobant les Républiques tchèque et slovaque actuelles et ses provinces méridionales incluant la Hongrie, la Croatie et la Bosnie. Après guerre, l'Autriche vit sa taille réduite de manière drastique, perdant toutes ses provinces allophones et ne conservant que son cœur germanophone. Par voie de conséquence, sa population avait également fortement diminué (passant de 54 millions d'habitants à 7 millions) tout comme son poids politique.

Cependant, la Vienne de mon enfance, ville de presque deux millions de personnes, avait conservé sa vie intellectuelle vibrante. Mes parents et leurs amis virent avec plaisir la municipalité, sous la direction des sociaux-démocrates, s'engager en faveur d'un programme de réformes sociales, économiques et de politique de santé qui connut une grande réussite et fut largement applaudi. Vienne était un centre culturel florissant. La musique de Gustav Mahler et d'Arnold Schönberg, mais aussi celle de Mozart, Beethoven et Haydn, résonnait à travers la ville, en même temps que s'exposaient les audacieuses peintures expressionnistes de Gustav Klimt, Oskar Kokoschka et Egon Schiele.

Bien que florissante sur le plan culturel, Vienne était pourtant dans les années 1930 la capitale d'un système politique oppressif et autoritaire. Enfant, j'étais trop jeune pour le comprendre. Ce n'est que plus tard, avec le recul d'une adolescence plus insouciante aux États-Unis, que j'ai compris dans quelles conditions oppressantes se forgèrent mes premières impressions du monde.

Bien que les juifs aient vécu à Vienne pendant plus de mille ans et qu'ils aient grandement contribué au développement culturel de la cité, l'antisémitisme y était chronique. Au début du XXe siècle, Vienne était la seule ville importante d'Europe où l'antisémitisme formait la base de la plate-forme politique du parti au pouvoir. Karl Lueger, le maire populiste et antisémite de Vienne de 1897 à 1910, captivait ses auditoires en centrant ses discours spécifiquement sur les « riches juifs » de la classe moyenne. Cette classe moyenne avait émergé après l'adoption d'une nouvelle Constitution en 1867 qui étendait les droits civils aux juifs et aux autres minorités, et leur accordait la liberté de pratiquer ouvertement leur religion.

En dépit des dispositions de la nouvelle Constitution, les juifs, qui composaient environ 10 % de la population totale de la ville et presque 20 % de son noyau vital (les neuf arrondissements intérieurs), étaient victimes de discriminations permanentes : dans la fonction publique, dans l'armée, dans le corps diplomatique et dans nombre d'aspects de la vie sociale. La plupart des clubs sociaux et des organisations sportives comportaient une clause aryenne interdisant aux juifs d'en être membres. De 1924 à 1934 perdura en Autriche, bien que proscrit par la loi, un parti nazi au programme fortement antisémite ; il protesta notamment contre la représentation d'un opéra d'Ernst Krenek, un compositeur juif, à l'opéra de Vienne en 1928 (figure 2.6).

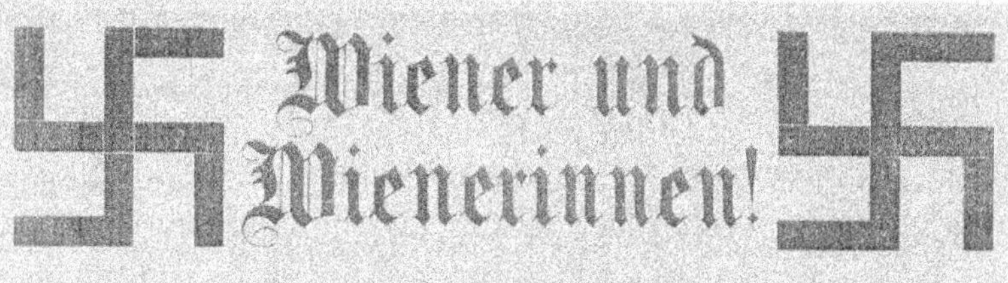

Unsere Staatsoper,

die erste Kunst- und Bildungsstätte der Welt, der Stolz aller Wiener,

ist einer frechen jüdisch-negerischen Besudelung zum Opfer gefallen.

„Jonny spielt auf!“

Riesen-

Protest-Kundgebung

Christliche Wiener und Wienerinnen, Künstler, Musiker, Sänger und Antisemiten erscheint in Massen und protestiert mit uns gegen diese unerhörten Schandzustände in Oesterreich.

Ort: Lembachers Saal, Wien, III, Landstraße Hauptstraße.
Zeitpunkt: Freitag, den 13. Jänner 1928, 8 Uhr abends.
Kostenbeitrag: 20 Groschen. / Juden haben keinen Zutritt!

Nationalsozialistische deutsche Arbeiterpartei
Großdeutschlands.

FIGURE 2.6

Une affiche du Parti nazi autrichien de 1928, dix ans avant l'entrée de Hitler à Vienne, protestant contre la représentation à l'opéra de Vienne d'une œuvre du compositeur juif Ernst Krenek : « Notre opéra, la plus prestigieuse institution d'enseignement et de production artistique au monde, la fierté de tous les Viennois, est la victime d'une souillure négro-juive [...]. Protestez avec nous contre cette honte jamais vue en Autriche. » (Avec l'autorisation de la Wiener Stadt-und Landesbibliothek.)

Néanmoins, les juifs de Vienne, dont mes parents, étaient enchantés par la ville. Berkley, l'historien de la vie juive de Vienne, l'a rapporté fort justement : « L'attachement acharné de tant de juifs envers une ville qui leur a démontré au fil des ans une haine profondément enracinée est de la plus haute et sinistre ironie. » Plus tard, j'ai appris de mes parents pourquoi la ville exerçait une emprise si puissante. Tout d'abord, Vienne est belle : les musées, l'opéra, l'université, la Ringstrasse (la plus grande avenue de Vienne), les parcs, et le palais des Habsbourg au centre de la ville sont autant de centres d'intérêt architecturaux. Les fameuses forêts viennoises qui bordent la cité sont d'un accès facile, à l'instar du Prater, ce parc de loisirs presque féerique avec sa roue géante immortalisée dans le film *Le Troisième Homme*. « Après une soirée au théâtre ou un jour de mai au Prater, un Viennois pouvait sans excès considérer sa ville comme le centre de l'univers. Dans quel autre endroit la réalité pouvait-elle être aussi adoucie comme par magie par l'apparence ? », écrivait ainsi l'historien William Johnston. Bien que mes parents ne fussent pas des gens extrêmement cultivés, ils se sentaient eux-mêmes en prise avec les valeurs intellectuelles de Vienne, particulièrement le théâtre, l'opéra et la langue mélodieuse de la ville, langue que je parle encore aujourd'hui.

Mes parents partageaient les valeurs de la plupart des autres parents viennois : ils voulaient que leurs enfants réussissent sur le plan professionnel – dans l'idéal, dans un domaine intellectuel. Leurs aspirations reflétaient les valeurs juives typiques. Même après la destruction du Second Temple de Jérusalem, en 70 ap. J.-C., lorsque Yohanan ben Zakkai partit pour la ville côtière de Yabneh[2] et y fonda la première académie consacrée à l'étude de la Torah, les juifs avaient été l'un des peuples du Livre. Tout homme, en dehors de toute considération de position financière ou de classe sociale, se devait de savoir lire pour pouvoir le faire du livre de prières et de la Torah. À la fin du XIXe siècle, les parents juifs désireux de s'élever encourageaient ainsi leurs filles tout autant que leurs fils à acquérir une bonne éducation. Plus généralement, le but de la vie ne se résumait pas simplement à la sécurité financière mais consistait plutôt à utiliser cette sécurité pour s'élever plus haut sur le plan culturel. La chose la plus importante était la *Bildung* – la poursuite de l'éducation et de la culture. Il était très important, même pour une pauvre famille juive de Vienne, qu'au moins un de ses fils réussisse à devenir musicien, juriste, docteur ou, mieux encore, professeur d'université.

Vienne était l'une des rares cités d'Europe où les aspirations culturelles de la communauté juive coïncidaient exactement avec les aspi-

2. Appelée aussi Jamnia (NdT).

rations de la plupart des citoyens non juifs. Après les défaites répétées des armées autrichiennes face à la Prusse, d'abord lors de la guerre de succession d'Autriche de 1730 à 1740, puis lors de la guerre austro-prusse de 1866, les Habsbourg – la famille régnante en Autriche – avaient perdu tout espoir de domination militaire des États germanophones. Alors que leur puissance militaire et politique s'estompait, ils avaient remplacé leur désir de prééminence territoriale par une aspiration à la prééminence culturelle. La levée des restrictions dans la nouvelle Constitution entraîna une émigration massive de juifs et d'autres minorités de tout l'Empire vers Vienne au cours du dernier quart du XIXe siècle. Vienne devint la patrie de gens venant d'Allemagne, de Slovénie, de Croatie, de Bosnie, de Hongrie, du nord de l'Italie, des Balkans et de Turquie. De 1860 à 1880, sa population s'accrut de 500 000 à 700 000 habitants. Les citoyens de la classe moyenne de Vienne commencèrent à se considérer comme des citoyens du monde, et familiarisaient leurs enfants à la culture dès le plus jeune âge. Élevée « dans les musées, les théâtres et les salles de concerts de la nouvelle Ringstrasse, la classe moyenne viennoise ne concevait pas l'acquisition de la culture comme un ornement de la vie, ni comme un emblème de statut social mais comme l'air qu'elle respirait », écrivait ainsi Carl Schorske, l'historien de la culture viennoise. Karl Kraus, grand satiriste social et critique littéraire, évoquait Vienne en ces termes : « Ses rues n'étaient pas recouvertes d'asphalte mais de culture. »

Vienne ne vibrait pas seulement sur le plan culturel, elle débordait aussi de sensualité. Mes souvenirs précoces les plus tendres sont typiquement viennois ; l'un, c'est la satisfaction bourgeoise modeste mais prolongée d'avoir été élevé au sein d'une famille unie et aimante qui partait ensemble en vacances de façon prévue et régulière, et l'autre, le bonheur érotique qui émanait d'une façon naturelle de notre séduisante bonne, Mitzi.

L'expérience érotique semblait sortir tout droit d'une nouvelle d'Arthur Schnitzler, dans laquelle un jeune adolescent de la classe moyenne viennoise est initié à la sexualité par *ein süsses Mädchen*, une jeune fille douce appartenant au personnel de maison ou bien travaillant à l'extérieur. Andrea Lee, dans le *New Yorker*, a écrit que l'un des critères de sélection des bonnes en vigueur dans les familles bourgeoises austro-hongroises était qu'elles fussent capables de déniaiser les jeunes garçons de la famille, entre autres pour les écarter d'une éventuelle attirance homosexuelle. Quand je repense à cette époque, je constate avec intérêt qu'une rencontre qui aurait pu aisément devenir ou être perçue par d'autres comme une forme d'exploitation n'eut jamais cette connotation pour moi.

Ma relation avec Mitzi, jeune femme attirante et sensuelle d'environ 25 ans, débuta un après-midi alors que, âgé pour ma part de 8 ans, je me remettais d'un coup de froid. Elle s'assit au bord de mon lit et me toucha le visage. Alors que je répondais favorablement, elle ouvrit son corsage, découvrant une poitrine généreuse, et me demanda si j'aimerais la toucher. Je compris à peine ce dont elle me parlait, mais sa tentative de séduction avait porté et je me sentis d'un coup différent comme jamais auparavant.

Alors que, guidé par elle, je commençai à explorer son corps, elle se mit soudain à éprouver de la gêne, me déclarant que nous ferions mieux d'arrêter car sinon j'allais tomber enceint. Comment pouvais-je tomber enceint ? Je savais très bien que seules les femmes pouvaient avoir des bébés. D'où un bébé pourrait-il sortir d'un garçon ?

« Du nombril, me répondit-elle. Le docteur le recouvre d'une sorte de poudre, et le nombril s'ouvre pour laisser sortir le bébé. »

Une partie de moi savait que c'était impossible. Mais l'autre n'en était pas si certaine – et, même si cela paraissait improbable, je commençais à ressentir une légère anxiété devant les possibles conséquences de cette éventualité. J'étais inquiet : que penserait ma mère si jamais je tombais enceint ? Cette préoccupation et le changement d'attitude de Mitzi mirent un terme à mes premiers pas dans la sexualité. Mais Mitzi continua ensuite de me parler librement de ses désirs sexuels, m'avouant qu'elle aurait pu les concrétiser avec moi si j'avais été plus âgé.

De fait, le célibat de Mitzi ne dura pas jusqu'à ce que j'atteigne l'âge requis. Quelques semaines après notre bref rendez-vous dans mon lit, elle s'enticha d'un employé chauffagiste venu réparer notre poêle. Un mois ou deux plus tard, elle s'enfuit avec lui en Tchécoslovaquie. Par la suite, plusieurs années durant, s'enfuir en Tchécoslovaquie fut à mon idée l'équivalent de consacrer sa vie à la poursuite joyeuse de la sensualité.

Notre bonheur familial bourgeois était symbolisé par la partie de cartes hebdomadaire chez mes parents, par les réunions familiales lors des fêtes juives et pendant nos vacances estivales. Le dimanche après-midi, notre tante Minna, la plus jeune sœur de ma mère, et son mari, l'oncle Srul, venaient prendre le thé. Mon père et Srul passaient alors le plus clair de leur temps à jouer au pinochle, un jeu de cartes dans lequel mon père excellait, dans une grande animation ponctuée de nombreux rires.

La pâque juive était l'occasion d'une fête qui rassemblait la famille dans la maison de mes grands-parents, Hersch et Dora Zimels ; nous lisions la Haggadah, le récit de l'exode des juifs hors d'Égypte fuyant l'esclavage, puis nous nous régalions d'un repas du Seder préparé avec soin par ma grand-mère, repas dont l'apogée était sa carpe farcie qui reste à mon palais encore sans égale. Je me rappelle tout particulièrement la pâque de 1936. Quelques mois auparavant, ma tante Minna avait épousé l'oncle Srul et j'avais participé à son mariage – j'avais aidé à porter la traîne de sa robe magnifique. Srul était assez fortuné. Il avait développé un commerce de cuir florissant et son mariage avec Minna était le plus sophistiqué que j'avais eu à connaître. J'étais donc très heureux de pouvoir y jouer un rôle.

La première soirée de pâque, je remémorai affectueusement à Minna combien j'avais apprécié son mariage, avec tous ces gens si bien habillés et cette nourriture servie avec autant de raffinement. Le mariage était si beau, dis-je, que j'espérais qu'elle en aurait un autre rapidement afin que je connusse à nouveau un tel moment. Minna, comme je l'appris plus tard, éprouvait des sentiments mitigés envers Srul. Le considérant comme moins élevé qu'elle intellectuellement et socialement, elle supposa immédiatement que je ne faisais pas référence à l'événement lui-même mais plutôt au choix de son conjoint. Elle en déduisit que j'aimerais la voir se remarier à quelqu'un d'autre – quelqu'un correspondant peut-être mieux à son esprit et à son rang. Elle entra dans une colère noire et me chapitra dûment et longuement sur le caractère sacré du mariage. Comment pouvais-je suggérer qu'elle souhaitât un nouveau mariage aussi rapidement, afin d'épouser quelqu'un d'autre ? Comme j'allais l'apprendre plus tard, en lisant *Psychopathologie de la vie quotidienne* de Freud, l'un des principes fondamentaux de la psychologie dynamique est que l'inconscient ne ment jamais.

Chaque mois d'août, mes parents, Ludwig et moi-même passions nos vacances d'été à Mönichkirchen, un petit village paysan situé à une petite centaine de kilomètres au sud de Vienne. Alors que nous nous apprêtions à partir pour Mönichkirchen en juillet 1934, le chancelier autrichien Engelbert Dollfuss fut assassiné par une bande de nazis autrichiens déguisés en policiers – la première secousse qu'enregistra ma conscience politique naissante.

Se calquant sur Mussolini, Dollfuss, qui avait été élu chancelier en 1932, avait absorbé les socialistes chrétiens dans le Front patriotique et mis en place un régime autoritaire, choisissant comme emblème une croix de forme traditionnelle plutôt que le svastika afin de mettre en avant des valeurs chrétiennes plutôt que nazies. Pour s'assurer le contrôle du gouvernement, il avait aboli la Constitution autrichienne et banni tous les partis d'opposition, y compris le parti nazi. Bien que s'étant opposé aux efforts du mouvement national-socialiste autrichien tendant à la formation d'un État qui regrouperait toutes les populations germanophones – un état pangermanique –, l'abolition par lui de la vieille Constitution et des partis politiques concurrents avait ouvert la voie à Hitler. Après l'assassinat de Dollfuss et durant les premières années du mandat de son successeur, Kurt von Schuschnigg, le parti nazi autrichien avança masqué mais n'en continua pas moins à recruter de nouveaux adhérents, en particulier parmi les enseignants et les autres fonctionnaires.

Hitler était autrichien et avait vécu à Vienne, après avoir quitté sa maison d'enfance à Braunau-sur-Inn pour la capitale en 1908, à l'âge de 19 ans, dans l'espoir de devenir artiste. En dépit d'un petit talent pour la peinture, il échoua à de multiples reprises au concours d'entrée à l'Académie des arts de Vienne. Alors qu'il était à Vienne, il subit l'influence de Karl Lueger auprès duquel il apprit pour la première fois la puissance de l'éloquence démagogique et les bénéfices politiques de l'antisémitisme.

Hitler avait rêvé de l'union de l'Autriche et de l'Allemagne depuis sa jeunesse. En conséquence, le programme du parti nazi, élaboré en partie par les nazis autrichiens, incluait dès ses débuts dans les années 1920 la fusion de tous les peuples germanophones à l'intérieur d'une grande Allemagne. À l'automne 1936, Hitler commença à le mettre en œuvre. Contrôlant complètement l'Allemagne depuis 1933, il avait réintroduit la conscription en 1935 et l'année suivante avait ordonné à ses troupes de réoccuper la Rhénanie, une région germanophone démilitarisée et placée sous tutelle française par le traité de Versailles. Intensifiant ensuite son discours, il menaça d'envahir l'Autriche. Schuschnigg, désireux d'apaiser Hitler tout comme d'assurer l'indépendance de l'Autriche, avait répondu à ces menaces en demandant à le rencontrer, ce qui fut fait le 12 février 1938 à Berchtesgaden, la retraite privée choisie par Hitler pour des raisons sentimentales en raison de sa proximité avec la frontière autrichienne.

Dans une démonstration de puissance, Hitler était arrivé au meeting entouré de deux de ses généraux et avait menacé d'envahir l'Autriche à moins que Schuschnigg ne lève les restrictions pesant sur le parti nazi autrichien et n'intègre trois nazis autrichiens à des postes ministériels clés de son cabinet. Schuschnigg refusa. À mesure que le jour avançait, néanmoins, Hitler fit monter la pression, et finalement le chancelier, épuisé, rendit les armes. Il consentit à légaliser le parti nazi, à libérer les nazis détenus comme prisonniers politiques et à accorder au parti nazi deux postes dans son cabinet. Mais l'accord conclu entre Schuschnigg et Hitler ne fit qu'aiguiser l'appétit de pouvoir des nazis autrichiens. Constituant désormais une entité de taille respectable, ils apparurent aux yeux du public et défièrent le gouvernement de Schuschnigg par une série d'émeutes que la police ne parvint à maîtriser qu'avec peine. Confronté à la menace d'une agression externe par Hitler et à une rébellion interne fomentée par les nazis autrichiens, Schuschnigg passa à l'offensive et en appela crânement à la tenue d'un plébiscite le 13 mars, presque un mois après sa rencontre avec Hitler. La question soumise au vote était simple : l'Autriche devait-elle demeurer libre et indépendante, oui ou non ?

Ce coup audacieux de Schuschnigg, regardé avec admiration par mes parents, désarçonna Hitler car il semblait presque certain que le vote pencherait en faveur d'une Autriche indépendante. Il répondit en mobilisant des troupes et en menaçant d'envahir le pays à moins que Schuschnigg ne reporte le plébiscite, démissionne de son poste de chancelier et qu'un nouveau gouvernement ne soit formé avec à sa tête un nazi autrichien, Arthur Seyss-Inquart. Schuschnigg se tourna vers l'Angleterre et l'Italie pour en appeler à l'aide, deux pays qui avaient auparavant apporté leur soutien à l'indépendance de l'Autriche. Au grand désarroi des libéraux viennois dont ma famille, aucun d'eux ne répondit. Abandonné par ses alliés potentiels, inquiet devant la perspective d'inutiles bains de sang, Schuschnigg démissionna le soir du 11 mars.

Bien que le président de l'Autriche ait cédé à toutes les exigences allemandes, Hitler envahit le pays le lendemain.

Ce fut alors la surprise. Au lieu de voir venir à sa rencontre des foules d'Autrichiens en colère, Hitler fut accueilli de manière enthousiaste par une majorité substantielle de la population. Comme l'a souligné George Berkley, ce revirement spectaculaire d'un peuple qui clamait sa loyauté envers l'Autriche et soutenait Schuschnigg un jour pour accueillir les troupes d'Hitler comme des « frères allemands » le jour d'après ne peut s'expliquer simplement par la sortie de clandestinité de quelques dizaines de milliers de nazis. Ce qui se produisit fut plutôt l'une des « conversions les plus rapides et les plus totales » de toute l'Histoire. Hans Ruzicka allait écrire : « Ce sont les mêmes gens qui acclamaient l'empereur puis le maudirent, qui accueillirent la démocratie après la destitution de l'empereur puis qui ovationnèrent le fascisme [de Dollfuss] lorsqu'il arriva au pouvoir. Aujourd'hui ils sont nazis, demain ils seront autre chose. »

La presse autrichienne ne fit pas exception. Le vendredi 11 mars, le *Reichpost*, l'un des plus grands journaux du pays, approuvait Schuschnigg. Deux jours plus tard, le même journal imprimait en une un éditorial intitulé « Vers l'accomplissement » qui proclamait : « Grâce au génie et à la détermination d'Adolf Hitler, l'heure de l'unité pangermanique a sonné. »

Les attaques antijuives qui avaient débuté à la mi-mars 1938 atteignirent un summum d'abjection huit mois plus tard lors de la Nuit de cristal. Lorsque j'ai lu plus tard des documents sur cette nuit, j'ai appris qu'elle tirait en partie son origine des événements du 28 octobre 1938. Ce jour-là, dix-sept mille juifs allemands originaires de l'Europe de l'Est furent raflés par les nazis et débarqués près de la ville de Zbszyn située non loin de la frontière entre l'Allemagne et la Pologne. À cette époque, les nazis considéraient encore l'émigration – volontaire ou forcée – comme la solution à la « question juive ». Le matin du 7 novembre, un garçon juif de dix-sept ans, Herschel Grynszpan, affolé par la déportation de ses parents de leur maison en Allemagne vers Zbszyn, abattit Ernst vom Rath, troisième secrétaire de l'ambassade d'Allemagne à Paris, le confondant avec l'ambassadeur. Deux jours plus tard, prenant prétexte de cet acte pour punir les juifs, des foules encadrées mirent le feu à presque toutes les synagogues en Allemagne et en Autriche.

De toutes les villes sous contrôle nazi, Vienne fut la plus avilie lors de la Nuit de cristal. Les juifs furent pris à partie et frappés de manière brutale, expulsés de leurs commerces et chassés provisoirement de leurs maisons, situation dont des voisins cupides profitèrent pour les piller. Notre belle synagogue de la Schopenhauerstrasse fut complètement détruite. Simon Wiesenthal, le plus grand chasseur nazi de l'après-guerre, allait déclarer plus tard que, « comparée à Vienne, la Nuit de cristal à Berlin fut un charmant festival de Noël ».

La journée qui précéda cette nuit, alors qu'il était raflé, on déposséda mon père de son magasin pour le donner à un non-juif. Cela faisait partie de l'aryanisation (*Arisierung*) de la propriété, comme elle fut baptisée, une forme prétendument légale de vol. Entre le moment où mon père fut relâché de la prison à la mi-novembre 1938 jusqu'au départ de mes parents de Vienne en août 1939, ceux-ci vécurent en indigents. Comme j'allais l'apprendre plus tard, la Israelitische Kultusgemeinde der Stadt Wien, le conseil de la communauté juive de Vienne, procura à mes parents des provisions ainsi qu'un travail occasionnel de déménageur pour mon père.

Mes parents, au fait des lois antijuives promulguées en Allemagne après la prise du pouvoir par Hitler, comprirent que la violence à Vienne n'allait pas se dissiper. Ils savaient que nous allions devoir partir – et aussi vite que possible. Le frère de ma mère, Berman Zimels, avait quitté l'Autriche pour New York dix ans plus tôt et s'y était établi comme comptable. Ma mère lui écrivit le 15 mars 1938, trois jours seulement avant l'invasion de Hitler, et il nous envoya sans délai des affidavits certifiant aux autorités américaines qu'il nous prendrait en charge à notre arrivée aux États-Unis. Néanmoins, le Congrès avait voté en 1924 un *Immigration Act* qui établissait un quota pour le nombre de personnes autorisées à entrer aux États-Unis en provenance d'Europe de l'Est et du Sud. Mes parents étant nés dans un territoire qui était à cette époque la Pologne, notre quota mit un temps avant de s'ouvrir, alors même que nous étions en possession des affidavits requis. Quand le nombre fut finalement appelé, il nous fallut émigrer par étapes, toujours à cause des lois sur l'immigration qui spécifiaient l'ordre dans lequel les membres d'une même famille pouvaient entrer aux États-Unis. Selon cet ordre, les parents de ma mère pouvaient partir les premiers, ce qu'ils firent en février 1939 ; mon frère et moi ensuite, en avril ; et pour finir mes parents, à la fin du mois d'août, quelques jours seulement avant le début de la Seconde Guerre mondiale.

Comme mes parents avaient été privés de leur unique source de revenus, ils n'avaient pas d'argent pour payer notre voyage aux États-Unis. Ils sollicitèrent la Kultusgemeinde pour obtenir un billet et demi sur la Holland America Line, un billet pour mon frère et la moitié pour moi. Quelques mois plus tard, ils postulèrent pour obtenir deux billets pour leur propre voyage. Par chance, on les leur accorda. Mon père était une personne honnête et scrupuleuse qui payait toujours ses factures en temps et en heure. J'ai en ma possession aujourd'hui tous les documents présentant sa requête, qui montrent qu'il avait toujours payé religieusement sa cotisation à la Kultusgemeinde. La vision qui se dégage de lui, celle d'un homme d'une intégrité et d'une rectitude remarquables, a été ainsi spécifiquement décrite par un officiel de la Kultusgemeinde dans son évaluation de la demande d'aide de mon père.

Ma dernière année à Vienne me marqua pour la vie et, à coup sûr, elle alimenta une gratitude profonde et durable pour la vie que je découvris aux États-Unis. Il ne fait aucun doute que le spectacle de Vienne sous la botte nazie me présenta pour la première fois le côté le plus noir et le plus sadique de l'âme humaine. Comment comprendre la soudaine et vicieuse brutalité de tant de gens ? Comment une société aussi éduquée a-t-elle pu embrasser aussi vite des politiques et des actes profondément enracinés dans la haine envers un peuple entier ?

Il est difficile de répondre à de telles questions. Nombre d'intellectuels s'y sont efforcés ; le plus souvent, leurs explications sont partielles et peu cohérentes. Ce qui heurte ma sensibilité, c'est que la qualité de la culture d'une société n'est pas un indicateur fiable de son respect pour la vie humaine. La culture est tout simplement incapable d'éclairer les travers des personnes et de modifier leur façon de penser. Le désir de destruction envers les étrangers à son groupe d'appartenance est peut-être une réponse innée, susceptible de se réveiller dans presque n'importe quel groupe constitué.

Je doute très fortement qu'une telle prédisposition quasi génétique puisse opérer hors de tout contexte. Les Allemands dans leur ensemble ne partageaient pas l'antisémitisme vicieux des Autrichiens. Comment, dans ces conditions, les valeurs culturelles de Vienne ont-elles pu se dissocier si radicalement de ses valeurs morales ? Certainement, une motivation importante des actions des Viennois en 1938 était le pur opportunisme. Les réussites de la communauté juive – économique, politique, culturelle et universitaire – avaient engendré une envie et un désir de revanche parmi les non-juifs, en particulier au sein de l'Université. L'adhésion au Parti nazi parmi les professeurs d'université dépassait de loin celle de la population en général. De fait, les Viennois non juifs étaient avides d'obtenir une promotion en remplaçant les juifs dans leurs métiers : les professeurs d'université, les avocats et les médecins juifs se retrouvèrent rapidement sans emploi. De nombreux Viennois prirent possession tout bonnement des demeures et des biens juifs. Ainsi, comme l'a révélé l'étude systématique de cette période par Tina Walzer et Stephen Templ, un « grand nombre d'avocats, de juges et de médecins améliorèrent leur situation en 1938 en pillant leurs voisins juifs ». La réussite de beaucoup d'Autrichiens aujourd'hui est fondée sur l'argent et la propriété volés il y a soixante ans.

Une autre raison de la dissociation entre valeurs culturelles et morales était le déplacement d'une forme d'antisémitisme culturel vers un antisémitisme racial. L'antisémitisme culturel est fondé sur l'idée de « judaïté » comme un héritage religieux ou culturel que l'on acquiert par l'éducation, les traditions et une éducation clairement identifiées. Cette forme d'antisémitisme attribue aux juifs certaines caractéristiques psychologiques et sociales repoussantes acquises par acculturation, par exemple un appât du gain profondément ancré. Cela implique cependant que, si l'identité juive s'acquiert par une éducation dans une maison juive, ces caractéristiques peuvent être défaites par une autre éducation ou une conversion religieuse, auquel cas le juif domine le juif (ou la juive) qui est en lui. Un juif qui se convertit au catholicisme peut, en principe, être aussi bon que n'importe quel autre catholique.

L'antisémitisme racial, en revanche, tire ses origines dans la croyance selon laquelle les juifs, en tant que race, sont génétiquement différents des autres races. Cette idée est directement dérivée de la doctrine du déicide, longtemps enseignée par l'Église catholique romaine. Comme l'a affirmé Frederick Schweitzer, un historien catholique spécialiste de l'histoire juive, cette doctrine a alimenté la croyance populaire selon laquelle ce sont les juifs qui ont tué le Christ, vision à laquelle l'Église catholique n'a renoncé qu'assez récemment. Selon Schweitzer, cette doctrine prétendait que les juifs qui avaient perpétré le déicide étaient une race manquant à ce point de manière innée d'humanité qu'elle ne pouvait être que génétiquement différente, sous-humaine. On devait donc les retirer d'entre les autres races humaines sans aucun scrupule. L'antisémitisme racial apparut clairement sous l'Inquisition espagnole dans les années 1400 et fut adopté dans les années 1870 par certains intellectuels d'Autriche (et d'Allemagne), comme Georg von Schönerer, leader des nationalistes pangermaniques d'Autriche, et Karl Lueger, le maire de Vienne. Bien que l'antisémitisme racial n'eût pas été une force dominante à Vienne avant 1938, il devint une doctrine politique officielle après le mois de mars de cette année.

Dès lors que l'antisémitisme racial avait remplacé l'antisémitisme culturel, aucun juif ne pouvait devenir un « vrai » Autrichien. La conversion – c'est-à-dire la conversion religieuse – n'était plus possible. La seule solution à la question juive était alors l'expulsion ou bien l'élimination des juifs.

Mon frère et moi partîmes pour Bruxelles en train en avril 1939. Abandonner mes parents alors que je n'avais que 9 ans était profondément déprimant, malgré l'optimisme persistant de mon père et les paroles de réconfort répétées de ma mère. Alors que nous atteignions la frontière entre l'Allemagne et la Belgique, le train s'arrêta un bref instant, le temps de laisser monter des officiers de la douane allemande. Ils exigèrent de voir tout bijou ou objet de valeur que nous pourrions détenir. Ludwig et moi avions été prévenus de cette demande par une jeune femme qui voyageait avec nous. J'avais donc caché dans ma poche un petit anneau en or gravé de mes initiales que l'on m'avait offert pour mon septième anniversaire. Mon anxiété naturelle à la présence d'officiers nazis avait atteint des sommets insoutenables alors qu'ils montaient dans le train, et je tremblais qu'ils ne découvrent l'anneau. Par chance, ils ne m'accordèrent que peu d'attention et me laissèrent trembler dans mon coin.

À Bruxelles, nous demeurâmes avec tante Minna et oncle Srul. Grâce à leurs ressources financières conséquentes, ils avaient réussi à acheter un visa les autorisant à entrer en Belgique et à s'installer à Bruxelles. Ils devaient nous rejoindre à New York quelques mois plus tard. De Bruxelles, Ludwig et moi prîmes le train pour Anvers où nous embarquâmes sur le *S.S. Geroldstein* de la Holland-American Line, pour une traversée de dix jours qui nous amena à Hoboken, dans le New Jersey – après être passés juste devant la statue de la Liberté qui sembla nous accueillir.

CHAPITRE 3

Une éducation américaine

Arriver aux États-Unis fut comme commencer une nouvelle vie. Bien que n'étant doté ni du don de prescience ni du langage pour m'exclamer « enfin libre », c'est bien ce que je ressentis et que j'ai toujours ressenti depuis. Gerald Holton, historien des sciences à l'Université de Harvard, a souligné que, pour de nombreux émigrés viennois de ma génération, la solide instruction acquise à Vienne combinée au sentiment de libération éprouvée à l'arrivée en Amérique a relâché une énergie sans bornes et nous a poussés à penser dans des directions nouvelles. Cela s'est très certainement avéré dans mon cas. Parmi les nombreux cadeaux que j'allais recevoir dans ce pays figure une superbe formation artistique, littéraire et scientifique acquise dans trois institutions hautement réputées : la Yeshivah de Flatbush, la Erasmus Hall High School et le Harvard College.

Mon frère et moi emménageâmes chez les parents de ma mère, Hersch et Dora Zimels, qui étaient arrivés à Brooklyn en février 1939 deux mois avant nous. Je ne parlais pas anglais et ressentais le besoin de m'intégrer. J'ai donc abandonné la dernière lettre de mon prénom, Erich, et ai assumé l'orthographe actuelle. Ludwig effectua une métamorphose plus importante encore en devenant Lewis. Ma tante Paula et mon oncle Berman qui avaient vécu à Brooklyn depuis leur arrivée aux États-Unis dans les années 1920 m'inscrivirent dans une école élémentaire publique, la P.S. 217[1], située dans le quartier de Flatbush à proximité de l'endroit où nous habitions. Je n'ai fréquenté cette école que pendant douze semaines, mais lorsque je la quittai pour les vacances d'été, je parlais anglais suffisamment bien pour me faire comprendre. Durant cet été, je pus ainsi relire *Émile et les détectives* d'Erich Kästner, un de mes livres d'enfance préférés, mais cette fois en anglais, ce qui me procura un sentiment de fierté.

Je ne me sentais pas très à l'aise à la P.S. 217. De nombreux enfants juifs fréquentaient l'école mais je ne le savais pas. Bien au

1. P.S. pour Public School (NdT).

contraire, comme beaucoup d'élèves étaient blonds aux yeux bleus, j'étais persuadé qu'ils n'étaient pas juifs et j'avais peur qu'ils ne finissent par me montrer de l'hostilité. J'étais donc réceptif aux appels insistants de mon grand-père à m'inscrire dans une école paroissiale hébraïque. C'était un homme religieux et très érudit bien qu'un peu coupé du monde. Mon frère a dit un jour de lui qu'il était le seul de sa connaissance à pouvoir parler sept langues mais à être incapable de se faire comprendre dans aucune d'entre elles. Mon grand-père et moi nous aimions beaucoup, et il me persuada bientôt qu'il serait mon précepteur d'hébreu durant l'été afin qu'à la rentrée je puisse prétendre à une bourse à la Yeshivah de Flatbush. Cette école hébraïque réputée proposait des classes laïques en anglais et des études religieuses en hébreu, toutes deux d'un niveau très relevé.

Grâce à l'enseignement de mon grand-père, j'intégrai la Yeshivah à l'automne 1939 et, à ma sortie en 1944, je parlais hébreu presque aussi bien qu'anglais. J'avais lu les cinq livres de Moïse, le livre des Rois, les prophètes et une partie du Talmud. J'éprouvai du plaisir et de la fierté en apprenant plus tard que Baruch S. Blumberg, lauréat du prix Nobel de physiologie et de médecine en 1976, avait également bénéficié de l'extraordinaire expérience éducative procurée par la Yeshivah de Flatbush.

Mes parents quittèrent quant à eux Vienne à la fin du mois d'août 1939. Avant de partir, mon père fut arrêté une seconde fois et emmené au stade de football de Vienne, où il fut interrogé et intimidé par les chemises brunes de la Sturm Abteilung, la S.A. Le fait d'avoir obtenu un visa pour les États-Unis et d'être sur le point de partir entraîna sa libération et probablement lui sauva la vie.

Quand mes parents arrivèrent à New York, mon père qui ne parlait pas un mot d'anglais trouva un emploi dans une fabrique de brosses à dents. Alors que la brosse à dents avait été l'emblème de son humiliation à Vienne, à New York elle le mit sur les rails d'une vie meilleure. Bien que n'appréciant pas outre mesure ce travail, il s'y jeta avec son énergie coutumière et fut bientôt rappelé à l'ordre par le délégué syndical qui lui reprocha de produire trop de brosses à dents trop vite et de faire paraître les autres travailleurs lents en comparaison. Mon père ne se laissa pas décourager. Il aimait l'Amérique. Comme beaucoup d'autres immigrants, il la comparait souvent à la *goldene Medina*, l'Eldorado censé procurer aux juifs sécurité et démocratie. À Vienne, il avait lu les romans de Karl May mythifiant la conquête de l'Ouest et la bravoure des Indiens d'Amérique. Il était à sa façon également empli de l'esprit des pionniers.

Avec le temps, mes parents économisèrent assez d'argent pour louer et fonder un modeste commerce de vêtements. Mon père et ma mère travaillaient ensemble et vendaient des robes et des tabliers pour femmes assez simples, ainsi que des chemises pour hommes, des cravates, des sous-vêtements et des pyjamas. Nous louions l'appartement au-dessus de la boutique au 411 Church Avenue à Brooklyn. Mes parents gagnaient assez, non seulement pour subvenir à nos besoins, mais également après quelque temps pour acheter l'édifice abritant l'appartement et la boutique. Qui plus est, ils réussirent à m'envoyer au collège et à la faculté de médecine.

Le magasin préoccupait tellement mes parents – car il était la clé de la stabilité financière pour eux et leurs enfants – qu'ils ne profitaient pas de la vie culturelle que Lewis et moi commencions à apprécier. Travaillant sans cesse, ils demeurèrent cependant toujours optimistes et prêts à nous soutenir et n'essayèrent jamais de nous imposer des décisions concernant notre travail ou nos loisirs. Mon père était une personne honnête jusqu'à l'obsession, se sentant obligé de payer dans l'heure les factures pour la marchandise reçue de ses fournisseurs, et il lui arriva plus d'une fois de recompter la monnaie rendue aux clients. Il attendait de Lewis et de moi que nous nous comportions de même en matière financière. Mais hormis cette attente générale de comportement raisonnable et correct, je n'ai jamais ressenti aucune pression de sa part pour m'orienter vers un parcours scolaire plutôt qu'un autre. Par ailleurs, je ne l'ai jamais pensé en position de me conseiller sur ces questions, étant donné son expérience limitée sur le plan social et scolaire. Lorsque je recherchais un conseil, je me tournais typiquement vers ma mère ou, plus souvent, vers mon frère, mes professeurs et, le plus fréquemment, vers mes amis.

Mon père travailla dans son magasin jusqu'à une semaine avant sa mort, à l'âge de 79 ans, en 1977. Peu de temps après, ma mère vendit à la fois l'affaire et l'immeuble pour emménager dans un appartement plus confortable et sensiblement plus élégant à quelques pas de là, sur Ocean Parkway. Elle mourut en 1991 à l'âge de 94 ans.

Pour un diplômé sortant de la Yeshivah de Flatbush en 1944, il n'y avait à l'époque aucune école supérieure confessionnelle comme il en existe aujourd'hui. Je rentrai donc à l'Erasmus Hall High School, une école publique locale qui avait très bonne réputation sur le plan scolaire. Là, mon intérêt se porta sur l'histoire, l'écriture et les filles. Je travaillais au journal de l'école, *The Dutchman*, et en devins le rédacteur des sports. Je jouais également au football et j'étais l'un des capitaines de l'équipe d'athlétisme (figure 3.1). Mon camarade Ronald Berman, l'autre capitaine de l'équipe et l'un de mes plus proches amis d'école, était un coureur extraordinaire qui remporta la course du demi-mile du championnat de la ville tandis que je me classai cinquième. Ron devint plus tard spécialiste de Shakespeare et professeur

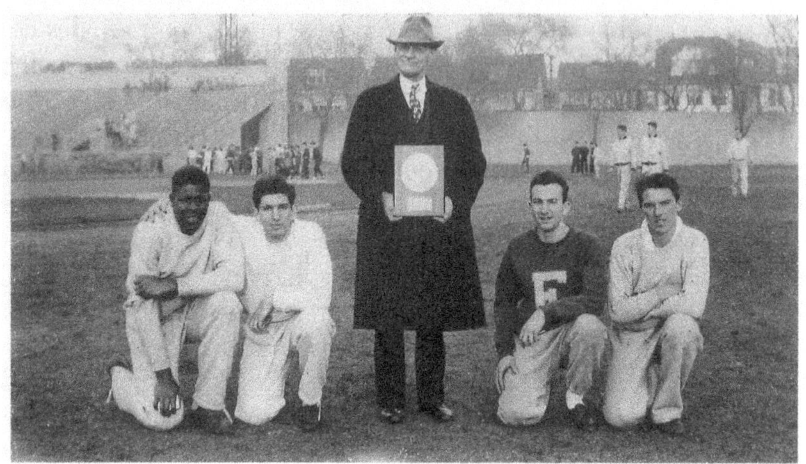

FIGURE 3.1
L'équipe gagnante du Pennsylvania Relays en 1948.
Le Pennsylvania Relays est un événement national annuel qui réunit les athlètes des écoles supérieures et des collèges. Nous avons remporté l'une des épreuves du mile pour les écoles supérieures. (Avec l'autorisation de Ron Berman.)

de littérature anglaise à l'Université de Californie de San Diego. Il fut le premier à occuper les fonctions de directeur du National Endowment for the Humanities[2] dans l'administration Nixon.

À la demande pressante de mon professeur d'histoire, John Campagna, un ancien de Harvard, je me présentai au Harvard College. La première fois que j'ai parlé à mes parents de postuler pour le Harvard College, mon père (qui, comme moi, n'était pas familier des différences entre les diverses universités américaines) m'a découragé, arguant du coût que représenterait cette nouvelle demande. J'avais déjà postulé pour entrer au Brooklyn College, une excellente école que mon frère avait fréquentée. En entendant les objections de mon père, M. Campagna se porta volontaire pour payer de sa poche les cinquante dollars requis pour ma demande. Je fus l'un des deux étudiants (l'autre était Ron Berman) de notre classe à être admis à Harvard, chacun avec une bourse. Après avoir reçu ces bourses, Ron et moi-même pûmes apprécier à sa juste valeur la réelle signification du surnom de notre école, « Fair Harvard ». En effet, Harvard la juste !

2. Le *National Endowment for the Humanities*, que l'on peut traduire par Fonds de soutien aux sciences humaines, est une agence nationale destinée à financer des programmes d'enseignement et de recherche en sciences humaines.

Bien que galvanisé par ma bonne fortune et immensément reconnaissant à M. Campagna, j'appréhendais de quitter Erasmus Hall, persuadé que jamais je ne retrouverais cette joie pure engendrée par le sentiment d'acceptation sociale, de réussite scolaire et sportive que j'avais connu ici. À la Yeshivah, j'avais été un élève. À Erasmus, j'étais un athlète étudiant. La différence, pour moi, était énorme. C'était à Erasmus que je m'étais senti pour la première fois sortir de l'ombre de mon frère, cette ombre si imposante lorsque nous étions à l'école à Vienne. Pour la première fois, j'avais eu mes intérêts propres.

À Harvard, je me spécialisai en histoire européenne moderne et en littérature. C'était une spécialisation assez sélective qui exigeait de ses étudiants la rédaction d'une thèse honorifique en dernière année. Ceux qui acceptaient avaient la possibilité, réservée à cette spécialité, de profiter de travaux dirigés à partir du début de leur deuxième année à venir, d'abord par petits groupes, puis individuellement. Ma thèse honorifique portait sur l'attitude face au national-socialisme de trois écrivains allemands : Carl Zuckmayer, Hans Carossa et Ernst Jünger. Chaque écrivain correspondait à une attitude différente sur le spectre des réponses intellectuelles. Zuckmayer, libéral courageux et un critique de longue date du national-socialisme, quitta l'Allemagne tôt et partit d'abord pour l'Autriche avant de se réfugier aux États-Unis. Carossa, poète médecin, adopta une position neutre et demeura physiquement en Allemagne en affirmant pourtant que son esprit s'était échappé ailleurs. Jünger, sémillant officier allemand durant la Première Guerre mondiale, glorifia les vertus spirituelles de la guerre et du guerrier et fut un précurseur intellectuel du nazisme.

J'en arrivai à la conclusion déprimante que de nombreux artistes allemands et intellectuels – parmi lesquels des esprits aussi fins que Jünger, le grand philosophe Martin Heidegger et le chef d'orchestre Herbert von Karajan – avaient tous succombé bien trop volontiers à la ferveur nationaliste et à la propagande raciste du national-socialisme. Des études historiques ultérieures menées par Fritz Stern, entre autres, ont montré que Hitler ne disposait pas d'un soutien populaire étendu lors de sa première année au pouvoir. Si les intellectuels s'étaient mobilisés de façon efficace et avaient réussi à emporter l'adhésion de tranches de la population, il aurait été possible d'empêcher les appétits de contrôle général du gouvernement, ou à tout le moins de les réduire sévèrement.

J'ai commencé à travailler sur ma thèse honorifique pendant ma première année, à une époque où je songeais à décrocher un diplôme en histoire intellectuelle européenne. Néanmoins, vers la fin de cette première année, je rencontrai et tombai amoureux d'Anna Kris, une étudiante au Radcliffe College, émigrée comme moi en provenance de

Vienne. À cette époque, je suivais deux séminaires superbes donnés par Karl Vietor, l'un sur Goethe, le grand poète allemand, et l'autre sur la littérature moderne allemande. Vietor était l'un des germanistes les plus inspirés aux États-Unis, doublé d'un professeur perspicace et charismatique, et il m'encouragea à persévérer en histoire et en littérature allemandes. Il avait écrit deux ouvrages sur Goethe – l'un sur sa jeunesse, l'autre sur le poète à maturité – ainsi qu'une étude novatrice sur Georg Büchner, un dramaturge relativement méconnu que Vietor aida à redécouvrir. Au cours de sa courte vie, Georg Büchner avait ouvert la voie à l'écriture réaliste et expressionniste dans sa pièce inachevée *Woyzeck*, le premier drame à mettre en scène un personnage relativement sans relief sous les traits d'un héros. Publié sous forme de fragments après que Büchner eut succombé à la fièvre typhoïde en 1837 (à l'age de 24 ans), *Woyzeck* fut plus tard transformé en opéra (*Wozzeck*) et mis en musique par Alban Berg.

Anna appréciait beaucoup ma connaissance de la littérature allemande et, aux premiers jours de notre amitié, nous passions des soirées entières à lire ensemble de la poésie allemande : Novalis, Rilke et Stefan George. Je projetais de suivre deux séminaires supplémentaires avec Vietor durant ma dernière année. Mais brusquement, à la fin de ma première année, il succomba à un cancer. Je ressentis sa mort comme une perte personnelle ; elle engendra également un grand vide dans le programme que je m'étais préparé. Quelques mois avant le décès de Victor, j'avais rencontré les parents d'Anna, Ernst et Marianne Kris, tous deux d'éminents psychanalystes proches de Freud. En excitant mon intérêt pour la psychanalyse, les Kris me firent changer d'avis sur la façon dont je pourrais occuper mon nouveau temps libre.

Il est difficile aujourd'hui de saisir la fascination qu'exerça la psychanalyse sur les jeunes gens dans les années 1950. La théorie de l'esprit qu'elle avait développée me donna un premier aperçu de la complexité du comportement humain et des motivations qui le soustendent. Dans le cours de Vietor sur la littérature contemporaine allemande, j'avais lu *Psychopathologie de la vie quotidienne* de Freud, tout comme les travaux de trois autres auteurs s'intéressant aux fonctionnements intimes de l'esprit humain – Arthur Schnitzler, Franz Kafka et Thomas Mann. Même face à ces impressionnants standards littéraires, la prose de Freud était une joie à lire. Son allemand – qui lui avait valu le prix Goethe 1930 – était simple, admirablement clair, plein d'humour et sans cesse autoréférentiel. Ce livre ouvrait sur un monde nouveau.

Psychopathologie de la vie quotidienne comporte une série d'anecdotes qui se sont fondues dans notre culture au point qu'elles pourraient servir de scénario à un film de Woody Allen ou à un sketch comique. Freud y narre les événements les plus ordinaires, les plus apparemment insignifiants – des lapsus, des accidents inracontables, des déplacements d'objets, des erreurs d'orthographe, des omissions – et les utilise pour montrer que l'esprit humain est gouverné par un ensemble précis de règles dont la plupart sont inconscientes. Ces étourderies peuvent être vues de l'extérieur comme des erreurs courantes, des petits accidents qui nous arrivent tous ; elles me sont très certainement arrivées. Mais ce que Freud me fit comprendre, c'est qu'aucune de ces maladresses n'est accidentelle. Chacune est reliée de manière cohérente et sensée au reste de notre vie psychique. J'ai été particulièrement étonné par le fait que Freud ait pu écrire tout cela sans jamais avoir rencontrée tante Minna !

Freud poursuivait son discours en affirmant que le déterminisme psychique – l'idée selon laquelle il n'est guère de chose, voire aucune, qui ne se produise dans notre vie psychique par hasard, que tout événement psychologique est déterminé par un autre événement qui le précède – est un concept central non seulement de la vie mentale, mais aussi de la maladie mentale. Un symptôme névrotique, si étrange qu'il puisse paraître, n'est pas étrange pour l'esprit inconscient ; il est relié à d'autres processus mentaux qui le précèdent. Le lien entre un lapsus et sa cause, ou entre un symptôme et le processus cognitif sous-jacent, est obscurci par les mécanismes de défense – des processus mentaux omniprésents, dynamiques, inconscients – qui débouchent sur une opposition permanente entre les événements mentaux autorévélateurs et autoprotecteurs. La psychanalyse ouvrait la promesse d'une compréhension de nous-mêmes et même d'un changement thérapeutique fondés sur l'analyse des motivations inconscientes et des défenses sous-tendant les actions individuelles.

Mon attirance aussi grande envers la psychanalyse alors que j'étais au collège était due à son caractère tout à la fois inventif, à sa capacité explicative globale et à son fondement empirique – ou du moins c'est ainsi que le percevait mon esprit naïf. Aucune autre approche de la vie mentale ne rivalisait avec la psychanalyse par son ampleur et sa subtilité. Les psychologies antérieures étaient soit hautement spéculatives, soit très limitées

De fait, jusqu'à la fin du XIXe siècle, les seules approches aux mystères de l'esprit humain avaient consisté soit en des introspections philosophiques (des réflexions d'observateurs spécialement entraînés sur la nature de leurs propres schémas de pensée), soit en des points de vue de grands romanciers comme Jane Austen, Charles Dickens, Fédor Dostoïevski et Léon Tolstoï dont les lectures inspirèrent mes premières années à Harvard. Mais, comme je l'appris d'Ernst Kris, aucune introspection, si exercée fût-elle, ni aucune intuition créatrice ne pouvait déboucher sur cette accrétion systématique de connaissance requise pour fonder une science de l'esprit. Cette sorte de fondation demande plus qu'une intuition, elle exige de l'expérimentation. Ainsi donc, les remarquables succès de la science expérimentale en astronomie, en physique et en chimie poussèrent les étudiants en science de l'esprit à concevoir des méthodes expérimentales d'étude du comportement.

Ces travaux partirent de l'idée de Charles Darwin selon laquelle le comportement humain a évolué à partir du répertoire comportemental de nos ancêtres animaux, ouvrant ainsi la voie d'une possible utilisation d'animaux de laboratoire pour étudier le comportement humain. Le physiologiste russe Ivan Pavlov et le psychologue américain Edward Thorndike testèrent ainsi sur des animaux une extension de la notion philosophique énoncée tout d'abord par Aristote puis plus tard par John Locke, selon laquelle nous apprenons par associations d'idées. Pavlov découvrit le conditionnement classique, une forme d'apprentissage dans lequel on apprend à un animal à associer deux stimuli. Thorndike découvrit le conditionnement instrumental, une forme d'apprentissage dans lequel on apprend à un animal à associer une réponse comportementale à ses conséquences. Ces deux processus d'apprentissage établirent les bases de l'étude scientifique de l'apprentissage et de la mémorisation, non seulement chez de simples animaux mais aussi chez l'homme. La suggestion d'Aristote et de Locke selon laquelle l'apprentissage opère par association d'idées céda la place à un fait empirique : l'apprentissage s'effectue par association de deux stimuli ou bien d'un stimulus et d'une réponse.

Au cours de son étude sur le conditionnement classique, Pavlov découvrit deux formes d'apprentissage non associatives : l'habituation et la sensibilisation. Dans l'habituation ou dans la sensibilisation, un animal n'apprend les caractéristiques que d'un stimulus unique ; il n'apprend pas à associer deux stimuli combinés. Dans l'habituation, l'animal apprend à ignorer un stimulus en raison de sa familiarité tandis que, dans la sensibilisation, il apprend à y prêter attention en raison de son importance.

Les découvertes de Thorndike et de Pavlov eurent un extraordinaire impact sur la psychologie, donnant naissance à la première école empirique de l'apprentissage, le béhaviorisme. Celui-ci portait la promesse de pouvoir étudier le comportement avec une rigueur identique à celle des sciences de la nature. Lorsque j'étais à Harvard, le défenseur le plus important du béhaviorisme était B.F. Skinner, dont je découvris la pensée au travers de conversations avec des amis qui suivaient son enseignement. Skinner empruntait le chemin philosophique tracé par les fondateurs du béhaviorisme qui se restreignaient à une vision étroite du comportement, insistant sur le fait qu'une psychologie authentiquement scientifique ne devait se cantonner qu'aux aspects du comportement observables de l'extérieur et quantifiables de façon objective. La place laissée à l'introspection était nulle.

En conséquence, Skinner et les béhavioristes se concentraient exclusivement sur le comportement observable et excluaient de leurs travaux toute référence à la vie mentale et tout effort d'introspection, car on ne pouvait ni observer ni mesurer de telles choses, ni les utiliser pour développer des règles générales du comportement humain. Les sentiments, les pensées, les projets, les désirs, les motivations et les valeurs – les états internes et les expériences personnelles qui nous fondent en tant qu'être humain et que la psychanalyse s'est efforcée de mettre en avant – étaient considérés comme inaccessibles à la science expérimentale et inutiles à l'élaboration d'une science du comportement. Les béhavioristes étaient convaincus que l'on pouvait valablement expliquer toutes nos activités psychiques sans recourir à de tels processus mentaux.

La psychanalyse que je rencontrai grâce aux Kris était à des années-lumière du béhaviorisme de Skinner. En fait, Ernst Kris consacra beaucoup d'efforts à en discuter les différences et à établir un pont entre ces deux théories. Il affirmait qu'une partie de l'attirance exercée par la psychanalyse tient à ce que, comme le béhaviorisme, elle s'efforce à l'objectivité et rejette les conclusions tirées de l'introspection. Freud prétendait que l'on ne peut comprendre ses propres processus inconscients en plongeant en soi-même ; seul un observateur extérieur neutre et exercé, le psychanalyste, peut discerner le contenu de l'inconscient d'une autre personne. Freud favorisait également la preuve expérimentale observable mais ne voyait la manifestation du comportement que comme l'un des moyens d'étudier les états internes, conscients ou inconscients. Les processus internes qui déterminent les réponses d'un individu à des stimuli particuliers ne l'intéressaient pas moins que les réponses en elles-mêmes. Selon les disciples de Freud, en limitant l'étude du comportement aux actions observables et mesurables, les béhavioristes écartaient les questions les plus fondamentales concernant les processus mentaux.

Mon attirance pour la psychanalyse fut encore renforcée par le fait que Freud était viennois et juif et qu'il avait été contraint de quitter Vienne. La lecture de ses travaux en allemand réveilla chez moi une frustration envers la vie intellectuelle dont j'avais entendu parler mais que je n'avais jamais connue. Cependant, mes conversations sur la psychanalyse avec les parents d'Anna, des gens extraordinairement intéressants et pleins d'enthousiasme, furent plus importantes encore que mes lectures de Freud. Ernst Kris était déjà un historien de l'art reconnu, ainsi que le curateur des arts appliqués et de la sculpture au Kunsthistoriches Museum de Vienne, avant d'épouser Marianne et d'embrasser la psychanalyse. Il forma, entre autres, le grand historien de l'art Ernst Gombrich avec lequel il collabora plus tard, et ils contribuèrent chacun de manière importante au développement de la psychologie moderne de l'art. Marianne était une psychanalyste et un professeur renommé, doublé d'une personne merveilleusement chaleureuse. Son père était Oskar Rie, un pédiatre émérite, meilleur ami de Freud et médecin de ses enfants. Elle était de plus une amie proche d'Anna, la fille remarquablement épanouie de Freud, et avait choisi ce même prénom pour sa fille.

Ernst et Marianne Kris furent généreux et bienveillants, comme ils l'étaient avec tous les amis de leur fille. Par l'entremise de nos fréquentes relations, je pus également entrer en contact avec leurs collègues, les psychanalyses Heinz Hartmann et Rudolph Lowenstein. Ensemble, ces trois hommes avaient exploré une voie nouvelle en psychanalyse.

Lorsque Hartmann, Ernst Kris et Lowenstein immigrèrent aux États-Unis, ils unirent leurs forces pour rédiger une série d'articles retentissants dans lesquels ils dénonçaient l'accent trop important mis par la théorie psychanalytique sur la frustration et l'anxiété dans le développement du moi, cette composante de l'appareil psychique qui est, selon la théorie freudienne, en contact avec le monde extérieur. D'après eux, il fallait s'attacher davantage au développement cognitif normal. Afin de mettre leurs idées à l'épreuve, Ernst Kris insista pour que soient effectuées des observations empiriques sur le développement normal de l'enfant. En établissant une passerelle entre la psychanalyse et la psychologie cognitive, qui commençait seulement à émerger dans les années 1950 et 1960, il poussa la psychanalyse américaine vers un empirisme accru. Kris lui-même rejoignit le Centre d'étude sur l'enfant[3] à l'Université de Yale et participa à leurs études observationnelles.

Passionné par ces conversations grisantes, j'en venais bientôt à partager leur point de vue selon lequel la psychanalyse proposait une approche fascinante, voire unique, à la compréhension de l'esprit. La psychanalyse ouvrait une perspective sans équivalent non seulement sur les aspects rationnels et irrationnels de la motivation et de la mémoire consciente et inconsciente, mais aussi sur la nature ordonnée du développement cognitif qui regroupe le développement de la perception et de la pensée. Ce champ d'études commença à m'appa-

3. Child Study Center (NdT).

raître bien plus excitant que la littérature européenne et l'histoire des idées.

Pour devenir praticien de la psychanalyse dans les années 1950, il valait généralement mieux s'inscrire à la faculté de médecine puis, après avoir fait sa médecine, se spécialiser en psychiatrie, ce qui constituait un parcours que je n'avais pas envisagé jusqu'alors. Mais la mort de Karl Vietor m'avait laissé avec un trou de deux années complètes dans mon emploi du temps. Ainsi, à l'été 1951, je m'inscrivis presque sur un coup de tête au cours d'introduction à la chimie qui était exigé pour pouvoir entrer à la faculté de médecine. J'avais dans l'idée de choisir physique et biologie en dernière année, pendant l'écriture de ma thèse et, ensuite, en poursuivant le cursus, d'opter pour la chimie organique qui constituait la dernière matière imposée pour la faculté de médecine après avoir obtenu mon diplôme de Harvard.

Cet été de 1951, je partageai une maison avec quatre garçons qui allaient rester des amis pour la vie : Henry Nunberg, le cousin d'Anna et fils d'un autre grand psychanalyste, Herman Nunberg, Robert Goldberger, James Schwartz et Robert Spitzer. Quelques mois plus tard, sur mon seul cours de chimie et l'ensemble de mes bulletins de collège, je fus reçu à la faculté de médecine de l'Université de New York, sous la condition que je remplisse les exigences scolaires avant l'inscription à l'automne 1952.

J'entrai à la faculté de médecine dans l'idée de devenir psychanalyste et ce plan de carrière ne me quitta pas tout au long de mon stage et de mon internat en psychiatrie. Durant ma dernière année, pourtant, j'avais développé un très grand intérêt pour les fondements biologiques de la pratique médicale. J'avais décidé que je devais en savoir plus sur la biologie du cerveau. L'une des raisons en était que j'avais beaucoup apprécié le cours d'anatomie cérébrale que j'avais suivi pendant ma deuxième année d'école. Louis Hausman, qui enseignait ce cours, nous avait fait construire à chacun une maquette géante du cerveau à l'aide de pâtes à modeler de diverses couleurs. Elle faisait quatre fois la taille du cerveau humain. Comme mes camarades de classe le décrivirent plus tard dans notre album de l'année, « cette maquette en pâte à modeler a éveillé chez nous le germe dormant de la créativité, et même les moins sensibles d'entre nous ont fait surgir un cerveau multicolore ».

La construction de cette maquette m'a donné ma première vision tridimensionnelle de la façon dont la moelle épinière et le cerveau s'assemblent pour former le système nerveux central (figure 3.2). Je découvris que le système nerveux central est une structure bilatérale, essentiellement symétrique, composé de parties distinctes, chacune affublée d'un nom étrange comme l'hypothalamus, le thalamus, le cer-

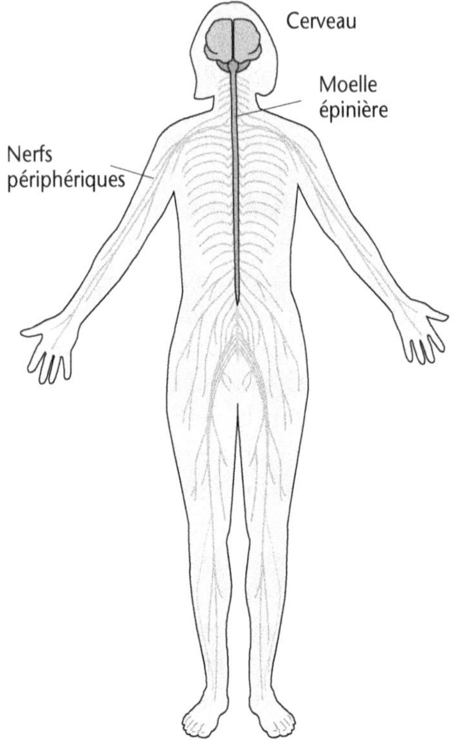

FIGURE 3.2
Les systèmes nerveux central et périphérique.
Le système nerveux central, constitué du cerveau et de la moelle épinière, possède une symétrie bilatérale. La moelle épinière reçoit l'information sensorielle depuis la peau par le biais d'ensembles de longs axones qui innervent la peau. Ces ensembles sont appelés nerfs périphériques. La moelle épinière envoie également des commandes motrices aux muscles par le biais des axones des neurones moteurs. Ces récepteurs sensoriels et axones moteurs appartiennent au système nerveux périphérique.

velet ou l'amygdale, la moelle épinière contenant quant à elle la machinerie nécessaire aux comportements réflexes simples. Hausman nous fit remarquer qu'en examinant la moelle épinière on peut comprendre en réduction le but général du système nerveux central qui est de recevoir l'information sensorielle transportée depuis la peau par le biais de longues fibres nerveuses, appelées axones, et de la transformer en des commandes motrices coordonnées relayées pour actionner les muscles au travers d'autres ensembles d'axones.

En montant vers le cerveau, la moelle épinière s'élargit pour former le tronc cérébral (figure 3.3), une structure qui convoie vers les régions les plus élevées du cerveau l'information sensorielle et, vers le bas, les commandes motrices provenant de ces régions en direction de la moelle épinière. Le tronc cérébral régule également l'attention. Au-dessus du tronc cérébral résident l'hypothalamus, le thalamus et les hémisphères cérébraux dont les surfaces sont recouvertes d'une couche fortement repliée, le cortex cérébral. Le cortex cérébral s'occupe des fonctions mentales les plus élaborées : la perception, l'action, le langage et l'élaboration de projets. Trois structures y sont profondément implantées : le ganglion basal (ou noyaux gris centraux), l'hippocampe et l'amygdale (figure 3.3). Le ganglion basal participe au contrôle de la performance motrice, l'hippocampe est impliqué dans certains aspects du stockage mnésique et l'amygdale coordonne les réponses autonome et endocrine dans le contexte d'états émotionnels.

Il était difficile d'observer le cerveau, même un modèle en pâte à modeler, sans se demander où le moi freudien, le ça et le surmoi étaient situés. Étudiant féru d'anatomie du cerveau, Freud avait écrit

Cortex cérébral
Tronc cérébral
Moelle épinière

Principales régions du cerveau

Thalamus
Cortex cérébral
Hypothalamus
Tronc cérébral
Cervelet

Trois structures importantes implantées profondément dans les hémisphères cérébraux

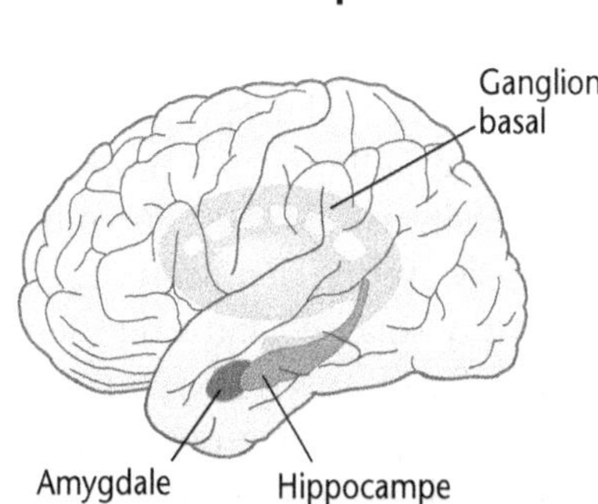

FIGURE 3.3
Le système nerveux central.

à plusieurs reprises sur la pertinence de la biologie du cerveau en psychanalyse. Ainsi, en 1914, il écrivit dans son essai « Pour introduire le narcissisme » : « Nous devons nous rappeler que toutes nos idées provisoires en psychologie trouveront sans doute un jour comme fondement une sous-structure organique. » En 1920, Freud souligna à nouveau, dans *Au-delà du principe de plaisir* : « Les déficiences de notre description s'évanouiraient sans doute si nous étions déjà en situation de remplacer les termes psychologiques par des termes physiologiques ou chimiques. »

Si la plupart des psychanalystes des années 1950 pensaient l'esprit en termes non biologiques, un petit nombre avait commencé à discuter de la biologie du cerveau et de son importance potentielle en psychanalyse. Par l'intermédiaire des Kris, j'en rencontrai trois : Lawrence Kubie, Sidney Margolin et Mortimer Ostow. Après avoir discuté avec chacun d'eux, je décidai à l'automne 1955 de suivre un cours optionnel à l'Université Columbia auprès du neurophysiologiste Harry Grundfest. À cette époque, l'étude de la science du cerveau n'était pas une discipline importante dans beaucoup d'écoles de médecine aux États-Unis, et personne à la faculté de l'Université de New York n'enseignait les fondements de la neurologie.

Je fus fortement encouragé dans cette décision par Denise Bystryn, une Française extrêmement attirante et intellectuellement stimulante que je fréquentais depuis peu. Alors que je suivais le cours d'anatomie de Hausman, Anna et moi avions commencé à nous séparer. La relation très spéciale que nous partagions tous deux alors que nous étions ensemble à Cambridge ne fonctionnait plus aussi bien, elle à Cambridge et moi à New York. Qui plus est, nos centres d'intérêt commençaient à diverger. Nous nous séparâmes donc en septembre 1953, peu de temps après qu'Anna eut été diplômée de Radcliffe. Anna possède aujourd'hui un très important cabinet de psychanalyse à Cambridge.

J'ai par la suite entretenu deux relations sérieuses mais brèves, chacune n'ayant duré qu'une année. Alors que la deuxième touchait à sa fin, je rencontrai Denise. Ayant entendu parler d'elle par un ami commun, je l'appelai pour l'inviter à sortir. À mesure que la conversation avançait, elle me fit comprendre qu'elle était occupée et pas réellement désireuse de me rencontrer. Je persistai néanmoins, écartant refus après refus. En vain. Finalement, je laissai tomber dans la conversation que je venais de Vienne. D'un seul coup, le ton de sa voix changea. Réalisant que j'étais européen, elle dut penser que je ne constituerais peut-être pas pour elle une complète perte de temps et elle consentit à me rencontrer.

Quand je passai la prendre à son appartement sur West End Avenue, je lui demandai si elle préférait aller au cinéma ou dans le meilleur bar de la ville. Elle me répondit qu'elle préférait le meilleur bar et donc je l'emmenai chez moi, dans mon appartement de la 21e rue, près de la faculté de médecine, que je partageais avec mon ami Robert Goldberger. Lorsque nous avions emménagé dans cet appartement, Bob et moi l'avions rénové, aménageant un joli bar très fonctionnel, sans aucun doute le plus beau de notre cercle d'intimes. Bob, un connaisseur en whisky, en possédait une belle collection parmi lesquels quelques purs malts.

Denise fut impressionné par nos talents d'ébénistes (surtout celui de Bob) mais ne but pas de whisky. Je débouchai donc un chardonnay et nous passâmes une soirée délicieuse, moi lui racontant la vie à la faculté de médecine et elle ses études supérieures de sociologie à Columbia. Denise s'intéressait tout particulièrement à l'utilisation de méthodes quantitatives dans l'étude de la variation du comportement des gens dans le temps. De nombreuses années plus tard, elle appliqua cette méthodologie à l'étude du processus d'entrée dans la drogue chez l'adolescent. Ses travaux épidémiologiques constituèrent un tournant dans le domaine : ils devinrent le socle de l'hypothèse du portail selon laquelle l'usage progressif de drogues de plus en plus dures suit un ordre de succession précis.

Notre flirt fut étonnamment doux. Denise combinait intelligence et curiosité avec une merveilleuse capacité à embellir le quotidien. Elle était un vrai cordon bleu, avait un goût très sûr pour ses tenues - certaines réalisées par elle-même - et aimait à s'entourer de vases, de lampes et d'objets d'art qui agrémentaient son intérieur. Tout comme Anna avait modifié mon point de vue sur la psychanalyse, Denise changea ma façon de voir à la fois la science empirique et la qualité de vie grâce à son enthousiasme contagieux pour la culture française, l'art, les vins et la gastronomie.

Elle renforça également en moi le sentiment d'être juif et survivant de la Shoah. Le père de Denise, un ingénieur mécanicien talentueux, descendait d'une longue lignée de rabbins et d'érudits et avait reçu une formation de rabbin en Pologne. Il quitta la Pologne à l'âge de 21 ans pour venir à Caen, en Normandie, étudier les mathématiques et l'ingénierie. Bien qu'étant devenu agnostique et ayant cessé de se rendre à la synagogue, il n'en conservait pas moins une impressionnante collection de textes religieux hébreux dans sa grande bibliothèque, parmi lesquels la Michna et une édition Vilna du Talmud.

Les Bystryn demeurèrent en France durant toute la guerre. La mère de Denise aida son mari à s'échapper d'un camp de concentration français, et ils survécurent tous deux en se cachant des nazis dans le petit village de Saint-Céré, dans le sud-ouest de la France. Pendant une bonne partie de cette époque, Denise fut séparée de ses parents, cachée dans un couvent catholique à Cahors, à quatre-vingts kilomètres environ. Les épreuves traversées par Denise, bien que beaucoup plus difficiles, s'apparentaient aux miennes sur bien des points. Année après année, les souvenirs de nos expériences individuelles dans une Europe dominée par Hitler se révélèrent durables pour chacun de nous et nous rapprochèrent.

Une péripétie de la vie de Denise laissa une empreinte indélébile en moi. Durant les quelques années qu'elle passa au couvent, personne hormis la mère supérieure ne sut qu'elle était juive et personne ne la pressa de se convertir au catholicisme. Mais Denise se sentait mal à l'aise vis-à-vis de ses camarades, car elle était différente. Elle n'allait pas à confesse et ne recevait pas la communion le dimanche à la messe. La mère de Denise, Sara, finit par éprouver de l'embarras devant l'obstination de sa fille, craignant que sa véritable identité ne finisse par être découverte et que cela ne puisse la mettre en danger. Sara discuta de ce problème avec le père de Denise, Iser, et ils décidèrent que Denise recevrait le baptême.

Sara parcourut à pied et en bus les quatre-vingts kilomètres qui séparaient leur cachette du couvent à Cahors. Lorsqu'elle arriva au couvent, elle se tint face à la lourde porte en bois foncé et était sur le point de frapper pour annoncer sa présence quand, au dernier moment, elle ne put se résoudre à prendre la décision fatidique. Elle tourna les talons sans entrer dans le couvent et retourna chez elle, certaine de la fureur de son mari car le danger que courait sa fille était inchangé. Quand elle entra dans la maison de Saint-Céré, ce fut pour découvrir un Iser profondément soulagé. Durant tout le temps où Sara avait été absente, il était resté obsédé par l'erreur qu'il avait commise en consentant à ce que Denise se convertisse. Bien qu'Iser ne fût pas croyant, lui et Sara étaient très fiers d'être juifs.

En 1949, Denise, son frère et ses parents immigrèrent aux États-Unis. Denise suivit les cours du lycée français de New York pendant un an, puis elle fut admise au Bryn Mawr College comme junior à l'âge de 17 ans. Diplômée de Bryn Mawr à 19 ans, elle s'inscrivit en sociologie à l'Université Columbia. Quand nous nous rencontrâmes, en 1955, elle avait commencé des recherches pour sa thèse de doctorat en sociologie médicale avec Robert K. Merton, l'un des grands acteurs de la sociologie moderne et un des fondateurs de la sociologie de la science. Sa thèse consistait en une étude des décisions de carrière prises par les étudiants en médecine, à partir d'une étude de cas longitudinale.

Quelques jours après avoir obtenu mon diplôme de l'école de médecine, en juin 1956, Denise et moi nous mariâmes (figure 3.4). Après une brève lune de miel à Tanglewood, dans le Massachusetts,

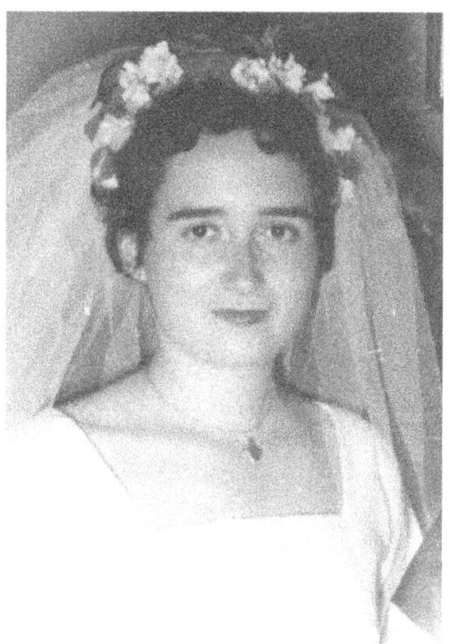

FIGURE 3.4
Denise lors de notre mariage en 1956. Elle avait 23 ans et était diplômée en sociologie de l'Université Columbia. (Tirée de la collection personnelle d'Eric Kandel.)

où je consacrai une partie de mon temps à étudier pour mon examen d'habilitation[4] – un point que Denise ne m'a jamais laissé oublier –, je débutai un internat d'un an au Montefiore Hospital à New York tandis que Denise poursuivit ses recherches de doctorat à Columbia.

Denise avait la sensation, peut-être encore plus que moi, que mon idée consistant à examiner le fondement biologique de la fonction mentale était originale et audacieuse, et elle me pressa de l'explorer plus avant. Je restai cependant préoccupé. Aucun de nous ne disposait de ressources financières et j'estimais essentiel d'avoir un cabinet privé afin de pourvoir à nos besoins. Denise balaya la question financière d'un revers de la main. Ça n'avait aucune importance, déclara-t-elle. Son père, mort un an avant que je ne la rencontre, avait conseillé à sa fille d'épouser un intellectuel pauvre car un tel homme placerait l'érudition et la culture au-dessus de tout et s'attacherait à atteindre des objectifs académiques excitants. Denise pensait que, ce faisant, elle suivait ce conseil (elle a clairement épousé quelqu'un de pauvre), et elle m'a toujours encouragé à prendre des décisions audacieuses favorisant l'accomplissement de choses authentiquement nouvelles et originales.

---

4. Le *National Boards in medicine*, examen national requis pour exercer en tant que praticien (NdT).

DEUXIÈME PARTIE

« La biologie est réellement un domaine aux possibilités sans limites. On peut s'attendre à ce qu'elle nous dévoile les informations les plus étonnantes, et l'on ne peut deviner quelles réponses elle nous donnera dans quelques dizaines d'années [...] Elles seront peut-être de nature à faire exploser l'ensemble de notre échafaudage artificiel d'hypothèses. »

Sigmund FREUD,
Au-delà du principe de plaisir (1971).

CHAPITRE 4

Cellule par cellule

J'intégrai le laboratoire de Harry Grundfest à l'Université Columbia pour une période optionnelle de six mois à l'automne 1955, espérant en apprendre plus sur les fonctions cérébrales les plus élaborées. Il n'entrait pas dans mes plans de commencer une nouvelle carrière ni de changer de mode de vie. Mais ma toute première conversation avec Grundfest me donna à penser. Lors de cette conversation, je décrivis mon intérêt pour la psychanalyse et mon espoir d'en savoir plus sur la possible localisation dans le cerveau du moi, du ça et du surmoi.

C'est ce schéma de Freud qui avait déclenché chez moi l'envie d'identifier ces trois fonctions psychiques, schéma publié dans le résumé de sa nouvelle théorie structurale de l'esprit développée durant la décennie de 1923-1933 (figure 4.1). Cette nouvelle théorie réaffirmait la distinction établie antérieurement entre fonctions mentales conscientes et fonctions inconscientes, mais y ajoutait trois instances psychiques en interaction : le moi, le ça et le surmoi. Freud se représentait la conscience comme la *surface* de l'appareil mental. Selon Freud, la plupart de nos fonctions mentales sont immergées sous cette surface tout comme la masse d'un iceberg est immergée sous la surface de l'océan. Plus une fonction mentale est enfouie profondément sous la surface, moins elle est accessible à la conscience. La psychanalyse proposait une méthode qui permettrait de creuser jusqu'aux strates mentales enterrées, les composantes préconsciente et inconsciente de la personnalité.

Le caractère résolument novateur du modèle de Freud provenait de ces trois instances psychiques en interaction. Freud ne définit pas le moi, le ça et le surmoi comme conscient ou inconscient, mais comme possédant chacun un style, un objectif et une fonction cognitifs différents.

Dans la théorie structurale de Freud, le moi (le « je », ou le soi autobiographique) est l'instance exécutive, qui possède une composante à la fois consciente et inconsciente. La composante consciente est en contact direct avec le monde extérieur par le biais de l'appareil sensoriel, de la vue, de l'ouïe et du toucher ; il intervient dans la

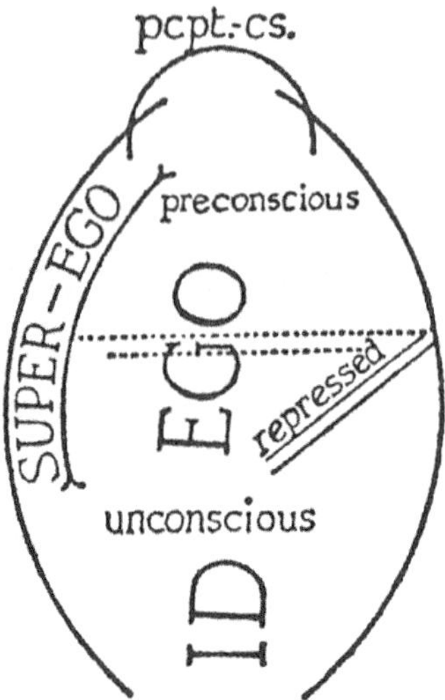

FIGURE 4.1
Théorie structurale de Freud.
Freud concevait trois instances psychiques principales – le moi, le ça et le surmoi. Le moi possède une composante consciente (conscience perceptive, ou pcpt.-cs.) qui reçoit l'information sensorielle et est en contact direct avec le monde extérieur, ainsi qu'une composante inconsciente qui fait partie du processus inconscient et bénéficie d'un accès direct à la conscience. Les composantes inconscientes du moi agissent par répression et par le biais d'autres défenses afin d'inhiber les pulsions instinctives du ça, le générateur des instincts sexuel et agressif. Le moi répond également aux pressions du surmoi, le porteur majoritairement inconscient des valeurs morales. Les lignes pointillées indiquent les séparations entre processus accessibles à la conscience et processus complètement inconscients. (Tiré des Nouvelles Leçons d'introduction à la psychanalyse *[1933].)*

perception, le raisonnement, la planification de l'action et le ressenti du plaisir et de la douleur. Dans leurs travaux, Hartmann, Kris et Lowenstein ont souligné que cette composante du moi dégagée de tout conflit opère de manière logique et est guidée dans ses actes par le principe de réalité. La composante inconsciente du moi intervient dans les défenses psychologiques (la répression, le déni, la sublimation), c'est-à-dire les mécanismes par lesquels le moi inhibe, canalise et redirige les pulsions instinctives à la fois sexuelle et agressive du ça, la deuxième instance psychique.

Le ça, terme emprunté par Freud à Friedrich Nietzsche, est totalement inconscient. Il n'est gouverné ni par la logique ni par la réalité mais par le principe hédoniste de recherche du plaisir et de fuite face à la douleur. Selon Freud, il représente l'esprit primitif de l'enfant et est la seule structure mentale présente à la naissance. Enfin, le surmoi, la troisième puissance, est l'instance morale inconsciente, l'incarnation de nos aspirations.

Même si son schéma n'avait pas l'ambition d'être une carte neuro-anatomique de l'esprit, il m'incita à me demander où dans les replis contournés du cerveau humain pouvaient bien se loger ces instances psychiques, tout comme cela avait attisé auparavant la curiosité de Kubie et d'Ostow. Comme je l'ai rappelé, ces deux psychanalystes passionnés de biologie m'avaient encouragé à venir étudier auprès de Grundfest.

Grundfest m'écouta patiemment alors que je lui exposais mes idées plutôt grandioses. Un autre biologiste m'aurait tout aussi bien envoyé paître, s'interrogeant sur quoi faire de cet étudiant en médecine naïf et égaré. Pas Grundfest. Il m'expliqua que mon espoir de comprendre les fondements biologiques de la théorie structurale de l'esprit de Freud était bien hors de portée de la neurologie contemporaine. Au lieu, me dit-il, de comprendre l'esprit, il nous fallait commencer par examiner le cerveau cellule par cellule.

Cellule par cellule ! J'ai tout d'abord trouvé ces paroles démoralisantes. Comment pouvait-on s'attaquer à des questions psychanalytiques telles que la motivation inconsciente du comportement, ou les actes de notre vie consciente, en étudiant le cerveau à l'échelle des cellules nerveuses individuelles ? Mais, tandis que nous parlions, je me suis soudain souvenu qu'en 1887, alors que Freud entamait sa carrière, il avait dû également résoudre les énigmes cachées de la vie mentale en étudiant le cerveau cellule par cellule. Freud avait commencé comme anatomiste, étudiant les cellules nerveuses individuelles, et avait vu avant tout le monde un point clé de ce qu'on allait par la suite baptiser la doctrine neuronale, selon laquelle les cellules nerveuses sont les briques élémentaires du cerveau. Ce n'est que plus tard, après qu'il eut commencé à traiter des patients atteints de maladie mentale à Vienne, que Freud fit ses découvertes monumentales sur les processus mentaux inconscients.

J'ai trouvé ironique et remarquable d'être alors encouragé à entreprendre ce voyage en sens inverse, passant d'un intérêt pour la théorie structurale de l'esprit, selon une approche descendante (ou « top-down »), à une approche ascendante consistant à étudier les éléments de signalisation du système nerveux, les complexes mondes intérieurs des cellules nerveuses. Harry Grundfest s'offrait de me servir de guide dans ce monde nouveau.

Si j'avais spécifiquement cherché à travailler avec Grundfest, c'était parce qu'il était le neurophysiologiste le plus réputé et le plus intéressant sur le plan intellectuel de tout New York – en fait, l'un des meilleurs du pays. À l'âge de 51 ans, il était au sommet de ses formidables capacités intellectuelles (figure 4.2).

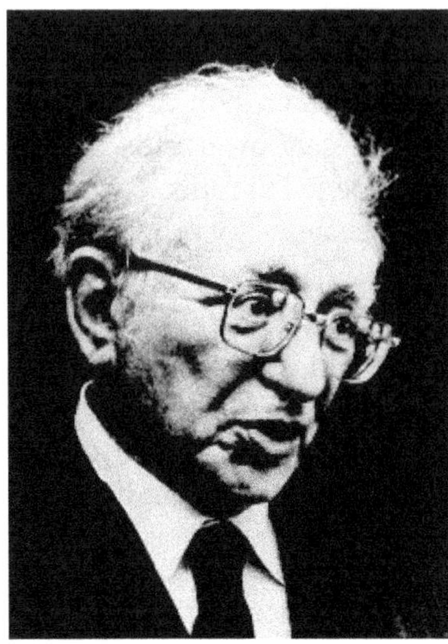

FIGURE 4.2
Harry Grundfest (1904-1983), professeur de neurologie à l'Université Columbia, m'initia aux neurosciences, m'autorisant à travailler dans son laboratoire durant six mois de 1955 à 1956, au début de ma dernière année à la faculté de médecine. (Tiré de la collection personnelle d'Eric Kandel.)

Grundfest avait obtenu un doctorat en zoologie et en physiologie à Columbia en 1930 et y avait poursuivi ses recherches en tant que post-doctorant. En 1935, il avait rejoint l'Institut Rockefeller (devenu aujourd'hui l'Université Rockefeller) pour y travailler dans le laboratoire de Herbert Gasser, pionnier de l'étude de la signalisation électrique dans les cellules nerveuses, un processus au cœur même du fonctionnement des systèmes nerveux. À l'époque où Grundfest le rejoignit, Gasser était au sommet de sa carrière, fraîchement nommé président de l'Institut Rockefeller. En 1944, alors que Grundfest était encore dans son laboratoire, Gasser avait reçu le prix Nobel de physiologie et de médecine.

À la fin de son apprentissage auprès de Gasser, Grundfest embrassait une large perspective biologique tout en possédant de solides bases en ingénierie électrique. Mieux encore, il avait acquis une bonne connaissance de la biologie comparative du système nerveux des animaux, des invertébrés simples (écrevisse, homard, poulpe et consorts) jusqu'aux mammifères. Peu de gens à cette époque pouvaient s'enorgueillir d'un tel éventail. En conséquence, Grundfest fut recruté dans son école d'origine en 1945 pour diriger le nouveau laboratoire de neurophysiologie à l'institut neurologique du collège des médecins et chirurgiens. Peu de temps après son arrivée, il entama une importante collaboration avec David Nachmansohn, un biochimiste renommé. Ensemble, ils étudièrent les modifications biochimiques associées à la signalisation de la cellule nerveuse. L'avenir de Grundfest semblait assuré mais sa carrière allait bientôt traverser des zones de turbulence.

En 1953, Grundfest fut cité à comparaître en tant que témoin devant la Commission sénatoriale d'enquête présidée par le sénateur Joseph McCarthy. Durant la Seconde Guerre mondiale, Grundfest, radical déclaré, avait travaillé sur la guérison des blessures et la régénération nerveuse dans l'unité de recherches climatiques des laboratoires Signal à Fort Monmouth, dans le New Jersey. McCarthy accusait Grundfest d'être un sympathisant communiste et d'avoir, lui ou ses amis, transmis des informations techniques à l'Union soviétique durant la guerre. Lors des auditions de la commission McCarthy, Grundfest déclara qu'il n'était pas communiste. Invoquant ses droits conférés par le Cinquième Amendement, il refusa de discuter de ses opinions politiques ou d'évoquer celles de ses collègues.

McCarthy ne produisit jamais le moindre début de preuve à l'appui de ses allégations, mais Grundfest perdit pourtant son financement de l'Institut national de la santé (National Institute of Health, ou NIH) pendant plusieurs années. Nachmansohn, craignant que son propre financement ne soit menacé, lui interdit l'accès de leur laboratoire commun et mit fin à leur collaboration. Grundfest dut réduire son groupe de recherche à deux personnes et sa carrière aurait pu subir des dommages plus graves encore sans le soutien déterminé que lui manifesta la direction de l'Université Columbia.

Pour Grundfest, la réduction de ses capacités de recherche au sommet de sa carrière scientifique eut des effets dévastateurs. Paradoxalement, ces circonstances s'avérèrent favorables pour moi. Il était bien plus disponible qu'il ne l'aurait été autrement et il consacra une part importante de son temps à m'enseigner l'essence de la science du cerveau, m'expliquant comment ce domaine descriptif et sans structure allait bientôt devenir une discipline cohérente fondée sur la biologie cellulaire. Je ne savais à peu près rien de la biologie cellulaire moderne et pourtant cette nouvelle direction de la recherche neurologique, tracée à gros traits par Grundfest, me fascinait et excitait mon imagination. Si l'on étudiait le cerveau cellule par cellule, les mystères du fonctionnement cérébral commençaient à s'éclaircir.

Après avoir construit le modèle en pâte à modeler du cerveau dans mon cours de neuroanatomie, je me mis à considérer le cerveau comme un organe à part, au fonctionnement radicalement différent de toutes les autres parties de l'organisme. C'est clairement le cas : ni le rein ni le foie ne sont capables de recevoir ou de traiter les stimuli qui affectent nos organes sensoriels, leurs cellules ne pouvant stocker ou rappeler la mémoire, ou encore moins faire émerger une pensée consciente. Néanmoins, comme l'avait souligné Grundfest, nos cellules partagent un certain nombre de caractéristiques communes. En 1839, les anatomistes Mattias Jakob Schleiden et Theodor Schwann ont formulé la théorie cellulaire selon laquelle toutes les entités vivantes, des plantes les plus simples jusqu'à la complexité de l'être humain, sont constituées des mêmes unités élémentaires appelées cellules. Bien que, dans le détail, les cellules des divers plantes et animaux diffèrent considérablement, elles partagent toutes des traits communs.

Comme l'expliquait Grundfest, toute cellule d'un organisme multicellulaire est entourée d'une membrane lipidique qui la sépare des autres cellules et du fluide extracellulaire dans lequel baignent toutes les cellules. La membrane surfacique de la cellule est perméable à certaines substances, et autorise l'échange des nutriments et des gaz entre l'intérieur de la cellule et le fluide environnant. À l'intérieur de la cellule se trouve le noyau qui possède sa propre membrane et baigne dans un fluide intracellulaire appelé le cytoplasme. Le noyau de la cellule contient les chromosomes, des structures allongées faites d'ADN qui portent les gènes comme des perles sur un collier. Les gènes contrôlent non seulement la capacité de la cellule à se répliquer mais disent aussi à la cellule quelles protéines fabriquer pour mener à bien ses tâches. Quant à elle, la machinerie qui fabrique effectivement les protéines est située dans le cytoplasme. Vue sous cet angle universel, la cellule est l'unité fondamentale de la vie, la base structurelle et fonctionnelle de tous les tissus et organes dans tous les animaux et toutes les plantes.

En dehors de leurs caractéristiques biologiques communes, toutes les cellules ont des fonctions spécialisées. Les cellules du foie, par exemple, effectuent des tâches digestives tandis que les cellules du cerveau ont une façon spécifique de manipuler l'information et de communiquer entre elles, créant des interactions qui leur permettent de former des circuits entiers qui transportent et transforment cette même information. Ces fonctions spécialisées, selon Grundfest, font de la cellule du foie une entité remarquablement adaptée au métabolisme et de la cellule du cerveau une entité exceptionnellement adaptée au traitement de l'information.

Tout cela, je l'avais déjà entendu dans mes cours de sciences élémentaires à l'Université de New York ou lu dans les ouvrages imposés, mais rien n'avait piqué ma curiosité ou n'avait revêtu de signification particulière avant que Grundfest ne le replace dans son contexte. La cellule nerveuse n'est pas seulement une merveilleuse machine biologique, c'est aussi la clé de la compréhension du fonctionnement cérébral. Sous l'influence grandissante des enseignements de Grundfest, j'étais également impressionné par ses vues sur la psychanalyse. J'en vins à prendre conscience qu'avant de comprendre le fonctionnement du moi en termes biologiques il nous fallait comprendre le mode opératoire de la cellule nerveuse.

L'accent mis par lui sur l'importance de la compréhension du fonctionnement des cellules nerveuses joua un rôle fondamental dans mes travaux ultérieurs sur l'apprentissage et la mémorisation, et son insistance pour une approche cellulaire au fonctionnement cérébral fut également critique dans l'émergence d'une nouvelle science de l'esprit. Rétrospectivement, si l'on considère que le cerveau humain est constitué d'environ cent milliards de cellules nerveuses, il est remarquable de voir combien les scientifiques en ont appris sur l'activité mentale dans la dernière moitié de siècle par le seul examen des cellules individuelles du cerveau. Ces études cellulaires ont offert le premier aperçu sur les fondements biologiques de la perception, du mouvement volontaire, de l'attention, de l'apprentissage et du stockage mnésique.

La biologie des cellules nerveuses est fondée sur trois principes qui sont apparus en grande partie durant la première moitié du XXe siècle et qui forment jusqu'à aujourd'hui le cœur de notre compréhension de l'organisation fonctionnelle du cerveau. La *doctrine neuronale* (la théorie cellulaire appliquée au cerveau) stipule que la cellule nerveuse, le neurone, est la brique de base fondamentale et l'unité élémentaire de signalisation du cerveau. L'*hypothèse ionique* se concentre sur la transmission de l'information au sein de la cellule nerveuse. Elle décrit les mécanismes par lesquels les cellules nerveuses engendrent des signaux électriques, baptisés potentiels d'action, qui peuvent se propager sur une distance considérable à l'intérieur d'une même cellule nerveuse donnée. La *théorie chimique de la transmission synaptique* s'intéresse à la transmission de l'information entre les cellules nerveuses. Elle décrit comment une cellule nerveuse communique avec une autre en émettant un signal chimique appelé neurotransmetteur ; la seconde cellule reconnaît le signal et répond par le biais d'une molécule spécifique de sa membrane externe baptisée récepteur. Ces concepts se rapportent tous trois aux cellules nerveuses individuelles.

L'homme qui a rendu possible cette étude cellulaire de la vie mentale, c'est Santiago Ramón y Cajal, neuroanatomiste contemporain de Freud (figure 4.3). Cajal, qui a établi les fondements de l'étude moderne du système nerveux, est sans aucun doute le plus important neurologue qui ait jamais vécu. Son ambition initiale était d'être peintre et, pour se familiariser avec le corps humain, il étudia l'anatomie avec son père chirurgien, qui utilisait pour son enseignement des os déterrés provenant d'anciens cimetières. La fascination envers ces res-

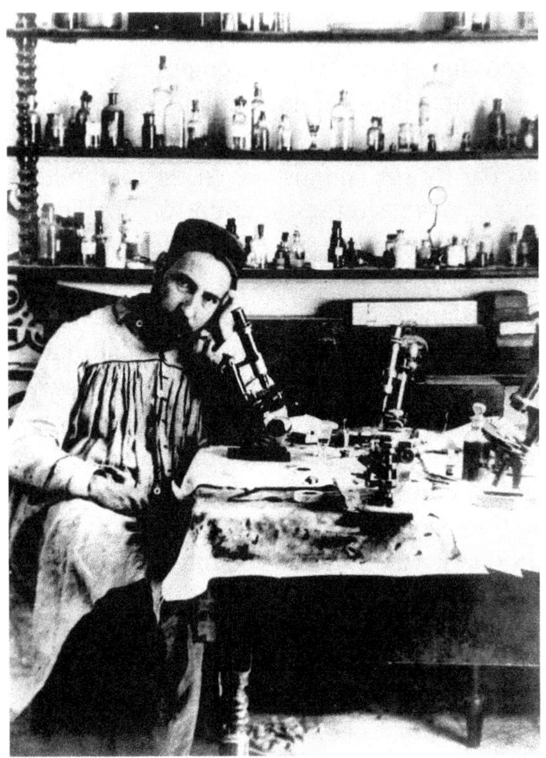

FIGURE 4.3
Santiago Ramón y Cajal (1852-1934), le grand anatomiste espagnol, énonça la doctrine neuronale, base de toute la pensée moderne du système nerveux.
(Avec l'autorisation de l'Institut Cajal.)

tes de squelettes humains fit évoluer Cajal de la peinture à l'anatomie, puis plus spécifiquement à l'anatomie du cerveau. C'est cette même curiosité qui nous a poussés Freud puis moi à nous passionner tant d'années plus tard pour le cerveau. Cajal voulait développer une « psychologie rationnelle » dont la première étape consistait, selon lui, en une connaissance détaillée de l'anatomie cellulaire du cerveau.

Il a démontré dans cette tâche un talent étonnant à inférer les propriétés des cellules nerveuses vivantes à partir d'images de cellules nerveuses mortes. Ce bond de l'imagination, dû peut-être à son penchant artistique, lui permettait de saisir et de décrire en termes parlants et au travers de magnifiques dessins l'essence de toute observation qu'il pouvait faire. L'éminent physiologiste anglais Charles Sherrington écrivit plus tard à son propos : « Lorsqu'il décrivait ce que le microscope montrait, [Cajal] en parlait couramment comme s'il s'agissait d'une scène vivante. C'était peut-être la chose la plus frappante car [...] ses préparations [étaient] toutes mortes et figées. » Sherrington poursuivait en ces termes :

> Les descriptions anthropomorphiques de ce que voyait Cajal dans ses coupes histologiques colorées du cerveau étaient au début bien trop étonnantes pour qu'on les accepte. Il traitait les vues au microscope comme si elles étaient vivantes et habitées par des êtres semblables à nous, éprouvant des sentiments, effectuant des actions, ayant des espérances et tendant vers des objectifs [...]. Une cellule nerveuse « tâtonnait à la recherche d'une autre » par le biais de sa fibre émergente ! [...] En l'écoutant, je me demandais dans quelle mesure cette capacité à l'anthropomorphisme ne contribuait pas à sa réussite en recherche. Je n'ai jamais rencontré personne chez qui elle fût aussi marquée.

Avant l'arrivée de Cajal dans ce domaine, les biologistes étaient complètement désorientés par la forme des cellules nerveuses. À la différence de la plupart des autres cellules de l'organisme, qui possèdent une forme simple, les cellules nerveuses ont en effet des formes très irrégulières et sont entourées d'une multitude d'extensions extrêmement fines baptisées à l'époque « processus ». Les biologistes ne savaient pas si ces processus faisaient ou non partie de la cellule, car ils n'arrivaient pas à les suivre pour soit remonter au corps de la cellule, soit aller vers la cellule suivante ; ils ne pouvaient donc pas déterminer d'où ils partaient ou où ils menaient. De plus, en raison de leur extrême finesse (environ un centième de l'épaisseur d'un cheveu humain), personne ne pouvait voir ou distinguer leur membrane externe. Cela amena de nombreux biologistes, parmi lesquels le grand anatomiste italien Camillo Golgi, à conclure que ces processus ne possédaient pas de membrane externe. Comme les processus entourant une cellule nerveuse sont en contact étroit avec ceux qui entourent les cellules voisines, il semblait à Golgi que le cytoplasme contenu dans les processus s'entremêlait librement, créant ainsi un réseau nerveux continûment connecté, à la manière d'une toile d'araignée, réseau dans lequel les signaux pouvaient voyager dans toutes les directions en même temps. Ainsi donc, affirma Golgi, l'unité fondamentale du système nerveux devait être le réseau nerveux librement communiquant et non la cellule nerveuse individuelle.

Dans les années 1890, Cajal s'efforça de trouver une meilleure méthode pour visualiser la cellule nerveuse dans son intégralité. Il y parvint en combinant deux stratégies de recherche. La première consista à étudier le cerveau d'animaux nouveau-nés plutôt que celui d'adultes. Chez les nouveau-nés en effet, le nombre de cellules nerveux est faible, les cellules sont regroupées de manière moins dense et les processus sont plus courts. Il put ainsi observer des arbres individuels dans la forêt cellulaire du cerveau. La seconde stratégie consista à employer une méthode particulière de teinture à l'argent développée par Golgi. Cette méthode est relativement capricieuse et marque, de manière assez aléatoire, un seul neurone de temps en temps – moins de 1 % du nombre total. Mais chaque neurone marqué l'est dans son intégralité, ce qui permet à l'observateur de voir le corps de la cellule nerveuse ainsi que tous les processus. Chez le nouveau-né, la cellule rarement marquée se détachait de la forêt non marquée comme un arbre de Noël illuminé. Dans ses écrits, Cajal l'évoqua en ces termes :

> Comme la forêt à maturité se révèle impénétrable et indiscernable, pourquoi ne pas se tourner vers l'étude du jeune bois, à ses premiers pas, comme on pourrait dire ? [...] Si l'on choisit attentivement l'étape du développement, les cellules nerveuses, qui sont relativement petites, apparaissent dans leur intégralité dans chaque coupe ; les ramifications terminales [...] y sont dépeintes avec une netteté incomparable.

Ces deux stratégies révélèrent que, en dépit de leur forme complexe, les cellules nerveuses sont des entités uniques et cohérentes (figure 4.4). Les processus fins qui les entourent ne sont pas indépendants, mais émanent directement du corps de la cellule. Qui plus est, toute la cellule nerveuse, processus compris, est entièrement entourée par une membrane externe en accord avec la théorie cellulaire. Cajal distingua deux sortes de processus, les axones et les dendrites, et baptisa du nom de neurone son organisation tripartite de la cellule nerveuse. À de rares exceptions près, toutes les cellules nerveuses du cerveau possèdent un corps cellulaire qui contient un noyau, un axone unique et de nombreuses dendrites fines.

L'axone d'un neurone typique émerge à une extrémité du corps cellulaire et peut s'étendre pour atteindre plusieurs dizaines de centimètres. L'axone se sépare souvent en une ou deux branches dans sa longueur ; au bout de chacune de ces branches se trouvent de nombreuses et fines terminaisons. Les quelques dendrites émergent en général du côté opposé du corps de la cellule (figure 4.5.A). Elles sont largement branchées, pour former une structure arborescente qui croît hors du corps de la cellule et s'étend sur une large région. Certains neurones du cerveau humain possèdent ainsi jusqu'à quarante branches dendritiques.

Le premier principe énonce que le neurone est la structure fondamentale et l'élément fonctionnel du cerveau – c'est-à-dire à la fois la brique de base et l'unité élémentaire de signalisation du cerveau. De plus, Cajal inféra que les axones et les dendrites jouent des rôles assez différents dans ce processus de signalisation. Un neurone utilise ses dendrites pour recevoir des signaux en provenance des autres cellules nerveuses et son axone pour envoyer de l'information vers les autres cellules.

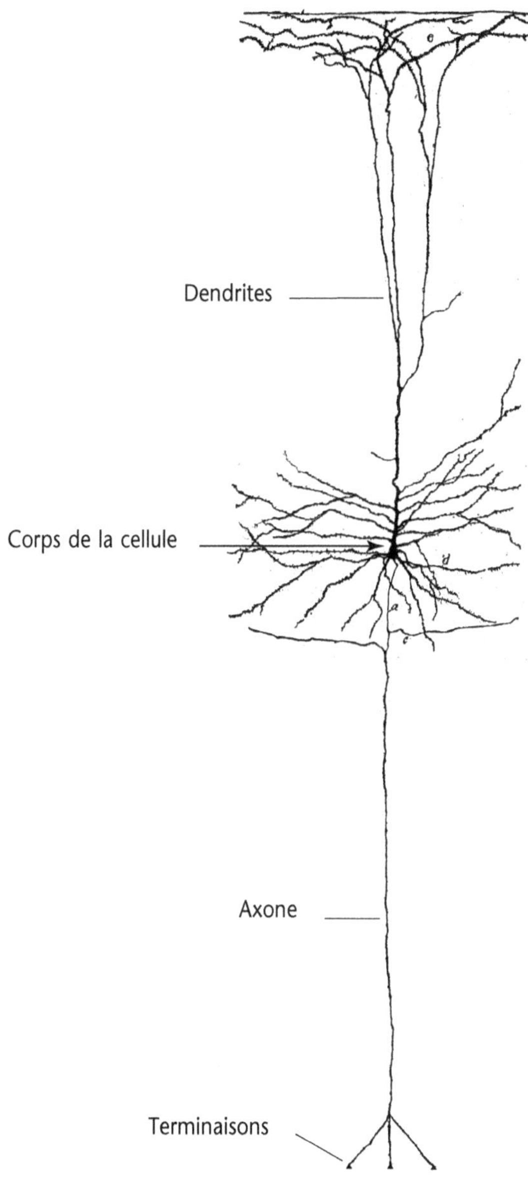

FIGURE 4.4
Un neurone de l'hippocampe, d'après un dessin de Cajal. Cajal se rendit compte qu'à la fois les dendrites (en haut) et l'axone (en bas) sont des extensions du corps de la cellule, et que l'information circule des dendrites vers l'axone. Ce dessin a été modifié à partir de celui de Cajal. (Adapté de la « Figure 23 », Le Cortex cérébral par Cajal, *édité par Javier DeFelipe et Edward Jones, traduit par Javier DeFelipe et Edward Jones, © 1988 par Oxford University Press, Inc. Repris avec l'autorisation d'Oxford University Press, Inc.).*

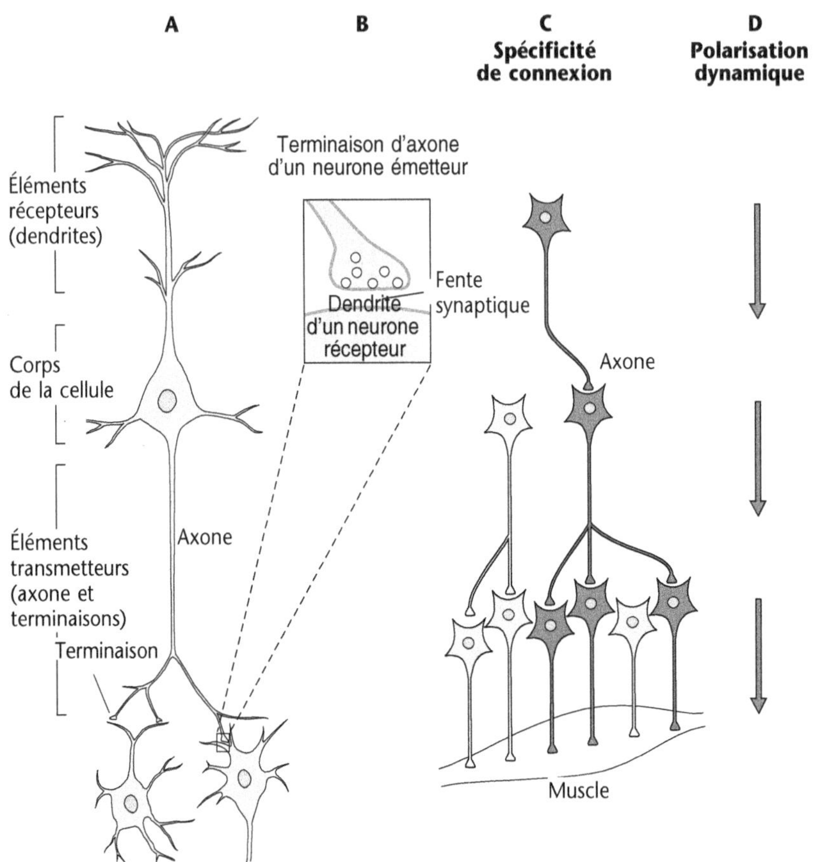

FIGURE 4.5
Les quatre principes de l'organisation neuronale par Cajal.
A : *Cajal baptisa « neurone » la cellule nerveuse – l'unité élémentaire de signalisation du système nerveux.*
Dans les années 1890, Cajal rassembla ses observations et formula les quatre principes qui forment la doctrine neuronale, c'est-à-dire la théorie de l'organisation neuronale qui gouverne depuis notre compréhension du cerveau.
B : *L'axone d'un neurone ne communique avec les dendrites d'un autre neurone que par le biais de quelques régions spécialisées – les synapses.*
C : *Un neurone donné ne communiquera qu'avec des cellules spécifiques et pas avec les autres.*
D : *À l'intérieur d'un neurone, les signaux ne voyagent que dans une seule direction. Ce principe permet de déterminer le sens de circulation de l'information dans les circuits nerveux.*

Deuxièmement, il suggéra que les terminaisons de l'axone d'un neurone communiquent avec les dendrites d'un autre neurone par le biais de sites spécialisés, que Sherrington baptisa plus tard synapses (du grec *synaptein*, qui signifie « se relier »). Cajal en déduisit dans la foulée que la synapse entre deux neurones est caractérisée par un petit espace, aujourd'hui appelé la fente synaptique, où les terminaisons de l'axone d'une seule cellule nerveuse – que Cajal baptisa les terminaisons présynaptiques – vont presque à la rencontre, sans toutefois les toucher, des dendrites d'une autre cellule nerveuse (figure 4.5.B). Ainsi, comme des lèvres murmurant tout près d'une oreille, les communications synaptiques entre les neurones ont trois composantes fondamentales : la terminaison présynaptique de l'axone qui émet des signaux (ce qui correspond aux lèvres de notre analogie) ; la fente synaptique (l'espace entre les lèvres et l'oreille) ; et le site postsynaptique situé sur la dendrite qui reçoit les signaux (l'oreille).

Troisièmement, Cajal déduisit le principe de spécificité de connexion qui stipule que les neurones ne forment pas des connexions de manière aléatoire. Au lieu de cela, chaque cellule nerveuse étend des synapses et communique avec certaines cellules nerveuses et pas avec d'autres (figure 4.5.C). Il utilisa ce principe de spécificité de connexion pour montrer que les cellules nerveuses sont reliées selon des chemins précis qu'il baptisa circuits nerveux ; les signaux voyagent le long de ces circuits selon un schéma prévisible.

Typiquement, un seul neurone entre en contact par le biais de ses nombreuses terminaisons présynaptiques avec les dendrites de nombreuses cellules cibles. De cette façon, un seul neurone peut largement disséminer l'information qu'il reçoit vers différents neurones cibles, parfois situés dans des régions différentes du cerveau. À l'inverse, les dendrites d'une cellule nerveuse cible peuvent recevoir de l'information venant de terminaisons synaptiques appartenant à un grand nombre de neurones différents. De cette façon, un neurone peut intégrer de l'information à partir de multiples neurones différents, même des neurones situés dans des zones différentes du cerveau.

En se fondant sur cette analyse des signaux, Cajal représenta le cerveau comme un organe constitué de circuits spécifiques et déterministes, s'opposant à la vision dominante qui le voyait comme un réseau nerveux diffus dans lequel tout type d'interaction imaginable se produisait partout.

Par un saut extraordinaire, Cajal en arriva au quatrième principe : la polarisation dynamique. Ce principe énonce que les signaux dans un circuit nerveux ne voyagent que dans une seule direction (figure 4.5.D). L'information circule des dendrites d'une cellule donnée jusqu'au corps de la cellule, puis le long de l'axone vers les terminaisons présynaptiques pour finalement franchir la fente synaptique vers les dendrites de la cellule suivante, et ainsi de suite. Le principe de la circulation unidirectionnelle des signaux eut une importance considérable car il rattachait toutes les composantes d'une cellule nerveuse à une unique fonction – la signalisation.

Les principes de spécificité de connexion et de circulation unidirectionnelle des signaux ont donné naissance à un ensemble logique de règles utilisées depuis lors pour cartographier le flux de signaux entre les cellules nerveuses. Les efforts entrepris pour identifier les circuits nerveux connurent un essor nouveau lorsque Cajal démontra que de tels circuits dans le cerveau et la moelle épinière contiennent trois classes majeures de neurones, chacune caractérisée par une fonction spécialisée. Les *neurones sensoriels*, qui sont situés dans la peau et dans diverses organes sensitifs, répondent à un type spécifique de stimuli provenant du monde extérieur – la pression mécanique (le toucher), la lumière (la vue), les ondes acoustiques (l'ouïe) ou des espèces chimiques spécifiques (le goût et l'odorat) –, puis envoient cette information au cerveau. Les *neurones moteurs* envoient leur axone hors du tronc cérébral et de la moelle épinière vers des cellules effectrices comme les cellules des muscles ou des glandes, et contrôlent l'activité de ces cellules. Les *interneurones*, constituant la classe de neurones la plus représentée dans le cerveau, servent de relais entre les neurones sensoriels et les neurones moteurs. Ainsi, Cajal put suivre la circulation de l'information depuis les neurones sensoriels de la peau jusqu'à la moelle épinière, puis de là vers les interneurones et vers les neurones moteurs qui commandent le mouvement des cellules musculaires (figure 4.6). Cajal parvint à ces conclusions à partir de travaux réalisés sur des rats, des singes et des hommes.

Avec le temps, il devint clair que chaque type de cellule est biochimiquement distinct et peut être affecté par des pathologies distinctes. Ainsi, les neurones sensoriels de la peau et des articulations sont altérés par une syphilis en phase avancée ; la maladie de Parkinson attaque une certaine classe d'interneurones ; et les neurones moteurs sont détruits sélectivement par la sclérose latérale amyotrophique et par la poliomyélite. En effet, certaines maladies sont tellement sélectives qu'elles n'affectent que des parties spécifiques du neurone : la sclérose en plaques affecte certaines classes d'axones, la maladie de Gaucher affecte le corps de la cellule, le syndrome de l'X fragile affecte les dendrites tandis que la toxine botulique affecte les synapses.

Pour ses avancées révolutionnaires, Cajal reçut le prix Nobel de physiologie et de médecine en 1906, avec Golgi, dont les marqueurs en argent avaient rendues possibles les découvertes de Cajal.

Par l'un de ces tours étranges de l'Histoire, Golgi, dont les développements techniques avaient ouvert la voie aux découvertes brillantes de Cajal, maintint avec véhémence son opposition aux interprétations de Cajal et ne souscrivit jamais à aucun des aspects de la doctrine neuro-

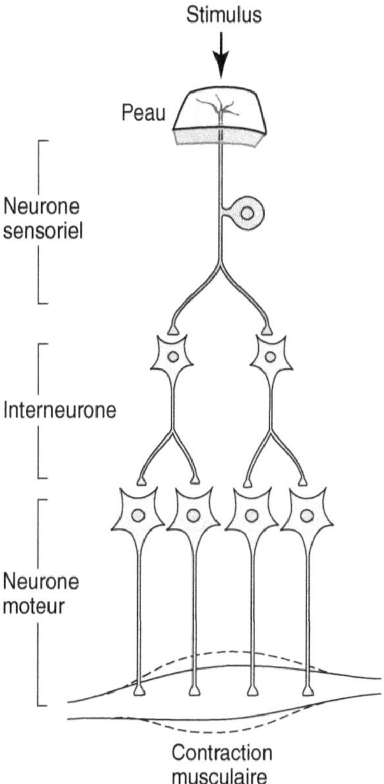

FIGURE 4.6
Trois grandes classes de neurones, telles qu'elles ont été identifiées par Cajal. *Chaque classe de neurones dans le cerveau ou la moelle épinière possède une fonction spécialisée. Les neurones sensoriels répondent à des stimuli en provenance du monde extérieur. Les neurones moteurs contrôlent l'activité des cellules des muscles et des glandes. Les interneurones servent de relais entre les neurones sensoriels et moteurs.*

nale. De fait, Golgi mit à profit son exposé du prix Nobel pour renouveler ses attaques contre la doctrine neuronale. Il commença en déclarant une fois encore qu'il s'était toujours opposé à la doctrine neuronale et que « l'on s'accorde généralement à reconnaître cette doctrine comme en perte de vitesse ». « À mon avis, on ne peut tirer aucune conclusion, dans un sens ou dans l'autre, de tout ce qui a été dit [...] en faveur ou en défaveur de la doctrine neuronale », enchaîna-t-il. Puis il déclara que le principe de la polarisation dynamique était faux et qu'il était incorrect de penser que les éléments d'un circuit nerveux étaient connectés suivant des schémas précis ou que des circuits nerveux différents pouvaient avoir des fonctions comportementales différentes.

Jusqu'à sa mort en 1926, Golgi continua de penser, à tort, que les cellules nerveuses ne sont pas des unités autosuffisantes. Pour sa part, Cajal écrivit, évoquant leur prix Nobel commun : « Quelle cruelle ironie du sort de voir ainsi accolés, comme des frères siamois unis par les épaules, des adversaires scientifiques aux caractères aussi opposés. »

Ce désaccord révèle certaines caractéristiques intéressantes de la sociologie de la science que j'ai pu observer de manière répétée tout au long de ma propre carrière. Tout d'abord, il existe des scientifiques comme Golgi, qui sont très compétents sur le plan technique, mais qui n'ont pas forcément les idées les plus profondes sur les questions biologiques qu'ils étudient. D'autre part, même les meilleurs scientifiques peuvent se trouver être en désaccord, tout particulièrement dans les premiers temps d'une découverte.

De temps à autre, des querelles qui débutent comme des désaccords d'ordre scientifique prennent un tour personnel, presque vindicatif, comme ce fut le cas pour Golgi. De telles disputes révèlent que les qualités qui caractérisent la compétition – l'ambition, la fierté et l'esprit de revanche – sont tout aussi fréquentes chez les scientifiques que les actes de générosité et d'altruisme. La raison en est claire : le but de la science est de découvrir des vérités nouvelles concernant le monde et qui dit découverte dit priorité, être là le premier. Comme Alan Hodgkin, qui énonça l'hypothèse ionique, l'écrivit dans un essai autobiographique : « Si les purs scientifiques n'étaient motivés que par la curiosité, ils devraient être ravis lorsque quelqu'un d'autre résout le problème sur lequel ils travaillent – mais ce n'est pas la réaction ordinaire. » La reconnaissance et l'estime de leurs pairs ne reviennent qu'à ceux qui ont contribué de manière originale au corpus de connaissances commun. Darwin souligna ainsi que son « amour des sciences de la nature [...] avait été grandement aidé par l'ambition d'être estimé de [ses] collègues scientifiques ».

Finalement, les grandes controverses démarrent souvent lorsque les méthodologies disponibles ne permettent pas de répondre sans ambiguïté à une question clé. Or il a fallu attendre 1955 pour que les intuitions de Cajal se voient confirmées avec certitude. Sanford Palay et George Palade de l'Institut Rockefeller utilisèrent le microscope électronique pour démontrer que, dans la grande majorité des cas, un léger espace – la fente synaptique – sépare la terminaison présynaptique d'une cellule de la dendrite d'une autre cellule. Ces images nouvelles révélèrent également que la synapse est asymétrique, la machinerie chargée de relâcher les transmetteurs chimiques, découverte bien plus tard, n'étant située que dans la cellule présynaptique. Cela explique pourquoi l'information ne circule que dans une seule direction dans un circuit nerveux.

Les physiologistes ont rapidement saisi l'importance des contributions de Cajal. Charles Sherrington (figure 4.7) est devenu l'un de ses plus grands supporters et l'a invité en Angleterre en 1894 pour donner le cours Croonian[1] à la Société royale de Londres, l'un des plus grands honneurs décernés par la Grande-Bretagne à un biologiste.

Dans son hommage à Cajal en 1949, Sherrington écrivit :

> Est-il exagéré de dire à son propos qu'il est le plus grand anatomiste que le système nerveux ait connu ? Depuis longtemps, ce sujet a été le thème de prédilection des meilleurs chercheurs, mais les découvertes antérieures aux travaux de Cajal ont laissé pourtant les médecins encore plus intrigués

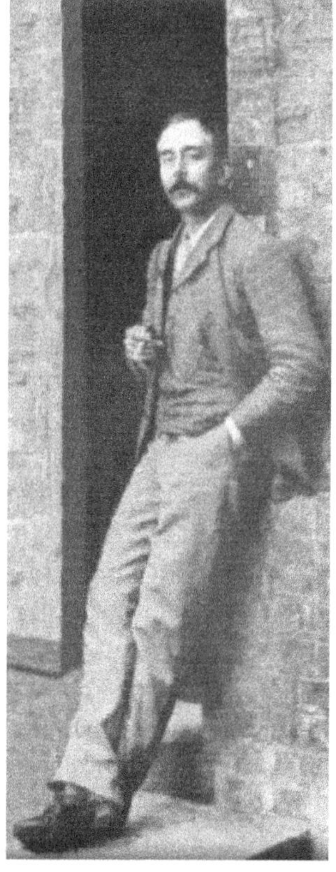

FIGURE 4.7
Charles Sherrington (1857-1952) étudia les fondements nerveux des réflexes. Il découvrit que les neurones peuvent aussi bien être inhibés qu'excités et que l'intégration de ces signaux détermine l'action du système nerveux. (Tiré de The Integrative Action of the Nervous System, *Cambridge University Press, 1947.)*

---

1. Le cours Croonian, ou *Croonian Lecture*, est un cours magistral prestigieux donné tous les ans sur invitation de la Royal Society (NdT).

> et le mystère s'est épaissi. Grâce à Cajal, même un novice peut reconnaître d'un regard la direction empruntée par le courant nerveux dans la cellule vivante et dans une chaîne complète de cellules nerveuses.
> Il a résolu d'un coup la grande question de la direction que prennent les courants nerveux au cours de leur voyage à travers le cerveau et la moelle épinière. Il a démontré, par exemple, que chaque voie nerveuse est toujours à sens unique et que la direction du trafic est à tout moment la même de manière irréversible.

Dans son propre ouvrage de référence, *L'Action intégrative du système nerveux*, Sherrington a développé les découvertes de Cajal sur la structure des cellules nerveuses et a réussi à relier la structure à la physiologie et au comportement.

Il est arrivé à ce résultat en examinant la moelle épinière des chats. La moelle épinière reçoit et traite l'information sensorielle en provenance de la peau, des articulations et des muscles des membres et du torse. Elle contient la plus grande part de la machinerie nerveuse de base contrôlant les mouvements impliqués dans la marche et la course. En essayant d'expliquer des circuits nerveux simples, Sherrington a étudié deux comportements réflexes – l'équivalent chez le chat du mouvement du genou et du réflexe de rétraction de la patte lorsque le chat est exposé à un stimulus entraînant une sensation désagréable. De tels réflexes innés ne requièrent aucun apprentissage. De plus, ils sont intrinsèques à la moelle épinière et ne demandent pas d'envois de messages vers le cerveau mais sont engendrés instantanément par un stimulus approprié comme un coup sur le genou ou la patte, ou encore une rencontre avec une surface chaude.

Lors de ses travaux sur les réflexes, Sherrington a découvert quelque chose que Cajal n'aurait pu prévoir uniquement à partir de ses études anatomiques – précisément, que toutes les actions nerveuses ne sont pas excitatrices –, c'est-à-dire que toutes les cellules nerveuses n'utilisent pas leurs terminaisons présynaptiques pour stimuler les cellules réceptrices suivantes et assurer ainsi la continuité de la transmission de l'information. Certaines cellules sont inhibitrices ; elles utilisent leurs terminaisons pour empêcher les cellules réceptrices de relayer l'information. Sherrington fit cette découverte en étudiant la façon dont des réflexes différents se coordonnent pour permettre une réponse comportementale cohérente. Il découvrit que, lorsque l'on stimule un site particulier de façon à engendrer une réponse réflexe spécifique, seul ce réflexe est autorisé ; les autres réflexes opposés sont inhibés. Ainsi, un coup sur le tendon de la rotule engendre une action réflexe – une extension de la jambe et un coup de pied. Le coup reçu initialement inhibe simultanément l'action réflexe opposée – la flexion et rétraction de la jambe.

Sherrington étudia ensuite ce qui arrivait aux neurones moteurs lors de cette réponse réflexe coordonnée. Il découvrit que, lorsqu'il tapait sur le tendon de la rotule, les neurones moteurs qui étendent le membres (les extenseurs) étaient activement excités, alors que les neurones moteurs qui plient les membres (ou flexeurs) étaient activement inhibés. Sherrington baptisa les cellules qui inhibent les flexeurs des neurones inhibiteurs. Des travaux ultérieurs permirent de montrer que presque tous les neurones inhibiteurs sont des interneurones.

Sherrington comprit immédiatement l'importance de l'inhibition non seulement pour la coordination des réponses réflexes, mais aussi pour l'amélioration de la stabilité d'une réponse. Les animaux sont souvent exposés à des stimuli qui peuvent engendrer des réflexes contradictoires. Les neurones inhibiteurs contribuent à créer une réponse stable, prévisible, coordonnée à un stimulus particulier en inhibant tous les réflexes en compétition sauf un, par un mécanisme appelé contrôle réciproque. Ainsi, l'extension de la jambe s'accompagne invariablement de l'inhibition de la flexion, et la flexion de la jambe invariablement de l'inhibition de l'extension. Par le biais du contrôle réciproque, les neurones inhibiteurs effectuent un tri parmi les réflexes en compétition et s'assurent que seules une ou deux des multiples réponses possibles sont exprimées sous la forme d'un comportement.

L'intégration des réflexes et les capacités décisionnelles de la moelle épinière et du cerveau dérivent des propriétés intégratives des neurones moteurs individuels. Un neurone moteur additionne tous les signaux inhibiteurs et excitateurs en provenance des autres neurones qui convergent vers lui et entreprend une action appropriée en fonction de ce calcul. Dans le cas où, et seulement dans ce cas, la somme des excitations dépasse celle des inhibitions d'une valeur minimale critique, alors le neurone moteur envoie au muscle cible un signal de contraction.

Sherrington conçut le contrôle réciproque comme une méthode générale de coordination des priorités afin d'assurer l'unicité d'action et d'objectif requise par le comportement. Ses travaux sur la moelle épinière révélèrent les principes de l'intégration neuronale qui gouvernaient aussi sans doute certains des processus décisionnels et cognitifs de haut niveau dans le cerveau. Chaque perception ou pensée qui nous traverse, chaque mouvement que nous faisons, est l'issue d'une vaste multitude de calculs neuronaux simples et identiques.

Certains des détails de la doctrine neuronale et ses implications en physiologie n'étaient pas encore établis au milieu des années 1880, époque où Freud abandonna ses travaux de recherche fondamentale sur les cellules nerveuses et leurs connexions. Pour autant, il continua de s'intéresser à la neurobiologie et tenta d'incorporer certaines des idées nouvelles de Cajal sur les neurones dans un manuscrit non publié, « Esquisse d'une psychologie scientifique », écrit à la fin de 1895, après qu'il eut commencé à utiliser la psychanalyse pour traiter ses patients et découvert la signification inconsciente des rêves. Même si Freud s'est ensuite complètement investi dans la psychanalyse, ses premiers travaux expérimentaux exercèrent une influence durable sur sa pensée, et par conséquent sur l'évolution de la pensée psychanalytique. Robert Holt, un psychologue s'intéressant à la psychanalyse, l'a raconté en ces termes :

> Par bien des aspects, Freud semble avoir effectué une réorientation profonde lorsque, de chercheur en neuroanatomie, il s'est transformé en neurologue clinique menant ses expériences par le biais de la psychothérapie pour finalement devenir le fondateur de la psychanalyse. Nous serions de piètres psychologues, néanmoins, si nous ne pensions pas qu'il y avait au moins autant de continuité que de rupture dans ce développement. La décision de Freud de devenir psychologue et de travailler sur un modèle purement abstrait et hypothétique ne pouvait pas laisser tomber ainsi vingt ans d'investissement passionné dans l'étude du système nerveux.

Freud décrivait la période passée à étudier les cellules nerveuses des organismes simples comme les écrevisses, les anguilles et les poissons primitifs comme « les plus belles heures de ma vie d'étudiant ». Il abandonna ces recherches fondamentales après avoir rencontré Martha Bernays, dont il tomba amoureux et qu'il épousa par la suite. Au XIXe siècle, il fallait disposer d'un revenu indépendant pour prétendre à une carrière dans la recherche. Vu sa position financière précaire, Freud préféra fonder un cabinet médical qui lui rapporterait un revenu suffisant pour subvenir aux besoins de sa femme et de sa famille. Si une carrière scientifique lui avait assuré de quoi vivre, comme c'est le cas aujourd'hui, alors peut-être serait-il connu désormais comme neuroanatomiste, cofondateur de la doctrine neuronale, au lieu d'être le père de la psychanalyse.

CHAPITRE 5

La cellule nerveuse parle

Si j'étais devenu un praticien de la psychanalyse, j'aurais passé le plus clair de ma vie professionnelle à écouter des patients parler d'eux-mêmes – de leurs rêves et de leurs souvenirs au réveil, de leurs conflits et de leurs désirs. Telle est la méthode introspective de la « thérapie par la parole » que Freud inventa pour atteindre des niveaux plus profonds d'autocompréhension. En encourageant la libre association des pensées et des souvenirs, le psychanalyste aide les patients à déballer les souvenirs inconscients, les traumas et les pulsions qui sous-tendent leurs pensées conscientes et leur comportement.

Dans le laboratoire de Grundfest, j'ai vite saisi que, pour comprendre le fonctionnement du cerveau, il me faudrait apprendre à écouter les neurones, à interpréter les signaux électriques qui composent toute vie mentale. La signalisation électrique représente le langage de l'esprit, les moyens par lesquels les cellules nerveuses, ces briques de base du cerveau, communiquent les unes avec les autres sur de grandes distances. Espionner ces conversations et enregistrer l'activité neuronale était, pour ainsi dire, de l'introspection objective.

Grundfest était un leader de la biologie de la signalisation. De lui, j'ai appris que la réflexion sur la fonction signalisatrice des cellules nerveuses est passée par quatre phases distinctes, depuis le XVIIIe siècle pour déboucher deux cents ans plus tard sur une solution particulièrement claire et satisfaisante avec les travaux d'Alan Hodgkin et d'Andrew Huxley. Tout au long de ce parcours, la question de la communication des cellules nerveuses a attiré parmi les plus brillants esprits scientifiques de leur temps.

La première phase remonte à 1791 lorsque Luigi Galvani, biologiste à Bologne, découvre l'activité électrique chez les animaux. Galvani laisse pendre une patte de grenouille à un crochet en cuivre de son balcon en fer et découvre que l'interaction de deux métaux dissemblables, le cuivre et le fer, finit par engendrer une convulsion de la patte de grenouille, comme si cette dernière était animée. Galvani pouvait également provoquer une convulsion de la patte de grenouille en la stimulant avec une impulsion électrique. Après avoir poursuivi ses travaux, il énonça que les cellules nerveuses et musculaires étaient capables d'engendrer un flux de courant électrique et que la convulsion des muscles était due à l'électricité créée par les cellules musculaires – et non par des esprits ou des « forces vitales », comme c'était la croyance commune à l'époque.

L'intuition de Galvani et sa réussite à faire sortir l'activité nerveuse du royaume des forces vitales pour lui faire intégrer les sciences de la nature furent poursuivies et amplifiées au XIXe siècle par Hermann von Helmholtz, l'un des premiers scientifiques à importer les méthodes rigoureuses de la physique pour les appliquer à toute une gamme de problèmes en neurologie. Helmholtz découvrit que l'électricité créée par les axones des cellules nerveuses n'est pas un simple sous-produit de leur activité mais leur permet de produire des messages qui sont véhiculés sur toute leur longueur. Ces messages sont ensuite utilisés pour transporter l'information sensorielle du monde extérieur vers la moelle épinière et le cerveau, puis pour transmettre des ordres d'action depuis le cerveau et la moelle épinière vers les muscles.

Au cours de ces travaux, Helmholtz réalisa une mesure expérimentale extraordinaire qui modifia la vision que l'on avait de l'activité électrique chez les animaux. En 1859, il réussit à mesurer la vitesse à laquelle les messages électriques sont transportés et découvrit à son grand étonnement que l'électricité circulant le long d'un axone vivant est fondamentalement différente du courant électrique dans un fil de cuivre. Dans un fil métallique, un signal électrique se propage à une vitesse proche de la vitesse de la lumière (300 000 kilomètres/seconde). En dépit de sa vitesse, néanmoins, la force du signal se détériore considérablement sur de longues distances car il s'agit d'une propagation passive. Si un axone utilisait une telle propagation, le signal issu d'un nerf partant de la peau de votre gros orteil s'éteindrait avant d'atteindre votre cerveau. Helmholtz découvrit que les axones des cellules nerveuses conduisent l'électricité bien plus lentement que les fils électriques, et qu'ils le font par le biais d'un mécanisme nouveau, ondulatoire qui se propage de manière active à des vitesses variées, la vitesse maximale pouvant atteindre environ 30 mètres par seconde ! Des travaux ultérieurs ont montré que les signaux électriques dans les nerfs, à l'opposé des signaux des fils électriques, conservent leur puissance lors de leur propagation. Ainsi, les nerfs sacrifient la vitesse de conduction au profit d'une propagation active qui assure qu'un signal émis dans votre gros orteil arrive à votre moelle épinière sans diminution d'intensité.

Les découvertes de Helmholtz soulevèrent une série de questions qui allaient occuper la physiologie pour les cent ans à venir : quel est l'aspect de ces signaux propagés, baptisés ultérieurement potentiels d'action, et comment encodent-ils l'information ? Comment un tissu biologique peut-il engendrer des signaux électriques ? Spécifiquement, quelles sont les entités qui portent le courant des signaux ?

La forme du signal et son rôle dans l'encodage de l'information furent explorés dans la deuxième phase qui commença dans les années 1920 avec les travaux d'Edgar Douglas Adrian. Adrian (figure 5.1) développa des méthodes d'enregistrement et d'amplification des potentiels d'action qui se propagent le long des axones des neurones sensoriels individuels de la peau, rendant ainsi pour la première fois intelligibles les borborygmes élémentaires des cellules nerveuses. Ce faisant, il fit plusieurs découvertes remarquables sur le potentiel d'action et sur la manière dont il devient *in fine* ce que nous percevons comme une sensation.

Pour enregistrer les potentiels d'action, Adrian utilisa un petit bout de fil métallique. Il positionna une extrémité du fil à la surface externe de l'axone d'un neurone moteur de la peau et connecta le fil à la fois à une imprimante à jet d'encre (afin de pouvoir observer la forme et la structure des potentiels d'action) et à un haut-parleur (afin de pouvoir les entendre). Chaque fois qu'Adrian touchait la peau, un ou plusieurs potentiels d'action étaient engendrés. Chaque fois qu'un potentiel d'action était engendré, il entendait un bref bang ! bang ! bang ! dans le haut-parleur et observait une brève impulsion électrique sur l'imprimante. Le potentiel d'action dans le neurone sensoriel ne durait qu'environ un millième de seconde et comportait deux composantes : une montée rapide vers un pic, suivie par une redescente presque aussi rapide pour revenir à son point de départ (figure 5.2).

L'imprimante à jet d'encre et le haut-parleur racontaient tous deux à Adrian la même histoire remarquable : tous les potentiels d'action engendrés par une même cellule nerveuse sont pratiquement identiques. Ils ont à peu près même forme et même amplitude, quelles que soient leur intensité, leur durée ou la localisation du stimulus qui leur a donné naissance. Le potentiel d'action est donc un signal constant, de type tout ou rien : une fois le seuil qui engendre le signal atteint, ce dernier est presque toujours le même, jamais plus faible ou plus fort. Le courant produit par le potentiel d'action est suffisant pour exciter des régions adjacentes de l'axone, ce qui permet au potentiel d'action de se propager sans défaut ni déformation sur toute la longueur à des vitesses allant jusqu'à 30 mètres par seconde, à peu près la valeur déjà trouvée par Helmholtz !

La découverte de la caractéristique tout ou rien du potentiel d'action fit surgir de nouvelles questions dans l'esprit d'Adrian : comment un neurone sensoriel transmet-il l'intensité d'un stimulus – un toucher léger ou appuyé, une lumière intense ou tamisée ? Comment signale-t-il la durée du stimulus ? Plus généralement, comment les neurones différencient-ils un type d'information sensorielle d'un autre, comme le toucher de la douleur, de la lumière, de l'odeur ou du son ? Comment distinguent-ils l'information sensorielle de perception de l'information motrice d'action ?

Adrian s'attaqua tout d'abord à la question de l'intensité. Réalisant une découverte historique, il montra que l'intensité est déterminée par la fréquence d'émission du potentiel d'action. Un stimulus modéré, comme une caresse sur le bras, ne déclenchera que deux ou trois potentiels d'action par seconde tandis qu'un stimulus plus intense, comme un pincement ou un coup sur le coude, peut activer une cen-

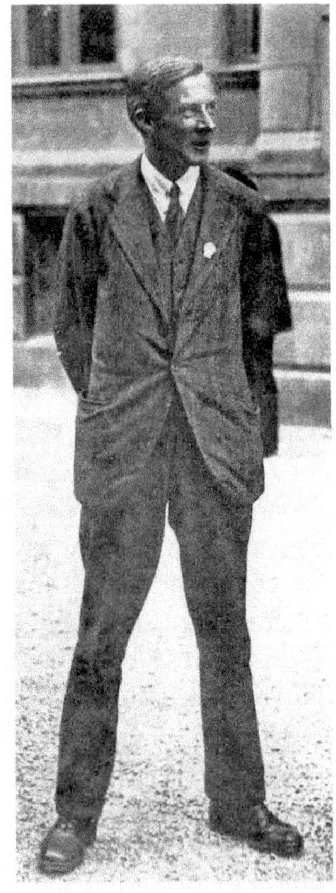

FIGURE 5.1
Edgar, lord Adrian (1889-1977) développa des méthodes pour enregistrer les potentiels d'action, ces signaux électriques utilisés par les cellules nerveuses pour communiquer. (Repris de Essentials of Neural Science and Behavior, *Kandel, Schwartz et Jessell, McGraw-Hill, 1995.)*

taine de potentiels d'action par seconde. De la même manière, la durée d'une sensation est déterminée par la longueur de la période pendant laquelle les potentiels d'action sont engendrés.

Ensuite, il étudia la manière de transporter l'information. Les neurones utilisent-ils des codes électriques différents pour dire au cerveau qu'ils transportent des informations se rapportant à des stimuli différents, comme la douleur, la lumière ou le son ? Adrian découvrit qu'il n'en était rien. Il n'y avait qu'une très faible différence entre les potentiels d'action produits par les neurones dans les divers systèmes sensoriels. Ainsi donc, la nature et la qualité d'une sensation – son caractère visuel ou tactile par exemple – ne procèdent pas de différences dans les potentiels d'action.

Comment, dans ce cas, s'expliquent les différences d'informations transportées par les neurones ? Par un seul mot : l'anatomie. En une éclatante confirmation d'un principe énoncé par Cajal, la spécificité

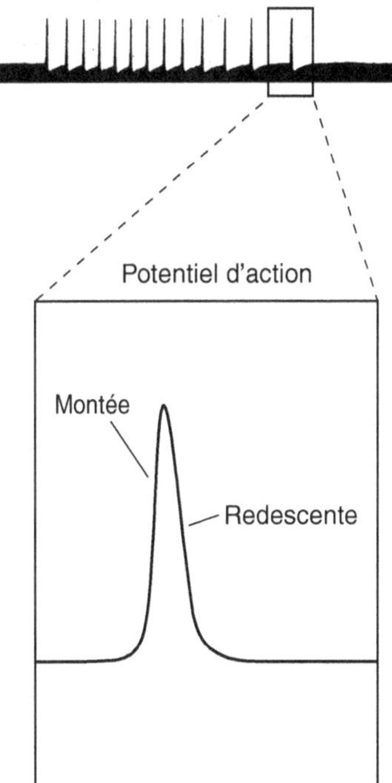

FIGURE 5.2

Les enregistrements d'Edgar Adrian révélèrent les caractéristiques du potentiel d'action. Des enregistrements de cellules nerveuses individuelles montrèrent que les potentiels d'action sont de type tout ou rien : une fois le seuil d'activation du potentiel d'action atteint, le signal est toujours le même, à la fois en amplitude et en forme.

de connexion, Adrian trouva que la nature de l'information transportée dépend du type de fibres nerveuses activées et des systèmes cérébraux spécifiques auxquels ces fibres nerveuses sont connectées. Chaque classe de sensations est transmise suivant des voies nerveuses spécifiques, et le type particulier d'information véhiculée par un neurone dépend de la voie à laquelle ce neurone appartient. Dans une voie sensorielle, l'information est transmise du premier neurone sensoriel – un récepteur qui répond à un stimulus environnemental tel qu'un contact, une douleur ou lumière – vers des neurones spécifiques et spécialisés situés dans la moelle épinière ou le cerveau. L'information visuelle n'est différente de l'information sonore que parce qu'elle active des voies différentes.

En 1928, Adrian résuma ses travaux dans son style vif et caractéristique : « Toutes les impulsions sont très semblables, que le message soit destiné à susciter la sensation de lumière, de toucher ou de douleur ; si elles sont regroupées, la sensation est intense ; si elles sont séparées par des intervalles, la sensation est d'autant plus faible. »

Pour finir, Adrian découvrit que les signaux émis par les neurones moteurs au sein du cerveau en direction des muscles sont virtuellement identiques aux signaux transportés par les neurones sensoriels de la peau vers le cerveau : « Les fibres motrices transmettent des décharges qui sont pratiquement l'exacte réplique de celles des fibres sensorielles. Les impulsions [...] obéissent au même principe du tout ou rien. » Ainsi, un rapide train de potentiels d'action descendant le long d'une voie nerveuse particulière entraîne un mouvement de nos mains plutôt qu'une perception de lumières colorées parce que cette voie est connectée à nos extrémités digitales plutôt qu'à nos rétines.

Adrian, comme Sherrington, étendit la doctrine neuronale de Cajal fondée sur des observations anatomiques au domaine du fonctionnement. Mais, à la différence de Golgi et de Cajal, bloqués dans une âpre rivalité, Sherrington et Adrian étaient des amis qui se soutinrent mutuellement. Pour leurs découvertes sur le fonctionnement des neurones, ils partagèrent le prix Nobel de physiologie et de médecine en 1932. Apprenant qu'il allait partager le prix avec Sherrington, Adrian, plus jeune d'une génération, lui écrivit :

> Je ne vais pas répéter ce que vous devez être presque las d'entendre – à quel point nous admirons vos travaux et vous-même –, mais je dois vous faire savoir quel plaisir immense me procure d'être associé à vous en cette occasion. Je n'en aurais pas rêvé et, la tête froide, je ne l'aurais pas souhaité car votre honneur devrait être sans partage mais, vu les circonstances, je ne peux que me réjouir de ma bonne fortune.

Adrian avait écouté le bang ! bang ! bang ! du signal neuronal et avait découvert que la fréquence de ces impulsions électriques représente l'intensité d'un stimulus sensoriel mais, pour autant, plusieurs questions demeuraient en suspens. Que se cachait-il derrière cette remarquable capacité du système nerveux à conduire l'électricité en tout ou rien ? Comment les signaux électriques étaient-ils allumés et éteints, et quel était le mécanisme responsable de leur rapide propagation le long d'un axone ?

Ce sont ces mécanismes sous-tendant le potentiel d'action qui furent au cœur de la troisième phase de cette histoire de la signalisation, qui débute avec l'hypothèse membranaire, proposée pour la première fois en 1902 par Julius Bernstein, un étudiant de Helmholtz et l'un des électro-physiologistes les plus créatifs et les plus accomplis du XIXe siècle. Les questions soulevées par Bernstein étaient respectivement : quels mécanismes donnent naissance à ces impulsions zéro-un ? Comment est transportée la charge du potentiel d'action ?

Bernstein comprit que l'axone est entouré par la membrane externe de la cellule et que même au repos, en l'absence de toute activité neuronale, il existe un potentiel stationnaire, concrètement une différence de tension, de part et d'autre de cette membrane. Il savait que cette différence, aujourd'hui appelée potentiel de repos membranaire, avait une très grande importance pour les cellules nerveuses car toute la signalisation est basée sur des modifications de ce potentiel de repos. Il commença par déterminer la valeur de cette différence de part et d'autre de la membrane, environ 70 millivolts, la charge négative à l'intérieur de la cellule étant plus importante qu'à l'extérieur.

Comment s'explique cette différence de voltage ? En raisonnant, Bernstein se dit que quelque chose devait transporter la charge électrique à travers la membrane cellulaire. On savait déjà que chaque cellule du corps baigne dans le fluide extracellulaire. Ce fluide ne contient pas d'électrons libres pouvant transporter le courant, à l'inverse des conducteurs métalliques ; en revanche, il est riche en ions – des atomes chargés électriquement tels que le sodium, le potassium ou le chlore. De plus, le cytoplasme à l'intérieur de chaque cellule contient de grandes concentrations d'ions. Bernstein eut l'idée que ces ions pouvaient transporter le courant puis eut l'intuition qu'un déséquilibre de concentration ionique entre l'intérieur et l'extérieur de la cellule pouvait faire naître un courant à travers la membrane.

De ses travaux antérieurs, Bernstein savait que le fluide extracellulaire est salé : il contient une concentration élevée d'ions sodium, ions chargés positivement, contrebalancée par une concentration pareillement élevée d'ions chlorure chargés eux négativement. En revanche, le cytoplasme de la cellule contient une grande concentration de protéines qui sont chargées négativement, contrebalancée par des ions potassium qui sont chargés positivement. Ainsi, les charges positives et négatives des ions de part et d'autre de la membrane cellulaire s'équilibrent bien que les types d'ions entrant en jeu diffèrent.

Pour qu'une charge électrique traverse la membrane de la cellule nerveuse, la membrane doit être perméable à certains ions du fluide extracellulaire ou du cytoplasme. Mais quels ions ? Après avoir testé diverses possibilités, Bernstein en arriva à la conclusion osée qu'au repos la membrane cellulaire présente une barrière à tous les ions sauf un – le potassium. La membrane cellulaire, affirma-t-il, comporte des ouvertures spéciales, connues aujourd'hui sous le nom de canaux ioniques ; ces canaux permettent aux ions potassium, et seulement à ces ions, de circuler en suivant le gradient de concentration depuis l'intérieur de la cellule, où ils sont présents en grande concentration, vers l'extérieur où leur concentration est beaucoup plus faible. Comme le potassium est un ion chargé positivement, son déplacement hors de la cellule laisse à l'intérieur de la membrane externe un léger excédent de charge négative provenant des protéines contenues dans la cellule.

Dans son déplacement hors de la cellule, le potassium est néanmoins attiré vers l'intérieur de la cellule par la charge négative nette laissée en partant. Ainsi, la surface externe de la membrane cellulaire se retrouve entourée de charges positives dues aux ions potassium qui ont diffusé hors de la cellule, et l'intérieur de la membrane bordé de charges négatives dues aux protéines tentant de réattirer le potassium vers l'intérieur de la cellule. Cet équilibre ionique stabilise le potentiel de membrane à la valeur de 70 millivolts (figure 5.3).

Julius Bernstein déduisit l'existence d'une différence de tension entre l'intérieur et l'extérieur d'une cellule nerveuse, même dans son état de repos. Son postulat fut que la membrane de la cellule nerveuse doit posséder un canal spécial par lequel les ions de potassium chargés positivement (K^+) peuvent s'échapper hors de la cellule et que ce défaut de charge positive laisse la surface interne de la membrane cellulaire chargée négativement, engendrant ainsi un potentiel de repos membranaire.

Ces découvertes fondamentales portant sur la manière dont les cellules nerveuses maintiennent leur potentiel de membrane poussèrent Bernstein à poser la question suivante : que se passe-t-il quand un neurone reçoit une stimulation suffisante pour engendrer un potentiel d'action ? Au moyen d'un stimulateur à piles, il appliqua donc un courant électrique à un axone de cellule nerveuse afin d'engendrer un potentiel d'action. Il en conclut que la perméabilité sélective de la membrane cellulaire chute très brièvement lors du potentiel d'action, ce qui permet à tous les ions de pénétrer ou de quitter librement la cellule et réduit ainsi le potentiel de repos membranaire à zéro. D'après ce raisonnement, l'effet du potentiel d'action étant de déplacer le potentiel de repos de la membrane cellulaire de – 70 millivolts à 0 millivolts, son amplitude devait être de 70 millivolts.

L'hypothèse membranaire formulée par Bernstein se révéla puissante, pour partie parce que reposant sur les principes bien établis du déplacement des ions en solution et pour partie en raison de son élégance. Le potentiel de repos et le potentiel d'action ne faisaient pas appel à des réactions biochimiques élaborées mais utilisaient simplement l'énergie stockée dans les gradients de concentrations ioniques. Plus généralement, la formulation de Bernstein rejoignait celles de Galvani et de Helmholtz en prouvant de façon indubitable que les lois de la physique et de la chimie peuvent même expliquer certains aspects du fonctionnement de l'esprit – dans le cas précis, la signalisation du système nerveux et par conséquent le contrôle du comportement. Ainsi avait disparu la nécessité ou la possibilité de faire appel à des « forces vitales » ou à tout autre phénomène inexplicable par la physique ou la chimie.

La quatrième phase fut dominée par l'hypothèse ionique et par les idées d'Alan Hodgkin, l'étudiant le plus brillant d'Adrian, et d'Andrew Huxley, talentueux étudiant et collègue du même Hodgkin (figure 5.4). La relation de travail qui unissait Hodgkin et Huxley était collaborative et synergétique. Hodgkin avait des intuitions puissantes,

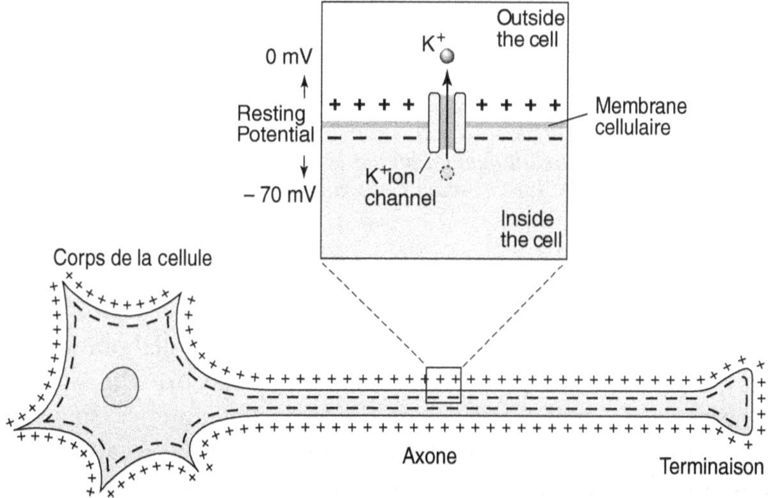

FIGURE 5.3
Découverte par Bernstein du potentiel de repos membranaire.

biologiques et historiques, sur le fonctionnement des cellules nerveuses. Expérimentateur avisé et remarquable théoricien, il était toujours à la recherche d'un sens plus large transcendant la découverte immédiate. Huxley était quant à lui un mathématicien prodige aux exceptionnels talents techniques. Il conçut de nouvelles méthodes d'enregistrement et de visualisation de l'activité des cellules individuelles, et développa des modèles mathématiques pour décrire les données recueillies par lui et Hodgkin. Leur collaboration était parfaite, constituant un tout supérieur à la somme des parties.

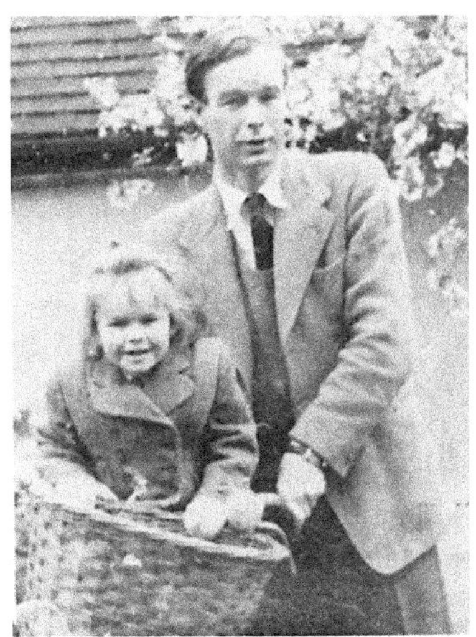

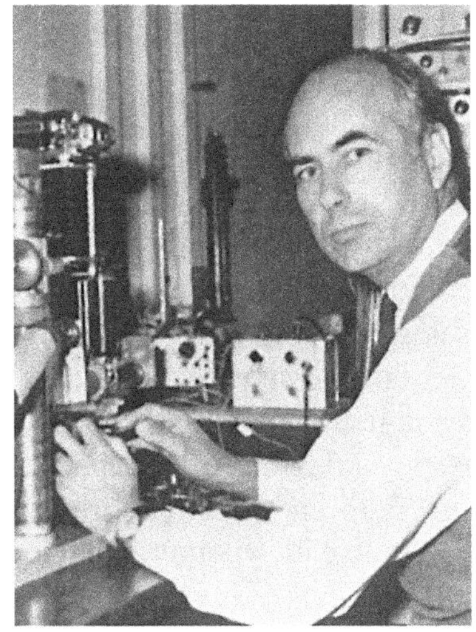

FIGURE 5.4
Alan Hodgkin (1914-1998) et Andrew Huxley (né en 1917) réalisèrent une série de travaux historiques sur l'axone géant des cellules nerveuses de calmar. Hormis la confirmation de l'idée de Bernstein selon laquelle le potentiel de repos membranaire est engendré par le mouvement des ions potassium hors de la cellule, ils découvrirent que le potentiel d'action est produit quant à lui par le mouvement des ions sodium pénétrant dans la cellule. (Avec l'autorisation de Jonathan Hodgkin et de A. Huxley.)

Les énormes talents de Hodgkin s'étaient manifestés tôt au cours de sa carrière et en 1939, époque où il entama sa collaboration avec Huxley, il avait déjà apporté une contribution majeure à la signalisation nerveuse. Le manuscrit de son doctorat, obtenu en 1936 à l'Université de Cambridge en Angleterre, portait sur la « nature de la conduction dans les nerfs ». Il y montrait, en détail et de manière élégante, que le courant créé par un potentiel d'action est suffisamment intense pour sauter par-dessus un segment anesthésié de l'axone et déclencher chez la portion non anesthésiée qui suit la création d'un potentiel d'action. Ces expériences permirent de se forger une image définitive de la façon dont les potentiels d'action, une fois créés, peuvent se propager sans atténuation ni déformation. Ils le font, d'après la démonstration de Hodgkin, parce que le courant engendré par le potentiel d'action est sensiblement plus élevé que le courant requis pour exciter une région avoisinante.

Les travaux de recherche décrits dans le manuscrit de Hodgkin étaient si importants et si remarquablement exécutés qu'ils lui valurent immédiatement, à l'âge de 22 ans, l'attention de la communauté scientifique internationale. A.V. Hill, lauréat du prix Nobel, un des plus grands physiologistes d'Angleterre, faisait partie du jury de thèse de Hodgkin ; il fut si impressionné qu'il envoya le manuscrit à Herbert Gasser, le président de l'Institut Rockefeller. Dans sa lettre d'introduction, Hill présentait Hodgkin comme quelqu'un de « très remarquable [...]. C'est presque sans précédent qu'un expérimentateur du Trinity College de Cambridge obtienne une bourse universitaire à sa quatrième année, mais ce jeune l'a fait ».

Gasser qualifia le manuscrit du jeune Hodgkin de « superbe travail expérimental » et l'invita pour un an en 1937 à l'Institut Rockefeller. Durant cette année, Hodgkin se lia d'amitié avec Grundfest qui travaillait dans le laboratoire voisin. Hodgkin rendit également visite à de nombreux autres laboratoires aux États-Unis et, ce faisant, découvrit l'existence de l'axone géant du calmar qu'il allait par la suite utiliser avec bonheur. Enfin, il rencontra la femme qu'il allait finir par épouser, la fille d'un professeur de l'Institut Rockefeller. Une année bien remplie en vérité !

La première grande intuition de Hodgkin et de Huxley survint en 1939, quand ils se rendirent à la station biologique marine de Plymouth, en Angleterre, pour étudier la façon dont le potentiel d'action est créé dans l'axone géant du calmar. Le neuroanatomiste J.Z. Young avait récemment découvert que le calmar, l'un des nageurs les plus rapides de l'océan, possède un axone géant de un millimètre de diamètre et donc environ mille fois plus large que la plupart des axones du corps humain. C'est à peu près l'épaisseur d'un fin spaghetti et on peut le voir à l'œil nu. Le biologiste comparatif Young comprit que les animaux développaient des spécialisations leur permettant de survivre plus efficacement dans leurs environnements et réalisa que l'axone spécialisé du calmar, qui actionne sa fuite rapide face à ses prédateurs, pouvait se révéler un don du ciel pour les biologistes.

Hodgkin et Huxley sentirent immédiatement que l'axone géant du calmar pouvait être exactement ce dont ils avaient besoin pour réaliser ce rêve de neurologue consistant à enregistrer le potentiel d'action simultanément à l'intérieur et à l'extérieur de la cellule, et ainsi lever le voile sur l'origine du potentiel d'action. Grâce à la largeur imposante de cet axone, ils purent insérer une des électrodes dans le cytoplasme de la cellule tout en maintenant l'autre à l'extérieur. Leurs enregistrements confirmèrent la valeur du potentiel de repos membranaire déduite par Bernstein, à savoir environ – 70 millivolts, ainsi que sa dépendance vis-à-vis du mouvement des ions potassium à travers les canaux ioniques. Mais lorsqu'ils stimulèrent électriquement l'axone pour produire un potentiel d'action, comme Bernstein l'avait fait, ils découvrirent à leur stupéfaction que son amplitude était de 110 millivolts et non les 70 millivolts prédits par Bernstein. Le potentiel d'action avait fait croître le potentiel électrique membranaire de la cellule de sa valeur de – 70 millivolts au repos à une valeur de + 40 millivolts à son maximum. Cet écart étonnant avait une conséquence majeure : l'hypothèse de Bernstein, selon laquelle le potentiel d'action correspond à un effondrement généralisé de la perméabilité de la membrane cellulaire pour tous les ions, devait être fausse. Bien au contraire, la membrane doit conserver sa sélectivité durant le potentiel d'action pour laisser passer certains ions mais pas les autres.

Ce fut un apport extraordinaire. Comme les potentiels d'action sont les signaux clés qui transportent l'information relative aux sensations, à la pensée, aux émotions et à la mémoire d'une région du cerveau à une autre, la question de la genèse du potentiel d'action devint, en 1939, dominante dans toute la science du cerveau. Hodgkin et Huxley y réfléchirent intensément, mais avant qu'ils puissent tester aucune de leurs idées, la Seconde Guerre mondiale éclata et tous deux furent appelés sous les drapeaux.

Il fallut attendre 1945 pour que les deux hommes puissent reprendre leurs recherches sur le potentiel d'action. Travaillant pour une courte période avec Bernard Katz, de University College à Londres (alors que par ailleurs Huxley était pris par les préparatifs de son mariage), Hodgkin découvrit que la montée – la partie ascendante et finalement la hauteur maximale atteinte par le potentiel d'action – dépendait de la quantité de sodium présente dans le fluide extracellulaire. La redescente – la décroissance du potentiel d'action – était, elle, en revanche affectée par la concentration de potassium. Cette découverte leur suggéra que certains canaux ioniques dans la cellule sont sélectivement perméables au sodium et ouverts durant la montée du potentiel d'action, tandis que d'autres canaux ioniques ne sont ouverts que pendant la redescente.

Afin de tester plus directement cette idée, Hodgkin, Huxley et Katz appliquèrent au cas de l'axone géant du calmar la technique du blocage de potentiel (ou voltage clamp), technique récente permettant de mesurer des courants ioniques à travers la membrane cellulaire. Ils confortèrent une fois encore la découverte de Bernstein selon qui le potentiel de repos était créé par l'inégale répartition d'ions potassium de chaque côté de la membrane cellulaire. De plus, ils confirmèrent leurs découvertes antérieures en montrant que, lorsque l'on excite suffisamment la membrane cellulaire, les ions sodium pénètrent dans la cellule pendant environ 1/1 000 de seconde, modifiant le voltage interne de – 70 millivolts à + 40 millivolts et donnant naissance au potentiel d'action. L'arrivée de sodium est suivie presque immédiatement par une forte sortie de potassium qui engendre la décroissance du potentiel d'action et ramène le voltage à l'intérieur de la cellule à sa valeur initiale.

Comment la membrane cellulaire régule-t-elle les modifications de perméabilité vis-à-vis des ions sodium et potassium ? Hodgkin et Huxley postulèrent l'existence d'une classe inédite de canaux ioniques, des canaux équipés de « portes » à charnière qui s'ouvrent et se ferment. Ils proposèrent que, lorsqu'un potentiel d'action se propage le long d'un axone, les portails des canaux de sodium puis de potassium s'ouvrent et se ferment en une succession rapide. Ils se rendirent également compte que, l'ouverture et la fermeture des portes étant très rapides, ce mécanisme doit être régulé par la différence de voltage transmembranaire. Ils baptisèrent par conséquent ces canaux sodiques et potassiques des *canaux voltage-dépendants.* À l'inverse, ils baptisèrent les canaux potassium que Bernstein avait découverts et qui sont responsables du potentiel de repos membranaire des *canaux potassium sans porte,* car ils n'ont pas de porte et ne sont pas influencés par le voltage transmembranaire.

Quand le neurone est au repos, les canaux voltage-dépendants sont fermés. Lorsqu'un stimulus diminue suffisamment le potentiel de repos membranaire de la cellule, le faisant par exemple passer de – 70 millivolts à – 55 millivolts, les canaux sodiques voltage-dépendants s'ouvrent et les ions sodium se précipitent dans la cellule, engendrant un accroissement bref mais spectaculaire de charges positives qui déplacent le potentiel membranaire de – 70 millivolts à + 40 millivolts. En réponse à cette même modification du potentiel membranaire, les canaux sodiques se ferment après une fraction de seconde et les canaux potassiques voltage-dépendants s'ouvrent un bref instant, accroissant le flux sortant des ions positifs potassium et ramenant rapidement la cellule à son état de repos de – 70 millivolts (figure 5.5).

Chaque potentiel d'action laisse en définitive la cellule avec plus de sodium à l'intérieur et plus de potassium à l'extérieur qu'en situation optimale. Hodgkin découvrit qu'une protéine remédie à ce déséquilibre en transportant les ions sodium en excès vers l'extérieur de la cellule et en ramenant les ions potassium à l'intérieur. En définitive, les

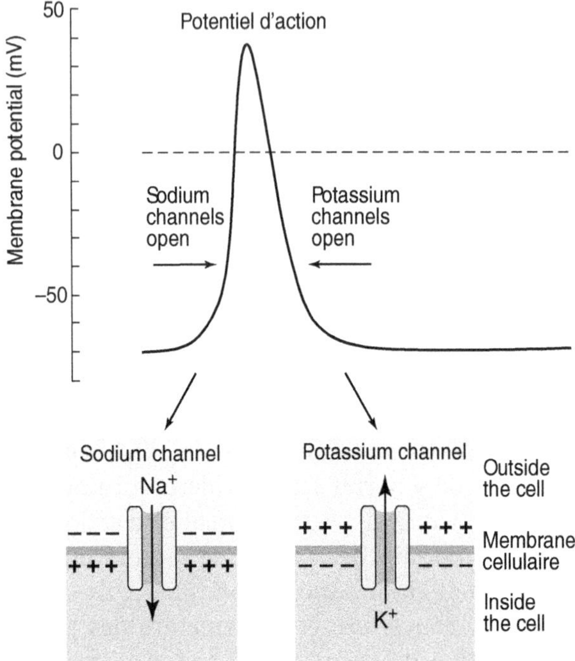

FIGURE 5.5
Le modèle de Hodgkin-Huxley reproduisant l'enregistrement intracellulaire du potentiel d'action.
L'afflux d'ions sodium chargés positivement (Na^+) modifie le voltage interne de la cellule et engendre une montée du potentiel d'action. Presque immédiatement, les canaux potassiques s'ouvrent et les ions potassium (K^+) sortent de la cellule, provoquant une redescente du voltage et ramenant la cellule à son voltage initial.

gradients de concentrations initiaux en sodium et en potassium se trouvent rétablis.

Une fois qu'un potentiel d'action a été créé dans une région de l'axone, le courant qu'il engendre excite la région voisine et lui fait créer à son tour un potentiel d'action. La réaction en chaîne qui en résulte assure la propagation du potentiel d'action sur toute la longueur de l'axone, du site où il a été produit jusqu'aux terminaisons situées à proximité d'un autre neurone (ou d'une cellule musculaire). De cette manière, un signal correspondant à une expérience visuelle, un mouvement, une pensée ou un souvenir est envoyé d'une extrémité du neurone à l'autre.

Pour leurs résultats, connus aujourd'hui sous le nom d'hypothèse ionique, Hodgkin et Huxley partagèrent le prix Nobel de physiologie et de médecine en 1963. Hodgkin déclara plus tard que le prix aurait dû revenir au calmar, dont l'axone géant avait permis leurs expériences. Mais cette modestie ne tient pas compte des avancées extraordinaires réalisées par ces deux hommes – avancées qui donnèrent à la communauté scientifique, parmi laquelle des convertis de fraîche date comme moi, confiance dans sa capacité à comprendre la signalisation cérébrale à un niveau plus profond.

Lorsque la biologie moléculaire fut appliquée à la science du cerveau, elle révéla que les canaux voltage-dépendants sodiques et potassiques sont en fait des protéines. Ces protéines occupent la largeur de la membrane cellulaire et possèdent en elles un chemin empli de fluide, le pore ionique, à travers lequel les ions peuvent transiter. Les canaux ioniques ne sont pas seulement présents dans les neurones mais dans toutes les cellules de l'organisme, et procèdent tous en gros du même mécanisme proposé par Bernstein pour créer le potentiel de repos membranaire.

De manière assez analogue à la doctrine neuronale antérieure, l'hypothèse ionique renforça le lien entre la biologie cellulaire du cerveau et d'autres domaines de la biologie cellulaire. Elle apporta la preuve finale que l'on peut comprendre les cellules nerveuses en termes de principes physiques communs à toutes les cellules. Plus important encore, l'hypothèse ionique posa les bases de l'exploration des mécanismes de la signalisation nerveuse au niveau moléculaire. La généralité et la puissance prédictive de l'hypothèse ionique unifièrent l'étude cellulaire du système nerveux : cette hypothèse fut pour la biologie cellulaire des neurones ce que la structure de l'ADN fut pour le reste de la biologie.

En 2003, cinquante et un ans après la formulation de l'hypothèse ionique, Roderick MacKinnon de l'Université Rockefeller reçut le prix Nobel de chimie pour l'obtention de la première image tridimensionnelle des atomes qui constituent la protéine de deux canaux ioniques – un canal potassique sans porte et un canal potassique voltage-dépendant. Plusieurs propriétés révélées par l'analyse structurelle de ces deux protéines, technique d'une grande originalité élaborée par MacKinnon, avaient été prédites de manière étonnamment perspicace par Hodgkin et Huxley.

Puisque le mouvement des ions à travers les canaux de la membrane cellulaire est critique pour le fonctionnement des neurones et que le fonctionnement des neurones est critique pour le fonctionnement mental, il n'est pas surprenant que des mutations des gènes qui codent les protéines des canaux ioniques entraînent des pathologies. En 1990, il devint assez facile de pointer avec précision les défauts moléculaires responsables de maladies génétiques humaines. Peu de temps après, plusieurs défauts des canaux ioniques qui sous-tendent des désordres neurologiques du muscle et du cerveau furent rapidement et successivement identifiés.

Ces désordres portent désormais le nom de canalopathies, ou dysfonctionnements des canaux ioniques. Ainsi, on a découvert qu'un désordre appelé couramment épilepsie idiopathique, une épilepsie transmise aux nouveau-nés, est en fait associé à des mutations des gènes codant un canal potassique. De fait, on peut directement attribuer certains progrès récents dans l'exploration des canalopathies et le développement de traitements spécifiques afférents au vaste corpus de connaissances scientifiques fondamentales acquises, grâce à Hodgkin et à Huxley, sur le fonctionnement des canaux ioniques.

CHAPITRE 6

Conversation entre cellules nerveuses

Je suis arrivé au laboratoire de Harry Grundfest en 1955, à l'aube d'une controverse majeure sur l'intercommunication entre les neurones. Les travaux historiques de Hodgkin et de Huxley avaient résolu le vieux mystère de la génération des signaux électriques à l'intérieur des neurones mais comment la signalisation s'effectuait-elle *entre* les neurones ? Pour qu'un neurone puisse « parler » au neurone suivant dans la chaîne de transmission, il faut envoyer un signal à travers la synapse, par-delà l'espace qui sépare les cellules. De quelle sorte de signal pouvait-il s'agir ?

Jusqu'à ce qu'ils reçoivent la preuve du contraire au début des années 1950, Grundfest ainsi que d'autres neurophysiologistes de pointe croyaient fermement que ce faible signal traversant l'espace entre deux cellules était *électrique*, le potentiel d'action dans le neurone présynaptique produisant un courant électrique circulant dans le neurone postsynaptique. Mais à partir de la fin des années 1920, les preuves ont commencé à s'accumuler en faveur d'une nature *chimique* du signal transitant entre les cellules nerveuses. Les études menées sur les cellules nerveuses du système nerveux autonome, ou végétatif, en ont apporté la preuve. Le système nerveux autonome est considéré comme faisant partie du système nerveux périphérique car les corps formés par ses cellules nerveuses sont des amas, appelés ganglions périphériques autonomes, situés juste à l'extérieur de la moelle épinière et du tronc cérébral. Le système nerveux autonome contrôle les actions involontaires vitales comme la respiration, le battement cardiaque, la tension artérielle et la digestion.

Les preuves nouvelles ont donné naissance à la théorie chimique de la transmission synaptique et débouché sur une controverse baptisée avec humour « la soupe ou l'étincelle », opposant les « tenants de l'étincelle », comme Grundfest, qui croyaient en une communication synaptique électrique, aux « tenants de la soupe », qui soutenaient qu'elle est d'origine chimique.

La théorie chimique de la transmission synaptique est issue des études menées par Henry Dale et Otto Loewi. Dans les années 1920 et au début des années 1930, ceux-ci ont étudié les signaux envoyés par le système nerveux autonome au cœur et à certaines glandes. Travaillant de manière indépendante, ils ont découvert que, lorsqu'un potentiel d'action dans un neurone du système nerveux autonome atteint les terminaisons de l'axone, il provoque la libération d'une substance chimique dans la fente synaptique. Cette substance, qu'on appelle aujourd'hui neurotransmetteur, traverse la fente synaptique jusqu'à la cellule cible ; elle est alors reconnue et capturée par des récepteurs spécialisés à la surface externe de la membrane cellulaire cible.

Loewi, un physiologiste né en Allemagne et vivant en Autriche, examina les deux nerfs, ou faisceau d'axones, qui contrôlent le rythme cardiaque : le nerf vague, qui le ralentit, et le nerf sympathique, qui l'accélère. Lors d'une expérience majeure sur une grenouille, il stimula le nerf vague, entraînant une activation des potentiels d'action, ce qui déboucha sur un ralentissement du rythme cardiaque de la grenouille. Il recueillit rapidement le fluide entourant le cœur de la grenouille pendant et juste après la stimulation du nerf vague et injecta ce fluide dans le cœur d'une seconde grenouille. De manière remarquable, le rythme cardiaque de la seconde grenouille se mit également à ralentir ! Aucun potentiel d'action n'avait été activé pour ralentir le pouls de la seconde grenouille ; au lieu de cela, une substance libérée par le nerf vague de la première grenouille avait transmis le signal de ralentissement du cœur.

Loewi et le pharmacologiste britannique Dale montrèrent en définitive que la substance relâchée par le nerf vague était une substance chimique relativement simple, l'acétylcholine. L'acétylcholine agit comme neurotransmetteur, ralentissant le cœur en se liant à un neurorécepteur spécialisé. La substance libérée par le nerf sympathique, accélérant le rythme cardiaque, est voisine de l'adrénaline, une autre substance chimique simple. Pour avoir démontré les premiers que les signaux envoyés au travers des synapses d'un neurone à l'autre du système nerveux autonome sont transportés *via* des transmetteurs chimiques spécifiques, Loewi et Dale partagèrent le prix Nobel de physiologie et de médecine en 1936.

Deux années après avoir reçu le prix Nobel, Loewi eut à éprouver personnellement le dédain des nazis autrichiens envers la science et l'enseignement. Le lendemain de l'entrée de Hitler en Autriche sous les vivats de millions de mes concitoyens, Loewi fut jeté en prison car il était juif. En tant que scientifique, ayant été pendant vingt-neuf ans professeur de pharmacologie à l'Université de Graz, Loewi fut relâché deux mois plus tard sous la condition qu'il transfère l'argent de son prix Nobel, qui se trouvait encore dans une banque suédoise, dans une banque contrôlée par les nazis à Vienne et qu'il quitte le pays dans la foulée. C'est ce qu'il fit, pour rejoindre la faculté de médecine de l'Université de New York, où, plusieurs années plus tard, j'eus le privilège de l'écouter exposer sa découverte de la signalisation chimique dans le cœur.

Les recherches pionnières de Loewi et de Dale sur le système nerveux autonome convainquirent bien des neurologues versés en pharmacologie que les cellules du système nerveux central utilisaient également sans doute des neurotransmetteurs pour communiquer à travers la fente synaptique. Néanmoins, certains électrophysiologistes, dont John Eccles et Harry Grundfest, demeurèrent sceptiques. Ils reconnurent évidemment l'importance que revêtait la transmission chimique dans le système nerveux autonome, mais ils étaient convaincus que la signalisation entre cellules dans le cerveau et la moelle épinière était bien trop rapide pour être de nature chimique. Ils continuèrent donc de privilégier la théorie de la transmission électrique pour le système nerveux central. Eccles émit ainsi l'hypothèse que le courant produit par un potentiel d'action dans le neurone présynaptique traverse la fente synaptique et entre dans la cellule postsynaptique où elle est amplifiée, entraînant l'action des potentiels d'action.

À mesure que les méthodes d'enregistrement des signaux électriques continuaient de s'améliorer, un signal électrique faible fut découvert dans la synapse entre les neurones moteurs et les muscles du squelette, prouvant ainsi que le potentiel d'action dans le neurone présynaptique n'engendre pas directement le potentiel d'action dans la cellule musculaire. Au lieu de cela, le potentiel d'action présynaptique provoque un signal bien plus faible, caractéristique, connu sous le nom de potentiel synaptique dans la cellule musculaire. Les potentiels synaptiques s'avérèrent différents des potentiels d'action par deux aspects : ils sont bien plus lents et leur amplitude peut varier. Ainsi, sur un haut-parleur comme celui d'Adrian, un potentiel synaptique sonnerait comme un sifflement doux, lent et long plutôt que comme le sec bang ! bang ! bang ! d'un potentiel d'action, et son volume varierait. La découverte du potentiel synaptique prouva que les cellules nerveuses utilisent deux types différents de signaux électriques. Elles utilisent le potentiel d'action pour la signalisation à longue portée, et elles ont recours au potentiel synaptique pour la signalisation locale, afin de transporter l'information à travers la synapse.

Eccles devina immédiatement que les potentiels synaptiques étaient responsables de « l'action intégrative du système nerveux » énoncée par Sherrington. À tout instant, chaque cellule d'une quelconque voie nerveuse est bombardée par de nombreux signaux synaptiques à la fois excitateurs et inhibiteurs ; elle n'a le choix cependant qu'entre deux options : activer ou non un potentiel d'action. En effet, la tâche fondamentale d'une cellule nerveuse est l'intégration : elle somme les potentiels synaptiques excitateurs et inhibiteurs qu'elle reçoit des neurones présynaptiques et ne génère un potentiel d'action que dans le cas où la somme des signaux excitateurs dépasse la somme des signaux inhibiteurs d'une certaine valeur minimale critique. Eccles réalisa que c'est la capacité de la cellule nerveuse à intégrer tous les potentiels synaptiques excitateurs et inhibiteurs provenant des cellules nerveuses qui convergent vers elle qui assure l'unicité de l'action comportementale décrite par Sherrington.

Vers le milieu des années 1940, les deux camps tombèrent d'accord sur le fait qu'un potentiel synaptique apparaît dans toutes les cellules postsynaptiques et qu'il constitue le lien critique entre le potentiel d'action du neurone présynaptique et le potentiel d'action de la cellule postsynaptique. Pour autant, cette découverte ne fit que focaliser le débat plus encore sur cette question : le potentiel synaptique dans le système nerveux central était-il d'origine électrique ou chimique ?

Dale et son collègue William Feldberg, un autre émigré venant d'Allemagne, franchirent une étape décisive quand ils découvrirent que l'acétylcholine, utilisée dans le système nerveux autonome pour ralentir le cœur, est aussi libérée par les neurones moteurs dans la moelle épinière pour exciter les muscles squelettiques. Cette découverte piqua la curiosité de Bernard Katz et le poussa à examiner si l'acétylcholine était responsable du potentiel synaptique dans le muscle squelettique.

Étudiant en médecine médaillé de son université à Leipzig, Katz avait fui l'Allemagne hitlérienne en 1935, car il était juif, pour l'Angleterre où il entra au laboratoire A.V. Hill à University College, à Londres. Katz arriva par le port anglais de Harwich en février et sans passeport, au cours de ce qui constitua, dans son souvenir, « une expérience terrifiante ». Trois mois après son arrivée, il assista en spectateur à une réunion à Cambridge qui vit une querelle opposer tenants de la soupe et tenants de l'étincelle. « À ma grande stupéfaction, allait-il écrire plus tard, je fus témoin d'une dispute où J.C. Eccles et H.H. Dale en vinrent presque aux mains, [lord] Adrian, alors animateur, jouant le rôle d'arbitre malgré lui bien mal à l'aise. » John Eccles, le leader du camp de l'étincelle, avait présenté un article réfutant avec vigueur une affirmation centrale de Henry Dale, leader du camp de la soupe, et de ses collègues : d'après ces derniers, l'acétylcholine jouait le rôle de transmetteur des signaux dans les synapses du système nerveux. « J'avais quelque difficulté à suivre la controverse car je n'étais pas parfaitement familier avec la terminologie », se souvint Katz. « Le mot *transmetteur* m'évoquait quelque chose en rapport avec les communications radio et comme cela n'avait aucun sens, tout cela devenait assez confus pour moi. »

De fait, la confusion de Katz mise à part, l'un des problèmes posés par la transmission chimique était que personne ne savait comment un signal électrique dans la terminaison présynaptique pouvait bien entraîner la libération d'un transmetteur chimique et comment ce signal chimique pouvait ensuite être converti en signal électrique dans le neurone postsynaptique. Au cours des vingt ans qui ont suivi, Katz participa aux efforts entrepris pour répondre à ces deux questions et pour étendre les travaux de Dale et de Loewi du système nerveux autonome au système nerveux central.

Cependant, comme ce fut le cas pour Hodgkin et Huxley, la menace de la guerre interrompit les travaux de Katz. En août 1939, un mois avant le début de la Seconde Guerre mondiale, se sentant mal à l'aise en tant qu'Allemand installé à Londres, il accepta une invitation de John Eccles à venir le rejoindre à Sydney, en Australie.

Or il se trouva que Stephen Kuffler, un autre scientifique qui avait quitté l'Europe pour échapper aux nazis et qui eut également une grande influence sur ma pensée, aboutit à Sydney et intégra l'effectif du laboratoire d'Eccles (figure 6.1). Né en Hongrie et ayant suivi des études de médecine à Vienne pour ensuite devenir physiologiste, Kuffler quitta Vienne en 1938 car, non content d'avoir un grand-père juif, il était socialiste. Kuffler, champion de tennis junior en Autriche, racontait plus tard en plaisantant que la raison qui avait motivé Eccles à le faire venir en Australie était qu'il recherchait un bon partenaire de tennis. Bien qu'Eccles et Katz fussent des scientifiques plus expérimentés, Kuffler les époustoufla par ses talents de chirurgien. Il était capable de disséquer une à une les fibres musculaires pour étudier le signal fourni par un axone moteur à une fibre, ce qui constituait un réel tour de force.

Katz, Kuffler et Eccles passèrent les années de guerre ensemble à argumenter entre transmission chimique et électrique pour relier les cellules nerveuses et les muscles. Eccles tentait de réconcilier les preuves en faveur d'une transmission chimique, qui dans son esprit devait être un processus lent, avec la rapidité de la signalisation nerf-muscle. Il émit ainsi l'hypothèse que le potentiel synaptique possédait deux composantes : une composante initiale rapide transportée par un signal électrique suivie d'une action résiduelle et prolongée, transportée par un transmetteur chimique comme l'acétylcholine. Katz et Kuffler devinrent de nouveaux adeptes de la théorie de la soupe en

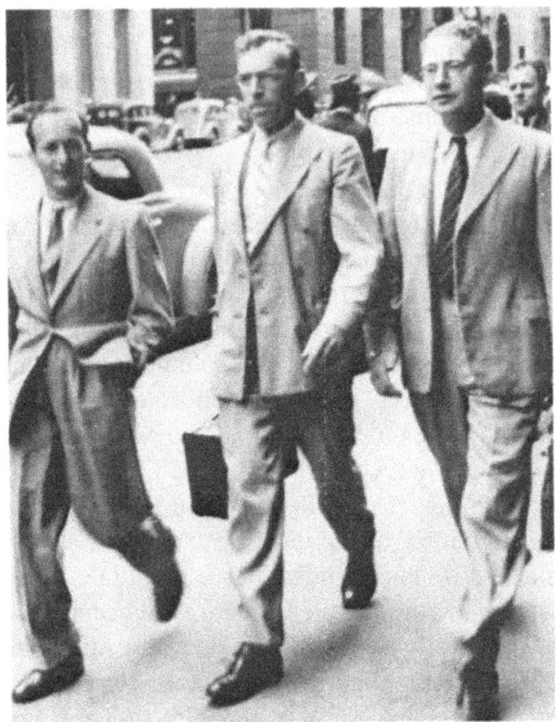

FIGURE 6.1
Trois pionniers de la transmission synaptique qui travaillèrent ensemble en Australie pendant la Seconde Guerre mondiale et puis apportèrent par la suite chacun de leur côté des contributions majeures au domaine. Stephen Kuffler (à gauche, 1918-1980) caractérisa les propriétés des dendrites de l'écrevisse, John Eccles (au milieu, 1903-1997) découvrit l'inhibition synaptique dans la moelle épinière, et Bernard Katz (à droite, 1911-2002) mit au jour les mécanismes de l'excitation synaptique et de la transmission chimique. (Avec l'autorisation de Damien Kuffler.)

découvrant expérimentalement que la substance chimique acétylcholine était également responsable de la composante initiale du potentiel synaptique dans le muscle. En 1944, alors que la Seconde Guerre mondiale touchait à sa fin, Katz retourna en Angleterre et Kuffler émigra aux États-Unis. En 1945, Eccles accepta un important poste de professeur à l'Université de Dunedin, en Nouvelle-Zélande, où il monta un nouveau laboratoire.

À mesure que les expériences faisaient planer un doute de plus en plus grand sur la théorie électrique de la transmission synaptique, Eccles, cet homme imposant, athlétique et d'habitude plein d'énergie et d'enthousiasme, perdit de son allant. Dans les années 1960, alors que nous nous étions liés d'amitié, il me raconta comment, dans cet état d'abattement, il traversa une transformation intellectuelle radicale. Cette transformation, pour laquelle il conçut une reconnaissance éternelle, se produisit au club de l'Université où Eccles venait régulièrement se détendre après une dure journée de labeur. Un soir de 1946, il y rencontra Karl Popper, le philosophe des sciences viennois qui, anticipant l'annexion de l'Autriche par Hitler, avait immigré en Nouvelle-Zélande en 1937. Au cours de leur conversation, Eccles narra à Popper la controverse autour de la transmission chimique ou électrique, et comment il lui semblait qu'il faisait partie du camp des vaincus d'une longue dispute qui avait été pour lui fondamentale.

Popper fut fasciné par ce récit. Il assura à Eccles qu'il n'avait aucune raison de désespérer. Bien au contraire, il le pressa de se réjouir. Personne ne remettait en cause les découvertes issues des travaux d'Eccles – ce qui faisait débat, c'était sa théorie, son interprétation de ses découvertes. Les travaux d'Eccles étaient de tout premier plan, mais il fallait attendre que les faits soient clairement mis en lumière et leurs diverses interprétations nettement délimitées pour que les hypothèses antagonistes puissent s'affronter. Et ce n'est que lorsque des idées nettes s'affrontent que l'on peut déterminer lesquelles sont fausses. Être dans le camp de la mauvaise interprétation n'avait aucune espèce d'importance, lui affirma Popper, car la force de la méthode scientifique, c'était sa capacité à réfuter une hypothèse. La science procède par une série sans fin de cycles toujours plus affinés entre conjecture et réfutation. Un scientifique propose une nouvelle idée sur le monde qui nous entoure pour que d'autres scientifiques se mettent ensuite au travail afin d'imaginer des observations expérimentales qui confortent ou infirment cette idée.

Eccles avait toutes les raisons d'être content, selon Popper. Ce dernier le poussa à retourner à son laboratoire, à affiner ses idées et à prolonger son approche expérimentale sur la transmission électrique aussi loin que possible pour aller, si nécessaire, jusqu'à réfuter lui-même son idée de transmission électrique. Eccles écrivit plus tard, parlant de cette rencontre :

> J'ai appris de Popper ce qui pour moi est l'essence même de la recherche scientifique – comment être spéculatif et imaginatif dans la création des hypothèses, pour ensuite les mettre à l'épreuve avec la plus extrême rigueur, à la fois en utilisant la connaissance existante et en montant les bancs d'essais expérimentaux les plus pointus. En fait, j'ai appris de lui à me réjouir même de la réfutation d'une hypothèse à laquelle je tenais car cela aussi constitue un aboutissement scientifique et cette réfutation nous en apprend beaucoup.
>
> Grâce à ma rencontre avec Popper, j'ai ressenti une grande libération en m'affranchissant des conventions rigides généralement en vigueur dans le

> monde de la recherche scientifique [...]. Lorsque l'on est dégagé de ces dogmes contraignants, la recherche scientifique devient une aventure excitante qui ouvre sur de nouveaux horizons ; cette attitude s'est, je crois, reflétée dans ma propre vie scientifique depuis lors.

Eccles n'eut pas à attendre longtemps pour voir son hypothèse réfutée. Lorsque Katz retourna à University College, il mit directement en évidence que l'acétylcholine libérée par le neurone moteur donne naissance au potentiel synaptique et en explique complètement toutes les phases. L'acétylcholine opère en diffusant rapidement à travers la fente synaptique et en se liant dans la foulée aux récepteurs de la cellule musculaire. Plus tard, il fut démontré que le récepteur de l'acétylcholine est une protéine comportant essentiellement deux composantes : une composante se liant à l'acétylcholine et un canal ionique. Quand l'acétylcholine est reconnue et se lie à son récepteur, elle entraîne l'ouverture du canal ionique.

Katz démontra que les nouveaux canaux ioniques commandés par un transmetteur chimique diffèrent des canaux voltage-dépendants sodiques et potassiques sur deux points : ils ne répondent qu'à des transmetteurs chimique spécifiques et ils autorisent le passage des ions *à la fois* sodium et potassium. Le passage simultané de ces ions modifie le potentiel de repos membranaire de la cellule musculaire qui passe de – 70 millivolts à presque zéro. Qui plus est, bien que produit par une substance chimique, le potentiel synaptique est rapide, comme l'avait prédit Dale. Et s'il est suffisamment intense, il crée un potentiel d'action qui entraîne une contraction de la fibre musculaire (figure 6.2).

Conjointement, les travaux de Hodgkin, Huxley et Katz ont montré qu'il existe deux types fondamentalement différents de canaux ioniques. Les canaux voltage-dépendants créent des potentiels d'action qui transportent l'information *à l'intérieur* des neurones, tandis que les canaux ioniques chimio-dépendants transmettent l'information *entre* les neurones (ou entre les neurones et les cellules musculaires) en créant des potentiels synaptiques dans les cellules postsynaptiques. Katz avait ainsi découvert qu'en engendrant le potentiel synaptique les canaux ioniques chimio-dépendants traduisent effectivement les signaux chimiques provenant des neurones moteurs en signaux électriques destinés aux cellules musculaires.

Tout comme il existe des maladies des canaux ioniques voltage-dépendants, il en existe des canaux chimio-dépendants. Par exemple, la myasthénie (*myasthenia gravis*) est une maladie auto-immune sérieuse qui affecte principalement les hommes en produisant des anticorps qui détruisent les récepteurs d'acétylcholine des cellules musculaires et affaiblissent ainsi l'action du muscle. La faiblesse mus-

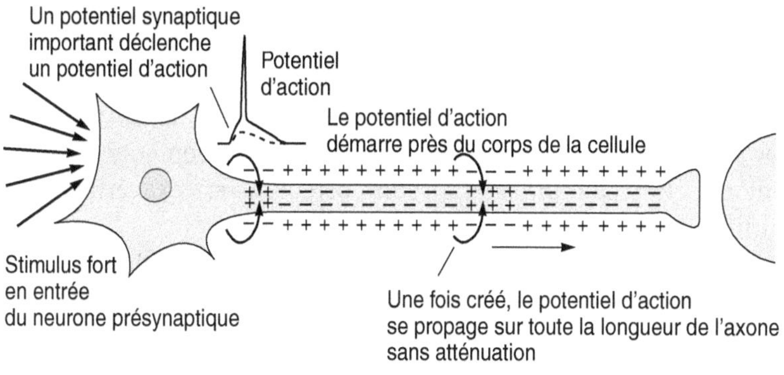

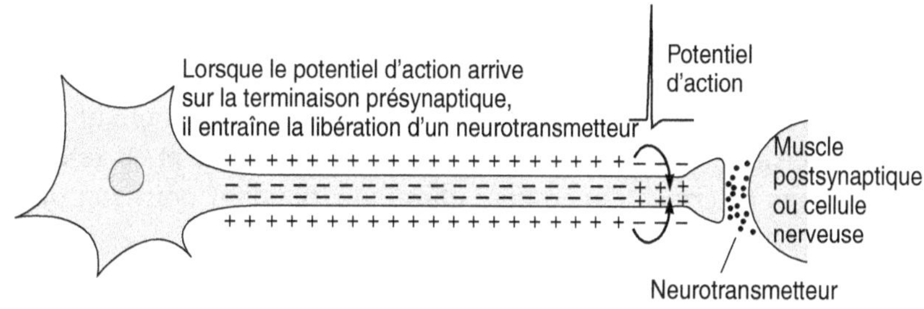

FIGURE 6.2
La propagation du potentiel d'action.

culaire peut devenir si sévère que les patients n'arrivent même plus à garder leurs yeux ouverts.

La transmission synaptique dans la moelle épinière et le cerveau est incontestablement plus complexe que la signalisation entre les neurones moteurs et les muscles. Eccles avait passé les années de 1925 à 1935 à travailler directement avec Sherrington sur la moelle épinière. Il retourna à ces études à plein temps en 1945 et en 1951, il réussit à obtenir des enregistrements intracellulaires des neurones moteurs. Eccles confirma la découverte de Sherrington selon laquelle les neurones moteurs reçoivent à la fois des signaux excitateurs et inhibiteurs et que ces signaux sont produits par des neurotransmetteurs distincts agissant sur des récepteurs distincts. Dans le neurone moteur, les neurotransmetteurs excitateurs libérés par les neurones présynaptiques diminuent le potentiel de repos membranaire de la cellule postsynaptique de – 70 millivolts à – 55 millivolts, seuil d'activation du potentiel d'action, tandis que les neurotransmetteurs inhibiteurs accroissent le potentiel membranaire de – 70 millivolts à – 75 millivolts, rendant l'activation d'un potentiel d'action encore plus difficile pour la cellule.

On sait aujourd'hui que le neurotransmetteur excitateur majeur du cerveau est le glutamate, tandis que le transmetteur inhibiteur principal est l'aminoacide GABA (acide gamma-amino-isobutyrique). Divers médicaments tranquillisants – les benzodiazépines, les barbituriques, l'alcool et les anesthésiques généraux – se lient aux récepteurs GABA, produisant un effet calmant sur le comportement en exacerbant la fonction inhibitrice du récepteur.

Eccles confirma ainsi la découverte par Katz de la médiation chimique de la transmission synaptique excitatrice et démontra que la transmission synaptique inhibitrice s'effectuait également par voie chimique. Décrivant ces découvertes des années plus tard, Eccles écrivit : « Karl Popper m'avait encouragé à énoncer aussi précisément que possible mon hypothèse, pour la rendre apte à la vérification, voire à l'infirmation expérimentale. Il se trouva que je fus celui qui réussit à l'infirmer. » Eccles célébra ses découvertes en abandonnant l'hypothèse électrique qu'il avait si vigoureusement défendue et en se convertissant sans réserve à l'hypothèse chimique, plaidant pour son universalité avec un enthousiasme et une vigueur identiques.

Ce fut à ce point, en octobre 1954, que Paul Fatt, l'un des remarquables collaborateurs de Katz, écrivit un magistral article de revue sur la transmission synaptique. Prenant un recul certain, Fatt souligna qu'il était prématuré de conclure que toute transmission synaptique était chimique et conclut sur ces mots : « Bien que tout plaide en faveur de la transmission chimique à travers ces liaisons [...] qui sont les plus familières au physiologiste, *il est probable qu'une transmission électrique se produise en certaines autres liaisons* [les italiques ont été ajoutées]. »

Trois ans plus tard, la prédiction de Fatt reçut une démonstration convaincante par Edwin Furshpan et David Potter, deux post-doctorants du laboratoire de Katz qui mirent en évidence un cas réel de transmission électrique entre deux cellules du système nerveux de l'écrevisse. Ainsi, comme il arrive parfois dans les controverses scientifiques, les deux camps avaient en partie raison. On sait aujourd'hui que la plupart des synapses, y compris celles étudiées à l'époque de la controverse, sont de nature chimique. Mais certains neurones forment des synapses électriques avec d'autres cellules nerveuses. En de telles synapses, de petits ponts entre les deux cellules autorisent le passage du courant électrique d'une cellule à l'autre, de manière assez similaire à ce que Golgi avait prédit.

L'existence de deux formes de transmission synaptique souleva des questions qui allaient resurgir dans mes réflexions ultérieures. Pourquoi les synapses chimiques sont-elles prédominantes dans le cerveau ? Les transmissions chimique et électrique jouent-elles des rôles différents vis-à-vis du comportement ?

Dans la dernière phase de son extraordinaire carrière, Katz déplaça son attention du potentiel synaptique dans la cellule cible vers la libération de neurotransmetteurs dans la cellule émettrice. Il voulait comprendre comment un événement électrique dans la terminaison présynaptique, le potentiel d'action, pouvait conduire à la libération d'un transmetteur chimique. Dans ce domaine, il fit deux découvertes supplémentaires remarquables. Tout d'abord, lorsqu'un potentiel d'action se propage le long d'un axone vers la terminaison présynaptique, il induit l'ouverture de canaux ioniques voltage-dépendants qui font pénétrer des ions calcium. Cet afflux d'ions calcium dans les terminaisons présynaptiques met en branle toute une série d'étapes moléculaires qui débouchent sur la libération d'un neurotransmetteur. Ainsi, dans la cellule émettrice, les canaux calciques voltage-dépendants ouverts par le potentiel d'action entament le processus de traduction du signal électrique en un signal chimique tout comme, dans la cellule réceptrice, des canaux chimio-dépendants retraduisent à l'envers les signaux chimiques en signaux électriques.

Deuxièmement, Katz découvrit que des transmetteurs tels que l'acétylcholine ne sont pas libérés par la terminaison axonale molécule

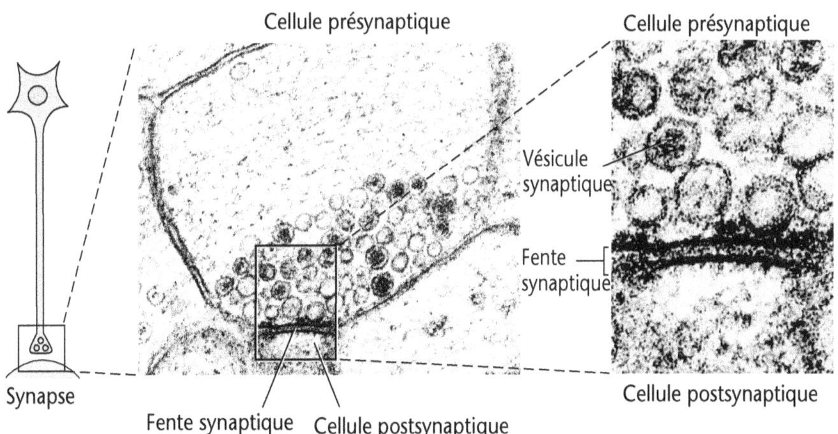

FIGURE 6.3
Comment les signaux voyagent de cellule en cellule.
Les premières images d'une synapse montrèrent que la terminaison présynaptique contient des vésicules synaptiques, dont on trouvera par la suite qu'elles comportent environ 5 000 molécules de neurotransmetteurs. Ces vésicules sont regroupées près de la membrane de la terminaison présynaptique où elles sont prêtes à libérer les transmetteurs dans l'espace qui sépare les deux cellules, la fente synaptique. Après avoir traversé la fente synaptique, les neurotransmetteurs se fixent sur des récepteurs situés sur les dendrites de la cellule postsynaptique. (Repris de Cell, *vol. 10, 1993, page 2, Jessel and Kandel. Utilisé avec l'autorisation d'Elsevier. Image centrale : avec l'autorisation de C. Bailey et M. Chen.)*

par molécule mais par petits paquets qui contiennent environ cinq mille molécules chacun. Katz baptisa ces paquets des *quanta* et postula que chacun d'entre eux était fabriqué dans un sac membraneux qu'il appela vésicule synaptique. En 1955, des images de la synapse prise par Sanford Palay et George Palade au microscope électronique confirmèrent la prédiction de Katz, montrant que la terminaison présynaptique est remplie de vésicules dont on trouvera plus tard qu'elles contiennent des neurotransmetteurs (figure 6.3).

Pour tester plus avant cette idée, Katz prit une décision stratégique brillante. Il abandonna l'étude de la synapse entre nerf et muscle de la grenouille pour celle de la synapse géante du calmar. Tirant parti de ce système favorable, Katz put en déduire l'action des ions calcium quand ils entrent dans la terminaison présynaptique : ceux-ci entraînent la fusion des vésicules synaptiques avec la membrane extérieure de la terminaison synaptique, ouvrant ainsi un pore dans la membrane par lequel les vésicules libèrent leurs transmetteurs dans la fente synaptique (figure 6.4).

La prise de conscience du rôle des signaux chimiques aussi bien qu'électriques dans les divers fonctionnements du cerveau – la capacité non seulement de percevoir, mais de penser, d'apprendre et de stocker l'information – étendit le pouvoir d'attraction de la neurologie

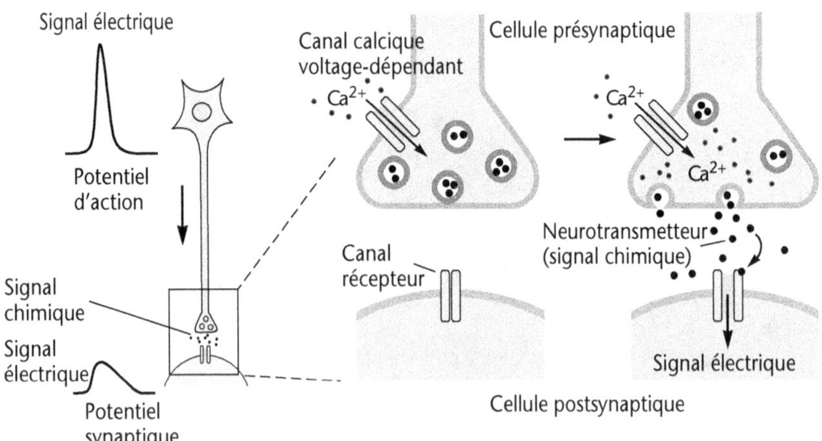

FIGURE 6.4
D'un signal électrique à un signal chimique et *vice versa*.
Bernard Katz découvrit que, lorsqu'un potentiel d'action entre dans une terminaison présynaptique, il déclenche l'ouverture des canaux calciques et laisse les ions calcium entrer dans la cellule. Cela entraîne la libération des neurotransmetteurs dans la fente synaptique. Les neurotransmetteurs se fixent aux récepteurs situés à la surface de la cellule postsynaptique, et les signaux chimiques sont reconvertis en signaux électriques.

des anatomistes et des électrophysiologistes aux biochimistes. De plus, puisque la biochimie est un langage universel en biologie, la transmission synaptique éveilla l'intérêt de toute la communauté scientifique biologique, sans parler des étudiants s'intéressant au comportement et à l'esprit, dont moi.

Ainsi, quelle chance pour la science du cerveau du monde entier que l'Angleterre, l'Australie, la Nouvelle-Zélande et les États-Unis aient ouvert leurs portes aux remarquables experts du fonctionnement synaptique expulsés par l'Autriche et l'Allemagne, parmi lesquels Loewi, Feldberg, Kuffler et Katz. Cela me rappelle une anecdote narrée par Sigmund Freud lorsqu'il arriva en Angleterre et qu'on lui montra la superbe maison aux environs de Londres où il allait habiter. Voyant la tranquillité et la courtoisie que son émigration forcée lui avait apportées, il se prit à murmurer, avec une ironie typiquement viennoise : « Heil Hitler ! »

CHAPITRE 7

Systèmes nerveux simples et complexes

Peu de temps après mon arrivée à Columbia en 1955, Grundfest me suggéra de travailler avec Dominick Purpura, un jeune médecin qu'il avait poussé à infléchir sa carrière pour passer de la neurochirurgie à la recherche fondamentale sur le cerveau (figure 7.1). Quand j'ai rencontré Dom, celui-ci venait de décider de concentrer ses recherches sur le cortex cérébral, la région la plus élaborée du cerveau. Il s'intéressait aux psychotropes et les premières expériences au cours desquelles je l'assistai portèrent sur le rôle de l'agent psychédélique LSD (acide lysergique diéthylamide) dans la formation des hallucinations visuelles.

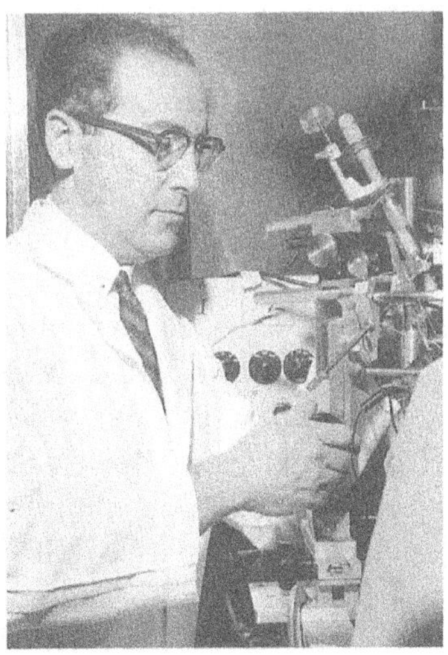

FIGURE 7.1
Dominick Purpura (né en 1927) suivit des études de neurochirurgien mais obliqua vers la recherche à plein temps pour devenir l'un des contributeurs majeurs à la physiologie du cortex. J'ai travaillé avec lui en 1955-1956 durant mon premier séjour au laboratoire Grundfest. Il eut par la suite des fonctions dirigeantes à l'Université de Stanford puis à l'Albert Einstein School of Medicine. (Tiré de la collection personnelle d'Eric Kandel.)

Le LSD fut découvert dans les années 1940 et était devenu vers le milieu des années 1950 extrêmement populaire en raison de son usage récréatif répandu. Aldous Huxley avait popularisé ses propriétés hallucinogènes dans son livre *Les Portes de la perception* : il y décrit comment le LSD exacerbait sa conscience des expériences visuelles, engendrant des images aux couleurs intenses, chatoyantes et d'une netteté absolue. La capacité du LSD et des autres substances psychédéliques similaires à modifier la perception, la pensée et les sentiments dans des voies que l'on n'expérimente pas en temps ordinaire, sauf dans les rêves et les états de transe religieuse, les rend notablement différents des autres classes de drogues. Les gens qui prennent du LSD ont souvent l'impression que leur esprit s'est élargi et divisé en deux : une partie est organisée et goûte aux effets perceptifs exacerbés ; l'autre partie est en revanche passive, observant les événements comme un spectateur neutre. L'attention est typiquement tournée vers l'intérieur et la distinction nette entre moi et non-moi est perdue, donnant à l'usager du LSD une sensation mystique d'appartenance au cosmos. Chez de nombreuses personnes, les distorsions perceptives prennent la forme d'hallucinations visuelles ; chez certaines, le LSD peut même entraîner une réaction psychotique proche de la schizophrénie. En raison de ces remarquables propriétés, Dom désirait comprendre comment le LSD opérait.

Un an auparavant, D.W. Woolley et E.N. Shaw, deux pharmacologues de l'Institut Rockefeller, avaient découvert que le LSD se fixe sur le même récepteur que la sérotonine, substance mise en évidence depuis peu dans le cerveau et que l'on pensait être un neurotransmetteur. Pour leurs travaux, ils avaient eu recours à une préparation appréciée des pharmacologues expérimentateurs, le muscle lisse de l'utérus de ratte qui, comme ils l'avaient découvert, était le siège de contractions spontanées en présence de sérotonine. Le LSD s'opposait à cet effet de la sérotonine en déplaçant cette dernière hors de son récepteur. Cette constatation amena Woolley et Shaw à suggérer que le LSD pouvait contrebalancer la sérotonine également au sein du cerveau. Prolongeant leur raisonnement, ils émirent l'hypothèse que les réactions psychotiques déclenchées par le LSD pouvaient très bien être dues à une répression de l'action normale de la sérotonine dans le cerveau. Si c'était le cas, affirmèrent-ils, il était très probable que la sérotonine fût nécessaire au fonctionnement mental normal, en d'autres termes à notre santé mentale.

Bien que Dom n'ait aucune objection à l'idée d'utiliser des muscles lisses utérins pour tester ses idées sur les substances chimiques présentes dans le cerveau, il considéra qu'il était plus pertinent, pour juger de son fonctionnement sain ou déficient, d'examiner directement le cerveau afin d'observer le mode opératoire des drogues psychédéliques. Plus spécifiquement, il voulait savoir si le LSD affectait l'activité synaptique dans le cortex visuel, cette zone du cortex en charge de la perception visuelle, où il était probable qu'étaient engendrées les grandes distorsions visuelles et les hallucinations. Il me demanda pour cela d'étudier l'action de la sérotonine sur un faisceau nerveux du chat qui aboutit dans le cortex visuel.

Nous avons donc anesthésié les animaux, ouvert leur crâne pour mettre à nu le cerveau et nous avons placé des électrodes à la surface du cortex visuel. Nous avons alors découvert que, dans le cortex visuel, la sérotonine et le LSD n'étaient pas antagonistes comme c'était le cas dans le muscle lisse de l'utérus. Non seulement les deux substances avaient la même action, inhibant la signalisation synaptique, mais chacune exacerbait l'action inhibitrice de l'autre. Ainsi, nos études, comme plus tard des études réalisées dans d'autres laboratoires, semblaient mettre à mal l'idée de Woolley et Shaw selon laquelle les effets visuels déroutants provoqués par le LSD étaient dus au blocage de l'action de la sérotonine dans le système visuel. (On sait aujourd'hui que la sérotonine agit sur pas moins de dix-huit types différents de récepteurs à travers le cerveau et que le LSD semble produire son action hallucinatoire en stimulant l'un de ces récepteurs, situé dans le lobe frontal du cerveau.)

C'était là un beau résultat. De plus, durant ces études, j'appris de Dom comment monter des expériences avec des chats et comment mettre en œuvre des enregistrements électriques et des équipements de stimulation. À ma surprise, j'ai découvert que mes premières expériences de laboratoire étaient assez prenantes, différant par là sensiblement de la science aride que l'on m'avait enseignée sur les bancs du collège et de l'école de médecine. Au laboratoire, la science se métamorphosait en une démarche permettant de formuler des questions intéressantes sur la nature, de discuter de l'importance et du bien-fondé de ces questions, puis de mettre au point une série d'expériences pour étudier les réponses possibles à une question particulière.

Les questions que posaient Grundfest et Purpura n'étaient pas directement reliées au moi, au surmoi ou au ça, mais elles me firent entrevoir que les neurosciences commençaient à pouvoir tester des concepts portant sur des aspects des principales maladies mentales, comme les distorsions de la perception et les hallucinations de la schizophrénie.

Plus important encore, les discussions avec Grundfest et Purpura m'apparurent fascinantes – elles étaient souvent profondes, mais parfois traitaient aussi avec délices des potins concernant les travaux d'autres scientifiques, leurs carrières, leur vie sexuelle. Dom était extrêmement brillant, très fort techniquement et très divertissant (j'allais le surnommer plus tard le Woody Allen de la neurobiologie). Je commençai à comprendre que ce qui rend la science aussi spéciale, en particulier dans un laboratoire américain, ce ne sont pas les expériences elles-mêmes mais également le contexte social, le sentiment d'égalité entre étudiant et professeur, ainsi que l'échange intellectuel et critique très ouvert, direct et d'une franchise parfois brutale. Grundfest et Purpura s'admiraient mutuellement et participaient tous deux à la mise au point des expériences mais Grundfest pouvait très bien critiquer les résultats de Dom comme s'il était un rival d'un autre laboratoire. Quant à Grundfest, il était au moins aussi exigeant avec les expériences réalisées dans son laboratoire et celui de Dom qu'il l'était envers les expériences d'autres scientifiques.

Non content de me familiariser avec des concepts importants tirés des plus récentes études biologiques sur le cerveau, j'appris encore la méthodologie et la stratégie auprès de Grundfest et Purpura, et plus tard de Stanley Crain, un jeune collègue de Grundfest. De façon plus générale, tout comme les souvenirs douloureux de mon enfance à Vienne en 1938 allaient me poursuivre dans mes années à venir, cette expérience positive dans un laboratoire de recherche et les idées que j'y rencontrai à l'âge de 25 ans eurent un impact majeur sur ma pensée et l'ensemble de mes travaux.

Les découvertes concernant la sérotonine et le LSD encouragèrent Dom à pousser son analyse aux limites de ce qui était techniquement possible dans le cortex cérébral. Nous avions eu recours à des flashs de lumière pour exciter le cortex visuel et ces stimuli activaient un faisceau qui se terminait dans les dendrites des neurones du cortex visuel. Or on savait très peu de chose sur ces dendrites. En particulier, on ne savait pas si elles pouvaient engendrer des potentiels d'action comme ceux de l'axone. En se fondant sur leurs travaux, Purpura et Grundfest suggérèrent que les dendrites avaient des propriétés électriques limitées : elles peuvent produire des potentiels synaptiques mais pas engendrer des potentiels d'action.

Arriver à cette conclusion était néanmoins audacieux de la part de Grundfest et Purpura car ils n'étaient pas certains que leurs méthodes expérimentales fussent adaptées à l'étude des dendrites. Pour détecter les modifications de la transmission synaptique provoquées par le LSD, Grundfest et Purpura avaient besoin dans l'idéal d'obtenir des enregistrements intracellulaires des dendrites des neurones du cortex visuel, dendrite par dendrite. Il fallait donc utiliser de petites électrodes en verre analogues à celles employées par Katz dans les fibres musculaires isolées et par Eccles dans les neurones moteurs individuels. Après en avoir discuté un certain temps, ils conclurent qu'il y avait peu de chance de réussir les enregistrements intracellulaires car les neurones du cortex visuel étaient bien plus petits que les cellules étudiées par Katz et Eccles. Les minces dendrites, dont la taille n'était que de un vingtième du corps de la cellule, semblaient des cibles impossibles à atteindre en termes d'enregistrement.

C'est dans le contexte de ces discussions que je rencontrai à nouveau Stephen Kuffler. Un soir, Grundfest me mit entre les mains un numéro du *Journal of General Physiology*. Il contenait trois articles de Kuffler portant sur ses travaux concernant les cellules nerveuses individuelles et leurs dendrites dans l'écrevisse. Je trouvai l'idée qu'un neurophysiologiste contemporain puisse travailler sur les écrevisses simplement remarquable : l'un des premiers articles scientifiques de Freud, publié en 1882, alors qu'il n'était âgé que de 26 ans, s'intéressait aux cellules nerveuses de l'écrevisse ! C'était d'ailleurs au cours de ses travaux que Freud avait découvert, indépendamment de Cajal, que le corps de la cellule nerveuse et tous ses processus formaient une entité unique, l'unité de signalisation du cerveau.

Je lus les articles de Kuffler du mieux que je pus. Même sans les comprendre pleinement, une chose en ressortait de manière évidente : Kuffler était en train de réaliser ce que Purpura et Grundfest avaient essayé de faire, sans y parvenir, dans le cerveau des mammifères. Il étudiait les dendrites d'une cellule nerveuse individuelle, isolée. Ici, en l'absence de toute autre cellule nerveuse, Kuffler pouvait réellement voir les branches individuelles des dendrites et enregistrer les conséquences des modifications électriques à l'intérieur de celles-ci.

Les articles de Kuffler faisaient clairement ressortir que le choix d'un système simple sur le plan anatomique est crucial pour la réussite d'une expérience et que les invertébrés constituent une source abondante de tels systèmes simples. Ces articles me rappelèrent également que le choix d'un système expérimental est l'une des décisions les plus importantes que puisse prendre un biologiste, leçon que j'avais déjà retenue des travaux de Hodgkin et Huxley sur l'axone géant du calmar et des travaux de Katz sur la synapse géante du même calmar.

Ces notions eurent un grand impact sur moi, et j'étais impatient de tester personnellement de nouvelles stratégies de recherche. Je n'avais aucune idée spécifique en tête, mais je commençai à penser en biologiste. Je comprenais que tous les animaux ont une forme de vie mentale qui reflète l'architecture de leur système nerveux et je savais que je voulais étudier le fonctionnement du système nerveux à l'échelle cellulaire. À cet instant, la seule chose certaine était qu'un jour je pourrais vouloir tester une idée sur un invertébré.

Après mon diplôme de médecine en 1956, je passai un an en tant qu'interne à l'hôpital Montefiore de New York. Au printemps 1957, lors d'une brève période optionnelle de mon internat, je retournai au laboratoire de Gundfest et y passai six semaines en compagnie de Stanley Crain, un maître en systèmes simples. Je recherchai la compagnie de Crain car c'était un biologiste cellulaire qui avait prospecté les systèmes expérimentaux appropriés à la résolution de problèmes importants. Il avait ainsi été l'un des premiers à étudier les propriétés de cellules nerveuses individuelles isolées, extraites du cerveau et cultivées dans des cultures tissulaires à l'écart des autres cellules nerveuses. On ne pouvait faire plus simple !

Connaissant ma curiosité croissante pour les invertébrés, en particulier l'écrevisse, Grundfest avait suggéré que je mette au point un système d'enregistrement électrophysique avec l'aide de Crain. Je pouvais utiliser le système pour reproduire l'expérience de Hodgkin et Huxley en enregistrant le grand axone de l'écrevisse qui contrôle la queue de l'animal et donc sa fuite face aux prédateurs. Cet axone d'écrevisse, bien que plus petit que celui du calmar, est néanmoins très grand.

Crain me montra comment fabriquer des microélectrodes de verre pour les insérer dans des axones individuels et comment les mettre en œuvre pour obtenir et interpréter des mesures électriques. Ce fut au cours de ces expériences – qui étaient presque des exercices de laboratoire, vu que je n'explorais aucun terrain nouveau sur le plan scientifique ou conceptuel – que je ressentis pour la première fois l'excitation de travailler par moi-même. Je connectai la sortie de l'amplificateur que j'employais pour enregistrer le signal électrique vers un haut-parleur, comme Adrian l'avait fait trente ans plus tôt. Chaque fois que je pénétrais dans une cellule, moi aussi, je pouvais entendre le crac d'un potentiel d'action. Je ne suis pas spécialement adepte du son des armes à feu mais je trouvai fascinant le bang ! bang ! bang ! d'un potentiel d'action. L'idée que j'avais réussi à empaler un axone et que j'étais réellement en train d'écouter le cerveau d'une écrevisse pendant qu'il transportait des messages me semblait d'une intimité merveilleuse. J'étais en train de devenir un vrai psychanalyste : j'écoutais les pensées profondes et enfouies de mon écrevisse !

Les résultats merveilleusement parlants que j'obtins avec mes premières expériences sur le système nerveux simple de l'écrevisse – des mesures des potentiels de repos membranaire et d'action, la confirmation que le potentiel d'action est de type tout ou rien, et qu'il n'annule pas simplement le potentiel de repos membranaire mais qu'il le dépasse en amplitude – eurent un impact profond sur moi et me confirmèrent l'importance du choix du bon animal pour mes travaux.

Mes résultats n'avaient absolument rien d'original mais, pour moi, ils étaient merveilleux.

À la vue de mes deux brèves périodes dans son laboratoire, Grundfest me proposa un poste de chercheur au NIMH[1], la composante psychiatrique du NIH[2], plutôt que de me retrouver sous les drapeaux. Durant les années qui suivirent la guerre de Corée, les médecins étaient enrôlés pour prodiguer des soins aux membres des forces armées et à leurs familles. Le service public de santé (Public Health Service), qui faisait alors partie des gardes-côtes, constituait une alternative au service actif pour ceux qui étaient jugés aptes et le NIH était l'une des institutions appartenant au service public de santé. Avec la recommandation de Grundfest, je fus accepté par Wade Marshall, chef du laboratoire de neurophysiologie du NIMH, et mon arrivée fut programmée pour juillet 1957.

À la fin des années 1930, Wade Marshall était probablement l'un des plus prometteurs et des plus accomplis jeunes scientifiques américains travaillant sur le cerveau (figure 7.2). Dans une série de travaux devenus historiques depuis, il formula la question suivante :

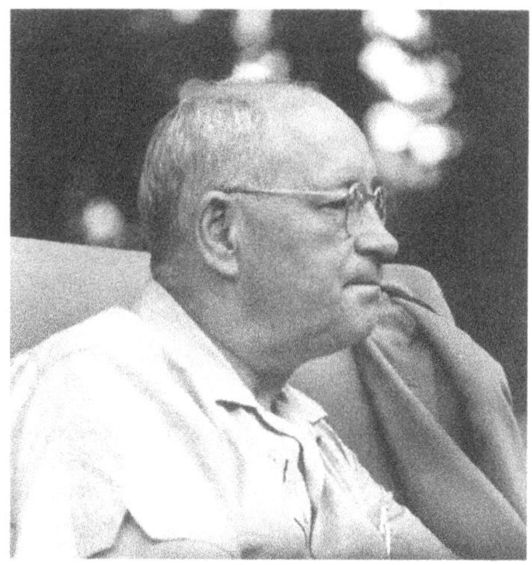

FIGURE 7.2
Wade Marshall (1907-1972) fut le premier scientifique à cartographier la représentation sensorielle détaillée du toucher et de la vue dans le cortex cérébral. Il arriva au NIH en 1947 et prit la direction du laboratoire de neurophysiologie au NIMH en 1950, où j'ai travaillé pour lui de 1957 à 1960. (Avec l'autorisation de Louise Marshall.)

1. National Institute of Mental Health, l'Institut national de la santé mentale (NdT).

2. National Institute of Health, l'Institut national de la santé, équivalent américain de l'INSERM français (NdT).

comment les récepteurs du toucher de la surface du corps – les mains, la figure, le torse, le dos – sont-ils représentés dans le cerveau des chats ou des singes ? Marshall et ses collègues découvrirent que la représentation interne du toucher est organisée de manière spatiale : des régions voisines à la surface du corps demeurent voisines dans le cerveau à travers leurs représentations.

À l'époque où Marshall commença ses recherches, on en savait déjà beaucoup sur l'anatomie du cortex cérébral. Le cortex est une structure complexe qui couvre les deux hémisphères symétriques du cerveau antérieur et est divisée en quatre parties, ou lobes (frontal, pariétal, temporal et occipital) (figure 7.3). Déplié, le cortex cérébral humain est à peu près de la taille d'une grande serviette de table, bien qu'un peu plus épais. Il contient environ 100 milliards de neurones, chacun comportant autour de mille synapses, ce qui fait un total d'à peu près un million de milliards de connexions synaptiques.

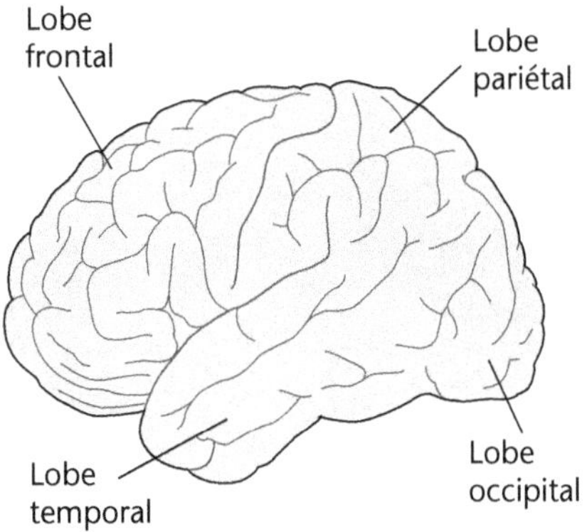

FIGURE 7.3
Les quatre lobes du cortex cérébral.
Le lobe frontal fait partie du circuit neuronal gouvernant les jugements sociaux, les aspects du langage, le contrôle du mouvement et une forme de mémoire à court terme baptisée mémoire de travail. Le lobe pariétal reçoit des informations sensorielles du toucher, de la pression et de l'espace entourant le corps et participe à l'intégration de ces informations en des perceptions cohérentes. Le lobe occipital est impliqué dans le sens de la vision. Le lobe temporal est impliqué dans le traitement auditif et dans certains aspects du langage et de la mémoire.

Marshall commença ses travaux sur le sens du toucher alors qu'il était étudiant de troisième cycle à l'Université de Chicago en 1936. Il découvrit qu'un déplacement des poils de la patte d'un chat ou encore un contact sur sa peau engendrait une réponse électrique dans des groupes spécifiques de neurones du cortex somatosensoriel, une région du lobe pariétal qui gouverne le sens du toucher. Ces travaux prouvaient seulement que le sens du toucher est représenté dans le cerveau mais Marshall réalisa immédiatement qu'il pouvait pousser plus loin encore son analyse. Il désirait savoir si des zones voisines de la peau sont représentées par des zones voisines du cortex somatosensoriel ou bien si elles sont dispersées au hasard à l'intérieur de ce dernier.

À la recherche de conseils pour répondre à cette question, il fut candidat pour un poste de postdoctorant chez Philip Bard, alors président du département de physiologie de la Johns Hopkins Medical School et personnalité majeure de la biologie américaine. Marshall s'associa avec Bard pour effectuer des recherches sur les singes, chez qui ils découvrirent que toute la surface du corps est représentée dans le cortex somatosensoriel *via* une carte neuronale topographique. Des parties adjacentes de la surface du corps, comme les doigts, sont représentées proches les unes des autres dans le cortex somatosensoriel. Quelques années plus tard, un neurochirurgien canadien remarquablement doué, Wilder Penfield, étendit cette étude portant sur les singes aux hommes, révélant que les parties de la surface du corps les plus sensibles au toucher sont représentées par les plus grandes zones du cortex somatosensoriel (figure 7.4).

Par la suite, Marshall découvrit que les récepteurs de lumière situés dans la rétine de l'œil sont également représentés de manière ordonnée dans le cortex visuel primaire, une région du lobe occipital. Enfin, il prouva que le lobe temporal contient une carte sensorielle des fréquences sonores, chaque ton étant représenté de manière systématique dans le cerveau.

Ces travaux révolutionnèrent notre compréhension de l'organisation et de la représentation de l'information dans le cerveau. Marshall démontra que, même si des systèmes sensoriels différents transportent des types d'informations différentes et débouchent dans des régions du cortex cérébral différentes, leurs organisations partagent une logique commune. Toute l'information sensorielle est structurée topographiquement au sein du cerveau sous forme de cartes précises des récepteurs sensoriels du corps que sont par exemple la rétine de l'œil, la membrane basilaire de l'oreille ou encore toute la peau à la surface de notre corps.

On peut très facilement comprendre ces cartes sensorielles en examinant la représentation du toucher dans le cortex somatosensoriel. Le toucher commence avec les récepteurs situés sous la peau qui traduisent l'énergie d'un stimulus – par exemple l'énergie transmise par un pincement de la peau – en des signaux électriques dans les neurones sensoriels. Les signaux voyagent alors le long de faisceaux précis vers le cerveau, passant à travers plusieurs étapes de traitement, ou

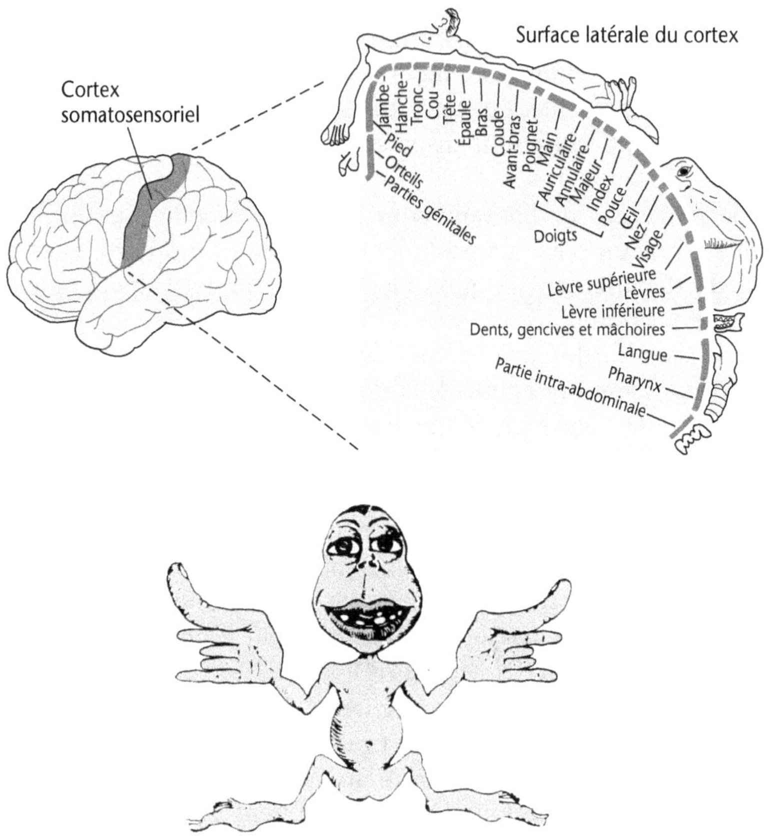

FIGURE 7.4
Une carte sensorielle du corps, telle qu'elle est représentée dans le cerveau.
Le cortex somatosensoriel – une bande dans le lobe pariétal du cortex cérébral – reçoit les sensations du toucher. Chaque partie du corps est représentée de manière séparée. Les doigts, la bouche et les autres zones particulièrement sensibles prennent la place la plus importante. Wilder Penfeld baptisa cette carte en coupe « homoncule sensoriel ». La représentation composite de l'homoncule sensoriel au travers d'un bonhomme dessiné (ci-dessus) est fondée sur la carte en coupe. Elle montre un humain avec des mains, doigts et bouche de grande taille. (Repris de Mechanics of the Mind, *Colin Blakemore. © Cambridge University Press, 1977.)*

relais, dans le tronc cérébral et le thalamus avant de finir dans le cortex somatosensoriel. À chaque étape, les signaux provenant de points adjacents sur la peau sont transportés par des fibres nerveuses adjacentes. Ainsi, la stimulation de deux doigts voisins, par exemple, active des populations adjacentes de cellules nerveuses dans le cerveau.

La connaissance des cartes sensorielles cérébrales et la compréhension de leur organisation topographique sont d'une aide inestimable pour le traitement des patients. En raison de l'incroyable précision de ces cartes, la neurologie clinique est depuis longtemps une discipline au diagnostic précis même si elle n'a reposé, jusqu'aux développements récents de l'imagerie cérébrale, que sur les outils les plus simples et plus primitifs – un tampon d'ouate pour tester le toucher, une épingle de sûreté pour la douleur, un diapason pour la vibration et un marteau pour les réflexes. On peut localiser avec précision des perturbations des systèmes sensoriels ou moteurs grâce à la relation univoque qui unit les divers points du corps et les zones cérébrales.

Un exemple spectaculaire de cette relation est la crise épileptique dite de Bravais-Jackson, décrite pour la première fois par le neurologue britannique John Hughlings Jackson en 1878. Lors d'une telle crise, un engourdissement et des sensations de brûlure ou de picotement peuvent apparaître au bout des doigts et se répandre en une minute à la main, remonter le bras, traverser l'épaule pour atteindre le dos et redescendre le long de la jambe du même côté. Cette suite de sensations s'explique par la disposition de la carte sensorielle du corps : la crise, qui est une vague d'activité électrique anormale dans le cerveau, démarre dans la zone latérale du cortex somatosensoriel, où la main est représentée, puis se propage à travers le cortex vers la ligne médiane où se situe la représentation de la jambe.

Les fantastiques découvertes scientifiques de Marshall eurent cependant un prix. Ces expériences étaient exigeantes sur le plan physique, durant souvent plus de vingt-quatre heures d'affilée. Fréquemment privé de sommeil, il s'épuisa. De plus, ses rapports avec Bard étaient tendus. En 1942, Marshall s'effondra et connut une période de paranoïa psychotique aiguë après avoir réellement menacé physiquement Bard. Cet épisode de maladie mentale imposa à Marshall une hospitalisation de dix-huit mois.

Lorsqu'il reprit ses travaux en neuroscience à la fin des années 1940, il s'intéressa à un type totalement nouveau de problèmes : la dépression corticale envahissante qui consiste en une extinction volontairement provoquée et réversible de l'activité électrique dans le cortex cérébral. À mon arrivée au NIH, l'apogée de sa carrière scientifique était derrière lui. Il prenait encore plaisir à la mise en œuvre d'expériences occasionnelles mais avait perdu de sa motivation scientifique et de sa clarté de vue, concentrant le plus clair de son énergie et de son intérêt à des tâches administratives, avec talent d'ailleurs.

Bien qu'excentrique, d'humeur changeante et parfois soupçonneux pour des raisons imprévisibles, Marshall était un directeur de laboratoire généreux, poussant les jeunes dont il était responsable. J'ai beaucoup appris de lui sur la modestie et la rigueur qui sied à un laboratoire scientifique. Il combinait de hautes valeurs en matière de conduite scientifique et un sens assez fin de l'autodérision qui se reflétait dans les merveilleux aphorismes auxquels il recourait quand l'occasion s'en présentait. L'un de ses favoris, qui revenait chaque fois que l'une de ses découvertes était remise en cause, était : « On était perdu et eux aussi l'étaient, mais on était plus habitué qu'eux à être perdus. » En d'autres occasions, il murmurait : « Les choses vont continuer comme cela pendant un certain temps, puis elles empireront ! »

En plus de l'humilité, j'appris de Marshall qu'avec une grande force de caractère et l'aide du temps on peut substantiellement guérir d'une grave maladie mentale (les drogues thérapeutiques n'étaient alors pas disponibles). J'ai aussi vu tout ce qu'une personne qui a guéri d'un désordre aussi dévastateur pouvait accomplir. De nombreux jeunes gens qui connurent de superbes carrières en science, dont moi, doivent leurs premiers pas et une bonne partie de leur succès ultérieur à l'exemple personnel et professionnel de Wade Marshall. En dépit de mon évidente inexpérience, il ne me força pas à travailler sur des problèmes qui l'intéressaient. Au lieu de cela, il me permit de réfléchir à ce que je voulais – en l'occurrence, comment s'effectuent l'apprentissage et la mémorisation dans les cellules du cerveau. La science offre à chacun une chance structurée de tester ses idées – voire, si l'on n'a pas peur de se lancer la tête la première, de tester des idées brutes, importantes et audacieuses. Marshall m'offrit la liberté de pouvoir penser de manière créative.

Grundfest, Purpura, Crain, Marshall et, plus tard, Steve Kuffler m'influencèrent profondément. Ils transformèrent ma vie. Eux et M. Campagna, qui m'ouvrit les portes de Harvard, illustrent l'importance des relations entre étudiant et professeur dans le développement intellectuel d'un individu. Chacun à leur façon, ils soulignent le rôle des influences du hasard et de la générosité d'esprit qui permettent aux jeunes gens de prospérer. Les jeunes, pour leur part, doivent s'attacher à garder un esprit ouvert et à rechercher ces lieux où ils seront entourés par des esprits de premier plan.

CHAPITRE 8

À mémoires différentes, régions cérébrales différentes

À l'époque où je suis arrivé au laboratoire de Wade Marshall, j'avais évolué : j'étais passé de l'idée naïve consistant à essayer de dénicher le moi, le ça et le surmoi dans le cerveau à une conception légèrement moins vague, selon laquelle découvrir le fondement biologique de la mémoire pourrait constituer une approche efficace pour comprendre les processus mentaux de haut niveau. Il était clair pour moi que l'apprentissage et la mémoire jouaient un rôle central en psychanalyse et en psychothérapie. Après tout, de nombreux problèmes psychologiques ont à voir par certains aspects avec l'apprentissage, et la psychanalyse est fondée sur le principe que ce qui a été appris peut être désappris. Plus généralement, l'apprentissage et la mémoire sont essentiels à l'édification de notre identité profonde. Ils font de nous ce que nous sommes.

À cette époque, en revanche, la biologie de l'apprentissage et de la mémorisation baignait dans la confusion. Elle était dominée par la pensée de Karl Lashley. Ce professeur de psychologie de Harvard avait convaincu de nombreux scientifiques qu'il n'existait pas de régions spécifiques du cortex cérébral qui étaient spécialisées dans la mémorisation.

Peu de temps après mon arrivée au NIMH, deux chercheurs sont venus bouleverser tout cela. Dans un article publié de fraîche date, Brenda Milner, une psychologue à l'Institut neurologique de Montréal à l'Université McGill, et William Scoville, un neurochirurgien de Hartford dans le Connecticut, rapportaient avoir localisé la mémoire dans des régions spécifiques du cerveau. Cette nouvelle eut un impact énorme sur moi et sur bien d'autres : elle signifiait potentiellement le terme définitif de cette très ancienne controverse sur le cerveau humain.

Jusqu'à la moitié du XXe siècle, la recherche sur la localisation de la mémoire dans le cerveau avait été structurée par les deux visions concurrentes du fonctionnement du cerveau – et tout spécialement du cortex cérébral. Selon la première, le cortex cérébral était constitué de régions distinctes possédant des fonctions spécifiques – l'une représentant le langage, l'autre la vue, et ainsi de suite. D'après la seconde, les capacités mentales étaient le produit de l'activité combinée du cortex cérébral tout entier.

La première personne à défendre l'idée de capacités mentales particulières localisées dans des régions spécifiques du cortex fut Franz Joseph Gall, un médecin et neuroanatomiste allemand qui fut professeur à l'Université de Vienne de 1781 à 1802. Gall a apporté deux contributions conceptuelles durables à la science de l'esprit. Tout d'abord, il a affirmé que *tous* les processus mentaux sont biologiques, et donc proviennent du cerveau. Ensuite, il a suggéré que le cortex cérébral possède de nombreuses régions distinctes qui gouvernent des fonctions mentales spécifiques.

La théorie de Gall selon laquelle tous les processus mentaux sont biologiques l'a conduit à s'opposer au dualisme, théorie dominante à son époque. Selon cette conception promulguée en 1632 par René Descartes, les êtres humains ont une nature double : d'une part, le corps qui est matériel et, d'autre part, l'âme qui est immatérielle, indestructible et réside hors du corps. Cette double nature s'exprime par deux types de substances. La *res externa* – la substance physique qui remplit le corps, y compris le cerveau – court dans les nerfs et emplit les muscles d'esprits animaux. La *res cogitans* – l'essence non physique de la pensée – est propre à l'homme. Elle donne naissance à la pensée rationnelle et à la conscience ; elle reflète par son caractère non physique la nature spirituelle de l'âme. Les réflexes et de nombreux autres comportements physiques sont effectués par le cerveau tandis que les processus mentaux sont effectués par l'âme. Descartes pensait que ces deux agents interagissaient par le biais de la glande pinéale, petite structure implantée en profondeur au centre du cerveau.

L'Église catholique romaine, sentant son autorité menacée par les découvertes nouvelles en anatomie, a épousé le dualisme car il séparait les domaines de la science et de la religion. L'affirmation radicale par Gall d'une vision matérialiste de l'esprit a attiré l'attention de la communauté scientifique : en mettant un terme à une conception non biologique de l'âme, elle menaçait les puissants éléments conservateurs de la société. De fait, l'empereur François Ier interdit Gall d'expression publique et l'expulsa d'Autriche.

Gall a également émis des hypothèses sur le rôle possible des diverses régions du cortex. La psychologie académique de l'époque avait défini vingt-sept facultés mentales. Gall les a assignées à vingt-sept régions différentes du cortex, qu'il a appelées « organes mentaux ». (Des régions supplémentaires ont ensuite été ajoutées, par Gall et par d'autres.) Ces facultés mentales – comme la mémoire factuelle, la prudence, le goût du secret, l'espoir, la croyance en Dieu, le sens du sublime, l'amour parental et l'amour romantique – étaient à la fois abstraites et complexes, même si Gall insistait sur le fait que chacune était contrôlée par une région unique et distincte du cerveau. Cette théorie du fonctionnement localisé a ouvert une controverse qui a duré jusqu'au siècle suivant.

Bien que correcte dans son principe, la théorie de Gall péchait dans ses détails. Premièrement, la plupart des « facultés » considérées comme des fonctions mentales distinctes à l'époque de Gall sont bien trop complexes pour provenir de régions délimitées du cortex cérébral. Deuxièmement, la méthode de Gall consistant à assigner des fonctions à des régions spécifiques du cerveau était imprudente.

Gall n'ayant aucune confiance dans les études comportementales menées sur des personnes dépourvues de certaines parties de leur cerveau, il a ignoré les découvertes cliniques. Au lieu de cela, il a développé une approche fondée sur des études du crâne. Il pensait que chaque zone du cortex cérébral croissait quand on l'utilisait et que cette croissance entraînait des protubérances du crâne à proximité de la zone concernée (figure 8.1).

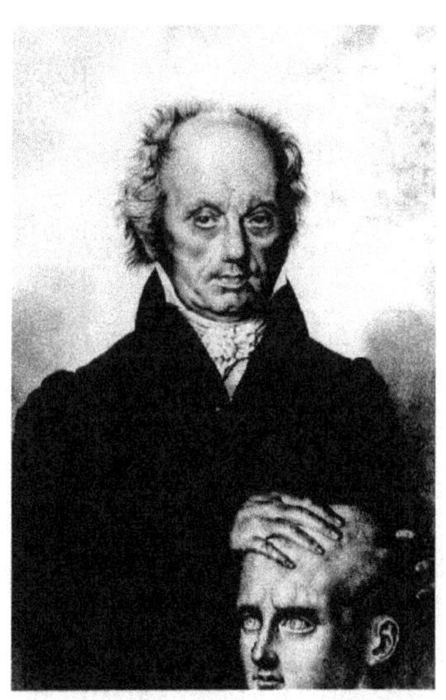

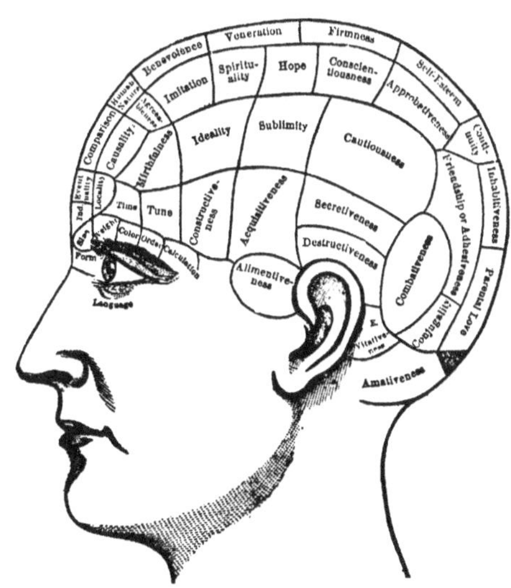

FIGURE 8.1
La phrénologie.
Franz Jospeh Gall (1758-1828), en se fondant sur ses observations, assigna des fonctions mentales différentes à des régions spécifiques du cerveau. Gall développa par la suite la phrénologie, un système permettant de relier la personnalité aux bosses du crâne. (Image de Gall avec l'autorisation d'Anthony A. Walsh.)

Gall a développé son idée par étapes, dès sa jeunesse. À l'école, il avait cru deviner chez ses camarades de classe les plus intelligents un front et des yeux proéminents. À l'opposé, une charmante et très romantique veuve qu'il avait rencontrée avait quant à elle l'arrière de la tête assez développé. Ainsi, Gall en est venu à penser qu'une grande intelligence engendre une masse plus grande à l'avant du cerveau tandis qu'une grande passion romantique développe une masse plus importante à l'arrière. Dans chaque cas, le crâne environnant avait été élargi par la croissance du cerveau. Selon lui, en examinant les bosses et les creux des crânes des personnes dotées de facultés spécifiques, on parviendrait à identifier le centre de ces facultés.

Il a systématisé plus avant sa réflexion lorsque, jeune médecin, il lui a été confié la charge d'un asile de fous à Vienne. Il a ainsi pu examiner les crânes des criminels et a découvert une bosse au-dessus de l'oreille remarquablement similaire à celle observée chez les animaux carnivores ; Gall a associé la bosse à une partie du cerveau dont il pensait qu'elle était responsable du comportement sadique et destructeur. Cette approche consistant à identifier la localisation des facultés mentales a donné la phrénologie, discipline corrélant la personnalité et le caractère de l'individu avec la forme de son crâne.

À la fin des années 1920, les idées de Gall et la phrénologie étaient devenues extrêmement populaires, même auprès du grand public. Le neurologue et expérimentateur français Pierre Flourens décida de la mettre à l'épreuve. En utilisant divers animaux pour ses expériences, Flourens retira, une par une, les régions du cortex cérébral que Gall avait associées à des fonctions mentales spécifiques, sans pouvoir mettre en évidence aucun des déficits comportementaux prédits par Gall. En fait, Flourens ne parvint pas à associer un déficit comportemental quelconque à des régions spécifiques du cortex. Seule la taille de la région retirée comptait, et non sa situation ou la complexité du comportement *a priori* concerné.

Flourens en conclut par conséquent que toutes les régions des hémisphères du cerveau étaient d'importance égale. Le cortex est équipotentiel, affirma-t-il : chaque région était réputée capable d'effectuer n'importe laquelle des fonctions cérébrales. Ainsi, une atteinte à une région particulière du cortex cérébral n'affecterait pas une capacité plutôt qu'une autre. « Toutes les perceptions, toutes les volontés occupent le même siège dans ces organes [cérébraux] ; la faculté de percevoir, de concevoir ou de vouloir constitue donc une faculté qui est essentiellement une », écrivit Flourens.

Les idées de Flourens se répandirent vite. Leur rapide acceptation fut certainement due en partie à la crédibilité que l'on pouvait accorder à ses travaux expérimentaux, mais elle représentait également une réaction religieuse et politique contre la vision matérialiste du cerveau de Gall. Si la vision matérialiste était correcte, point n'était besoin de postuler l'existence d'une âme comme médiateur nécessaire des fonctions cognitives humaines.

Ce débat entre partisans de Gall et ceux de Flourens a animé la réflexion sur le cerveau pendant plusieurs décennies. Il n'a pas été tranché avant la seconde moitié du XIXe siècle, lorsque la question a attiré l'attention de deux neurologues, Pierre-Paul Broca à Paris et Carl Wernicke à Breslau, en Allemagne. Au cours de leurs travaux conduits sur des patients atteints de déficits spécifiques du langage, ou aphasies, Broca et Wernicke avaient réalisé plusieurs découvertes importantes. Regroupées, ces découvertes forment l'un des chapitres les plus excitants de l'étude du comportement humain – en fait, la première perspective d'un fondement biologique d'une capacité cognitive complexe, le langage.

Plutôt que d'examiner des cerveaux normaux pour tester les idées de Gall, comme l'avait fait Flourens, Broca et Wernicke ont étudié des cas pathologiques – ce que les médecins de l'époque appelaient des expériences de la nature. Ils ont réussi à associer des désordres spécifiques du langage à des lésions de régions particulières du cortex cérébral, apportant ainsi une preuve convaincante qu'au moins certaines fonctions mentales supérieures en dérivaient.

Le cortex cérébral possède deux caractéristiques importantes. Tout d'abord, bien que ses deux hémisphères apparaissent comme des images miroirs l'un de l'autre, ils diffèrent à la fois par leur structure et par leur fonction. Ensuite, chaque hémisphère est chargé des sens et du déplacement du côté opposé du corps. Ainsi, l'information sensorielle qui arrive dans la moelle épinière en provenance du côté gauche du corps – de la main gauche, par exemple – traverse le corps pour rejoindre la partie droite du système nerveux lors de sa propagation vers le cortex cérébral. De manière similaire, les régions motrices de l'hémisphère droit contrôlent les mouvements de la partie gauche du corps.

Broca (figure 8.2), qui était également chirurgien et anthropologue, a fondé la science baptisée aujourd'hui neuropsychologie : elle examine les altérations des processus mentaux induites par les lésions cérébrales. En 1861, il a décrit un chausseur parisien de 51 ans nommé Leborgne qui avait souffert d'une attaque vingt et un ans auparavant. Conséquence de son attaque, Leborgne avait perdu la capacité de parler couramment, bien qu'il indiquât par des mimiques et des gestes qu'il comprenait bien le langage parlé. Leborgne ne présentait aucun des déficits moteurs classiques qui affectaient la parole. Il n'avait aucune difficulté à mouvoir sa langue, sa bouche ou ses cordes vocales. En fait, il pouvait prononcer des mots isolés, siffler et chanter une mélodie sans problème, mais ne pouvait échafauder de constructions grammaticales ni créer de phrases complètes. De plus, son handicap ne se limitait pas à la parole ; Leborgne ne pouvait pas exprimer non plus ses idées par écrit.

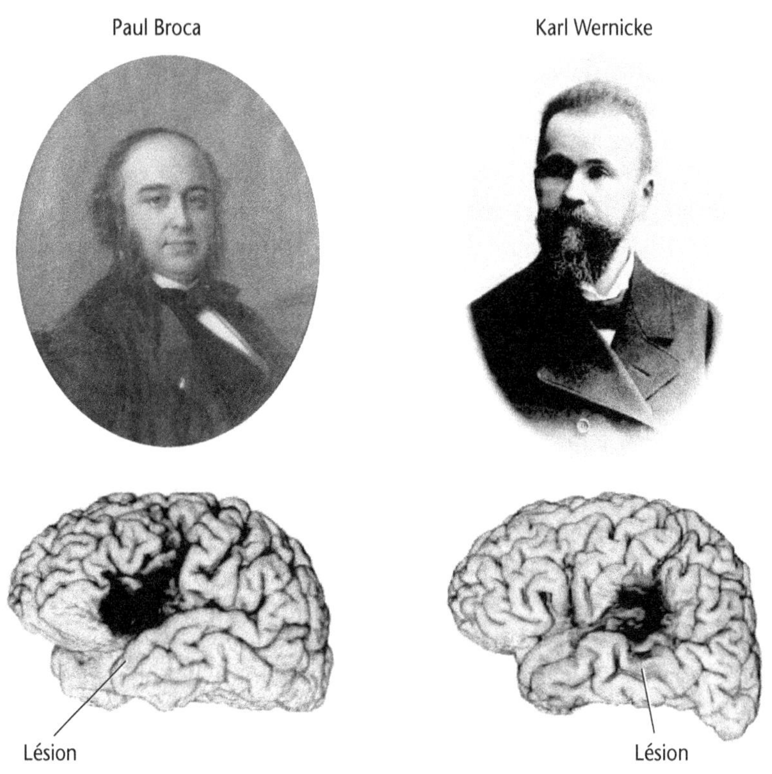

Broca (1824-1880) découvrit qu'une lésion du lobe frontal gauche de l'hémisphère cérébral prive une personne de l'usage de la parole.

Wernicke (1848-1905) découvrit qu'une lésion à la partie postérieure de l'hémisphère cérébral gauche prive une personne de sa capacité à comprendre le langage parlé.

FIGURE 8.2
Deux pionniers de l'étude du fonctionnement du cerveau dans le domaine du langage.
(Portraits repris de Essential of Neural Science and Behavior, *Kandel, Schwartz, and Jessel, McGraw-Hill, 1995. Images du cerveau avec l'autorisation de Hanna Damasio.)*

Leborgne mourut une semaine après son premier examen par Broca. Lors de son autopsie, Broca découvrit une zone endommagée, ou lésion, dans une région du lobe frontal appelée aujourd'hui aire de Broca (figure 8.2). Il se mit à étudier, après leur décès, le cerveau de huit autres patients incapables de parler. Chacun présentait une lésion identique dans le lobe frontal de l'hémisphère cérébral gauche. Les découvertes de Broca fournirent la première preuve empirique qu'une capacité mentale bien définie pouvait être assignée à une région spécifique du cortex. Comme toutes les lésions des patients étaient situées dans l'hémisphère gauche, Broca établit que les deux hémisphères, bien qu'apparemment symétriques, jouaient des rôles différents. Cette découverte l'amena à énoncer, en 1864, l'un des plus célèbres principes du fonctionnement cérébral : « *Nous parlons avec l'hémisphère gauche !* »

La découverte de Broca a stimulé la recherche de localisation d'autres fonctions comportementales dans le cortex. Neuf ans plus tard, deux physiologistes allemands, Gustav Theodor Fritsch et Eduard Hitzig, galvanisèrent la communauté scientifique en démontrant que des chiens bougeaient leurs membres de façon prévisible si l'on stimulait électriquement une région spécifique du cortex cérébral. Qui plus est, Fritsch et Hitzig ont identifié les petites zones du cortex qui contrôlaient les groupes de muscles individuels responsables des mouvements.

En 1879, Carl Wernicke (figure 8.2) a décrit un deuxième type d'aphasie. Ce désordre ne consiste pas en une détérioration de la production de parole, mais en une altération de la compréhension du langage parlé ou écrit. De plus, bien que les personnes atteintes de l'aphasie de Wernicke puissent parler, ce qu'elles disent est complètement incohérent pour quiconque. Comme celle de Broca, cette aphasie est causée par une lésion du côté gauche du cerveau mais, dans ce cas, la lésion est située à l'arrière du cerveau dans une région baptisée aujourd'hui l'aire de Wernicke (figure 8.2).

En se fondant sur ses propres travaux ainsi que sur ceux de Broca, Wernicke a énoncé une théorie décrivant la façon dont le cerveau est connecté pour le langage. Cette théorie, bien que plus simple que notre compréhension actuelle du langage, est cependant cohérente avec notre vision moderne du cerveau. En guise de premier principe, Wernicke a suggéré que tout comportement complexe est le produit non d'une seule région, mais de plusieurs zones du cerveau spécialisées et interconnectées. Pour le langage, ce sont les aires de Wernicke (pour la compréhension) et de Broca (pour l'expression). Les deux aires, comme le savait Wernicke, sont connectées par un faisceau nerveux (figure 8.3). Il a également compris que de vastes réseaux interconnectés de régions spécialisées, comme celles gouvernant le langage, permettent de ressentir l'activité mentale comme un processus continu.

L'idée selon laquelle des régions différentes du cerveau sont spécialisées dans l'accomplissement de tâches différentes joue un rôle central dans la science moderne du cerveau, et le modèle de Wernicke d'un réseau de régions spécialisées interconnectées est un axe majeur dans l'étude du cerveau. On peut comprendre en partie pourquoi cette conclusion a échappé aux chercheurs pendant tant d'années au profit d'un autre principe organisationnel du système nerveux : la circuiterie cérébrale est intrinsèquement redondante. De nombreuses fonctions sensorielles, motrices et cognitives sont assurées par plus d'un faisceau nerveux – la même information est traitée simultanément et en parallèle dans différentes régions du cerveau. Lorsqu'une région ou un faisceau est endommagé, d'autres sont capables de compenser, du moins en partie, cette perte. Lorsque cette compensation se produit sans qu'aucun déficit comportemental n'apparaisse de manière évidente, les chercheurs éprouvent des difficultés à relier un endroit endommagé du cerveau à un comportement.

Une fois admis que des régions spécifiques du cerveau sont en charge de la production et de la compréhension du langage, on a identifié les régions gouvernant chacun des sens, établissant ainsi les fondations pour les découvertes ultérieures par Wade Marshall des cartes sensorielles du toucher, de la vue et de l'ouïe. Ce ne fut qu'une question de temps avant que ces recherches ne se tournent vers la mémoire. En effet, restait à élucider la question fondamentale : la

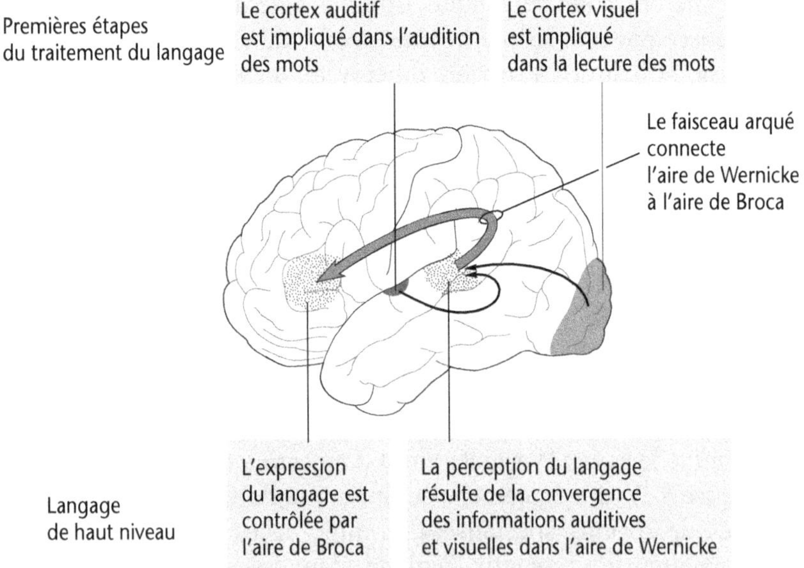

FIGURE 8.3
Un comportement complexe, comme le langage, met en œuvre plusieurs aires interconnectées du cerveau.

mémoire est-elle un processus nerveux unique ou bien est-elle associée à des processus moteurs ou sensoriels ?

Les premières tentatives pour localiser avec précision une région du cerveau en charge de la mémoire, ou même pour identifier cette dernière comme un processus mental unique, échouèrent. Au cours d'une série d'expériences célèbres des années 1920, Karl Lashley avait entraîné des rats à courir à travers un labyrinthe simple. Il avait ensuite retiré différentes parties de leur cortex cérébral et avait testé à nouveau les rats vingt jours plus tard pour voir ce qu'ils avaient retenu de leur entraînement. En se fondant sur ces expériences, Lashley formula la loi d'action de masse, qui stipule que la gravité de la perte mnésique est corrélée à la taille de la région corticale retirée, et non à sa localisation précise. Lashley écrivit ainsi, répondant en écho à Flourens un siècle plus tard : « Il est certain que la pratique du labyrinthe, une fois acquise, n'est pas localisée dans une région unique du cerebrum [le cortex cérébral] et que sa performance est en quelque sorte conditionnée par la quantité de tissu demeuré intact. »

De nombreuses années après, les résultats de Lashley ont été réinterprétés par Wilder Penfield et Brenda Milner à l'Institut neurologique de Montréal. À mesure que s'accumulaient les expériences scientifiques menées sur des rats, il est devenu clair que les labyrinthes n'étaient pas adaptés à l'étude de la localisation de la fonction mnésique. L'apprentissage d'un labyrinthe est une activité qui met en œuvre de nombreuses capacités sensorielles et motrices différentes. Quand on prive un animal d'un de ses sens (par exemple le toucher), il peut toujours raisonnablement reconnaître un endroit en faisant appel à ses autres sens (comme la vue ou l'odorat). De plus, Lashley avait concentré ses efforts sur le cortex cérébral, l'enveloppe externe du cerveau ; il n'avait pas exploré les structures plus profondes. Des recherches ultérieures ont montré que de nombreuses formes de mémoire font appel à une ou plusieurs de ces régions profondes.

C'est en 1948, dans les travaux neurochirurgicaux de Penfield, qu'est apparue pour la première fois l'idée que certains aspects de la mémoire humaine pouvaient être stockés dans des régions spécifiques du cerveau (figure 8.4). Penfield avait appris la physiologie auprès de Charles Sherrington alors qu'il bénéficiait d'une bourse Rhodes[1]. Il a commencé à recourir à la chirurgie pour traiter l'épilepsie focale, un désordre qui provoque des crises dans des régions limitées du cortex. Il a développé une technique, encore employée aujourd'hui, consistant

1. Les bourses Rhodes sont des bourses prestigieuses allouées à des étudiants pour leur permettre de suivre pendant deux ou trois ans une scolarité de deuxième cycle à l'Université d'Oxford. Moins d'une centaine sont attribuées chaque année (NdT).

à retirer les tissus épileptiques tout en évitant ou en minimisant les dommages dans les régions impliquées dans les processus mentaux du patient.

Comme le cerveau ne possède aucun récepteur de la douleur, on peut y effectuer une opération de chirurgie en ne recourant qu'à une anesthésie locale. Ainsi, les patients de Penfield sont restés pleinement conscients durant l'opération et ont pu faire part de leurs sensations. (Alors qu'il racontait cela à Sherrington, qui avait durant toute sa carrière travaillé sur les chats et les singes, Penfield ne put s'empêcher d'ajouter : « Imaginez que vous disposez d'une préparation expérimentale qui peut vous parler en retour. ») Penfield a donc appliqué des stimulations électriques faibles à diverses régions du cortex cérébral de ses patients durant la chirurgie et a déterminé les effets de cette stimulation sur leur capacité à parler et à comprendre le langage. Au travers des réponses de ses patients, il a pu localiser les aires de Broca et de Wernicke et éviter autant que faire se pouvait de les endommager tout en retirant les tissus épileptiques.

Année après année, Penfield a exploré une grande partie de la surface du cortex cérébral sur plus de mille personnes. De temps à autre, en réponse à une stimulation électrique, un patient décrivait des perceptions ou des expériences complexes : « Cela sonnait comme une voix murmurant des mots mais c'était si ténu que je ne pouvais en saisir le sens. » Ou encore : « Je vois une image de chien et de chat [...] le chien poursuit le chat. » De telles réponses étaient rares (elles

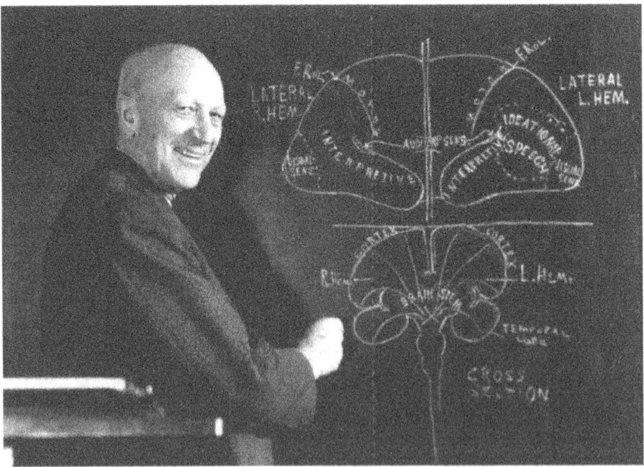

FIGURE 8.4
Wilder Penfield (1891-1976) a exposé la surface du cerveau de patients conscients pendant une chirurgie pour soigner l'épilepsie. Il a stimulé alors différentes parties du cortex et a identifié, par le biais des réponses de ses patients, le lobe temporal comme le siège potentiel du stockage mnésique. (Avec l'autorisation de la Penfield Archive et de l'Institut neurologique de Montréal.)

ne survenaient que dans 8 % des cas) et étaient invariablement obtenues à partir des lobes temporaux du cerveau, et jamais à partir d'autres régions. Ces réponses ont suggéré à Penfield que les expériences issues de stimulation électrique des lobes temporaux étaient des bribes de mémoire, tirées du flot des souvenirs de la vie de la personne.

Lawrence Kubie, le psychanalyste que j'avais rencontré par l'entremise d'Ernst Kris, est venu à Montréal et a utilisé un magnétophone à bande pour enregistrer les paroles prononcées par les patients de Penfield. Kubie a commencé à penser que le lobe temporal stockait un type particulier d'information inconsciente appelée l'inconscient préconscient. J'avais lu un article important de lui lorsque j'étais à la faculté de médecine et avais assisté à plusieurs de ses séminaires alors que je travaillais dans le laboratoire de Grundfest ; j'avais été influencé par son enthousiasme pour le lobe temporal.

Par la suite, l'idée défendue par Penfield d'un stockage mnésique dans les lobes temporaux a été remise en question. Tout d'abord, tous ses patients avaient déjà un cerveau anormal en raison de leur épilepsie ; qui plus est, dans presque la moitié des cas, l'expérience mentale suscitée par la stimulation était identique aux expériences mentales hallucinatoires qui accompagnent souvent les crises. Ces découvertes ont persuadé la plupart des scientifiques travaillant sur le cerveau que Penfield faisait resurgir des phénomènes analogues à des crises avec sa stimulation électrique – plus spécifiquement, qu'il provoquait des auras (expériences hallucinatoires) caractéristiques des premières phases d'une crise d'épilepsie. Ensuite, les rapports des expériences mentales comportaient des éléments issus de l'imagination tout comme des situations improbables ou impossibles ; cela ressemblait plus à des rêves qu'à des souvenirs. Enfin, l'ablation des tissus cérébraux sous stimulation par une électrode n'effaçait pas la mémoire du patient.

Néanmoins, un certain nombre de neurochirurgiens ont été inspirés par les travaux de Penfield, parmi lesquels William Scoville, qui a obtenu confirmation directe de la criticité des lobes temporaux pour la mémoire humaine. Dans l'article que j'avais lu en arrivant au NIH, Scoville et Brenda Milner narraient l'extraordinaire histoire d'un patient connu de la communauté scientifique uniquement par ses initiales, H.M.

À l'âge de 9 ans, H.M. avait été renversé par un cycliste. Il fut blessé à la tête et cette blessure finit par engendrer chez lui une épilepsie. Au fil des ans, ses crises empirèrent, incluant jusqu'à dix évanouissements et une crise majeure par semaine. À l'âge de 27 ans, il était lourdement handicapé.

Comme il semblait que l'épilepsie de H.M. trouvât son origine dans le lobe temporal (plus spécifiquement, dans le lobe temporal médian), Scoville décida, en dernier recours, de retirer la surface interne de ce lobe des deux côtés du cerveau, ainsi que l'hippocampe situé en profondeur dans le lobe temporal. L'opération réussit à soulager H.M. de ses crises, mais elle le laissa avec une perte de mémoire dévastatrice dont il ne guérit jamais. Après cette opération en 1953, H.M. resta le même homme intelligent, charmant et amusant qu'il avait toujours été, mais il était incapable de convertir un quelconque souvenir récent en mémoire permanente.

Brenda Milner (figure 8.5) documenta avec une foule de détails la capacité mnésique perdue par H.M., celle qu'il avait conservée et les régions du cerveau responsables de chacune d'elles. Elle découvrit que ce que H.M. avait retenu était remarquablement spécifique. Tout d'abord, il avait une mémoire à court terme parfaite, durant quelques minutes. Il pouvait facilement se rappeler un nombre à plusieurs chiffres ou une image pendant une courte période après les avoir appris et il pouvait soutenir une conversation normale, à condition qu'elle ne dure pas trop longtemps ou qu'elle n'aborde pas trop de sujets différents. Cette fonctionnalité de mémoire à court terme serait baptisée plus tard mémoire de travail et l'on montrerait qu'elle met en œuvre une région appelée le cortex préfrontal, région qui n'avait pas été retirée chez H.M. D'autre part, H.M. avait une mémoire à long terme parfaite pour des événements qui s'étaient produits avant son opération. Il savait toujours parler anglais, son QI était bon et il se rappelait nettement de nombreux événements de son enfance.

Ce qui manquait à H.M., et ce au plus haut point, c'était la capacité à convertir la mémoire à court terme récente en mémoire à long terme. Privé de cette capacité, il oubliait des événements peu de temps après qu'ils s'étaient produits. Il pouvait retenir une information nouvelle tant que son attention n'était pas distraite, mais une minute ou deux après que son attention eut été détournée, il ne pouvait se rappeler le sujet précédent ou quoi qu'il ait pu penser. Moins d'une heure après avoir mangé, il ne gardait aucun souvenir de ce qu'il avait mangé, ni même du fait qu'il avait mangé. Brenda Milner étudia H.M. tous les mois pendant trente ans : chaque fois qu'elle entrait dans la pièce et le saluait, il ne la reconnaissait pas. Il ne se reconnaissait pas sur les photos récentes ou dans un miroir, car il ne se souvenait que de son aspect avant l'opération. Il n'avait aucun souvenir de la modification de son apparence : son identité a ainsi été gelée pendant plus de cinquante ans, de la date de son opération jusqu'à aujourd'hui. Ce qui fit dire à Milner de H.M. : « Il ne pouvait acquérir le plus petit morceau de connaissance. Il vit aujourd'hui enchaîné au passé, dans une sorte de monde de l'enfance. On peut dire que son histoire personnelle s'est arrêtée avec son opération. »

De ses études systématiques réalisées sur H.M., Milner dégagea trois principes importants concernant le fondement biologique de la mémoire complexe. Premièrement, la mémoire est une fonction mentale distincte, clairement séparée des autres capacités perceptives, motrices ou cognitives. Deuxièmement, mémoire à court terme et mémoire à long terme peuvent être stockées séparément. La perte des structures du lobe temporal médian, en particulier la perte de l'hippocampe, détruit la capacité à convertir la mémoire à court terme en mémoire à long terme. Troisièmement, Milner montra que l'on peut, au moins pour un type de mémoire, remonter à sa localisation spécifique au sein du cerveau. La perte de la matière cérébrale dans le lobe temporal médian et dans l'hippocampe perturbe profondément la capacité d'entreposer de nouveaux souvenirs à long terme, tandis que des pertes de certaines autres régions du cerveau n'affectent pas la mémoire.

Brenda Milner infirma ainsi la théorie d'action de masse de Lashley. De fait, c'est seulement dans l'hippocampe que convergent les divers faisceaux d'information sensorielle nécessaires à la formation d'une mémoire à long terme. Or Lashley n'alla jamais plus loin que la

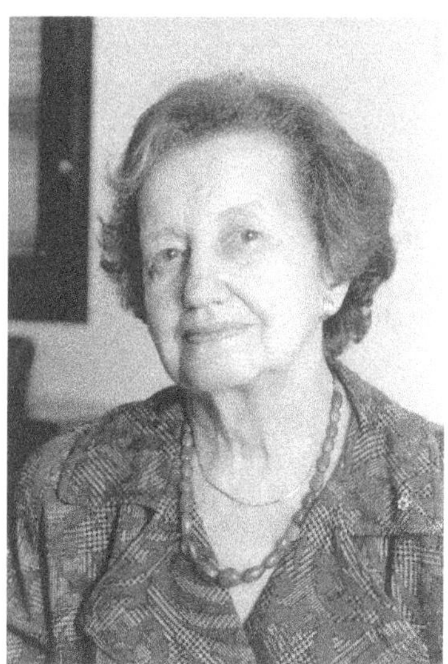

FIGURE 8.5

Brenda Milner (1918-), dont les travaux sur H.M. ont ouvert la voie à l'étude moderne du stockage mnésique en localisant la mémoire dans un endroit particulier du cerveau. Milner a identifié le rôle de l'hippocampe et du lobe temporal médian dans la mémoire explicite et apporté la première preuve d'un stockage de mémoire implicite. (Repris de Essentials of Neural Science and Behavior, *Kandel, Schwartz, and Jessell, McGraw-Hill, 1995.)*

surface du cortex dans ses expériences. De plus, la découverte par Milner d'une mémoire à long terme toujours opérationnelle chez H.M. pour les événements survenus avant son opération démontra clairement que le lobe temporal médian et l'hippocampe n'étaient pas les aires du stockage permanent de la mémoire à long terme préexistante.

On a aujourd'hui des raisons de croire que la mémoire à long terme est stockée dans le cortex cérébral. De plus, elle est entreposée dans la même région du cortex cérébral qui avait initialement traité l'information – en d'autres termes, les souvenirs visuels sont stockés dans diverses régions du cortex visuel, et les souvenirs des expériences tactiles sont stockés dans le cortex somatosensoriel (figure 8.6). Cela explique pourquoi Lashley, qui avait utilisé des tâches complexes, faisant appel à plusieurs modalités sensorielles différentes, n'avait pu

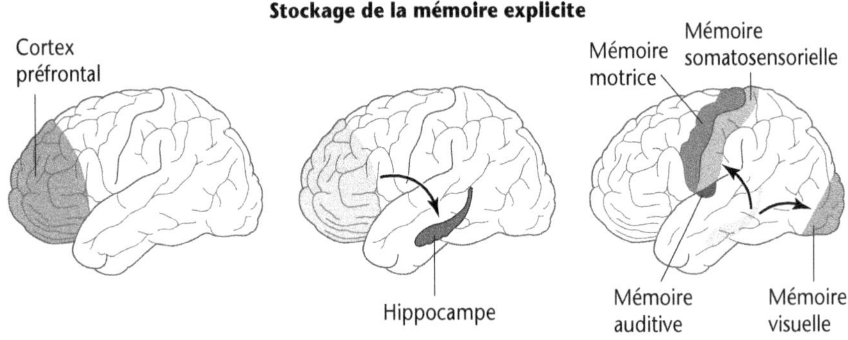

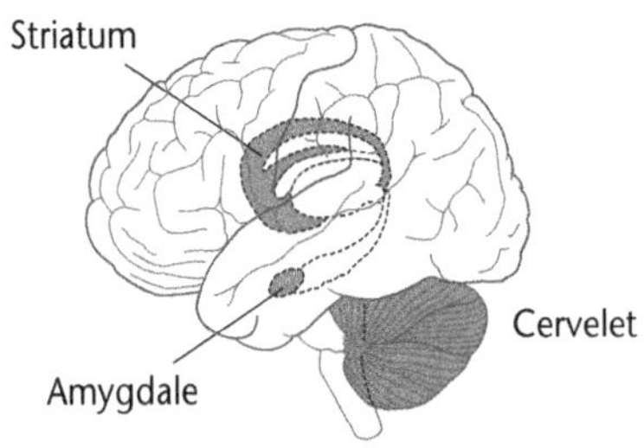

FIGURE 8.6

Les mémoires explicite et implicite sont traitées et stockées dans des régions différentes du cerveau.

À court terme, la mémoire explicite des gens, des objets, des lieux, des faits et des événements est stockée dans le cortex préfrontal. Ces souvenirs sont convertis en souvenirs à long terme dans l'hippocampe puis sont ensuite stockés dans les parties du cortex qui ont traité l'information – c'est-à-dire dans les mêmes régions qui avaient initialement traité l'information. Les souvenirs implicites des talents, des habitudes et du conditionnement sont stockés dans le cervelet, le striatum et l'amygdale.

complètement effacer les souvenirs de ses rats en retirant des régions précises du cortex.

Pendant de nombreuses années, Milner avait cru que le défaut mnésique de H.M. était total, qu'il était incapable de convertir tout souvenir à court terme en souvenir à long terme. Mais en 1962, elle démontra un autre principe du fondement biologique de la mémoire – l'existence de plus d'une sorte de mémoire. Spécifiquement, Milner découvrit qu'en plus de la mémoire consciente, qui fait appel à l'hippocampe, il existe une mémoire inconsciente qui réside hors de l'hippocampe et du lobe temporal médian. (Cette distinction avait été suggérée sur des bases comportementales dans les années 1950 par Jerome Bruner à Harvard, l'un des pères de la psychologie cognitive.)

Milner démontra donc cette distinction en prouvant que les deux formes de mémoire requièrent des systèmes anatomiques différents (figure 8.6). Elle découvrit que H.M. pouvait apprendre et se rappeler certaines choses sur le long terme – c'est-à-dire qu'il possédait une sorte de mémoire à long terme qui ne dépend pas du lobe temporal médian ou de l'hippocampe. Il avait appris à tracer le contour d'une étoile dans un miroir et son talent s'améliorait de jour en jour, tout comme pour une personne qui n'aurait pas subi de dommage cérébral (figure 8.7). Néanmoins, même si sa performance s'améliorait au début de chaque test quotidien, H.M. ne pouvait jamais se rappeler avoir réalisé cette même tâche la veille.

La capacité d'apprendre à dessiner se révéla n'être qu'une des nombreuses facultés demeurées intactes chez H.M. Qui plus est, celle-

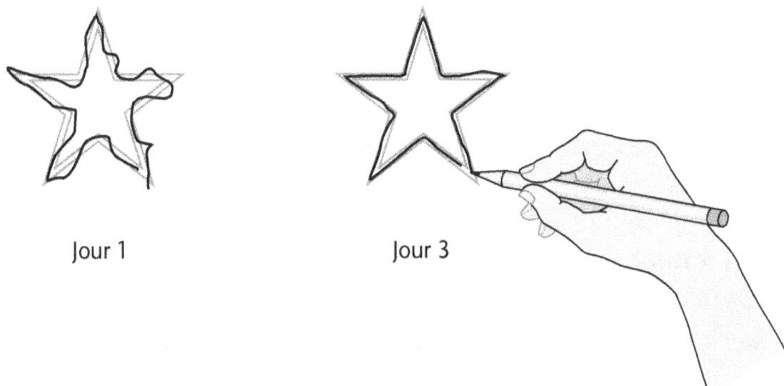

FIGURE 8.7

En dépit de son évidente perte de mémoire, H.M. pouvait apprendre et retenir de nouvelles facultés.

Lors de sa première tentative du premier jour (à gauche), H.M. commit de nombreuses erreurs en traçant une étoile qu'il ne pouvait voir que dans un miroir. Lors de sa première tentative du jour 3 (à droite), H.M. avait retenu ce que la pratique lui avait appris – même en ne conservant aucun souvenir d'avoir jamais effectué cette tâche.

ci tout comme d'autres capacités d'apprentissage décrites par Milner s'avérèrent d'une remarquable généralité : elles s'appliquaient également à d'autres personnes ayant subi des lésions à l'hippocampe et au lobe temporal médian. Ainsi, les travaux de Milner mirent en lumière que nous traitons et stockons l'information en provenance du monde extérieur de deux façons fondamentalement différentes (figure 8.6). Ils confirmèrent une fois encore que, à l'instar de Broca et Wernicke, on apprend beaucoup en étudiant soigneusement les cas cliniques.

Larry Squire, un neuropsychologue travaillant à l'Université de Californie à San Diego, a développé les découvertes de Milner. Il a réalisé des expériences parallèles sur le stockage mnésique chez l'homme et chez les animaux. Ces travaux et ceux de Daniel Schacter, aujourd'hui à l'Université de Harvard, ont contribué à expliquer la biologie de deux grandes classes de mémoire.

Ce que nous nous représentons comme la mémoire consciente se nomme aujourd'hui, depuis les travaux de Squire et Schacter, *mémoire explicite* (ou *déclarative*). C'est le souvenir conscient des gens, des lieux, des objets, des faits et des événements – la mémoire qui faisait défaut à H.M. La mémoire inconsciente est appelée aujourd'hui *mémoire implicite* (ou *procédurale*). Elle sous-tend l'habitude, la sensibilisation et le conditionnement classique tout comme les facultés perceptives et motrices telles que faire du vélo ou servir au tennis. C'est la mémoire que H.M. avait conservée.

La mémoire implicite n'est pas un système mnésique unique mais un ensemble de processus mettant en œuvre différents systèmes cérébraux profondément implantés dans le cortex cérébral (figure 8.6). Par exemple, l'association de sentiments (comme la peur ou la joie) avec des événements met en œuvre une structure appelée l'amygdale. La formation de nouvelles habitudes motrices (et peut-être cognitives) fait appel au striatum tandis que l'apprentissage de nouvelles facultés motrices ou activités coordonnées dépend du cervelet. Chez les animaux les plus simples, dont les invertébrés, la mémoire implicite qui permet l'habituation, la sensibilisation et le conditionnement classique peut être stockée dans les voies nerveuses mêmes des réflexes.

La mémoire implicite est souvent automatique. Elle est rappelée directement par le biais de la performance, sans aucun effort conscient ou sans même avoir conscience qu'une inscription en mémoire s'opère. Bien que les expériences modifient les capacités perceptives ou motrices, ces expériences sont virtuellement inaccessibles au rappel conscient. Ainsi, une fois que vous avez appris à faire du vélo, vous en faites tout simplement, sans diriger de manière consciente votre corps en lui ordonnant : « Maintenant je pousse avec mon pied gauche, maintenant mon droit [...] » Si nous faisions plus attention à chacun de ces mouvements, nous tomberions probablement de vélo. Lorsque nous parlons, nous ne réfléchissons pas à la place du nom ou du verbe dans la phrase. Nous le faisons automatiquement, inconsciemment. C'est ce type d'apprentissage réflexe qu'ont étudié les béhavioristes, parmi lesquels Pavlov, Thorndike et Skinner.

De nombreuses expériences d'apprentissage font appel aux mémoires à la fois explicite et implicite. De fait, la répétition constante peut transformer la mémoire explicite en mémoire implicite. Apprendre à faire du vélo réclame au début une attention consciente portée au corps et au vélo, mais en définitive la pratique du vélo devient une activité motrice automatique et inconsciente.

Les philosophes et les psychologues avaient déjà anticipé la distinction entre mémoire explicite et mémoire implicite. Hermann Helmholtz, le premier à mesurer la vitesse de conduction du potentiel d'action, travailla également sur la perception visuelle. En 1885, il mit en évidence qu'une grande partie du traitement mental de la perception visuelle et des actions se produit à un niveau inconscient. En 1890, dans un ouvrage devenu un classique, *Les Principes de la psychologie*, William James a développé sa conception, rédigeant des chapitres distincts pour l'habitude (l'action réflexe inconsciente et mécanique) et la mémoire (la conscience du passé). En 1949, le philosophe britannique Gilbert Ryle fit la distinction entre connaître le *pourquoi* (la connaissance des facultés) et connaître le *quoi* (la connaissance des faits et des événements). De fait, une prémisse centrale de la théorie psychanalytique freudienne, énoncée en 1900 dans *L'Interprétation des rêves*, est une extension de l'idée de Helmholtz selon laquelle les expériences sont enregistrées et rappelées non seulement comme des souvenirs conscients, mais aussi comme des souvenirs inconscients. Les souvenirs inconscients sont d'ordinaire inaccessibles à la conscience, mais ils ont néanmoins une incidence considérable sur le comportement.

Bien que les idées de Freud aient exercé un attrait et une influence indéniables, de nombreux scientifiques n'étaient pas convaincus de leur véracité en l'absence de travaux expérimentaux montrant comment le cerveau stocke réellement l'information. L'expérience de tracé d'étoile de Milner avec H.M. constitua la première découverte par un scientifique d'un fondement biologique d'une hypothèse psychanalytique. En démontrant qu'une personne privée d'hippocampe (et par là de toute capacité à stocker des souvenirs conscients) pouvait néanmoins se rappeler une action, elle valida la théorie de Freud qui veut que la majeure partie de nos actions soient inconscientes.

Chaque fois que je reviens sur les articles de Brenda Milner qui traitent de H.M., je suis toujours aussi impressionné de voir à quel point ces travaux éclairèrent notre façon de penser la mémoire. Pierre Flourens au XIXe siècle et Karl Lashley en plein XXe siècle s'imaginaient le cortex cérébral comme un bol de porridge dans lequel toutes les régions fonctionnaient à l'identique. Pour eux, la mémoire n'était pas un processus mental distinct que l'on pouvait étudier isolément. Mais lorsque d'autres scientifiques se mirent à pister non seulement les processus cognitifs mais aussi divers processus mémoriels pour distinguer entre les régions du cerveau, la théorie de l'action de masse fut écartée une fois pour toutes.

Ainsi vers 1957, après que j'ai lu l'article initial de Milner et acquis certaines idées sur l'endroit où la mémoire était stockée dans le cerveau, la question du « comment » de ce stockage mnésique était devenue pour moi la nouvelle question scientifique pertinente. Au moment de m'installer dans le laboratoire de Wade Marshall, je commençais à penser que cette question constituerait un défi idéal. De plus, il valait mieux, selon moi, attaquer ce problème en examinant les cellules impliquées dans le stockage de souvenirs explicites spécifiques. J'allais planter mon drapeau à mi-chemin entre mes intérêts pour la psychanalyse clinique et la biologie fondamentale des cellules nerveuses, et me mettre en quête du territoire de la mémoire explicite « cellule par cellule ».

CHAPITRE 9

À la recherche d'un système idéal pour étudier la mémoire

Avant les découvertes de Brenda Milner, de nombreux béhavioristes et certains psychologues cognitifs avaient suivi la piste de Freud et de Skinner, et délaissé la voie de la biologie pour étudier l'apprentissage et la mémoire. S'ils avaient agi ainsi, ce n'était pas parce qu'ils étaient dualistes, comme Descartes, mais parce qu'ils n'imaginaient pas voir la biologie jouer un rôle significatif dans l'étude de l'apprentissage dans un futur proche. De fait, les travaux importants de Lashley avaient eu pour conséquence de rendre *a priori* illisible toute biologie de l'apprentissage. En 1950, vers la fin de sa carrière, il écrivit : « J'ai parfois l'impression, en parcourant les résultats sur la localisation de la mémoire, que la conclusion qui s'impose est : *l'apprentissage est une chose tout simplement impossible* [italiques ajoutées]. »

Les travaux de Milner sont venus modifier tout cela. Ses découvertes sur le rôle nécessaire joué par certaines régions du cerveau désignaient pour la première fois un endroit *où* divers souvenirs étaient traités puis stockés. Mais la question de savoir *comment* la mémoire est stockée demeurait sans réponse, et elle me fascinait. Bien que mon bagage pour m'attaquer à cette interrogation fût des plus rudimentaire, je brûlais de tenter ma chance – et l'environnement du NIH m'encourageait à une certaine audace. Tout autour de moi, je pouvais ainsi voir que l'on menait des travaux de recherche à l'échelle cellulaire sur la moelle épinière, idée initialement suggérée par Sherrington. Pour autant, les travaux cellulaires sur la mémoire se devaient de répondre à un certain nombre de questions clés : quelle modification se produit dans le cerveau lorsque nous apprenons ? Des types d'apprentissage différents mettent-ils en œuvre des modifications différentes ? Quels sont les mécanismes biochimiques du stockage mnésique ? Ces questions tournaient et retournaient dans ma tête, sans que j'arrive à les traduire en expériences utiles.

Je voulais commencer là où Milner s'était arrêtée. Je voulais me frotter à l'aspect le plus complexe et le plus intéressant de la mémoire

– la genèse de la mémoire à long terme, ces souvenirs des gens, des lieux et des objets qui manquaient à H.M. Je voulais donc concentrer mes efforts sur l'hippocampe dont Milner avait montré le rôle essentiel dans la formation des souvenirs à long terme. Malheureusement, mes idées sur la façon de m'attaquer à la biologie de la mémoire dans l'hippocampe n'étaient pas seulement floues, elles étaient naïves.

En premier lieu, je me suis posé une question simple : les cellules nerveuses qui participent au stockage mnésique possèdent-elles des caractéristiques propres aisément reconnaissables ? Les cellules nerveuses de l'hippocampe – cellules *a priori* essentielles pour le stockage mnésique – sont-elles physiologiquement différentes des neurones moteurs de la moelle épinière, qui étaient les seuls autres neurones du système nerveux central des mammifères à avoir été étudiés en détail ? Il était possible, pensai-je, que les propriétés des neurones de l'hippocampe puissent révéler quelque aspect de l'enregistrement mémoriel.

Mon audace à pousser dans cette direction, pourtant exigeante sur le plan technique, venait de ce que Karl Frank, qui travaillait au laboratoire à quelques mètres de là, et John Eccles en Australie utilisaient des microélectrodes pour étudier les neurones moteurs individuels de la moelle épinière des chats. Leurs électrodes étaient identiques à celles que j'avais employées pour écouter les cellules d'écrevisse. Même si Franck considérait cette étude de l'hippocampe comme un pari formidable mais risqué, il n'a pas tenté de me décourager.

Marshall n'avait qu'un laboratoire et deux postdoctorants, Jack Brinley et moi. Jack était diplômé de médecine de l'Université du Michigan et avait commencé sa thèse en biophysique à l'Université Johns Hopkins juste avant de rejoindre le NIH. Son sujet de thèse portait sur le mouvement des ions potassium à travers la membrane des neurones dans le système nerveux autonome. En raison de l'intérêt de Wade pour le cortex cérébral, Jack a légèrement modifié son objectif pour étudier le mouvement du potassium à travers le cortex cérébral en réponse à la dépression corticale envahissante, un processus de crise auquel Marshall s'intéressait depuis plusieurs années. C'était un très bon problème mais il ne m'intéressait pas. Jack pensait de même de l'hippocampe. Nous sommes donc tombés d'accord sur un compromis : nous partagerions le laboratoire. Il l'utiliserait la moitié du temps et je l'aiderais ; de mon côté, je l'utiliserais l'autre moitié et il m'aiderait.

Cet arrangement a fonctionné sans heurts lorsqu'un jour, tout à trac, Marshall nous débarque une troisième personne, un nouveau postdoctorant, Alden Spencer, fraîchement diplômé de médecine à l'Université de l'Oregon. L'idée de partager maintenant le laboratoire entre trois projets indépendants, chacun de nous bénéficiant donc de moins de temps à consacrer à nos propres travaux, a fait monter une appréhension chez Jack et moi. Fiévreusement, nous avons œuvré chacun de notre côté pour convaincre Alden de se joindre à l'un ou l'autre de nos projets.

À ma grande satisfaction, il m'a été assez facile de convaincre Alden de travailler avec moi sur l'hippocampe. Je ne m'en suis rendu compte que plus tard, mais mon succès était en partie dû au fait qu'Alden n'avait jamais imaginé travailler un seul instant avec Jack, dont le projet exigeait l'emploi d'une forme radioactive de potassium. Alden était un peu hypocondriaque et il avait une peur panique de la radioactivité.

Mes recherches ont pris un tour extrêmement heureux avec l'arrivée d'Alden. Né à Portland, c'était un libéral dans la meilleure tradition d'indépendance d'esprit de l'Oregon, fondée sur des considérations morales plutôt qu'étroitement politiques (figure 9.1). Le père

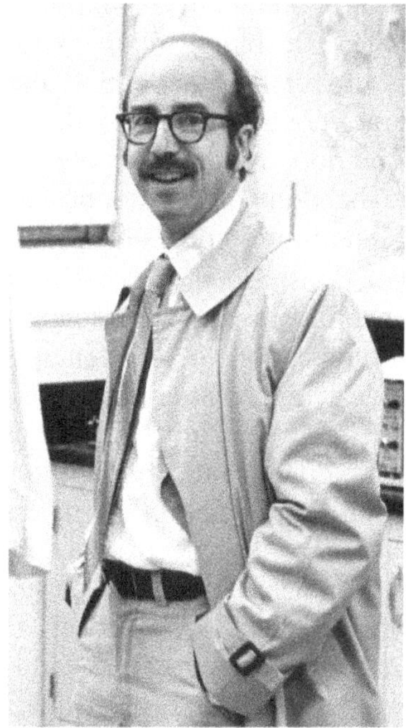

FIGURE 9.1
Alden Spencer (1931-1977), avec qui j'ai eu le privilège de collaborer au NIMH de 1958 à 1960 et qui m'a rejoint plus tard à la faculté de médecine de l'Université de New York ainsi qu'à l'Université Columbia. Alden a apporté des contributions majeures à la compréhension de l'hippocampe, à la modification des réflexes simples par l'apprentissage et à la perception du toucher. (Tiré de la collection privée d'Eric Kandel.)

d'Alden, un perpétuel étudiant, tout à la fois libre-penseur et pratiquant, avait été objecteur de conscience durant la Première Guerre mondiale et avait été recruté dans le corps non combattant. Après la guerre, il avait fréquenté la Divinity School[1] de Colombie britannique et occupé pendant un certain temps des fonctions de pasteur dans une petite église. Il avait repris ensuite sa scolarité à l'Université de Stanford, où il avait étudié les mathématiques et les statistiques, et travaillé plus tard comme statisticien dans la fonction publique en Oregon.

Alden bouleversa complètement ma vision étroite de la vie loin de la côte Est. Très indépendant et doté d'une tournure d'esprit originale, il manifestait un grand intérêt pour l'art et la musique, et un enthousiasme pour la vie qui rendait sa compagnie stimulante. Quand il s'essayait à une activité nouvelle, il exprimait la plupart du temps un point de vue original, qu'il s'agît d'une conférence, d'un concert ou d'un match de tennis. Sa créativité était si foisonnante et lui venait avec une telle facilité qu'il était toujours en train de s'intéresser à quelque chose de nouveau, se projetant en permanence dans un autre problème. Alden avait également un don musical : il avait été clarinettiste dans l'orchestre symphonique de Portland. Sa femme Diane était aussi une pianiste douée. De plus, il était extrêmement modeste et exprimait ses intérêts créatifs profonds avec une totale absence de prétention. Denise et moi nous sommes rapidement liés d'amitié avec eux et tous quatre nous nous rendions régulièrement aux récitals de musique de chambre hebdomadaires donnés à la bibliothèque du Congrès par le célèbre quatuor à cordes de Budapest.

Parmi ses nombreux dons, Alden comptait un talent de chirurgien, une bonne connaissance de l'organisation anatomique du cerveau et une foule d'idées sur les questions qui lui tenaient à cœur sur le plan scientifique. Bien que n'ayant aucune expérience en enregistrement intracellulaire, il avait effectué quelques excellents travaux de recherche en électrophysiologie du cerveau, étudiant le rôle des voies reliant le thalamus au cortex dans la formation des divers rythmes cérébraux que l'on peut observer dans les électro-encéphalogrammes. Alden était d'une compagnie fort agréable. Nous parlions constamment de science, renforçant mutuellement notre audace. Une fois qu'un objectif avait été décrété important, par exemple tenter d'obtenir des enregistrements des neurones corticaux individuels dans un cerveau intact, aucune difficulté ne nous faisait reculer.

C'est peu après le début de notre collaboration que nous avons connu notre première réussite expérimentale. Je ne l'oublierai jamais. J'avais travaillé toute la matinée et une partie de l'après-midi pour

1. École supérieure qui forme les ministres du culte (NdT).

achever une opération chirurgicale consistant à mettre à nu l'hippocampe d'un chat. Tard dans l'après-midi, Alden prit le relais et inséra l'électrode enregistreuse dans l'hippocampe. J'étais assis face à l'oscilloscope, l'instrument affichant les signaux électriques, et je contrôlais également les stimulateurs qui pouvaient activer les faisceaux entrant et sortant de l'hippocampe. Comme je l'avais fait au laboratoire de Stanley Crain, je connectai l'électrode enregistreuse à un haut-parleur de façon que tout signal électrique éventuel pût être entendu aussi bien que vu. Nous tentions d'enregistrer des signaux provenant des cellules pyramidales, la principale classe de neurones de l'hippocampe. Ces cellules reçoivent et traitent l'information arrivant à l'hippocampe et l'envoient au relais suivant. Nous avions également installé un appareil photo pour photographier l'écran de l'oscilloscope.

Tout à coup, nous entendîmes le bang ! bang ! bang ! puissant des potentiels d'action, un son que j'identifiai immédiatement pour l'avoir entendu lors de mes expériences sur les écrevisses. Alden avait pénétré à l'intérieur d'une cellule ! Il s'agissait d'une cellule pyramidale, car les axones de ces neurones sont regroupés en un faisceau (appelé le fornix) qui sort de l'hippocampe, et j'avais positionné les électrodes sur ce faisceau. Chaque stimulus que j'appliquais engendrait un superbe et puissant potentiel d'action. Cette méthode de stimulation de l'axone de sortie, qui provoquait l'activation des cellules pyramidales, s'avéra une puissante méthode d'identification de ces cellules. Nous réussîmes également à exciter les cellules pyramidales en stimulant le faisceau porteur de l'information durant les quelque dix minutes que dura l'enregistrement des signaux provenant de ces mêmes cellules. Nous actionnions l'appareil photo continûment pour nous assurer que chaque instant de l'enregistrement, chaque potentiel synaptique et chaque potentiel d'action des cellules pyramidales étaient bien capturés sur le film.

Alden et moi étions euphoriques – nous avions obtenu les premiers signaux intracellulaires jamais enregistrés dans la région du cerveau qui stocke nos souvenirs les plus chers ! Nous dansions pratiquement dans le laboratoire. Le simple fait d'avoir réussi à enregistrer ces cellules pendant plusieurs minutes dépassait nos attentes les plus optimistes. Qui plus est, les données semblaient fascinantes et relativement différentes de celles trouvées par Eccles et Frank dans les neurones moteurs de la moelle épinière.

Cette expérience et celles qui suivirent étaient physiquement épuisantes car elles pouvaient parfois durer jusqu'à vingt-quatre heures. Pour ce faire, notre expérience d'internat en médecine s'avéra précieuse. Nous effectuions trois expériences par semaine et mettions à profit les deux jours d'intervalle, qui n'étaient qu'à temps partiel car Jack utilisait aussi le laboratoire, pour analyser les données, discuter des résultats et simplement dialoguer. Nombreux furent les échecs, mais nous finîmes par mettre au point des améliorations techniques simples qui nous permirent de réaliser des enregistrements de haute qualité une ou deux fois par semaine.

En appliquant les méthodologies puissantes de la biologie cellulaire à l'hippocampe, Alden et moi avons pu facilement cueillir les quelques fruits intellectuels qui étaient à portée de main. Tout d'abord, nous avons découvert qu'à l'inverse des neurones moteurs une certaine classe de neurones de l'hippocampe s'active spontanément sans même recevoir d'instructions des neurones sensoriels ou d'autres. Plus intéressant encore, nous avons mis en évidence que les potentiels d'action dans les cellules pyramidales de l'hippocampe proviennent de plus d'un endroit dans la cellule. Dans le neurone moteur, les potentiels d'action ne sont produits qu'à la base de l'axone, à l'endroit où celui-ci sort du corps de la cellule. Or nos observations montraient clairement que les potentiels d'action des cellules pyramidales de l'hippocampe pouvaient également partir des dendrites et être engendrés en réponse à une stimulation de la voie perforante, cette dernière étant une importante voie d'arrivée synaptique dans les cellules pyramidales en provenance d'une partie du cortex baptisée cortex entorhinal.

C'était là une découverte essentielle. Jusqu'alors, la plupart des spécialistes du cerveau, dont Dominick Purpura et Harry Grundfest, pensaient que les dendrites ne pouvaient être activées et ne pouvaient par conséquent engendrer de potentiels d'action. Willifred Rall, un théoricien majeur et modélisateur du NIH, avait développé un modèle mathématique du fonctionnement des dendrites des neurones moteurs. L'hypothèse fondamentale sur laquelle reposait ce modèle était que la membrane cellulaire des dendrites est passive : elle ne contient pas de canaux sodiques voltage-dépendants et ne peut donc créer de potentiel d'action. Les signaux intracellulaires que nous avions enregistrés étaient la première preuve du contraire, et notre découverte s'avéra plus tard être un principe général du fonctionnement neuronal.

Notre succès technique et ces découvertes troublantes nous valurent les encouragements enthousiastes et des éloges sans réserve de la part de nos collègues plus âgés du NIH. John Eccles, qui apparaissait comme le leader de la physiologie cellulaire du cerveau des mammifères, s'arrêta pour nous rendre visite lors de sa venue au NIH et eut des mots généreux à notre égard. Il nous invita, Alden et moi, à le rejoindre en Australie pour poursuivre nos travaux sur l'hippocampe en sa compagnie, offre que nous déclinâmes après avoir longuement hésité. Wade Marshall me demanda de donner un séminaire au NIMH pour résumer nos travaux ; l'exposé que j'y fis devant une salle comble reçut un accueil des plus chaleureux. Mais même si nous nous laissions emporter par cette vague, nous nous rendions bien compte que notre aventure était typique du NIH. On avait offert à des jeunes gens sans expérience l'occasion de tester leurs propres idées, sachant que, quelle que soit l'issue, des gens plus expérimentés étaient là, prêts à leur venir en aide.

Tout ne fut pas rose pour autant. Peu de temps après mon arrivée, un autre jeune scientifique, Felix Strumwasser, vint travailler dans un laboratoire voisin. À la différence des autres jeunes attachés de recherche, qui étaient médecins, Felix avait un doctorat en neurophysiologie de l'Université de Californie, à Los Angeles. Alors que la plupart d'entre nous en savaient relativement peu sur la science du cerveau, Felix en avait une connaissance très étendue. Nous devînmes bons amis, nous recevant l'un l'autre à dîner à tour de rôle. J'appris beaucoup à son contact. En fait, grâce aux conversations que j'eus avec Felix, je pus affûter ma réflexion sur la façon d'aborder l'étude neurobiologique de l'apprentissage. Felix m'invita également à m'intéresser à l'hypothalamus, cette région du cerveau impliquée dans l'expression des émotions et des sécrétions hormonales. À l'époque, l'hypothalamus occupait une place de plus en plus grande dans les débats cliniques autour du traitement du stress et de la dépression mentale.

Je fus donc abasourdi – et blessé – lorsqu'un jour, après que j'avais présenté nos travaux lors d'un séminaire, Felix rompit tout contact. Je ne voyais pas ce qui avait pu se passer. En fait, il me fallut du temps pour comprendre que la science n'est pas faite que de passion pour les idées, mais aussi d'individus qui ont, à chaque étape de leur carrière, des ambitions et des aspirations. De nombreuses années plus tard, Felix, ayant renoué le dialogue, m'expliqua qu'il avait été mortifié que deux scientifiques relativement inexpérimentés – incompétents, à ses yeux – aient pu produire des résultats expérimentaux aussi intéressants et importants.

À mesure que notre aura de débutants chanceux s'estompait, Alden et moi avons compris que, pour fascinantes qu'elles fussent, nos découvertes nous entraînaient sur des chemins sans rapport avec la mémoire. En fait, nous avions trouvé que les propriétés des neurones de l'hippocampe ne différaient pas assez de celles des neurones moteurs de la moelle épinière pour expliquer la capacité de l'hippocampe à stocker des souvenirs. Il nous a fallu un an pour réaliser ce qui aurait dû nous sauter aux yeux depuis le début : les mécanismes cellulaires de l'apprentissage et de la mémoire ne résident pas dans les propriétés spécifiques du neurone lui-même, mais dans les connexions entrantes ou sortantes qu'il établit avec les autres cellules du circuit nerveux auquel il appartient. Plus nous affûtions, par nos lectures ou nos discussions, notre réflexion sur les mécanismes biologiques de l'apprentissage et de la mémoire, plus nous arrivions à la conclusion que l'hippocampe devait jouer un rôle dans la mémoire d'une autre manière ; peut-être du fait de la nature de l'information reçue, ou en vertu de l'interconnexion des cellules, ou encore de l'impact de l'apprentissage sur la circuiterie et l'information stockée à l'intérieur.

Ce virage intellectuel nous a amenés à modifier notre approche expérimentale. Pour comprendre comment la circuiterie nerveuse de l'hippocampe affecte le stockage mnésique, il nous fallait suivre l'information sensorielle dans son trajet vers l'hippocampe, déterminer ce qui lui arrivait sur place et ce qu'elle devenait après avoir quitté l'hippocampe. C'était là un défi formidable. On ne savait alors presque rien de la façon dont les stimuli sensoriels atteignent l'hippocampe ou dont l'hippocampe envoie de l'information aux autres régions du cerveau.

Nous avons mené par conséquent une série d'expériences pour étudier comment les divers stimuli sensoriels – tactile, auditif et visuel – affectent le schéma d'activation des neurones pyramidaux de l'hippocampe : les réponses occasionnelles observées étaient mollassonnes – rien de comparable aux réponses vives rapportées par les autres chercheurs dans les faisceaux nerveux des cortex somatosensoriel, auditif et visuel. Dans une ultime tentative pour appréhender le rôle éventuel de l'hippocampe dans le stockage mnésique, nous avons étudié les propriétés des synapses séparant les axones situés à l'extrémité du faisceau perforant des cellules nerveuses de l'hippocampe. Stimulant ces axones de manière répétée au rythme de 10 impulsions par seconde, nous observâmes un accroissement de la force synaptique durant environ 10 à 15 secondes. En accroissant le rythme aux alentours de 60 à 100 impulsions par seconde, une crise épileptique se déclencha. Ces trouvailles étaient fort intéressantes, mais ce n'était pas ce que nous recherchions !

En nous familiarisant avec l'hippocampe, nous avons fini par voir que s'attaquer au traitement de l'information apprise par les réseaux nerveux et tenter de comprendre comment l'apprentissage et le stockage mnésique reconfigurent ces réseaux était une tâche d'une extraordinaire difficulté qui exigerait un temps gigantesque.

J'avais été initialement attiré vers l'hippocampe en raison de mon intérêt pour la psychanalyse, ce qui m'avait incité à m'attaquer à la biologie de la mémoire dans sa forme la plus complexe et la plus mystérieuse. Mais il est devenu clair pour moi que la stratégie réductionniste adoptée par Hodgkin, Katz et Kuffler pour étudier le potentiel d'action et la transmission synaptique s'appliquait également à la recherche sur l'apprentissage. Pour accomplir des progrès raisonnables dans la compréhension du fonctionnement du stockage, il était souhaitable, au moins au début, d'étudier la modalité la plus simple de stockage mnésique et de l'étudier chez un animal possédant le système nerveux le plus simple possible, cela afin de pouvoir suivre le flux d'information depuis la première sensation jusqu'à l'action motrice finale. Je me suis donc mis à la recherche d'un animal de laboratoire – pourquoi pas un invertébré comme un ver, une mouche ou un escargot – chez lequel des comportements simples mais modifiables seraient contrôlés par des circuits nerveux simples constitués d'un faible nombre de cellules.

Mais quel animal ? Sur ce point, Alden et moi n'étions pas d'accord. Il était attaché à la neurophysiologie des mammifères et voulait s'en tenir à un cerveau de mammifère. Il pensait que, bien que constituant un exemple instructif, l'organisation du cerveau des invertébrés était si fondamentalement différente de celle des vertébrés que cela ne valait pas la peine de travailler dessus. Par ailleurs, les diverses parties du cerveau des vertébrés étaient déjà bien décrites. Des explications biologiques s'appliquant au reste du règne animal pourraient susciter son intérêt, voire son admiration, mais à moins qu'on puisse les étendre au cerveau des vertébrés et de l'homme, il ne ferait aucun effort pour les obtenir. Alden se tourna par conséquent vers l'un des sous-systèmes simples de la moelle épinière du chat pour examiner l'altération des réflexes spinaux au cours de l'apprentissage. Durant les cinq années qui suivirent, Alden contribua de manière importante à ce domaine de recherche en collaboration avec le psychologue Richard Thompson. Néanmoins, même les circuits réflexes relativement simples de la moelle épinière s'avérèrent trop inextricables pour une analyse cellulaire détaillée de l'apprentissage, et, vers 1965, Alden prit ses distances avec la moelle épinière et l'étude de l'apprentissage pour s'orienter vers de nouveaux domaines de recherche.

Même si cela allait à contre-courant de la pensée de l'époque, j'aspirais à une approche réductionniste plus radicale de la biologie de l'apprentissage et du stockage mnésique. J'étais convaincu que l'on devait d'abord étudier le fondement biologique de l'apprentissage au niveau des cellules individuelles et que, de plus, l'approche aurait d'autant plus de chances de succès qu'elle se concentrerait sur le comportement le plus simple d'un animal simple. De nombreuses années plus tard, Sydney Brenner, un pionnier de la génétique moléculaire qui introduisit le ver *Caenorhabditis elegans* dans ses travaux en biologie, allait écrire :

> Votre premier objectif consistera à dénicher le *meilleur* système expérimental pour résoudre votre problème et, pour autant que ce dernier [le problème] soit suffisamment général, vous trouverez alors la solution.
> Le choix d'un sujet de laboratoire demeure l'un des points les plus importants en biologie et c'est, selon moi, l'une des clés vers des travaux novateurs [...] Devant l'immense diversité du monde vivant, et puisque tout est connecté à tout d'une quelconque manière, il ne nous reste donc qu'à trouver ce *meilleur*.

Dans les années 1950 et 1960 pourtant, la plupart des biologistes, tout comme Alden, répugnaient à appliquer une stratégie strictement réductionniste à l'étude du comportement car ils n'en voyaient pas la pertinence pour l'homme. En effet, il existe chez l'homme des facultés mentales ignorées des animaux moins évolués et, selon ces biologistes, cela devait impliquer des différences significatives entre l'organisation fonctionnelle du cerveau humain et celle des animaux plus simples. Bien que cette assertion soit en partie vraie, je considérais qu'elle négligeait le fait – amplement démontré par les travaux sur le terrain d'éthologues comme Konrad Lorenz, Niko Tinbergen et Karl von Frisch – que certaines formes élémentaires d'apprentissage sont communes à tous les animaux. Il me semblait raisonnable qu'au cours de l'évolution les humains aient conservé certains des mécanismes cellulaires d'apprentissage et de stockage présents chez les animaux les plus rustiques.

Sans surprise, un certain nombre de scientifiques plus âgés, tous experts en neurobiologie dont Eccles, me dissuadèrent de persévérer dans cette stratégie de recherche. Leur préoccupation reflétait en partie la hiérarchie officieuse des thèmes de recherche en neurobiologie à l'époque. Certains scientifiques étudiaient bien le comportement des invertébrés, mais leurs recherches n'étaient pas considérées comme importantes – de fait, ils étaient largement ignorés – par la plupart de ceux travaillant sur le cerveau des mammifères. Plus préoccupant encore pour moi était le scepticisme des psychologues et des psychanalystes. Ils doutaient que quoi ce soit d'intéressant pour des processus mentaux supérieurs comme l'apprentissage ou la mémorisation pût déboucher de l'étude de cellules nerveuses individuelles – en particulier celles d'un invertébré. Mon opinion était néanmoins faite. La seule question pendante demeurait celle du choix de l'invertébré le plus approprié à l'étude cellulaire de l'apprentissage et de la mémorisation.

Non content d'être un bon endroit pour mener des recherches, le NIH était aussi le site adéquat pour y apprendre les derniers développements en biologie. Chaque année, la plupart des meilleurs chercheurs connus travaillant sur le cerveau visitent le campus du NIH. J'eus par conséquent l'occasion de converser avec de nombreuses personnes et d'assister à des séminaires au cours desquels je m'instruisis sur les avantages expérimentaux comparés des divers animaux invertébrés tels que les écrevisses, les homards, les abeilles, les mouches, les escargots ou encore le ver nématode *Ascaris*.

Je me rappelle nettement comment Kuffler dépeignit les avantages du neurone sensoriel de l'écrevisse pour l'étude des propriétés des dendrites. Mais j'écartai les écrevisses : bien qu'elles ne possèdent qu'un très petit nombre d'axones de grande taille, les corps de leurs cellules nerveuses n'étaient pas assez grands. Je cherchais un animal doté d'un réflexe simple qui puisse être d'une part modifié par apprentissage et d'autre part contrôlé par un petit nombre de cellules nerveuses de grande taille appartenant à un faisceau identifiable dans sa totalité. De cette manière, je pourrais relier les modifications des réflexes à celles des cellules.

Après environ six mois de réflexions soigneuses, j'arrêtai mon choix sur un mollusque de mer géant nommé aplysie (*Aplysia*). J'avais été fortement impressionné par deux séminaires traitant de ce mollusque, l'un donné par Angelique Arvanitaki-Chalazonitis, une scientifique dotée d'une très grande expérience qui avait montré l'utilité de l'aplysie dans l'étude des caractéristiques de signalisation des cellules nerveuses, et l'autre donné par Ladislav Tauc, un jeune chercheur qui avait ouvert une nouvelle voie biophysique pour l'étude du fonctionnement des cellules nerveuses.

L'aplysie avait été décrite pour la première fois par Pline l'Ancien dans son travail encyclopédique *Historia naturalis*, rédigé au premier siècle de notre ère. Gallien l'a mentionnée à nouveau au IIe siècle. Ces érudits l'appelaient alors *Lepus marinus*, ou lièvre de mer car, lorsqu'elle reste immobile et contractée, elle ressemble à un lièvre. Lorsque je me mis à examiner l'aplysie par moi-même, je découvris, comme d'autres avant moi, qu'elle relâchait de grandes quantités d'encre violette lorsqu'elle était dérangée. On pensait à tort autrefois que cette encre était la pourpre impériale utilisée pour teindre les bandes sur les toges des empereurs romains (la pourpre impériale était en fait sécrétée par le coquillage *Murex*). En raison de la tendance de l'aplysie à émettre de l'encre de façon aussi abondante, certains anciens naturalistes pensaient également qu'elle était sacrée.

L'espèce américaine d'aplysie qui vit au large des côtes de Californie (*A. californica*) et que j'ai passé la plus grande partie de ma carrière à étudier mesure plus de trente centimètres de long et pèse quelques livres (figure 9.2). Elle prend la coloration brun-rouge des algues dont elle se nourrit. C'est une bête grande, fière, attirante et de façon

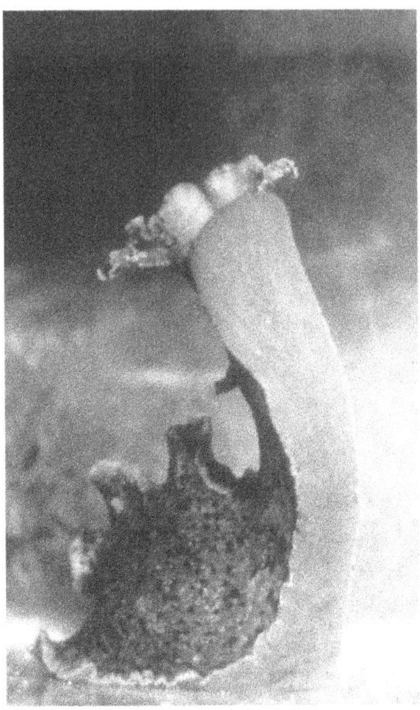

FIGURE 9.2
Aplysia californica : *le mollusque de mer géant. (Avec l'autorisation de Thomas Teyke.)*

évidente hautement intelligente – exactement le type d'animal que l'on choisirait pour des travaux sur l'apprentissage !

Ce qui m'a attiré vers l'aplysie, ce n'était pas son histoire naturelle ou sa beauté physique, mais certaines autres caractéristiques soulignées par Arvanitaki-Chalazonitis et par Tauc dans leurs exposés sur l'espèce européenne (*A. depilans*). Ils avaient tous deux insisté sur le fait que le cerveau d'aplysie ne contient qu'un petit nombre de cellules, environ 20 000, à comparer au 100 milliards de cellules du cerveau d'un mammifère. La plupart de ces cellules sont groupées en neuf amas ou ganglions (figure 9.3). Comme on pensait que les ganglions individuels ne contrôlaient que des réponses réflexes simples, il me sembla que le nombre de cellules en charge d'un comportement isolé simple était sans doute faible. De plus, certaines des cellules de l'aplysie étaient les plus grandes du règne animal, facilitant ainsi l'insertion de microélectrodes à l'intérieur pour en enregistrer l'activité électrique. Les cellules pyramidales de l'hippocampe de chat, dont Alden et moi avions enregistré l'activité, comptent parmi les cellules nerveuses les plus grandes du cerveau des mammifères et pourtant leur diamètre n'est que de 20 microns (1/500 de cm). Elles ne peuvent donc être observées que sous un puissant microscope. À l'opposé, certaines cellules du système nerveux de l'aplysie font cinquante fois cette taille et on peut les voir à l'œil nu.

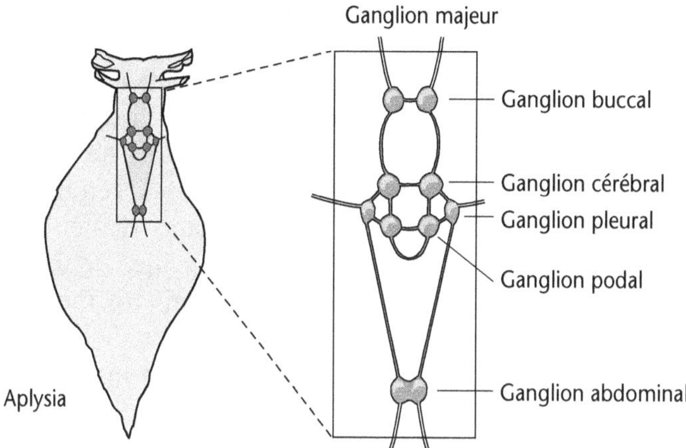

FIGURE 9.3
Le cerveau de l'aplysie est très simple.
Il comporte 20 000 neurones regroupés en neuf amas séparés, ou ganglions. Chacun renfermant un petit nombre de cellules, les chercheurs peuvent isoler les comportements simples qu'ils contrôlent. Ils peuvent ensuite étudier les modifications dans des cellules particulières lorsque le comportement est altéré par l'apprentissage.

Arvanitaki-Chalazonitis avait découvert qu'un petit nombre de cellules nerveuses de l'aplysie sont identifiables de manière unique – en d'autres termes, d'un mollusque à l'autre, on peut aisément reconnaître les mêmes cellules en les observant au microscope. Plus tard, je me rendis compte que c'était également vrai de la plupart des autres cellules de son système nerveux, ce qui accroissait la perspective de pouvoir cartographier la circuiterie nerveuse complète contrôlant un comportement. Il s'avéra que la circuiterie contrôlant les réflexes les plus élémentaires de l'aplysie était assez simple. Qui plus est, je découvris par la suite que la stimulation d'un seul neurone produisait souvent un potentiel synaptique important dans ses cellules cibles, ce qui constituait un signal clair et une mesure de la force de la connexion synaptique entre les deux cellules. Ces forts potentiels synaptiques rendirent possible la cartographie des connexions neuronales cellule par cellule et me permirent *in fine* d'élaborer pour la première fois le diagramme de câblage précis d'un comportement.

De nombreuses années plus tard, Chip Quinn, l'un des premiers scientifiques à avoir mené des études génétiques sur l'apprentissage chez la mouche du fruit, énonça que l'animal de laboratoire idéal pour des études biologiques sur l'apprentissage doit comporter « moins de trois gènes, être capable de jouer du violoncelle ou au moins de réciter du grec ancien et apprendre trois tâches avec un système nerveux ne comportant que dix grands neurones colorés et donc aisément reconnaissables ». J'ai souvent pensé que l'aplysie satisfaisait ces critères à un point étonnant.

À l'époque où j'ai pris la décision de travailler sur l'aplysie, je n'avais jamais disséqué ce mollusque ni enregistré l'activité électrique de ses neurones. De plus, personne aux États-Unis ne travaillait sur l'aplysie. Les deux seules personnes au monde à l'étudier en 1959 étaient Tauc et Arvanitaki-Chalazonitis. Tous deux vivaient en France, Tauc à Paris et Arvanitaki-Chalazonitis à Marseille. Denise (toujours le chauvinisme parisien) trouva que Paris serait un meilleur choix. Vivre à Marseille, dit-elle, serait comme vivre à Albany plutôt qu'à New York. J'optai donc pour Tauc. Avant de quitter le NIH en mai 1960, Denise et moi rendîmes visite à Tauc et nous tombâmes d'accord pour que je le rejoigne en septembre 1962, dès que j'aurais achevé mon internat de psychiatrie à Harvard.

À mon départ du NIH en juin 1960, je ressentis une profonde tristesse, assez similaire à celle que j'avais éprouvée lorsque j'avais été diplômé de l'école supérieure Erasmus Hall. J'étais entré novice et j'en partais scientifique certes limité mais néanmoins actif. Au NIH, j'avais fais mes premiers pas, j'avais découvert que j'aimais cela et que je réussissais relativement dans ce que j'entreprenais. Mais j'étais sincèrement étonné de ma réussite. Pendant longtemps, j'ai cru qu'elle n'était due qu'au pur hasard, à ma bonne fortune, à ma collaboration plaisante et productive avec Alden, au soutien psychologique généreux de Wade Marshall et à l'environnement scientifique favorable dans lequel baignaient les jeunes au sein du NIH. J'avais eu un certain nombre d'idées qui s'étaient avérées utiles mais je les croyais relever de la chance du débutant. J'avais très peur de me trouver à sec d'idées et de ne pas faire de vieux os en sciences.

Ce manque de confiance dans ma capacité à faire émerger de nouvelles idées n'était en rien atténué par le discours de John Eccles et de quelques autres scientifiques expérimentés que je respectais. Ils pensaient que je commettais une grave erreur en passant d'une amorce extrêmement prometteuse sur l'hippocampe des mammifères à un nouveau départ sur un invertébré dont le comportement n'avait jamais été bien étudié. Mais trois facteurs me firent aller de l'avant. Premièrement, le principe Kuffler-Grundfest de la recherche en biologie : à chaque problème biologique correspond un organisme adapté à son étude. Deuxièmement, j'étais maintenant biologiste cellulaire. Je voulais réfléchir au fonctionnement des cellules durant l'apprentissage et je désirais passer mon temps à lire, à réfléchir et à discuter de mes idées avec d'autres. Je ne voulais pas passer des heures à simplement monter une expérience encore et encore, comme Alden et moi l'avions fait sur l'hippocampe, pour ne trouver finalement qu'une bonne cellule à étudier de temps en temps. J'aimais l'idée de ces grosses cellules et, en dépit des risques courus, j'étais convaincu que l'aplysie était le bon système et que je disposais des outils pour étudier efficacement le comportement de ce mollusque.

Pour finir, j'avais appris quelque chose en épousant Denise. J'avais été rétif et anxieux à l'idée de me marier, même avec Denise, que j'aimais plus que toute autre femme que j'avais jamais songé à épouser. Mais elle avait confiance en la solidité de notre union. Je pris donc mon courage à deux mains pour effectuer ce grand saut. J'appris de cette expérience qu'il existe nombre de situations où l'on ne peut se décider sur la base de la froide réalité – car celle-ci est souvent insuffisante. On doit en définitive se fier à son inconscient, son instinct, son envie créatrice. C'est ce que je fis en optant pour l'aplysie.

CHAPITRE 10

Les analogues neuronaux de l'apprentissage

Après avoir rendu brièvement visite à Tauc à Paris, Denise et moi sommes allés à Vienne afin que je lui montre la ville où j'étais né. C'était la première fois que j'y revenais depuis avril 1939. Nous avons sillonné la magnifique Ringstrassse, la grande artère bordée de nombreux édifices publics remarquables – l'Opéra, l'Université, le Parlement. Nous avons pris plaisir à visiter le musée d'Histoire de l'art, un bâtiment hautement baroque avec son splendide escalier de marbre et une superbe collection rassemblée initialement par la famille royale des Habsbourg. L'un des hauts lieux de ce grand musée consiste en une pièce où se trouvent rassemblés des tableaux de Bruegel l'Ancien retraçant les saisons de l'année. Nous avons visité le Belvédère supérieur et nous sommes régalés de la plus belle collection au monde de peintres expressionnistes autrichiens – Klimt, Kokoschka et Schiele, les trois peintres modernes dont les images sont imprimées de manière indélébile dans l'esprit de la plupart des amateurs d'art viennois de ma génération.

Plus important encore, nous nous sommes rendus à l'appartement du 8 de la Severingasse où ma famille et moi avions vécu. Il était occupé par une jeune femme et son mari. Elle nous autorisa à entrer pour y jeter un coup d'œil. Même si, en toute légalité, l'appartement appartenait toujours à ma famille puisque nous ne l'avions jamais vendu, je me suis senti gêné d'imposer ma présence à cette charmante personne. Nous ne sommes restés que peu de temps, mais suffisamment pour que je m'étonne de la petitesse de l'appartement. Je me rappelais un espace assez restreint – le salon et la salle à manger dans lesquels j'avais piloté ma belle voiture téléguidée bleue à mon neuvième anniversaire tant d'années auparavant – mais j'étais stupéfait de voir à quel point il était minuscule en réalité. Cette distorsion est un tour classique que nous joue la mémoire. Ensuite, nous sommes allés jusqu'à la Schulgasse pour visiter mon école élémentaire et constater qu'elle avait été remplacée par une agence gouvernementale. La marche qui, les jours d'école, me semblait une petite randonnée, nous prit en tout et pour tout cinq minutes. Celle pour se rendre à la Kutschkergasse, où mon père avait son magasin, fut tout aussi brève.

Denise et moi nous étions sur le trottoir d'en face, d'où je lui désignai le magasin lorsqu'un vieil homme inconnu vint à nous et me dit : « Vous devez être le fils de Hermann Kandel ! »

Je restai interdit. Je finis par lui demander comment il avait pu le déduire, étant donné que mon père n'était jamais revenu à Vienne et que je l'avais quittée enfant. Après s'être présenté, et m'avoir dit qu'il vivait à trois pâtés de maisons de là, il déclara simplement : « Vous lui ressemblez tellement. » Ni lui ni moi n'avons eu le courage de parler des années qui s'étaient écoulées dans l'intervalle – et quand j'y repense, je regrette de ne pas l'avoir fait.

J'étais assez ému par cette visite. Denis manifesta de l'intérêt, mais elle m'avoua plus tard que, n'était ma fascination profonde et continue pour Vienne, elle aurait trouvé la ville ennuyeuse comparée à Paris. Son commentaire me remémora une soirée du début de notre amitié, lorsque Denise m'invita pour la première fois à venir dîner chez sa mère. S'était jointe à nous ce soir là l'imposante tante Sonia, une femme de tête, forte et légèrement arrogante qui travaillait pour les Nations unies et avait été secrétaire du Parti socialiste en France avant la Seconde Guerre mondiale.

Alors que nous prenions l'apéritif avant le dîner, elle se tourna vers moi d'un air inquisiteur et me demanda avec un fort accent français : « D'où venez-vous ? »

« Vienne », lui répondis-je.

Tout en conservant son expression condescendante, elle se força à un petit sourire et dit : « C'est charmant. Nous l'appelions le petit Paris. »

De nombreuses années plus tard, mon ami Richard Axel, qui m'initia à la biologie moléculaire, préparait son premier voyage à Vienne. Avant que j'aie pu lui en vanter les charmes, un autre de ses amis avait déjà tranché : « C'est la Philadelphie de l'Europe. »

Aucune de ces personnes n'avait réellement compris Vienne – sa grandeur perdue, sa beauté qui a traversé les époques et aujourd'hui sa suffisance, teintée d'antisémitisme.

À mon retour de Vienne, j'ai commencé mon internat de psychiatrie au Centre de santé mentale du Massachusetts à la Harvard Medical School. Je m'étais engagé à m'y mettre un an plus tôt, mais mes travaux sur l'hippocampe avaient si bien marché que j'avais écrit à Jack Ewalt, directeur du Centre et professeur de psychiatrie à la Harvard Medical School, pour lui demander de m'accorder un délai de un an. Cette troisième année au NIH s'est avérée cruciale, non seulement pour mes travaux en collaboration avec Alden, mais aussi pour ma maturation de scientifique.

Aussi est-ce avec l'esprit léger, conforté par notre cordial échange épistolaire, que j'ai rendu visite à Ewalt dès mon arrivée. Je lui ai d'abord demandé s'il serait possible de disposer d'un peu d'espace et de moyens modestes pour monter un laboratoire. Tout à coup, l'atmosphère à changé. J'ai eu l'impression de dialoguer avec une personne complètement différente. Il m'a regardé fixement, puis a pointé la pile de CV des vingt-deux autres internes qui allaient aussi entamer leur formation et a beuglé : « Pour qui vous prenez-vous ? Qu'est-ce qui vous fait penser que vous valez mieux que n'importe lequel d'entre eux ? »

J'étais totalement abasourdi par sa réponse et plus encore par son ton. Durant toutes mes années d'étudiant à Harvard ou à l'Université de New York, jamais un de mes professeurs ne m'avait parlé ainsi. Je l'assurai que, bien que n'ayant aucune illusion sur mes talents cliniques comparés à ceux de mes pairs, j'avais trois ans d'expérience de recherche que je ne désirais pas laisser en jachère. Ewald me répondit d'aller aux urgences et de m'occuper des patients.

Je quittai son bureau confus et déprimé. J'ai même songé brièvement à basculer vers le programme d'internat de l'hôpital de l'administration des vétérans de Boston. Jerry Lettvin, un ami neurobiologiste à qui je décrivis ma conversation avec Ewalt, me pressa de prendre le poste dans l'administration des vétérans, déclarant : « Travailler au centre de santé mentale du Massachusetts, c'est comme nager dans un tourbillon. Il est impossible de faire bouger les choses ou de progresser. » Pourtant, en raison de l'excellente réputation de son programme d'internat, je décidai de ravaler ma fierté et de rester.

Cela s'avéra une sage décision. Quelques jours plus tard, je traversai la rue pour me rendre à la faculté de médecine et discuter de ma situation avec Elwood Henneman, alors professeur de physiologie. Ce dernier m'offrit de l'espace dans son laboratoire. Quelques semaines plus tard, Ewalt s'approcha de moi et me dit qu'il avait entendu dire par ses collègues de la faculté de médecine, faisant référence à Henneman et à Stephen Kuffler, que j'étais quelqu'un en qui on pouvait investir. « De quoi avez-vous besoin, me demanda-t-il. Comment puis-je vous aider ? » Il mit ainsi à ma disposition toutes les ressources nécessaires à la poursuite de mes travaux dans le laboratoire de Henneman durant les deux ans que dura mon internat.

La formation d'interne se révéla à la fois stimulante et légèrement décevante. Mes camarades constituaient un groupe d'individus talentueux qui sont restés mes amis longtemps après. Nombre d'entre eux ont fait une carrière de premier plan en psychiatrie universitaire. Il y avait notamment Judy Livant Rappaport, qui est devenue une chercheuse de premier plan sur les désordres mentaux chez l'enfant ; Paul Wender, qui a joué un rôle pionnier dans les travaux génétiques sur la schizophrénie ; Joseph Schildkraut, qui a développé le premier modèle biologique de la dépression ; George Valliant, qui a aidé à mettre en évidence certains des facteurs prédisposant aux maladies physiques et mentales ; Alan Hobson et Ernst Hartmann, qui ont contribué de manière importante aux études sur le sommeil ; et enfin Tony Kris (le frère d'Anna), psychanalyste renommé qui a écrit un livre important sur la nature du transfert.

L'encadrement clinique était remarquable, même si le spectre des disciplines était un peu étroit. Durant la première année, nous avons eu à traiter des patients malades au point de nécessiter une hospitalisation, parmi lesquels certains souffraient de schizophrénie. Nous n'avons vu qu'un nombre limité de patients et nous avons eu la chance rare de travailler avec ces patients gravement malades en psychothérapie intensive, au cours de séances de une heure, deux ou même trois fois par semaine. Même si nous n'avons pas vraiment amélioré leur état mental, nous en avons appris beaucoup sur la schizophrénie et les maladies dépressives rien qu'en les écoutant. Elvin Semrad, le directeur des services cliniques, et la plupart de nos encadrants avaient un penchant marqué pour la théorie et la pratique psychanalytiques. Peu d'entre eux raisonnaient en termes biologiques ou étaient familiers de la psychopharmacologie ; la plupart nous ont dissuadé de lire la littérature psychiatrique ou même psychanalytique. Selon eux, nous devions apprendre de nos patients et non des livres. « Écouter le patient, pas la littérature » : c'était la maxime pédagogique en vigueur.

Jusqu'à un certain point, ils avaient raison. Nos patients nous ont beaucoup appris sur les aspects cliniques et dynamiques des maladies mentales lourdes. Cette pratique nous a enseigné par-dessus tout à écouter très attentivement et intelligemment ce que nos patients nous disaient d'eux-mêmes et de leur vie. Le plus important de tout : nous avons appris à les respecter en tant qu'individus ayant chacun une histoire et des problèmes distincts.

Mais on ne nous a presque rien inculqué des fondements du diagnostic ou des soubassements biologiques des désordres psychiatriques. Nous n'avons reçu qu'une initiation rudimentaire à l'usage des médicaments pour traiter les maladies mentales. En fait, on nous a souvent dissuadés de recourir à des médicaments pour traiter les patients, car Semrad et nos encadrants craignaient que cela n'interfère avec leur psychothérapie.

Pour palier cette faiblesse du programme, les autres internes et moi-même avons organisé un groupe de discussion sur la psychiatrie descriptive qui se réunissait une fois par mois dans la maison que partageaient Kris et Hartmann. À tour de rôle, nous présentions des dissertations originales préparées pour l'occasion. J'ai présenté un article sur un groupe de désordres mentaux aigus, baptisés démences, consécutifs aux traumatismes crâniens et aux intoxications chimiques. Dans certains de ces désordres tels que l'hallucination alcoolique aiguë, les patients souffrent d'une psychose proche de la schizophrénie mais qui se révèle complètement réversible dès que le taux d'alcool diminue. D'après moi, une réaction psychotique n'était pas spécifique de la schizophrénie, mais pouvait constituer le stade final de multiples désordres.

Avant notre arrivée, le centre de santé mentale n'avait pratiquement jamais invité d'orateur extérieur à parler devant les internes de la faculté. C'était un effet de la suffisance de Harvard, et plus généralement de Boston, que reproduit très bien cette histoire d'une vieille Bostonienne. Interrogée sur ses voyages, elle répond : « Pourquoi voyager ? Je suis déjà là. »

Kris, Schildkraut et moi-même avons instauré de grands débats académiques, des conférences qui rassemblaient tous les chercheurs et médecins de l'hôpital ainsi que des personnalités de renom issues d'autres institutions. Alors que j'étais au NIH, j'avais été fasciné par un séminaire au cours duquel Seymour Kety, le précédent directeur interne de l'Institut national de la santé mentale qui avait notamment recruté Wade Marshall, avait passé en revue le rôle de la génétique dans la schizophrénie. Je pensais faire de ce thème le point de départ de notre série de conférences. Mais en 1961, il me fut impossible de trouver dans tout Boston un seul psychiatre capable de parler du lien entre génétique et maladie mentale. Par hasard, j'appris que le grand biologiste de l'évolution de Harvard Ernst Mayr avait été l'ami de feu Franz Kallman, pionnier de la génétique de la schizophrénie. Mayr accepta volontiers l'invitation et nous donna deux séminaires splendides sur la génétique des maladies mentales.

J'étais entré à la faculté de médecine persuadé que la psychanalyse était porteuse d'avenir. Maintenant, avec mon expérience acquise au NIH, je doutai de ma décision de devenir psychanalyste. Le laboratoire me manquait également. J'avais très envie de recueillir des données nouvelles et j'avais soif de découvertes et de dialogues avec d'autres scientifiques. Par-dessus tout, je remettais en question l'utilité de la psychanalyse dans le traitement de la schizophrénie, domaine où même Freud avait exprimé des doutes.

À cette époque, les internes ne travaillaient pas très dur : de 8 h 30 du matin jusqu'à 5 heures du soir, avec une rare garde seulement certains soirs ou week-ends. En conséquence, je pus suivre la suggestion que m'avait soufflée le premier Felix Strumwasser, en l'occurrence étudier les cellules neuro-endocrines hypothalamiques. Ce sont des cellules du cerveau typiques et relativement rares. Elles ressemblent à des neurones, mais au lieu de transmettre de l'information vers d'autres cellules directement à travers leurs connexions synaptiques, elles relâchent des hormones dans le sang. Ces cellules m'apparaissaient particulièrement intéressantes, car des travaux de recherche avaient suggéré que les cellules neuro-endocrines de l'hypothalamus étaient perturbées lors de maladies dépressives graves. Ayant appris que les poissons rouges possèdent de très grandes cellules neuro-endocrines, je conduisis pendant mon temps libre une série d'expériences assez originales prouvant que ces cellules engendraient des potentiels d'action et recevaient des signaux synaptiques en provenance d'autres cellules nerveuses, tout comme les neurones ordinaires. Denise m'aida à installer l'aquarium à poissons rouges et elle me confectionna même un beau filet pour les attraper à partir d'un torchon et d'un portemanteau en fil de fer.

Mes travaux fournirent une preuve directe de la dualité des cellules neuro-endocrines. Relâchant des hormones, elles sont en fait à la fois des cellules endocrines complètement opérationnelles et des cellules nerveuses également complètement opérationnelles. Elles possèdent notamment toutes les capacités de signalisation complexe des cellules nerveuses. Ces travaux reçurent un accueil favorable en raison de leur nouveauté mais, plus important à mes yeux, je les avais réalisés seul dans une pièce du laboratoire de Henneman, en travaillant à des heures indues où d'autres personnes n'étaient en général pas présentes. Après avoir achevé ces travaux, je commençai à me rassurer sur ma compétence. Mais passer de l'hippocampe à un projet de recherche sur les cellules neuro-endocrines ne me semblait pas extraordinairement original. J'avais appliqué à peu près le même raisonnement ici qu'au NIMH. Combien de temps cette petite flamme de créativité allait-elle durer ? Je me posais la question, m'inquiétant de me retrouver bientôt à court d'idées.

C'était pourtant le cadet de mes soucis. Peu de temps après la naissance de notre fils Paul, en mars 1961, Denise et moi avons traversé une crise sérieuse, de loin la plus grave de notre vie de couple. Je pensais notre relation incroyablement harmonieuse. Denise m'avait fortement soutenu tandis que je bataillais pour définir ma carrière. Elle-même travaillait alors comme postdoctorante au centre de santé mentale du Massachusetts, sur un programme de formation des chercheurs en sociologie spécialisés dans les problèmes liés à la santé mentale. Nous nous voyions entre deux portes la journée et le soir.

Un dimanche après-midi, elle vint me voir alors que je travaillais au laboratoire et explosa. Portant Paul dans ses bras, elle me cria : « Tu ne peux pas continuer comme ça ! Tu ne penses qu'à toi-même et à ton travail ! Tu nous ignores complètement tous les deux ! »

J'étais pétrifié et profondément meurtri. J'étais tellement absorbé par mes travaux de recherche, à la fois y prenant plaisir et m'inquiétant lorsque les expériences ne marchaient pas, comme c'est souvent le cas, qu'il ne m'était jamais venu à l'esprit que je négligeais ou que je faisais passer au deuxième plan Denise et Paul, ou que je leur montrais moins d'amour. J'étais bouleversé et furieux d'être mis en cause aussi brutalement et soudainement. Je fis la tête, boudai et mis plusieurs jours à m'en remettre. Ce n'est que graduellement que je compris ce que Denise avait pu éprouver. En réponse, je pris la décision de passer plus de temps à la maison avec elle et Paul.

En cette occasion, comme en bien d'autres par la suite, Denise réussit à détourner mon attention de la science qui aurait pu facilement devenir – et par moments fut – une préoccupation de tous les instants, afin que je consacre plus de temps à nos enfants. Je fus pour Paul et pour notre fille Minouche, née en 1965, un père attentif et concerné, mais je fus loin d'être un père idéal. J'ai manqué au moins la moitié des matchs de base-ball de Paul, dont un au cours duquel, jouant comme batteur, il réussit à vider par deux fois toutes les bases. Ce haut fait d'armes fut narré à tous ceux qui passèrent chez nous et, aujourd'hui encore, je regrette de l'avoir manqué.

Alors que j'approchais de mon soixante-quinzième anniversaire en 2004, nous avons organisé sa célébration avec trois mois d'avance afin de pouvoir nous retrouver dans notre résidence secondaire de Cape Cod avec nos enfants, leurs conjoints et nos quatre petits-enfants : Minouche et son mari, Rick Sheinfeld, et leurs enfants, Izzy, 5 ans, et Maya, 3 ans ; Paul et sa femme, Emily, et leurs deux filles, Allison, 12 ans, et Libby, 8 ans. Minouche, diplômée en droit de Harvard et de Yale, s'est aujourd'hui spécialisée en droit public et exerce à San Francisco où elle s'intéresse plus particulièrement à la condition féminine et aux droits des femmes. Rick est un avocat de la mairie spécialisé dans les problèmes liés aux hôpitaux et à la santé publique. Paul est diplômé en économie à Haverford et a suivi les cours de la Columbia Business School. Il gère un fonds d'investissement chez Dreyfus. Enfin Emily, diplômée de Bryn Mawr et de l'école de design Parsons, dirige sa propre société de décoration d'intérieur.

Lors de mon dîner d'anniversaire, j'ai porté un toast à nos enfants, à leurs conjoints et à mes quatre petits-enfants. J'ai déclaré être fier de constater à quel point nos enfants étaient devenus des personnes intéressantes et droites, combien à leur tour ils prenaient à cœur leur rôle de parents, sachant que je n'avais été qu'un père de niveau B+. Minouche, qui adore me taquiner, s'écria alors : « Notation généreuse ! »

Minouche relativisa mes talents de père en une autre occasion. « Tu as été formidable, Papa, car tu m'as donné le sentiment que je pouvais accomplir n'importe quoi sur le plan intellectuel. Tu m'as souvent fait la lecture quand j'étais petite et tu as toujours montré un grand intérêt pour ce que je pensais et pour mon travail à Horace Mann, au collège, à l'école de droit, et même aujourd'hui. Mais pas une seule fois, dans mes souvenirs d'enfance, tu ne m'as emmenée chez le docteur ! »

Il était, et il est toujours, difficile à mes enfants de comprendre – et encore moins d'excuser – que la science puisse exercer sur moi une fascination sans borne et que je puisse m'y impliquer sans limite. Il m'a fallu un effort de volonté, ainsi que l'aide de Denise et de mon psychanalyste, pour remettre les pieds sur terre et organiser mon emploi du temps de façon à faire de la place à mes responsabilités et aux plaisirs de la vie avec Minouche, Paul et leurs enfants.

Le temps supplémentaire passé à la maison avec Denise et Paul me permit également de réfléchir posément à la façon d'attaquer l'étude de l'apprentissage chez l'aplysie. Alden Spencer et moi avions trouvé peu de différences entre les propriétés fondamentales des neurones qui participent au stockage mnésique et ceux qui n'y participent pas. Ces découvertes venaient conforter l'idée que la mémoire ne repose pas sur les propriétés des cellules nerveuses en tant que telles mais sur la nature des connexions entre neurones et leur manière de traiter l'information sensorielle reçue. Cela m'amena à penser que, dans un circuit médiateur du comportement, la mémoire pourrait résulter de modifications de la force synaptique engendrées par certaines formes de stimulation sensorielle.

Cajal avait déjà proposé en 1894 cette idée fondamentale selon laquelle certains types de modifications des synapses pourraient jouer un rôle important dans l'apprentissage :

> L'exercice mental facilite un développement plus important de l'appareil protoplasmique et des collatéraux nerveux dans la partie du cerveau utilisée. De cette manière, des connexions préexistantes entre des groupes de cellules peuvent se voir renforcées par la multiplication des branches terminales [...] Mais les connexions préexistantes pourraient également être renforcées par la formation de nouveaux collatéraux et par leur [...] expansion.

Le neuropsychologue polonais Jerzy Kornorski, un étudiant de Pavlov, énonça en 1948 une forme moderne de cette hypothèse. Selon lui, un stimulus sensoriel conduit à deux types de modifications dans le système nerveux. La première, qu'il appelle excitabilité, suit la création d'un ou plusieurs potentiels d'action dans un faisceau nerveux en réponse à un stimulus sensoriel. En effet, l'activation des potentiels d'action fait brièvement monter le seuil de création de nouveaux potentiels d'action dans ces neurones, un phénomène bien connu appelé période réfractaire. La seconde modification, plus intéressante et que Kornorski baptisa plasticité ou modification plastique, conduit, écrivit-il, à « des transformations fonctionnelles permanentes [...] en particulier des systèmes de neurones comme conséquence de stimuli appropriés ou de leur combinaison ».

L'idée que certains systèmes de neurones étaient hautement adaptables et plastiques, et qu'ils pouvaient par conséquent être transformés de manière permanente – peut-être par le biais d'une modification de leurs synapses – m'apparut alors très attirante. Mais cela souleva chez moi dans la foulée la question suivante : comment ces modifications se produisent-elles ? John Eccles avait été très enthousiaste à l'idée que les synapses se modifient en réponse à une utilisation excessive mais lorsqu'il avait testé, il avait découvert que leurs modifications ne duraient qu'un laps de temps très bref. « Malheureusement, écrivit-il, il n'a pas été possible de démontrer expérimentalement qu'un usage excessif produit des modifications prolongées de l'efficacité synaptique. » Pour que cela puisse servir à l'apprentissage, pensais-je, il fallait que les synapses soient changées pendant des périodes de temps assez longues – dans les cas extrêmes, aussi longues que la vie de l'animal. Il me vint alors à l'esprit que, si Pavlov avait si bien réussi à créer un apprentissage, c'était parce que les formes simples de stimulation sensorielle qu'il avait employées produisaient des schémas d'activation particulièrement aptes à provoquer une modification à long terme de la transmission synaptique. Cette idée frappa réellement mon imagination. Mais comment la tester ? Comment allais-je engendrer ce schéma optimal d'activitation ?

Après y avoir réfléchi, je décidai d'essayer de simuler dans les cellules nerveuses de l'aplysie les schémas de stimulation sensorielle que Pavlov avait utilisés pour ses expériences. Même engendrés de manière artificielle, de tels schémas d'activité pourraient faire apparaître quelques-unes des modifications plastiques à long terme dont les synapses étaient capables.

Alors que je commençais à songer sérieusement à ces idées, je me rendis compte qu'il me fallait reformuler la théorie de Cajal selon laquelle l'apprentissage modifie la force des connexions synaptiques entre neurones. Cajal concevait l'apprentissage comme un processus unique. En raison de ma familiarité avec les travaux béhavioristes de Pavlov et les études en psychologie cognitive de Brenda Milner, je réalisai qu'il existait de nombreuses formes d'apprentissage, chacune engendrée par des schémas et des combinaisons de stimuli variés, et que ceux-ci débouchaient sur deux formes très différentes de stockage mnésique.

Je généralisai donc l'idée de Cajal de la manière suivante. J'émis l'hypothèse que des formes différentes d'apprentissage engendrent des schémas différents d'activité neuronale, et que chacun de ces schémas d'activité modifie la force des connexions synaptiques de façon spécifique. Lorsque de telles modifications durent, il en résulte un stockage mnésique.

Reformuler la théorie de Cajal en ces termes me permit de considérer les possibles traductions des protocoles comportementaux de Pavlov en des protocoles biologiques. Après tout, l'habituation, la sensibilisation et le conditionnement classique – les trois protocoles d'apprentissage décrits par Pavlov – consistent essentiellement en une suite d'instructions qui décrivent la manière de présenter un stimulus sensoriel, seul ou en combinaison avec un autre stimulus sensoriel, pour produire de l'apprentissage. Mes travaux en biologie auraient donc pour objectif de déterminer quels schémas de stimuli, élaborés d'après les modalités d'apprentissage de Pavlov, donneraient naissance à des formes différentes de plasticité synaptique.

Dans l'habituation, par exemple, on soumet de manière répétée un animal à un stimulus sensoriel faible ou neutre. L'animal apprend alors à identifier ce stimulus comme sans importance et à l'ignorer. Lorsqu'un stimulus est fort, comme dans la sensibilisation, l'animal reconnaît le stimulus comme dangereux et apprend à accroître ses réflexes défensifs afin de préparer une reculade ou une fuite ; un autre stimulus, même inoffensif, présenté peu de temps après déclenchera une réponse de défense exacerbée. Quand on associe un stimulus neutre à un stimulus potentiellement dangereux, comme dans le conditionnement classique, l'animal apprend à répondre au stimulus neutre comme si c'était un signal de danger.

Je pensais pouvoir provoquer, dans les faisceaux nerveux de l'aplysie, des schémas d'activité similaires à ceux engendrés chez les animaux soumis à l'un de ces trois apprentissages. Il me serait alors possible de déterminer comment ces schémas de stimuli, qui simulent des formes différentes d'apprentissage, modifient les connexions synaptiques. Je baptisai cette approche l'« analogie neuronale de l'apprentissage ».

C'est la description d'une expérience qui m'amena à cette idée, à l'époque où je réfléchissais encore à la façon de commencer mes expériences sur l'aplysie. En 1961, Robert Doty, de l'Université du Michigan à Ann Arbor, fit une découverte remarquable sur le conditionnement classique. Appliquant un stimulus électrique faible à la région du cerveau d'un chien qui gouvernait la vue, il découvrit que cela suscitait une activité électrique dans les neurones du cortex visuel mais sans déclencher aucun mouvement. Un autre stimulus électrique appliqué au cortex moteur provoquait quant à lui un mouvement de la patte du chien. Après de multiples essais au cours desquels les deux stimuli furent associés, le stimulus faible à lui seul engendrait un mouvement de la patte. Doty avait clairement montré qu'un conditionnement classique du cerveau ne demande aucune motivation : il requiert simplement l'association de deux stimuli.

C'était une étape importante vers une approche réductionniste de l'apprentissage, mais il me fallait encore franchir deux étapes avant de pouvoir réaliser mes analogues neuronaux de l'apprentissage. Tout d'abord, au lieu de mener des expériences sur des animaux entiers, je devais en extraire le système nerveux et travailler sur un ganglion unique, qui est un amas isolé d'environ deux mille cellules nerveuses. Deuxièmement, il me fallait sélectionner dans ce ganglion une cellule nerveuse individuelle – une cellule cible – qui servirait de modèle pour les éventuelles modifications synaptiques engendrées par l'apprentissage. Je pourrais alors appliquer divers schémas de stimulation électrique, chacun correspondant à une forme d'apprentissage, à un groupe particulier d'axones appartenant aux neurones sensoriels qui s'étendent de la surface du corps de l'aplysie jusqu'à la cellule cible.

L'habituation serait simulée en appliquant à ce faisceau nerveux des impulsions électriques faibles et répétées. Pour la sensibilisation, je stimulerais très fortement un deuxième faisceau nerveux, une ou plusieurs fois, et j'observerais en quoi cela affecte la réponse de la cellule cible à une stimulation faible du premier faisceau. Enfin, le conditionnement classique serait simulé en associant un stimulus fort dans le deuxième faisceau à un stimulus faible dans le premier faisceau, de telle manière que le stimulus fort soit toujours consécutif et associé au stimulus faible. Ainsi, je pourrais déterminer dans quelle mesure les trois schémas de stimulation modifient les connexions synaptiques vers la cellule cible. Des modifications différentes de la force synaptique en réponse aux trois différents schémas de stimulation électrique constitueraient des analogues – en d'autres termes, des modèles biologiques – des modifications synaptiques engendrées dans le système nerveux de l'aplysie par les trois formes différentes d'apprentissage.

Je voulais que ces analogues neuronaux répondent à une question clé : comment les synapses évoluent-elles en réponse aux différents schémas de stimuli électriques qui reproduisent les stimuli sensoriels dans les trois grandes expériences d'apprentissage ? Comment les synapses sont-elles altérées par exemple lorsque, à l'instar du conditionnement classique, un stimulus faible sur un faisceau précède immédiatement, et par conséquent prédit, un stimulus fort sur un autre faisceau ?

Pour répondre à cette question, je postulai en janvier 1962 à un poste de postdoctorant au NIH qui me permettrait de travailler dans le laboratoire de Tauc. Mon objectif spécifique était, je cite :

> L'étude des mécanismes cellulaires du conditionnement électrophysiologique et de la modification synaptique dans un réseau nerveux simple [...] Cette étude exploratoire tentera de développer des méthodes pour conditionner une préparation simple et pour analyser certains des éléments neuronaux au cours de ce processus [...] Le but à long terme est de « piéger » une réponse conditionnée dans la population nerveuse la plus réduite possible afin de permettre une investigation au moyen de multiples microélectrodes de l'activité des cellules participantes.

Je concluais ma demande sur ces mots :

> L'hypothèse explicite sur laquelle se fondent ces travaux de recherche est que la capacité à subir des formes élémentaires de modifications conditionnées plastiques est une propriété inhérente et fondamentale de toute collectivité nerveuse centrale, qu'elle soit simple ou complexe.

Ce faisant, je mettais à l'épreuve l'idée que les mécanismes cellulaires responsables de l'apprentissage et de la mémorisation avaient sans doute été conservés tout au long de l'évolution et qu'ils pouvaient par conséquent être mis en évidence chez les animaux simples, même en employant des modalités de stimulation artificielles.

Le compositeur allemand Richard Strauss notait qu'il avait souvent écrit ses meilleures partitions à la suite d'une dispute conjugale. Ce n'est pas vrai dans mon cas. Mais ma dispute avec Denise, sa demande d'une plus grande attention envers elle et Paul, m'ont forcé à ralentir et à réfléchir. J'ai appris ainsi cette leçon évidente : une profonde réflexion, particulièrement si elle débouche sur une seule idée utile, a plus de valeur que la simple accumulation des expériences. Je me suis souvenu plus tard d'un commentaire qu'avait émis Max Perutz, le biologiste structural britannique né à Vienne, à propos de Jim Watson : « Jim n'a jamais commis l'erreur de confondre travail intense et réflexion intense. »

En septembre 1962, forts d'une rémunération du NIH nous assurant un salaire confortable annuel de dix mille dollars, Denise, Paul et moi avons fait nos bagages pour un stage de quatorze mois à Paris.

TROISIÈME PARTIE

« Le siècle qui se termine s'est beaucoup occupé d'acides nucléiques et de protéines. Le suivant va se concentrer sur les souvenirs et les désirs. Saura-t-il résoudre de telles questions ? »

François Jacob,
La Souris, la Mouche et l'Homme (1998).

CHAPITRE 11

Le renforcement des connexions synaptiques

La vie à Paris était merveilleuse et je pris vite l'habitude de me balader à travers la ville tous les week-ends avec Denise et Paul, ce qui fit de ce séjour en France une expérience enrichissante pour nous tous. Qui plus est, j'étais heureux de me consacrer à nouveau à plein temps à la science. Les intérêts et les domaines de compétence de Ladislav Tauc et de moi-même se complétaient fort bien, faisant de lui un excellent collègue de travail. Non content d'être totalement chez lui avec l'aplysie, Tauc avait une formation en physique et en biophysique, deux domaines qui sont fondamentaux en physiologie cellulaire. Je manquais d'un solide bagage dans ces deux domaines, et j'appris beaucoup sur ces sujets à son contact.

Né en Tchécoslovaquie, Tauc (figure 11.1) avait obtenu son doctorat en étudiant les propriétés électriques des cellules de grandes plantes qui possèdent des potentiels de repos et d'action semblables à ceux des cellules nerveuses. Cette étude l'amena à s'intéresser à l'aplysie et à travailler sur la plus grande cellule du ganglion abdominal, cellule que j'allais baptiser plus tard R2, à l'intérieur de laquelle il localisa la source du potentiel d'action. Se concentrant uniquement sur les propriétés biophysiques des cellules nerveuses, il n'avait étudié ni les circuits nerveux ni le comportement animal et n'avait prêté qu'une attention légère à l'apprentissage et à la mémorisation, toutes questions qui dominaient mes réflexions sur le cerveau des mammifères.

Comme nombre de bonnes expériences postdoctorales, la mienne ne me permit pas seulement de profiter de l'expérience et du bagage considérables d'un scientifique accompli. Je pus également, grâce à mes connaissances, apporter ma contribution intellectuelle en pesant sur notre travail commun. Initialement, Tauc était un peu sceptique devant cette tentative d'étude de l'apprentissage au niveau cellulaire chez l'aplysie. Mais au fil du temps, mon projet d'étude des analogues de l'apprentissage dans les cellules individuelles du ganglion abdominal finit par soulever son enthousiasme.

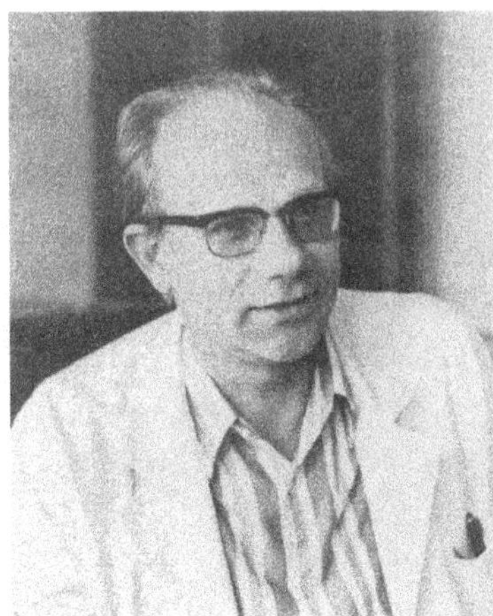

FIGURE 11.1
Ladislav Tauc (1925-1999) fut un pionnier de l'étude de l'aplysie. J'ai travaillé avec lui pendant quatorze mois à Paris puis à Arcachon de 1962 à 1963. (Repris de Cellular Basis of Behavior, *E.R. Kandel, W.H. Freeman and Company, 1976.)*

Comme je l'avais imaginé au cours de mes réflexions, je retirai le ganglion abdominal, avec ses deux mille cellules nerveuses, et je le montai dans un petit caisson rempli d'eau de mer brassée. J'insérai des microélectrodes dans une cellule, généralement la cellule R2, puis j'enregistrai les réponses de cette cellule à diverses séquences de stimuli appliquées aux voies nerveuses qui convergeaient vers elle. J'utilisai trois schémas de stimulation, fondés sur les travaux de Pavlov chez les chiens, pour développer trois analogues d'apprentissage : l'habituation, la sensibilisation et le conditionnement classique. Dans le conditionnement classique, un animal apprend à répondre à un stimulus neutre de la même manière qu'il répondrait à un stimulus réel, menaçant ou négatif. En d'autres termes, il effectue une association entre le stimulus neutre et le stimulus négatif. Dans l'habituation et la sensibilisation, un animal apprend à répondre à un type de stimulus sans l'associer à un autre stimulus. Les expériences allaient se révéler encore plus fructueuses que je ne l'avais anticipé.

Au cours du processus d'habituation, la forme la plus simple d'apprentissage, un animal apprend à reconnaître un stimulus inoffensif. Lorsqu'un animal perçoit un bruit soudain, il y répond tout d'abord par une série de modifications défensives de son système nerveux autonome : dilatation des pupilles, augmentation des rythmes cardiaque et respiratoire (figure 11.2). Si le bruit est répété à de multiples reprises, l'animal apprend que ce stimulus peut être ignoré sans risque. Les pupilles de l'animal ne se dilatent plus et son rythme cardiaque reste stable en présence du stimulus. Si l'on ôte le stimulus pendant une certaine période et qu'on le rapplique ensuite, l'animal y répond à nouveau.

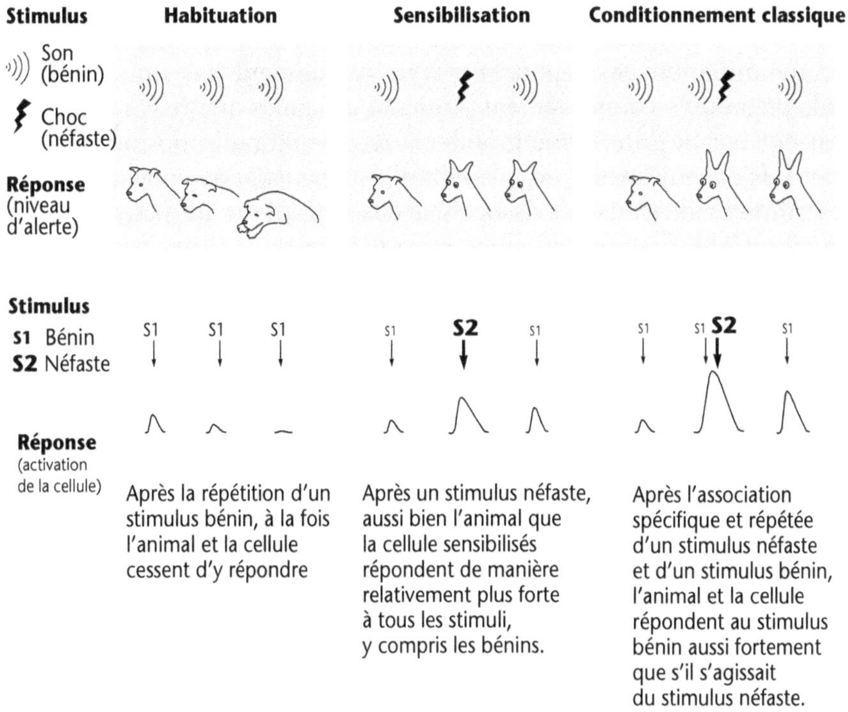

Stimulus **Habituation** **Sensibilisation** **Conditionnement classique**

Son (bénin)

Choc (néfaste)

Réponse (niveau d'alerte)

Stimulus

S1 Bénin

S2 Néfaste

S1 S1 S1 S1 **S2** S1 S1 S1 **S2** S1

Réponse (activation de la cellule)

Après la répétition d'un stimulus bénin, à la fois l'animal et la cellule cessent d'y répondre

Après un stimulus néfaste, aussi bien l'animal que la cellule sensibilisés répondent de manière relativement plus forte à tous les stimuli, y compris les bénins.

Après l'association spécifique et répétée d'un stimulus néfaste et d'un stimulus bénin, l'animal et la cellule répondent au stimulus bénin aussi fortement que s'il s'agissait du stimulus néfaste.

FIGURE 11.2
Trois types d'apprentissage implicite.
L'habituation, la sensibilisation et le conditionnement classique peuvent être étudiés à la fois chez les animaux (en haut) et dans les cellules nerveuses individuelles (en bas).

L'habituation permet aux gens de travailler efficacement dans un environnement qui pourrait sans cela être considéré comme bruyant. Nous nous habituons au son de l'horloge dans l'étude, ainsi qu'à notre propre battement cardiaque, à nos mouvements d'estomac et à nos autres sensations corporelles. Par la suite, ces sensations ne parviennent que rarement à notre niveau conscient, sauf en quelques circonstances spéciales. En ce sens, l'habituation consiste à apprendre à reconnaître les stimuli qui peuvent être ignorés en toute sécurité.

L'habituation élimine également les réponses défensives inappropriées ou exagérées. La fable suivante illustre ce point (en m'excusant auprès d'Ésope) :

> Un renard qui n'avait jamais vu de tortue fut si effrayé quand il en rencontra une dans la forêt pour la première fois qu'il en mourut presque. À sa deuxième rencontre avec la tortue, il manifesta encore une peur importante sans qu'elle atteigne toutefois la première en intensité. Voyant la tortue pour la troisième fois, son audace avait tellement crû qu'il vint à sa rencontre et engagea la conversation avec elle.

L'élimination des réponses qui ne remplissent pas une fonction utile délimite le comportement animal. Les jeunes animaux répondent souvent par la fuite à une grande variété de stimuli non menaçants. Une fois accoutumés à de tels stimuli, ils peuvent se concentrer sur les stimuli nouveaux ou associés à des sensations de plaisir ou de danger. L'habituation joue donc un rôle important pour structurer la perception.

L'habituation ne se réduit pas à des réponses de fuite : la fréquence des réponses sexuelles peut également être réduite par le biais de l'habituation. Mis au contact d'une femelle réceptive, un rat mâle copulera six ou sept fois durant une période de une ou deux heures ; ensuite, il apparaît sexuellement épuisé et devient inactif pour trente minutes ou plus. Il s'agit là d'habituation sexuelle, non de fatigue. Un mâle apparemment épuisé reprendra en fait rapidement son activité reproductrice si une nouvelle femelle s'avère disponible.

En raison de sa simplicité comme test de reconnaissance des objets familiers, l'habituation est l'une des méthodes les plus efficaces pour l'étude du développement de la perception visuelle et de la mémoire chez le nourrisson. Les nourrissons répondent typiquement à une image nouvelle en dilatant leurs pupilles ainsi qu'en accroissant leurs rythmes cardiaque et respiratoire. Si on leur présente la même image de manière réitérée, ils arrêteront d'y répondre. Ainsi, un nourrisson auquel on aura présenté à de multiples reprises un cercle finira par l'ignorer. Mais si on lui présente un carré, alors ses pupilles se dilateront à nouveau et ses rythmes cardiaque et respiratoire s'accéléreront, prouvant par là qu'il sait distinguer les deux images.

Je modélisai l'habituation en appliquant un stimulus électrique faible à un groupe d'axones conduisant à la cellule R2, puis je répétai ce stimulus dix fois. Je découvris que le potentiel synaptique engendré par la cellule en réponse au stimulus décroissait progressivement avec la répétition de ce dernier. Au dixième stimulus, l'intensité de la réponse n'était plus que de un vingtième de l'intensité initiale, reproduisant ainsi la progressive diminution de la réponse comportementale d'un animal mis en présence d'un stimulus neutre de façon répétée (figure 11.2). Je baptisai ce processus du nom de dépression homosynaptique : dépression car la réponse synaptique décroissait, et homosynaptique car la dépression se produisait dans le même faisceau nerveux que la stimulation (*homo* en grec signifie « même »). Après avoir interrompu le stimulus pendant dix ou quinze minutes, je l'appliquai de nouveau et constatai que la réponse de la cellule était quasiment remontée à son intensité initiale. J'appelai cela la récupération post-dépression homosynaptique.

La sensibilisation est l'image miroir de l'habituation. Au lieu d'habituer l'animal à ignorer un stimulus, la sensibilisation est une forme de peur apprise : elle apprend à l'animal à faire attention et à répondre avec force à presque tout stimulus après avoir été soumis à un stimulus menaçant. Ainsi, si l'on vient de frapper le pied d'un animal, ce dernier va reculer de façon exagérée, voire va fuir au simple tintement d'une cloche, ou encore en réponse à un bruit ou à un effleurement.

Tout comme l'habituation, la sensibilisation est courante chez l'homme. Après avoir entendu un coup de feu, telle personne répondra de manière exagérée et sursautera au moindre son ou contact sur l'épaule. Konrad Lorenz expliquait en ces termes l'intérêt qu'avait pour la survie une telle forme de réaction apprise : « Un ver de terre qui vient juste d'échapper au bec du merle [...] fait bien en effet de répondre avec des seuils considérablement réduits à tout stimulus similaire car il est presque certain que l'oiseau sera toujours dans les parages pour les quelques secondes qui vont suivre. »

Pour modéliser la sensibilisation, j'appliquai un stimulus faible à la même voie nerveuse conduisant à la cellule R2 que j'avais utilisée dans mes précédentes expériences sur l'habituation. Je stimulai une ou deux fois pour engendrer un potentiel synaptique qui servirait de niveau de base à la réactivité de la cellule, puis j'appliquai ensuite une série de cinq stimuli puissants (destinés à simuler des stimuli désagréables ou néfastes) à un faisceau différent menant à la cellule R2. Après l'avoir soumise à ces stimuli plus intenses, la réponse synaptique de la cellule à une stimulation sur le premier faisceau s'était fortement accrue. Les connexions synaptiques de ce faisceau avaient donc été renforcées. Cette modification de la réponse dura jusqu'à trente minutes. Je baptisai ce processus la facilitation hétérosynaptique : facilitation car la force synaptique est accrue, et hétérosynaptique car l'accroissement de la réponse à la stimulation des axones dans le premier faisceau est provoquée par une forte stimulation d'un faisceau différent (*hetero* en grec signifie « différent ») (figure 11.2). La réponse accrue dans le premier faisceau ne dépendait que de la force plus ou moins grande du stimulus dans l'autre faisceau et non d'une quelconque combinaison entre stimulus faible et stimulus fort. Cela reproduisait donc le schéma de sensibilisation comportementale, une forme d'apprentissage non associative.

Enfin, je tentai de simuler le conditionnement classique aversif. Cette forme de conditionnement classique enseigne à un animal à associer un stimulus déplaisant, comme un choc électrique, avec un stimulus qui normalement ne suscite aucune réponse. Le stimulus neutre doit toujours précéder le stimulus aversif et donc en venir à le prédire. Ainsi, Pavlov avait utilisé un coup sur la patte d'un chien comme stimulus aversif. Le choc faisait retirer sa patte à l'animal, dans une réaction de peur. Après plusieurs essais au cours desquels il associa le coup avec le tintement d'une cloche – la cloche précédant le coup –, Pavlov découvrit que le chien retirait sa patte chaque fois que la cloche sonnait, même sans qu'aucun coup ne fût porté. Le conditionnement classique aversif est donc une forme associative de peur apprise (figure 11.2).

Le conditionnement classique aversif ressemble à la sensibilisation en ce sens qu'une activité dans un faisceau sensoriel exacerbe l'activité dans un autre faisceau. Elle en diffère cependant sur deux points. Tout d'abord, en conditionnement classique, une association est créée entre une paire de stimuli qui se succèdent à un rythme rapide. Ensuite, le conditionnement classique n'exacerbe les réponses défensives d'un animal qu'envers un stimulus neutre, et pas envers tous les stimuli environnementaux comme le fait la sensibilisation.

Par conséquent, lors de mes expériences sur le conditionnement classique aversif sur l'aplysie, j'associai de manière répétitive un stimulus faible sur un faisceau nerveux à un stimulus fort sur un autre faisceau. Le stimulus faible arrivait en premier et agissait comme un avertisseur du stimulus fort. L'association des deux stimuli accroissait de manière considérable la réponse de la cellule au stimulus faible ; qui plus est, cette réponse exacerbée était bien plus importante que la réponse exacerbée de la cellule au stimulus faible dans les expériences de sensibilisation (figure 11.2). Le surcroît de réactivité dépendait de manière critique du *timing* du stimulus faible qui devait impérativement précéder et prédire le stimulus fort.

Ces expériences ont confirmé ce que j'avais suspecté – c'est-à-dire qu'un schéma de stimulation, conçu pour imiter les schémas d'apprentissage des travaux sur le comportement, peut modifier l'efficacité de communication entre un neurone et les autres cellules nerveuses. Les expériences démontraient clairement que la force synaptique n'est pas figée – elle peut être modifiée de diverses manières par différents schémas d'activité. Plus précisément, les analogues neuronaux de la sensibilisation et du conditionnement classique aversif renforçaient la connexion synaptique tandis que l'analogue de l'habituation l'atténuait.

Ainsi, Tauc et moi avions découvert deux principes importants. Tout d'abord, la force de la communication synaptique entre cellules nerveuses peut être modifiée pendant de nombreuses minutes par l'application de différents schémas de stimulation, schémas dérivés des protocoles spécifiques d'entraînement destinés à créer un apprentissage chez les animaux. Ensuite, chose encore plus remarquable, la même synapse peut être soit renforcée, soit affaiblie par ces divers schémas de stimulation. Ces découvertes nous ont encouragés, Tauc et moi, à écrire dans notre article paru dans le *Journal of Physiology* :

> Le fait que les connexions entre les cellules nerveuses puissent être renforcées pendant plus d'une demi-heure *via* un protocole expérimental conçu pour reproduire un paradigme de conditionnement comportemental suggère également que les modifications concomitantes de la force synaptique sous-tendent peut-être certaines formes simples de stockage de l'information dans l'animal intact.

Ce qui nous avait le plus impressionnés, c'était la facilité avec laquelle la force des synapses pouvait être modifiée par les divers schémas de stimuli. Cela suggérait que la plasticité synaptique est profondément ancrée dans la nature même de la synapse chimique, dans son architecture moléculaire. Dans les grandes lignes, cela laissait penser que l'apprentissage pouvait modifier le flux d'information dans les divers circuits nerveux du cerveau. Nous ne savions pas si la plasticité synaptique était un élément de l'apprentissage réel chez l'animal sain soumis à un exercice, mais vu nos résultats, cette éventualité justifiait amplement la poursuite de nos travaux.

L'aplysie se révéla être bien plus qu'un système expérimental merveilleusement informatif ; c'était également un système très agréable sur lequel travailler. L'espoir initial de découvrir un animal adapté à nos recherches s'était mué en une réelle affection. Qui plus est, en raison de la grosseur des cellules de l'aplysie (la cellule R2, en particulier, est gigantesque – 1 mm de diamètre, donc visible à l'œil nu), les exigences techniques des expériences étaient moins dures que celles sur l'hippocampe.

Les expériences étaient également plus aisées. Comme l'insertion d'une petite électrode dans une cellule aussi gigantesque n'engendre presque aucun dommage, on peut sans effort enregistrer des données de la cellule R2 pendant cinq ou dix heures. Je pouvais aller déjeuner et revenir pour trouver la cellule toujours en parfaite santé, attendant que je reprenne l'expérience là où je l'avais laissée. C'était sans comparaison avec les nombreuses nuits passées par Alden et moi à travailler pour obtenir un éventuel enregistrement de dix ou trente minutes des cellules pyramidales de l'hippocampe. On pouvait effectuer une expérience complète sur l'aplysie en six à huit heures : en conséquence, les expériences devinrent des parties de plaisir.

Dans le même esprit, après une saison de travail sur l'aplysie, je me souvins d'une histoire que Bernard Katz m'avait racontée à propos du grand physiologiste A.V. Hill, son mentor à University College à Londres. Lors de la première visite de Hill aux États-Unis, en 1924, peu de temps après qu'il eut reçu le prix Nobel à 36 ans pour ses travaux sur le mécanisme de la contraction musculaire, il fit un exposé sur ce sujet lors d'une conférence scientifique. À la fin de l'exposé, un gentleman d'un certain âge se leva et l'interrogea sur l'utilité pratique de ses travaux.

Hill réfléchit un moment, comme s'il énumérait en lui-même les nombreux cas où des expériences entreprises purement pour satisfaire la curiosité intellectuelle avaient finalement débouché sur de grands bénéfices pour l'humanité. Pourtant, plutôt que de se lancer dans cette plaidoirie, il se tourna simplement vers l'homme et lui déclara dans un grand sourire : « Pour être franc, monsieur, nous ne le faisons pas parce que c'est utile ; nous le faisons parce que c'est amusant. »

Sur un plan personnel, ces travaux furent déterminants pour ma confiance dans ma capacité à être un scientifique indépendant. Lorsque j'étais arrivé pour la première fois et que j'avais parlé d'apprentissage et d'analogues d'apprentissage, les autres postdoctorants m'avaient regardé avec des yeux ronds. En 1962, parler d'apprentissage à la majorité des neurobiologistes cellulaires était un peu comme leur parler de la lune. À mon départ, en revanche, la teneur des discussions dans le laboratoire avait changé.

Je ressentis également que je développais un style personnel de recherche scientifique. Même si je me sentais insuffisamment formé dans certains domaines, j'avais fait preuve d'une certaine audace dans mon approche des problèmes scientifiques. J'effectuais des expériences que je pensais intéressantes et importantes. Sans vraiment le savoir, j'avais trouvé mon style, éprouvant une sensation un peu analogue à celle d'un écrivain après la rédaction de plusieurs œuvres satisfaisantes. Avec cette découverte vint la confiance en moi, et la sensation que je pouvais faire mon chemin en science. Après ma collaboration avec Tauc, je n'ai plus jamais craint de manquer un jour d'idées. J'ai eu de nombreux moments de déception, de découragement et de fatigue, mais j'ai toujours trouvé qu'en lisant la littérature, en allant au laboratoire regarder les données sortir quotidiennement et en discutant avec mes étudiants ou mes postdoctorants, je saurais comment poursuivre. Évidemment, il nous faudrait alors discuter de ces idées encore et encore pendant des heures, mais quand je m'attaquais à un nouveau problème, je commençais par me plonger dans la lecture.

Comme je l'avais fait en choisissant l'aplysie comme sujet d'étude, j'ai appris à me fier à mon instinct, à suivre inconsciemment mon flair. La maturation d'un scientifique met en œuvre bien des composantes, mais l'une des composantes clé pour moi a été le développement du goût dans des domaines comme l'art, la musique, la cuisine ou le vin. On doit apprendre à distinguer les problèmes qui sont importants et je sentais se développer en moi ce goût, distinguant les sujets dignes d'intérêt des autres – et parmi ceux-là, j'appris également à reconnaître ceux qui étaient réalisables.

Hormis le plaisir de la science, notre séjour de quatorze mois en France fut une expérience qui nous transforma, Denise et moi. En plus de ma collaboration avec Ladislav Tauc, je me suis lié d'amitié avec trois jeunes scientifiques français, amitiés qui se sont maintenues au fil du temps. Au cours de l'année 1963, j'ai d'abord rencontré Jean-Pierre Changeux, qui s'est révélé plus tard être le biologiste français le plus créatif de sa génération et son plus important neurobiologiste. En 1963, Jean-Pierre était en passe de terminer son doctorat à l'Institut Pasteur sous la houlette de Jacques Monod, bientôt lauréat du prix Nobel pour son travail avec François Jacob sur la régulation des gènes. La thèse de doctorat de Jean-Pierre a, de la même façon, prouvé être d'une importance mondiale. Il y a décrit le concept selon lequel les protéines pouvaient être allostériques : elles peuvent adopter deux structures distinctes. Elles prennent une certaine structure lorsqu'elles sont inactives et une autre lorsqu'elles sont actives. La transition de la structure inactive à la structure active est déclenchée par la fixation sur la protéine d'une petite molécule de contrôle. Jean-Pierre a immédiatement pris conscience que ce mécanisme allostérique pouvait expliquer pourquoi des protéines comme les récepteurs d'émissions ouvraient les canaux des ions lorsqu'ils se lient à une petite molécule comme un neurotransmetteur. Elles subissent un changement de forme essentiel pour leur fonction active. Jean-Pierre est resté à l'avant-garde de l'étude moléculaire des récepteurs de l'acétylcholine. Plus tard, il a appliqué ses découvertes moléculaires à la neurobiologie de l'esprit, afin de comprendre le rôle des récepteurs de l'acétylcholine dans les plus hautes fonctions cognitives. Grâce à ses travaux, il a été nommé à la tête du laboratoire de l'Institut Pasteur et professeur au Collège de France.

Chaque professeur du Collège doit chaque année donner un cours public dans son domaine d'expertise. Jean-Pierre a ainsi pu exposer à la communauté intellectuelle française les implications des neurosciences pour notre compréhension de l'esprit. Ces conférences ont donné naissance à plusieurs ouvrages, dont le premier, *L'Homme neuronal*, est devenu un classique. Il y retrace l'histoire des connaissances sur le cerveau de l'Égypte ancienne à nos jours. En 2005, Jean-Pierre a reçu le prix Lewis Thomas de l'Université Rockefeller pour son ouvrage le plus récent, *L'Homme de vérité*.

Ce que Denise et moi-même aimions tant concernant Jean-Pierre, outre le fait qu'il soit neurobiologiste, c'est qu'il est considéré comme l'un des connaisseurs les plus éclairés de l'art français du XVIIe siècle et a été sélectionné par le Louvre dans les années 1980 comme conseiller dans ce domaine. Depuis, il a participé à un important comité ministériel chargé des donations pour l'art contemporain. Au cours de ces dernières années, il a utilisé ses connaissances conjuguées pour organiser trois importantes expositions en France, dans lesquelles il a réuni son amour pour l'art et son intérêt pour la science.

Par l'intermédiaire de Tauc, j'ai également rencontré Henri Korn, un merveilleux scientifique qui est devenu l'un de nos meilleurs amis à Denise et à moi. Henri, tout comme moi, est un physicien devenu un neurobiologiste précurseur dans l'étude de la transmission chimique et de la façon dont transmission chimique et transmission électrique agissaient ensemble dans le complexe circuit neural. Henri, comme Jean-Pierre, est extrêmement cultivé. Lorsque nous sommes ensemble, que ce soit à Paris ou à New York, nous passons beaucoup de temps à arpenter les musées ou à rattraper notre retard en visitant les expositions les plus récentes. Henri partage également avec Denise, en tant que juif, d'avoir vécu caché les années de guerre en France.

Enfin, pendant que j'étais à Paris, je suis aussi devenu ami avec Philippe Ascher, qui est le premier à avoir travaillé sur l'aplysie, puis sur le cerveau des mammifères et à avoir contribué de façon importante à notre compréhension de la plasticité synaptique de l'hippocampe. Pour ce qu'ils ont accompli, ces trois hommes ont reçu la médaille Richard-Lounsbery, décernée par l'Académie des sciences des États-Unis, qui récompense les travaux majeurs de scientifiques français ou américains dans le domaine de la biologie.

Comme nous adorions Paris et que l'aplysie était un sujet de laboratoire docile, je ne travaillais pas les week-ends pour la première fois depuis des années et j'étais à la maison tous les soirs pour dîner à 7 heures. Nous employions notre temps libre à visiter Paris et ses environs. Nous nous mîmes à visiter les galeries d'art et les musées de façon régulière et fîmes l'acquisition, après bien des déchirements financiers, de nos premières œuvres d'art. L'une d'elles est un magnifique autoportrait de Claude Weisbusch, un artiste alsacien qui avait remporté il y a peu le prix du jeune peintre de l'année et dont le style, caractérisé par des coups de pinceau nerveux et rapides, rappelait un peu celui de Kokoschka. Nous acquîmes aussi une tendre Mère à l'enfant, une huile d'Akira Tanaka. Notre plus gros investissement fut une superbe gravure de Picasso représentant l'artiste et ses modèles, numéro 82 du catalogue Vollard, publié en 1934. Dans cette merveilleuse gravure, chacune des quatre femmes est peinte dans un style différent. Denise pensait y reconnaître trois des femmes qui avaient joué un rôle si important pour Picasso à différentes étapes de sa prime carrière : Olga Koklova, Sarah Murphy et Marie-Thérèse Walter. La contemplation de ces trois belles œuvres nous procure encore aujourd'hui un grand plaisir.

L'espèce française de l'aplysie sur laquelle Tauc travaillait provenait de l'océan Atlantique. Le système d'approvisionnement des mollusques n'était pas très fiable et il était donc difficile d'en obtenir à Paris. Nous avons par conséquent passé presque l'intégralité des automnes de 1962 et 1963 à Arcachon, une superbe station balnéaire proche de Bordeaux. J'ai mené la plupart de mes expériences sur l'aplysie à Arcachon, revenant à Paris pour y analyser ensuite les données et effectuer également certaines expériences sur l'escargot terrestre.

Comme si plusieurs mois passés à Arcachon ne constituaient pas des vacances suffisantes, Tauc, les membres de son laboratoire et la France entière considéraient les vacances d'août comme sacrées. Nous nous sommes ralliés à cette croyance et avons loué une maison au bord de la Méditerranée dans la ville italienne de Marina di Pietra Santa, à environ une heure et demie de Florence, que nous visitions trois ou quatre fois par semaine. Pour d'autres congés, nous pouvions aller tout près ou bien voyager loin. Nous allâmes à Versailles, tout près de Paris, et à Cahors, dans le sud de la France, pour visiter le couvent où Denise s'était cachée durant la guerre.

À Cahors, nous parlâmes à une nonne qui se souvenait de Denise et qui nous montra des images de son dortoir, avec ses deux rangées de lits bien alignés, ainsi qu'une photographie de Denise en compagnie des autres filles de sa classe. La bonne sœur nous signala qu'une des autres filles était également juive, mais que ni Denise ni elle ne connaissaient mutuellement leur identité. Pour les protéger, aucun des étudiants n'avait été informé qu'il y avait des juifs parmi eux. La mère supérieure avait pris à part chacune des filles juives pour leur montrer une issue secrète, un passage à travers un tunnel à emprunter au cas où la Gestapo serait venue chercher des étudiants juifs.

À trente kilomètres environ de Cahors, dans un petit village de deux cents habitants, nous rendîmes visite au boulanger Alfred Aymard et à sa femme, Louise, qui avait caché le frère de Denise. Ce fut certainement l'un des jours les plus mémorables de notre année en France. Aymard, un communiste, avait accepté de prendre le frère de

Denise non pas nécessairement parce qu'il aimait les juifs, mais en raison de sa haine pour les nazis. En l'espace de quelques mois, il se mit à adorer Jean-Claude et eut beaucoup de mal à se séparer de lui à la fin de la guerre. Les Bystryn, compatissant à sa difficulté, passèrent durant les années qui suivirent la guerre une partie de chaque été en vacances avec Aymard et sa femme.

Lorsque nous arrivâmes pour leur rendre visite, Aymard insista pour que nous restions la nuit. Il avait récemment subi une attaque, ce qui ralentissait son discours et l'avait laissé partiellement paralysé du côté gauche, sans toutefois atteindre son caractère jovial et extrêmement généreux. Il débarrassa leur propre chambre et installa une rallonge électrique afin d'améliorer l'éclairage. Malgré mes demandes répétées pour qu'ils restent dans leur chambre, Aymard et sa femme insistèrent pour que nous, les invités, puissions bénéficier de la meilleure chambre pendant qu'eux dormiraient dans la cuisine. Durant le dîner, nous tentâmes de les récompenser de leur gentillesse en narrant l'une derrière l'autre une foule d'anecdotes sur Jean-Claude qui, dix-sept ans après, manquait encore à Aymard.

À l'occasion d'un autre voyage que nous ne sommes pas près d'oublier, Denise et moi passâmes une nuit à Carcassonne. Nous étions arrivés tard dans la soirée et avions eu du mal à trouver une chambre. En définitive, nous trouvâmes à nous loger dans un petit hôtel. La chambre, cependant, ne comportait qu'un lit unique assez grand. Nous plaçâmes Paul au centre, nous mîmes en pyjama et chacun monta de son côté dans le lit. Habitué à dormir seul, Paul protesta instantanément et commença à pousser des cris. Nous tentâmes à plusieurs reprises de le calmer ; devant notre échec complet, déposant les armes, nous sortîmes du lit et nous allongeâmes chacun de notre côté. Denise et moi appréciâmes tout d'abord le silence retrouvé obtenu en nous allongeant sur le sol. Mais après dix minutes d'inconfort, nous nous rendîmes compte qu'il nous serait difficile de trouver ainsi le sommeil. De parents progressistes, nous nous transformâmes en un instant en chantres de la discipline. Nous remontâmes dans le lit et refusâmes résolument de sortir. En quelques minutes, tout fut calme et tous trois nous dormîmes jusqu'au matin.

Vivre en France me permit également de voir mon frère de façon régulière. Lorsque nous étions arrivés à New York en 1939, en provenance de Vienne, Lewis avait 14 ans et avait brillé à l'école tout au long de sa scolarité. En dépit de ses ambitions scolaires, il sentit que son premier devoir consisterait à soutenir notre famille en raison de la faiblesse des revenus de mon père et de la crise qui sévissait encore. Ainsi, au lieu de s'engager dans un cursus universitaire, il entra à l'École supérieure des métiers d'art et d'artisanat de New York et se forma pour devenir imprimeur, métier qu'il appréciait en raison de son amour pour les livres. Durant son école et ses deux premières années au collège à Brooklyn, Lewis travailla à mi-temps pour un imprimeur, ce qui lui permit de gagner un peu d'argent pour notre famille, lui-même se réservant le surplus pour assouvir sa passion pour l'opéra wagnérien, penchant qu'il satisfaisait en achetant des places debout. À l'âge de 19 ans, il fut enrôlé dans l'armée américaine et envoyé en Europe, où il combattit et fut blessé par un shrapnel durant cet ultime effort de l'Allemagne pour contenir l'avancée de l'armée américaine que constitua la bataille des Ardennes.

Après avoir reçu son ordre de démobilisation, Lewis rejoignit l'armée de réserve et accéda au grade de capitaine. Profitant du GI Bill [1], les personnels ayant servi sous les drapeaux pouvaient entrer au collège de leur choix sans payer de droits d'inscription. Lewis retourna au Brooklyn College et poursuivit ses études en ingénierie et en littérature allemande. Peu de temps après son diplôme, il épousa Elise Wilker, une émigrée viennoise qu'il avait rencontrée au collège, et s'inscrivit en DEA d'études germaniques à l'Université Brown. En 1952, il commença à travailler sur sa thèse de doctorat en linguistique sur le moyen haut allemand. En pleine rédaction de cette dernière, alors que la guerre de Corée battait son plein, Lewis se vit offrir un poste à l'ambassade des États-Unis à Paris. Il sauta sur l'occasion et, en 1953, lui et Elise vinrent à New York rendre une dernière visite à la famille avant de s'embarquer pour l'Europe. Un soir, alors que nous étions sortis dîner, quelqu'un força leur voiture et vola leurs affaires, parmi lesquelles Lewis avait ses notes de recherche et les premiers brouillons de son manuscrit. Il tenta tout d'abord de rebâtir son œuvre, mais ne réussit jamais à surmonter ce coup porté à sa carrière académique.

Après avoir servi comme officier à l'ambassade, Lewis prit un deuxième poste en France comme contrôleur civil de la base aérienne américaine de Bar-le-Duc. Il finit par tellement aimer sa vie en France et sa famille qui comptait maintenant cinq enfants qu'il abandonna son projet de vie universitaire. Il décida de demeurer en France et devint expert en vins fins et en fromages.

Le plus jeune enfant de Lewis et Elise, Billy, était né en 1961. Or, quelques semaines après sa naissance, Billy développa une forte fièvre suite à une infection, à la grande frayeur d'Elise. Auparavant, elle et Lewis s'étaient liés d'amitié avec l'aumônier baptiste de la base, dont les discussions sur la chrétienté étanchaient sa soif d'un plus grand engagement religieux. Elle se jura que si Billy survivait, elle y recon-

1. Loi votée en 1944 pour favoriser la réinsertion des soldats américains (NdT).

naîtrait l'intervention du Christ en se convertissant au christianisme. Billy survécut et Elise se convertit.

Quand Lewis appela pour faire part de la conversion de sa femme, ma mère ne tint pas compte de la recherche de foi qui pouvait animer Elise et entra dans une colère noire. Pour elle, il n'était pas question d'accepter une belle-fille chrétienne dans notre famille. Lewis et moi avions tous deux entretenu des relations avec des femmes non juives, et ma mère était préparée à accepter la possibilité que l'un d'entre nous épousât une non-juive. Mais la conversion d'Elise revêtait un aspect différent à ses yeux. Elise était juive. Elle était née à Vienne, avait enduré l'antisémitisme, avait survécu et maintenant elle abandonnait le judaïsme. Pourquoi les juifs avaient-ils lutté pour survivre, demandait ma mère, pour qu'ensuite on ne perpétue pas leur héritage culturel ? Selon elle, l'essence du judaïsme résidait moins dans une vision de Dieu que dans ce qu'elle considérait comme les valeurs sociales et intellectuelles du judaïsme. Ma mère ne pouvait s'empêcher de comparer les actes d'Elise à ceux de la mère de Denise, qui avait sacrifié sa sérénité et même la sécurité de sa fille afin de maintenir sa continuité culturelle et historique en tant que juive.

Elise et moi entretenions de bonnes relations et pourtant elle ne m'avait jamais confié son désir de conversion ni sa quête de valeurs spirituelles élevées. Je n'arrivais pas à saisir ce qui avait pu se produire et je m'inquiétais d'y voir la manifestation d'une possible crise psychologique en réponse à la naissance de Billy, voire d'une dépression postnatale. N'arrivant pas à convaincre Elise par téléphone, ma mère s'envola pour Bar-le-Duc et passa deux semaines chez eux, sans pour autant réussir à ébranler sa conviction.

Durant notre séjour en France, Denise, Paul et moi nous rendîmes à Bar-le-Duc plusieurs fois et Elise, Lewis et leurs enfants vinrent nous rendre visite à Paris. Ces visites nous donnèrent l'occasion de discuter de la foi nouvelle d'Elise dans un contexte plus détendu, et je me rendis progressivement compte qu'elle était à la recherche d'une croyance profonde. Plus tard, au grand désarroi de ma mère ainsi qu'à ma stupéfaction, Elise convertit également leurs cinq enfants. Lewis, qui ne s'était pas converti, n'intervint pas dans ce choix.

En 1965, Lewis et Elise manifestèrent leur désir de voir leurs enfants grandir aux États-Unis. Lewis s'arrangea donc pour être transféré dans une base de l'US Air Force à Tobyhanna, en Pennsylvanie. Deux ans plus tard, il prit un poste dans l'administration de la santé et des hôpitaux de la ville de New York. Il passait la semaine à New York, vivant chez nos parents, et le week-end à Tobyhanna. Dans l'intervalle, Elise quitta l'Église baptiste pour devenir méthodiste. Dans la décennie suivante, elle devint presbytérienne et finalement, comme je le lui avais prédit un jour en plaisantant, elle rejoignit l'Église catholique romaine.

Avec le recul, cette progression s'apparente à une quête vers une structure toujours plus solide, une sécurité accrue, poursuivie par une personne qui avait éprouvé une frayeur intense et voyait dans le christianisme un rempart contre sa peur. Pourtant, si Elise était effrayée, cela ne me sautait pas aux yeux. J'étais ébahi par ses actes et plus encore par sa volonté de convertir ses enfants. J'avais passé une partie de ma scolarité dans une yeshivah et j'avais un vague sens de ce que pouvait signifier une conviction religieuse profonde chez une personne.

Plus important encore, j'étais bien placé pour savoir que nous sommes tous hantés par notre histoire, nos problèmes, nos démons intérieurs et que ces expériences et ces peurs influencent en profondeur nos actes. Durant la période où nous vécûmes en France, mon premier séjour prolongé en Europe depuis mon départ de Vienne en 1939, j'avais déjà eu l'occasion de me confronter très précisément à mes propres démons. Alors même que je traversais une période de recherche productive et que je goûtais à une grande variété d'expériences culturelles agréables, je me sentais par moments intensément isolé et seul. La société française et la science française sont très hiérarchisées et j'étais alors un scientifique relativement inconnu, au bas de l'échelle.

L'année précédant mon arrivée à Paris, je m'étais arrangé pour faire venir Tauc à Boston afin qu'il y donne une série de séminaires. Il resta chez nous et nous organisâmes une réception de bienvenue en son honneur. Mais une fois que nous fûmes en France, la hiérarchie reprit le dessus. Ni Tauc ni aucun des autres chercheurs reconnus de l'institut ne nous invita, nous ou un quelconque postdoctorant, chez eux ni n'eut de contact social avec nous. De plus, je ressentis un antisémitisme subtil – en particulier de la part des personnels techniques du laboratoire, techniciens et secrétaires – que je n'avais pas éprouvé depuis ma fuite de Vienne. Mon sentiment de malaise germa quand je mentionnai à Claude Ray, le technicien de Tauc, que j'étais juif. Il me regarda d'un air dubitatif et me répondit en me déclarant que je ne ressemblais pas à un juif. Quand je lui eus certifié que je l'étais, il m'interrogea pour savoir si je participais à la conspiration juive internationale pour contrôler le monde. Je rapportai cette conversation étonnante à Tauc qui m'avisa qu'une bonne partie des travailleurs français partageaient cette croyance sur les juifs. Cette expérience m'amena à me demander si Elise, durant les nombreuses années qu'elle avait passées loin des États-Unis, avait rencontré un antisémitisme semblable et si ce démon avait pu contribuer à sa conversion.

En 1969, Lewis développa un cancer des reins. L'ablation de la tumeur fut un succès, ne laissant apparemment subsister aucune trace de la maladie. Douze ans plus tard, pourtant, le cancer ressurgit sans crier gare, emportant tragiquement Lewis à l'âge de 57 ans. Après la mort de mon frère, mes contacts avec Elise et les enfants, de manière sans doute prévisible, s'espacèrent substantiellement. Nous continuons de nous voir mais avec des intervalles qui se comptent maintenant en années plutôt qu'en semaines ou en mois.

Mon frère a exercé une énorme influence sur moi jusqu'à ce jour. Ma passion pour Bach, Mozart et Beethoven, et la musique classique en général, mon amour de Wagner et de l'opéra, ou encore mon plaisir toujours renouvelé d'apprendre, sont toutes choses pour lesquelles je lui dois beaucoup. Plus tard au cours de ma vie, alors que je commençai à apprécier les plaisirs du palais, je découvris que même là, dans le domaine de la bonne cuisine et du vin, les efforts de Lewis n'avaient pas été totalement vains.

En octobre 1963, juste avant de quitter Paris, Tauc et moi entendîmes à la radio que Hodgkin, Huxley et Eccles avaient reçu le prix Nobel de physiologie et de médecine pour leurs travaux sur la signalisation dans le système nerveux. Nous fûmes électrisés. Pour nous, notre domaine avait été reconnu de façon majeure et ses meilleurs représentants avaient été honorés. Je ne pus m'empêcher de dire alors à Tauc que je considérais le problème de l'apprentissage d'une telle importance, bien que ce fût un territoire scientifique encore vierge, que quiconque résoudrait ce problème pourrait bien un jour se voir décerner le prix Nobel.

CHAPITRE 12

Un centre pour la neurobiologie et le comportement

Après quatorze mois très productifs passés au laboratoire de Tauc, je revins au Centre de santé mentale du Massachusetts en novembre 1963 comme instructeur, l'échelon le plus bas de la faculté. Je supervisais des internes dans leur formation en psychothérapie, exercice que je baptisai « l'aveugle guidant l'aveugle ». Un interne discutait avec moi des diverses séances de thérapie qu'il ou elle avait eues avec un patient donné, et j'essayais de le conseiller de manière utile.

Trois ans auparavant, à ma première arrivée au Centre de santé mentale pour débuter mon internat en psychiatrie, j'avais fait une rencontre imprévue. Stephen Kuffler, dont la pensée avait si fortement influencé la mienne, avait été débauché de l'Université Johns Hopkins pour bâtir la faculté de neuropsychologie dans le département de pharmacologie de la Harvard Medical School. Kuffler avait amené dans ses bagages un groupe de jeunes chercheurs constitué de quelques scientifiques extraordinairement doués qui avait été postdoctorants dans son laboratoire – David Hubel, Torsten Wiesel, Edwin Furshpan et David Potter. D'un coup, Kuffler avait réussi à réunir le meilleur groupe de spécialistes en neuroscience de tout le pays. Toujours expérimentateur de premier plan, il apparaissait comme le leader le plus admiré et le plus productif de toute la communauté neuroscientifique américaine.

Après mon retour de Paris, mes interactions avec Kuffler s'intensifièrent. Il avait aimé les travaux sur l'aplysie et me prodiguait nombre d'encouragements. Jusqu'à sa mort en 1980, il s'est avéré un ami et un conseiller d'une force et d'une générosité immenses. Il portait un réel intérêt aux gens, à leurs carrières et à leurs familles. Des années après mon départ d'Harvard, il lui arrivait d'appeler le week-end pour discuter d'un de mes articles qu'il avait trouvé intéressant ou simplement pour prendre des nouvelles de la famille. Lorsqu'il m'envoya une copie du livre qu'il écrivit en 1976 en compagnie de John Nicholls, *From*

Neuron to Brain, il y inscrivit : « Destiné à Paul et à Minouche » (à l'époque âgés de 15 et 11 ans).

Durant les deux années où j'enseignai à la Harvard Medical School, j'eus à trancher trois dilemmes qui allaient avoir un impact profond sur ma carrière. Le premier surgit alors que l'on m'avait invité, à l'âge de 36 ans, à prendre la direction du département de psychiatrie de l'hôpital Beth Israel de Boston. Le psychiatre responsable qui venait de partir à la retraite, Grete Bibring, était une psychanalyste de premier plan et une ex-collègue de Marianne et d'Ernst Kris à Vienne. Quelques années auparavant, une telle offre aurait correspondu à mes plus hautes aspirations. Mais en 1965, mes réflexions m'avaient orienté vers une direction très différente et je décidai de ne pas honorer une telle offre, fort du soutien sans faille de Denise. Elle résuma ce choix très simplement : « Quoi, compromettre ta carrière scientifique pour tenter de conjuguer la recherche fondamentale avec une pratique clinique et des responsabilités administratives ! »

En deuxième lieu, je pris la décision encore plus fondamentale et douloureuse de renoncer à devenir psychanalyste pour me consacrer tout entier à la recherche en biologie. Je ne pourrais réussir à combiner ma recherche fondamentale avec un cabinet de psychanalyse comme je l'avais espéré auparavant. Je rencontrais régulièrement avec la psychiatrie académique un problème classique, à savoir que les jeunes docteurs se chargent de plus de travail qu'ils ne peuvent assumer en réalité – situation qui ne fait qu'empirer avec le temps. Je décidai que je ne pouvais ni ne voulais cela.

Pour finir, je décidai de quitter Harvard et son environnement clinique pour un poste dans un département de recherche fondamentale à l'Université de New York. Là, je pourrais former au sein du département de physiologie un petit groupe de recherche spécialement consacré à la neurobiologie du comportement.

Harvard – où j'avais passé mes années de collège et deux ans d'internat et où j'avais fait mes premiers pas d'enseignant – était un endroit merveilleux. Boston est une ville où il fait bon vivre, spécialement si l'on a des enfants. De plus, l'Université possédait une expertise extraordinaire dans la plupart des domaines d'enseignement. Il ne fut pas facile de quitter cet environnement intellectuel excitant. C'est pourtant ce que je fis. Denise et moi emménageâmes à New York en décembre 1965, quelques mois après la naissance de notre fille Minouche, qui était venue compléter notre famille.

Durant cette période où je réfléchissais à ces choix possibles, je terminai également une psychanalyse personnelle que j'avais entreprise à Boston. Cette analyse m'apporta une aide toute particulière en ces temps de stress ; elle me permit de balayer les considérations annexes et de me concentrer sur les problèmes fondamentaux qui pesaient sur mes choix. Mon analyste, qui me soutenait sans réserve, me suggéra de continuer à pratiquer en réduisant et en spécialisant mon activité. Il m'incita ainsi à me concentrer sur les patients atteints d'un désordre particulier et à ne les voir qu'une fois par semaine. Mais il comprit rapidement que ma résolution était trop grande pour que je puisse mener une carrière réussie sur deux fronts.

Je me suis souvent demandé quels profits j'avais tirés de mon analyse. Pour moi, ils ne font aucun doute. Elle m'a révélé mes actions et celles des autres sous un angle nouveau et a fait de moi, par conséquent, un père plutôt meilleur et un être humain plus nuancé. Je me suis mis à comprendre des aspects de ma motivation inconsciente ainsi que les liens qui unissaient certains de mes actes et dont je n'avais auparavant pas conscience.

Quid de l'abandon de la pratique clinique ? Si j'étais resté à Boston, j'aurais fini par suivre le conseil de mon analyste et par ouvrir un petit cabinet. Cela ne présentait encore aucune difficulté pour moi à Boston en 1965. Mais à New York, où seul un petit nombre de médecins connaissaient mes compétences cliniques pour m'envoyer des patients, cela aurait été beaucoup plus dur. De plus, on doit connaître ses limites. Je suis réellement bien meilleur quand je peux me concentrer sur une seule chose à la fois. Je savais qu'étudier l'apprentissage chez l'aplysie était tout ce que je pouvais entreprendre à ce point de ma carrière.

Le poste à l'Université de New York, situé *intra-muros*, m'attirait pour trois raisons qui s'avérèrent à long terme décisives. Premièrement, Denise et moi nous rapprochions de cette façon de mes parents ainsi que de la mère de Denise alors que ceux-ci, avançant en âge, rencontraient des problèmes de santé et donc profiteraient de notre proximité. Nous pensions aussi qu'il serait merveilleux pour nos enfants d'être près de leurs grands-parents. Deuxièmement, tandis que nous étions à Paris, Denise et moi avions passé de nombreux week-ends à visiter les galeries d'art et les musées ; et à Boston, j'avais commencé à collectionner des dessins d'artistes expressionnistes allemands et autrichiens, mon intérêt pour eux allant croissant avec le temps. Or, au milieu des années 1960, Boston ne comptait que très peu de galeries tandis que New York était le centre artistique du monde. De plus, pendant ma médecine, je m'étais laissé entraîner par Lewis et étais tombé amoureux du Metropolitan Opera ; mon retour à New York nous permettrait à Denise et à moi de satisfaire cette passion.

Enfin, le poste à l'Université de New York m'offrit l'occasion extraordinaire de retravailler avec Alden Spencer. Après son séjour au NIH, Alden avait accepté un poste de maître de conférences à la faculté de médecine de l'Université de l'Oregon. Il y avait ressenti une frustration tant l'enseignement lui prenait de temps, ne laissant que la portion congrue à ses travaux de recherche. L'offre de l'Université de New York me permettait de recruter un autre neurophysiologiste d'expérience, et Alden accepta de venir à New York.

Il adora la ville. Elle prodiguait un exutoire, pour lui et Diane, à leur amour de la musique, et peu de temps après leur arrivée, Diane reprit le clavecin, étudiant avec Igor Kipnis, un claveciniste de talent qui se trouvait avoir été mon camarade de classe à Harvard. Alden travaillait dans le laboratoire voisin du mien. Bien qu'il ne collaborât pas aux expériences elles-mêmes (Alden travaillait sur le chat et moi sur l'aplysie), nous parlions quotidiennement de neurobiologie du comportement et de presque tout le reste, jusqu'à son décès prématuré onze ans plus tard. Personne n'eut jamais autant d'influence sur mes réflexions scientifiques que lui.

Au cours de l'année, James H. Schwartz (figure 12.1), un biochimiste qui avait été recruté à la faculté de médecine indépendamment d'Alden et de moi, nous rejoignit. Jimmy et moi avions habité la même maison durant l'école d'été de Harvard en 1951 et étions amis. Il m'avait suivi avec un intervalle de deux ans à la faculté de médecine de New York où nous avions renouvelé nos liens d'amitié. Néanmoins, nous ne nous étions pas revus depuis que j'avais quitté la faculté de médecine en 1956.

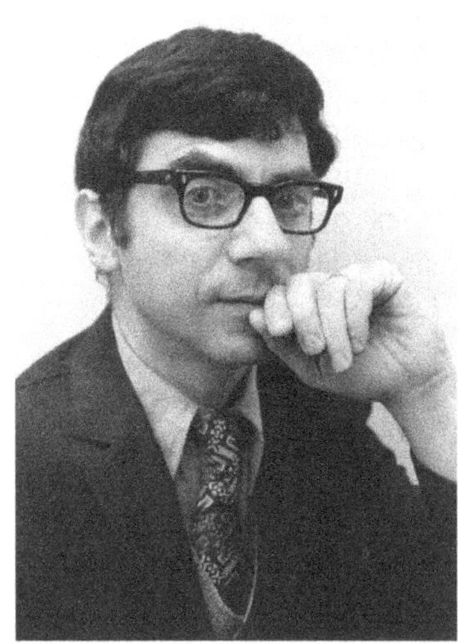

FIGURE 12.1
James Schwartz (né en 1932), que j'ai rencontré pour la première fois à l'été 1951, était à la fois diplômé de médecine de l'Université de New York et titulaire d'un doctorat en biochimie de l'Université Rockefeller. Il a joué un rôle pionnier dans l'étude de la biochimie de l'aplysie et a apporté des contributions majeures dans la compréhension des soubassements moléculaires de l'apprentissage et de la mémorisation. (Tiré de la collection personnelle d'Eric Kandel.)

Après son diplôme de médecine, Jimmy avait soutenu une thèse de doctorat à l'Université Rockefeller, où il avait étudié les mécanismes enzymatiques et la chimie des bactéries. Quand nous nous rencontrâmes à nouveau, au printemps 1966, Jimmy s'était forgé une réputation de jeune scientifique remarquable. Alors que nous parlions science, il mentionna qu'il songeait à réorienter ses travaux pour passer des bactéries au cerveau. En raison de leur taille et de leur caractère unique qui les rendaient facilement identifiables, les cellules nerveuses de l'aplysie lui semblaient de bons candidats pour l'étude de l'identité biochimique – en d'autres termes, la façon dont une cellule diffère d'une autre à l'échelle moléculaire. Jimmy commença à étudier les transmetteurs chimiques spécifiques utilisés pour la signalisation par différentes cellules nerveuses de l'aplysie. Lui, Alden et moi formions le noyau de la nouvelle division de neurobiologie et du comportement que j'avais fondée à l'Université de New York.

Notre groupe fut fortement influencé par le groupe de Stephen Kuffler à Harvard – pas seulement par ce qu'il avait fait, mais aussi par ce qu'il ne faisait pas. Kuffler avait développé le premier département unifié de neurobiologie, regroupant au sein d'une même entité l'étude électrophysiologique du système nerveux, la biochimie et la biologie cellulaire. Cette réunion constituait une avancée extraordinaire, très intéressante et qui exerça une grande influence en tant que modèle pour la neuroscience moderne. Son sujet d'étude était la cellule individuelle et la synapse. Kuffler partageait l'opinion de nombre de bons scientifiques en neuroscience, selon laquelle les territoires inexplorés séparant la biologie cellulaire des neurones et le comportement étaient trop vastes pour qu'on les cartographie et les explore en un temps raisonnable (à l'échelle d'une vie). En conséquence, le groupe de Harvard ne recruta à ses débuts aucun spécialiste du comportement ou de l'apprentissage.

De temps à autre, après avoir bu un ou deux verres de vin, Steve parlait librement des fonctions supérieures du cerveau, d'apprentissage et de mémorisation, mais il m'avouait dans ses moments sobres qu'il les pensait trop complexes pour qu'on puisse les attaquer à l'époque au niveau cellulaire. Il imaginait aussi, à tort selon moi, qu'il n'en savait pas assez sur le comportement et ne s'estimait pas à prêt à l'étudier.

Alden, Jimmy et moi différions de Kuffler sur ce point. Nous ne nous sentions pas contraints par ce que nous ne connaissions pas et jugions attirants le caractère vierge de ce territoire et l'importance des problèmes soulevés. Nous proposâmes donc que la nouvelle division de l'Université de New York étudie la façon dont le système nerveux crée un comportement et dont l'apprentissage le modifie. Nous voulions fusionner la neurobiologie cellulaire et l'étude du simple comportement.

En 1967, Alden et moi présentâmes cet axe de recherche dans un article de revue majeur intitulé « Approches neurophysiologiques cellulaires dans l'étude de l'apprentissage ». Nous y soulignions l'importance qu'il y avait à découvrir ce qui se passe réellement à l'échelle de la synapse lorsque l'apprentissage vient modifier le comportement. L'étape clé suivante, selon nous, consisterait à dépasser les analogues de l'apprentissage, à relier les modifications synaptiques des neurones à des exemples réels d'apprentissage et de mémorisation. Nous esquissions pour ce défi une approche cellulaire systématique et discutions des forces et des faiblesses d'une variété de systèmes simples qui permettaient une telle approche – les mollusques, les vers, les insectes, ainsi que les poissons et d'autres vertébrés simples. Chacun de ces animaux possédait des comportements que l'on pouvait, en principe, modifier *via* l'apprentissage, bien que cela n'eût pas encore été démontré chez l'aplysie. Qui plus est, identifier la circuiterie nerveuse de ces comportements lèverait le voile sur la localisation précise de ces modifications induites par l'apprentissage. Nous serions alors en mesure d'utiliser les techniques puissantes de la neurophysiologie cellulaire pour analyser la nature de ces modifications.

À l'époque où Alden et moi écrivîmes cet article de revue, j'étais déjà en train de passer non seulement de Harvard à l'Université de New York, mais aussi de la neurobiologie cellulaire de la plasticité synaptique à la neurobiologie cellulaire du comportement et de l'apprentissage.

L'impact de notre article – peut-être le plus influent de tous ceux que j'ai écrits – se fait encore sentir aujourd'hui. Il a poussé un grand nombre de chercheurs à adopter une approche réductionniste dans l'étude de l'apprentissage et la mémorisation, et des systèmes expérimentaux simples dédiés à l'apprentissage ont fleuri un peu partout – chez la sangsue, la limace, les mollusque marins *Tritonia* et *Hermissenda*, l'abeille, le cafard, l'écrevisse et le homard. Ces travaux étaient sous-tendus par l'idée, défendue à l'origine par des éthologues étudiant le comportement des animaux dans leur habitat naturel, que l'apprentissage s'est conservé au travers de l'évolution parce qu'il est essentiel à la survie. Un animal doit apprendre à distinguer les proies des prédateurs, la nourriture comestible du poison et l'abri confortable et sûr de l'endroit fréquenté et dangereux.

L'impact de nos idées s'étendit également à la neurobiologie des vertébrés. Per Andersen, dont le laboratoire avait été le premier à étudier, en 1973, la plasticité synaptique du cerveau des mammifères, écrivit : « De telles idées ont-elles influencé les scientifiques qui travaillaient dans ce domaine avant 1973 ? Pour moi, la réponse est évidente. »

Notre article convainquit David Cohen, un rival et ami qui devint plus tard un collègue et le vice-président des arts et sciences à l'Université Columbia, de la valeur des systèmes simples. Comme il s'intéressait aux vertébrés, Cohen opta pour le pigeon, l'animal de laboratoire favori de Skinner. Mais, alors que Skinner délaissait le cerveau, Cohen se concentra sur les modifications du rythme cardiaque contrôlées par le cerveau en réponse à une sensibilisation ou à un conditionnement classique.

Joseph LeDoux, également influencé par l'article, modifia le protocole de Cohen pour le conditionnement classique et l'appliqua au rat, développant ainsi le meilleur système expérimental connu pour l'étude des mécanismes cellulaires de la peur apprise chez les mammifères. LeDoux se concentra sur l'amygdale, une structure située profondément sous le cortex cérébral et spécialisée dans la détection de la peur. Des années plus tard, lorsqu'il s'avéra possible de produire des souris génétiquement modifiées, je me suis penché aussi sur l'amygdale et, influencé par les travaux de LeDoux, j'ai étendu la biologie moléculaire de la peur apprise chez l'aplysie à la peur apprise chez la souris.

CHAPITRE 13

L'apprentissage peut modifier même un comportement simple

À mon arrivée à l'Université de New York en décembre 1965, je savais le temps venu d'un grand pas en avant. Au laboratoire de Tauc, j'avais découvert qu'en réponse à différents schémas de stimulation reproduisant ceux produits par un apprentissage pavlovien une synapse pouvait aisément subir des modifications durables et que ces dernières pouvaient affecter la force des communications entre deux cellules nerveuses dans un ganglion isolé. Mais c'était là une situation artificielle. Il n'existait aucune preuve directe que, chez un animal agissant normalement, un apprentissage réel conduise à des modifications de l'efficacité des synapses. Il me fallait dépasser cet apprentissage modèle de cellules individuelles appartenant à un ganglion isolé pour étudier des exemples d'apprentissage et de mémorisation dans le circuit nerveux comportemental chez un animal vivant intact.

Je me fixai donc deux buts pour les années à venir. Tout d'abord, développer un catalogue détaillé du répertoire comportemental de l'aplysie et déterminer quels comportements pouvaient être modifiés par l'apprentissage. Ensuite, sélectionner à des fins de recherche un comportement pouvant être modifié par apprentissage et l'exploiter pour explorer l'effet précis de l'apprentissage et le stockage des souvenirs dans la circuiterie nerveuse dudit comportement. Ce programme me trottait déjà dans la tête à Harvard, et je m'étais mis à la recherche d'un postdoctorant intéressé par l'apprentissage chez les invertébrés pour collaborer avec moi sur ce problème.

J'eus la bonne fortune de recruter Irving Kupfermann, un béhavioriste talentueux et assez unique en son genre, formé à l'Université de Chicago. Il me rejoignit à Boston quelques mois avant mon départ de Harvard, puis me suivit à l'Université de New York. Irving était un intellectuel typique de l'Université de Chicago. Élancé et très fin, extrêmement studieux et légèrement excentrique, il portait des verres épais et était presque chauve malgré son jeune âge. L'un de ses étudiants le décrirait plus tard comme « un grand cerveau à l'extrémité d'un long et fin bâton ». Irving étant allergique aux rongeurs et aux chats, il avait décidé pour sa thèse de travailler sur une petite créature invertébrée segmentée, le cloporte. Il s'avéra être un étudiant extrêmement érudit et créatif, très habile dans la conception d'expériences.

Ensemble, nous décidâmes d'explorer le comportement de l'aplysie en nous mettant à la recherche d'un comportement que l'on pourrait utiliser pour l'étude de l'apprentissage. Bientôt presque toutes les caractéristiques de l'animal, ses habitudes alimentaires, son schéma quotidien d'activité locomotrice (figure 13.1), son aptitude à projeter de l'encre, sa reproduction, n'eurent plus de secret pour nous. Nous étions fascinés par son comportement sexuel (figure 13.2), le plus ostensible et le plus impressionnant des comportements de l'aplysie. Ces mollusques sont hermaphrodites ; ils peuvent à la fois être mâles et femelles, obéissant à des schémas différents à des moments différents ou même simultanément. Capables de distinguer l'un de l'autre, ils peuvent former des chaînes copulatoires impressionnantes dans lesquelles chaque membre sert à la fois de mâle pour l'animal qui le précède et de femelle pour l'animal qui le suit dans la chaîne.

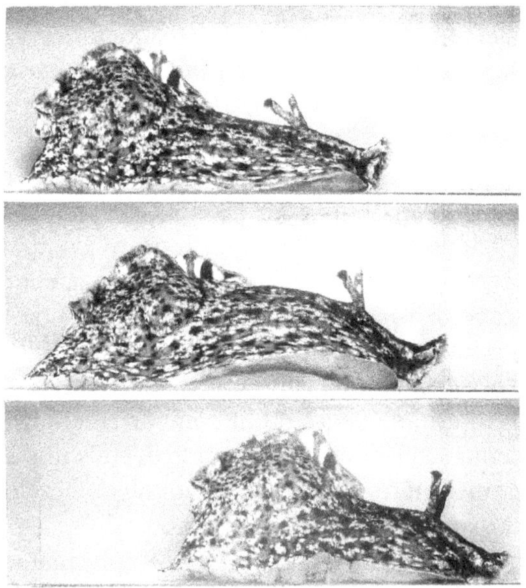

FIGURE 13.1
Une étape complète.
L'aplysie se déplace en levant sa tête et en relâchant sa succion pour relever l'avant de son pied, qu'elle étend ensuite d'une distance égale à la moitié de la longueur de son corps. L'animal redescend l'avant de son pied, l'attache à la surface, puis contracte sa partie arrière pour rattraper la distension. (Avec l'autorisation de Paul Kandel.)

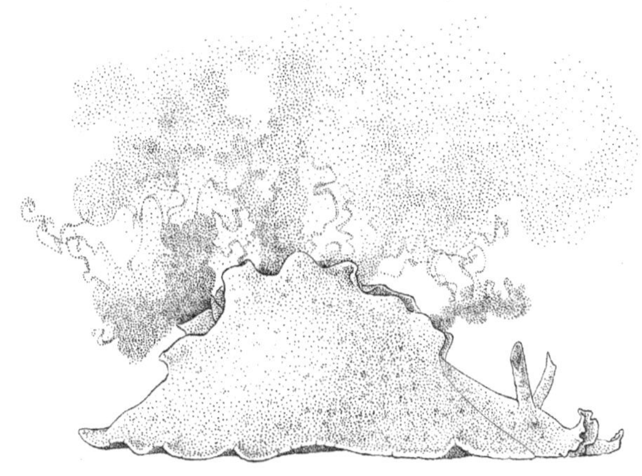

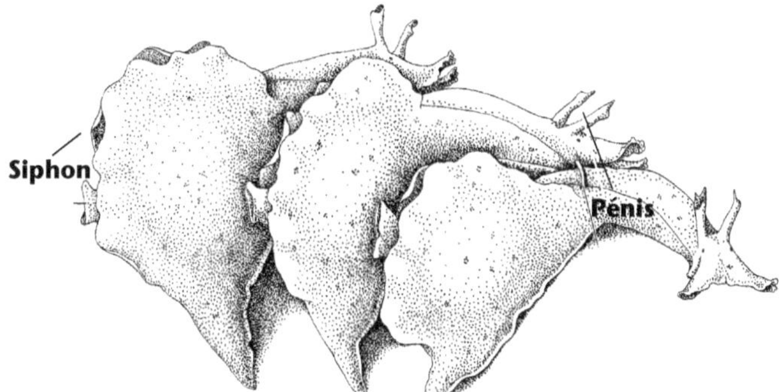

FIGURE 13.2
Comportements simple et complexe chez l'aplysie.
L'émission d'encre (en haut) est un comportement relativement simple, contrôlé par des cellules appartenant à un seul ganglion (le ganglion abdominal) du système nerveux du mollusque. Le comportement sexuel est bien plus complexe et met en œuvre des cellules nerveuses dans des ganglions différents. Les aplysies sont des hermaphrodites, capables d'être à la fois mâles et femelles, et forment souvent des chapelets copulatoires tels que celui présenté (en bas). (Repris de Cellular Basis of Behavior, *E.R. Kandel, W.H. Freeman and Company, 1976.)*

À mesure que nous analysions ces comportements, nous nous rendîmes compte qu'ils étaient bien trop complexes, certains mettant en jeu plusieurs ganglions du système nerveux du mollusque. Il nous fallait trouver un comportement très simple contrôlé par les cellules d'un seul ganglion. Nous nous concentrâmes donc sur certains comportements contrôlés par le ganglion abdominal, celui que j'avais étudié à Paris et dont j'étais le plus familier. Le ganglion abdominal, qui ne comporte que deux mille cellules nerveuses, contrôle le rythme cardiaque, la respiration, la ponte des œufs, l'émission d'encre, le relâchement de mucus et l'évacuation de la branchie et du siphon anal. En 1968, nous arrêtâmes notre choix sur le comportement le plus simple : le réflexe de rétraction de la branchie.

La branchie est un organe externe utilisé par l'aplysie pour la respiration. Elle se situe dans une cavité du corps appelée la cavité palléale et est recouverte d'une pellicule de peau appelée le manteau. Le manteau se termine par le siphon, un tuyau de chair qui expulse l'eau de mer et les déchets de la cavité palléale (figure 13.3A). Un contact léger sur le siphon produit une rétraction défensive vive, à la fois du siphon et de la branchie située à l'intérieur de la cavité palléale (figure 13.3B). Le but de ce réflexe de rétraction est clairement de protéger la branchie, un organe vital et délicat, de possibles dégâts.

Irving et moi nous aperçûmes que même ce réflexe très simple peut être modifié par deux formes d'apprentissage – l'habituation et la sensibilisation – et que chacun donne lieu à une mémorisation à court

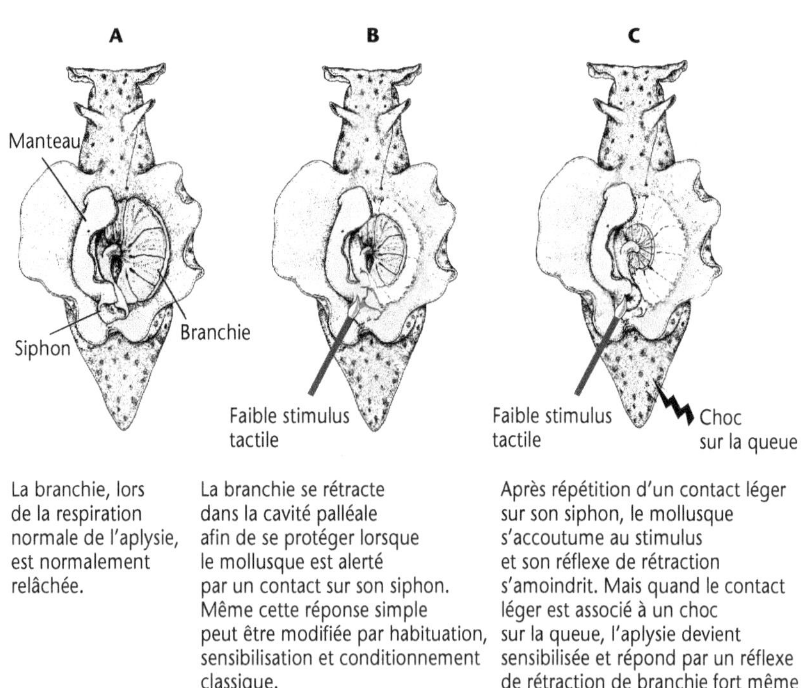

FIGURE 13.3
Le plus simple des comportements de l'aplysie, le réflexe de rétraction de la branchie.

terme qui dure quelques minutes. Un contact initial léger sur le siphon produit un vif retrait de la branchie. Des contacts légers répétés engendrent une habituation : le réflexe s'atténue progressivement à mesure que l'animal apprend à reconnaître l'innocuité du stimulus. Nous produisîmes un effet de sensibilisation en appliquant un choc puissant soit sur la tête, soit sur la queue. L'animal reconnaissait le stimulus puissant comme néfaste et réagissait en conséquence par un réflexe de rétraction de branchie exagéré en réponse au même contact léger sur le siphon (figure 13.3C).

En 1971, nous fûmes rejoints par Tom Carew, un psychologue et physiologiste talentueux, énergique et sociable, de l'Université de Californie à Riverside, qui démarra notre étude sur la mémoire à long terme. Carew était tout simplement ravi de faire partie du groupe de neurobiologie et du comportement de l'Université de New York. Il se lia d'amitié avec Jimmy Schwartz et Alden Spencer ainsi qu'avec moi. Telle une éponge sèche, Carew absorba la culture du groupe – pas seulement la science mais aussi notre intérêt commun pour l'art, la musique et les ragots du monde scientifique. Comme Carew et moi avions l'habitude de nous le dire : « Quand d'autres en parlent, c'est du commérage ; quand c'est nous, c'est de l'histoire des idées. »

Nous découvrîmes que la mémoire à long terme de l'aplysie, comme chez l'homme, requiert un entraînement répété entrecoupé de périodes de repos. La perfection naît de la pratique, même chez les mollusques. Ainsi, quarante stimuli administrés consécutivement entraînent une habituation du retrait de la branchie qui ne dure qu'un jour, mais dix stimuli chaque jour durant quatre jours produisent une habituation qui dure des semaines. Espacer les entraînements par des périodes de récupération amplifie la capacité de l'aplysie à se forger une mémoire à long terme.

Kupfermann, Carew et moi avions démontré qu'un réflexe simple pouvait être sensible à deux formes non associatives d'apprentissage, que ce soit pour la mémoire à court ou à long terme. En 1983, nous réussîmes à produire de manière fiable un conditionnement classique du réflexe de rétraction de branchie. Ce fut une importante avancée car elle démontrait qu'un apprentissage associatif pouvait également modifier le réflexe.

En 1985, après plus de quinze ans de dur labeur, nous avions montré qu'un comportement simple chez l'aplysie pouvait être modifié par diverses formes d'apprentissage. Cela renforçait mon espoir de trouver certaines formes d'apprentissage conservées au cours de l'évolution et de les découvrir même dans un circuit nerveux simple d'un comportement très simple. Qui plus est, je pouvais maintenant entrevoir la possibilité de dépasser la question de l'impact de l'apprentissage et de la mémorisation dans le système nerveux central pour m'attaquer à celle de l'interrelation des différentes formes d'apprentissage et de mémorisation au niveau cellulaire. Plus précisément, comment la mémoire à court terme est-elle convertie en mémoire à long terme dans le cerveau ?

Pour autant, nos travaux durant cette période ne se résumaient pas aux études comportementales sur le réflexe de rétraction de la branchie. De fait, celles-ci formaient le socle pour notre second et principal objectif – la conception d'expériences permettant d'explorer les mécanismes à l'œuvre dans le cerveau lorsqu'un animal apprend. Ainsi, après avoir décidé de concentrer notre étude de l'apprentissage sur le réflexe de rétraction de l'aplysie, il nous fallait cartographier la circuiterie nerveuse du réflexe afin de comprendre comment le ganglion abdominal le crée.

Mais mettre au jour la circuiterie nerveuse constituait un défi conceptuel en soi. Quel est le degré de précision et de spécialisation des connexions intercellulaires d'un circuit nerveux ? Au début des années 1960, certains partisans de Karl Lashley prétendaient que les propriétés des différents neurones du cortex cérébral étaient tellement semblables que l'on peut à tous points de vue considérer les neurones identiques et leurs interconnexions aléatoires et de valeur égale.

D'autres scientifiques, en particulier ceux qui étudiaient le système nerveux des invertébrés, défendaient pour leur part l'idée que de nombreux neurones, si ce n'est tous, sont uniques. Cette idée avait été avancée pour la première fois en 1908 par le biologiste allemand Richard Goldschmidt. Goldschmidt avait étudié un ganglion du ver nématode *Ascaris*, un parasite primitif de l'intestin, et avait découvert que chaque animal de l'espèce possédait le même nombre de cellules exactement à la même position dans ce ganglion. Dans un exposé devenu fameux devant l'association zoologique allemande la même année, il souligna « la constance presque saisissante des éléments du système nerveux : le ganglion comporte en son centre 162 cellules, jamais une de plus ou de moins ».

Angélique Arvanitaki-Chalazonitis connaissait l'analyse faite par Goldschmidt du ver, et elle examina dans les années 1950 le ganglion abdominal de l'aplysie à la recherche de cellules identifiables. Elle découvrit que quelques cellules sont uniques et identifiables chez un animal donné en se fondant sur leur situation, leur pigmentation et leur taille. L'une de ces cellules était R2, la cellule sur laquelle que je m'étais focalisé pendant mes travaux sur l'apprentissage menés avec Ladislav Tauc. J'ai poursuivi cette piste à Harvard d'abord puis plus tard à l'Université de New York, et j'ai découvert en 1967, comme Goldschmidt et Arvanitaki-Chalazonitis auparavant, que je pouvais aisément identifier la plupart des cellules principales du ganglion (figure 13.4).

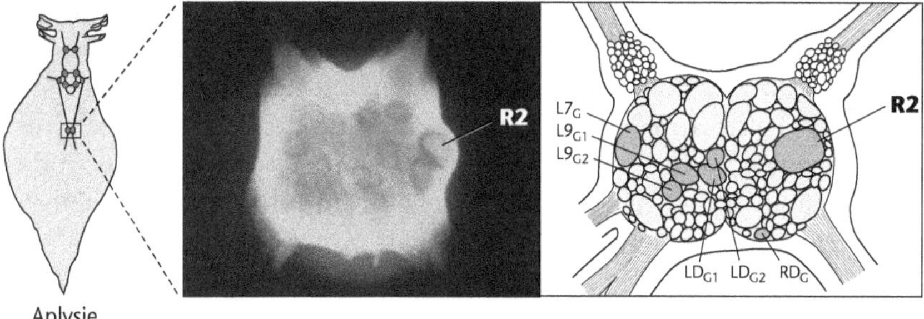

FIGURE 13.4
L'identification de neurones spécifiques dans le ganglion abdominal de l'aplysie. *On peut clairement voir la cellule R2 sur une photomicrographie (à gauche) du ganglion abdominal de l'aplysie. Elle mesure 1 millimètre de diamètre. Un dessin (à droite) montre la position de la cellule R2 et des six neurones moteurs contrôlant le mouvement de la branchie. Une fois les neurones individuels identifiés, il fut possible de cartographier leurs connexions.*

La découverte de l'unicité des neurones et la constatation que les mêmes cellules apparaissent au même endroit chez chaque membre de l'espèce amenèrent de nouvelles questions : les connexions synaptiques qui relient ces neurones uniques sont-elles également invariantes ? Une cellule donnée envoie-t-elle des signaux toujours à la même cellule cible et pas aux autres ?

À mon grand étonnement, je découvris que je pouvais facilement cartographier les connexions synaptiques entre cellules. En insérant une microélectrode dans une cellule cible et en stimulant les potentiels d'action dans d'autres cellules du ganglion, cellule après cellule, je pouvais identifier une grande part des cellules présynaptiques qui communiquent avec la cellule cible. Il s'avérait ainsi possible pour la première fois de cartographier chez n'importe quel animal les connexions synaptiques actives entre cellules individuelles. Je pouvais utiliser cette technique comme méthode pour en déduire le circuit nerveux contrôlant un comportement.

Je découvris la même spécificité de connexions entre les neurones individuels que Santiago Ramón y Cajal avait découverte entre les populations de neurones. De plus, tout comme sont exacts et invariants les neurones et leurs connexions synaptiques, la fonction que remplissent ces connexions est également invariante. Cette extraordinaire constance allait faciliter la réalisation de mon objectif à long terme consistant à « piéger » l'apprentissage à l'intérieur d'un ensemble simple de connexions nerveuses afin d'observer comment il fait apparaître la mémoire au niveau cellulaire.

En 1969, Kupfermann et moi avions réussi à identifier la plupart des cellules nerveuses impliquées dans la genèse du réflexe de rétraction de la branchie. Pour cela, nous avions brièvement anesthésié l'animal afin de pouvoir effectuer une courte incision dans son cou puis nous avions doucement sorti le ganglion abdominal et les nerfs reliés par l'ouverture pour les poser sur une petite plaque éclairée. Nous avions ensuite inséré dans divers neurones les microélectrodes double canal utilisées pour enregistrer et stimuler la cellule. Ouvrir ainsi l'animal vivant nous avait permis de conserver son système nerveux ainsi que toutes ses connexions intacts et donc d'observer simultanément tous les organes contrôlés par le ganglion abdominal. Nous nous étions mis à la recherche des neurones moteurs qui contrôlent le réflexe de rétraction de la branchie – en d'autres termes, les cellules motrices possèdant des axones qui sortent du système nerveux central pour aller vers la branchie. Nous l'avions fait en stimulant chaque cellule indépendamment avec la microélectrode et en observant si ce stimulus provoquait un mouvement de la branchie.

Un après-midi de l'automne 1968, alors que je travaillais seul, je stimulai une cellule et fut étonné de voir qu'elle produisait une contraction puissante de la branchie (figure 13.5). Pour la première

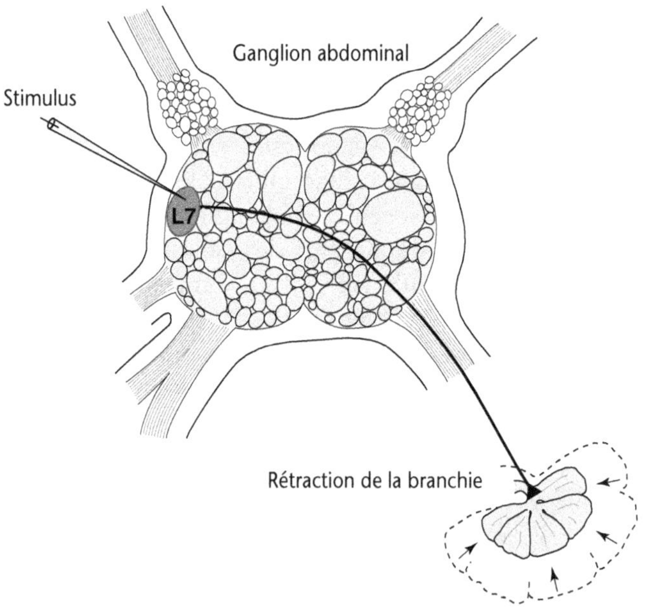

FIGURE 13.5
La découverte d'un neurone moteur qui engendre un comportement spécifique chez l'aplysie.
Une fois les cellules nerveuses individuelles du ganglion abdominal de l'aplysie identifiées, il devint possible de cartographier leur connexions. Par exemple, la stimulation de la cellule L7 (un neurone moteur) produit une contraction soudaine de la branchie de l'animal.

fois, j'avais identifié un neurone moteur chez l'aplysie qui contrôlait un comportement spécifique ! J'étais impatient de montrer cela à Irving. Nous fûmes tout deux époustouflés de voir la puissance des conséquences comportementales de la stimulation d'une cellule unique et nous sûmes qu'elle augurait favorablement de l'identification des cellules motrices. Nous suspectâmes ces six cellules d'être responsables de la composante motrice du réflexe de rétraction de la branchie car, lorsque nous empêchions les cellules de s'activer, on ne constatait plus aucun réflexe.

En 1969, pour nous assister dans nos travaux, se joignirent à l'équipe Vincent Castellucci, un jeune scientifique canadien agréable et très cultivé, doté d'un solide bagage en biologie et qui me battait régulièrement au tennis, et Jack Byrne, un étudiant en master talentueux formé en ingénierie électrique et qui nous apporta la rigueur propre à cette discipline. Tous trois, nous identifiâmes les neurones senseurs du réflexe de rétraction de branchie. Nous découvrîmes ensuite qu'en plus de leurs connexions directes les neurones sensoriels formaient des connexions synaptiques indirectes avec les neurones moteurs *via* les interneurones, un type de neurone intermédiaire. Ces deux ensembles de connexions – les directes et les indirectes – relaient

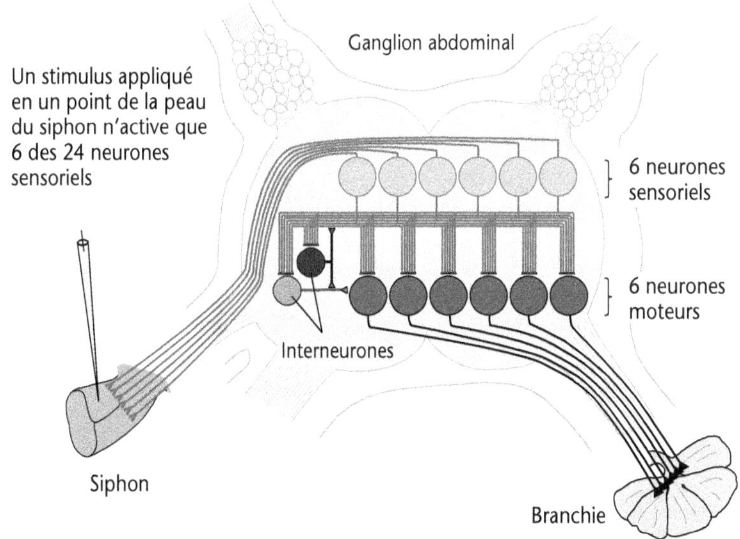

FIGURE 13.6
L'architecture nerveuse du réflexe de rétraction de la branchie chez l'aplysie.
Le système du siphon possède 24 neurones sensoriels mais un stimulus appliqué en un quelconque point de sa peau n'en active que 6 d'entre eux. Les mêmes 6 neurones relaient la sensation du toucher vers les 6 mêmes neurones moteurs chez tous les mollusques, engendrant ainsi le réflexe de rétraction de branchie.

l'information du toucher vers les neurones moteurs qui produisent effectivement le réflexe de rétraction *via* leurs connexions avec le tissu branchial. De plus, les mêmes neurones étaient impliqués dans le réflexe de rétraction de branchie chez chaque mollusque que nous étudiâmes, et les mêmes cellules formaient toujours les mêmes connexions entre elles. Ainsi, l'architecture nerveuse d'au moins un comportement de l'aplysie se révélait incroyablement précise (figure 13.6). Par la suite, nous mîmes en évidence la même spécificité et la même invariance dans la circuiterie nerveuse d'autres comportements.

Kupfermann et moi conclûmes notre article de 1969 dans la revue *Science*, « Contrôles neuronaux d'une réponse comportementale transmise par le ganglion abdominal de l'aplysie », sur une note d'optimisme :

> À la vue des avantages qu'elle offre en neurophysiologie cellulaire, cette préparation pourrait se révéler utile pour l'analyse des mécanismes neuronaux de l'apprentissage. Les premières expériences indiquent que les réflexes comportementaux peuvent être modifiés pour faire apparaître un apprentissage simple comme la sensibilisation et l'habituation [...]. Il pourrait également s'avérer possible d'étudier des modifications comportementales plus complexes en utilisant des paradigmes de conditionnement soit classique, soit opérant.

CHAPITRE 14

L'expérience modifie les synapses

Après avoir établi l'invariance de l'architecture nerveuse d'un comportement, nous nous sommes retrouvés face à une question critique : comment un comportement contrôlé par un circuit nerveux câblé avec précision peut-il être modifié par l'expérience ? Cajal avait proposé une solution, suggérant que l'apprentissage pouvait modifier la force des synapses entre neurones, renforçant par là leur intercommunication. Non sans intérêt, l'ouvrage de Freud « Esquisse d'une psychologie scientifique » met en avant un modèle nerveux de l'esprit qui inclut un mécanisme d'apprentissage similaire. Freud y postule l'existence des ensembles séparés de neurones pour la perception et la mémoire. Les circuits nerveux impliqués dans la perception forment des connexions synaptiques figées, assurant ainsi la précision de notre monde perceptif. Les circuits nerveux impliqués dans la mémorisation possèdent quant à eux des connexions synaptiques dont l'intensité évolue avec l'apprentissage. Ce mécanisme forme la base de la mémoire et du fonctionnement cognitif supérieur.

Les travaux de Pavlov et des béhavioristes, ainsi que ceux de Brenda Milner et des psychologues cognitivistes, m'avaient conduit à prendre conscience que des formes différentes d'apprentissage donnent naissance à des formes différentes de mémorisation. J'avais donc reformulé l'idée de Cajal et utilisé cette nouvelle perspective comme base pour développer des analogues d'apprentissage chez l'aplysie. Les résultats de ces travaux avaient effectivement montré que des schémas de stimulation différents altèrent la force des connexions synaptiques de manière différente. Mais Tauc et moi n'avions pas évalué comment est modifié un comportement réel et par conséquent n'avions aucune preuve que l'apprentissage repose effectivement sur des modifications de la force synaptique.

De fait, l'idée même que les synapses puissent être renforcées par un apprentissage et ainsi contribuer au stockage mnésique prêtait fortement à discussion. Deux décennies après la proposition de Cajal, le distingué physiologiste de Harvard Alexander Forbes avait suggéré que la mémoire est entretenue par des modifications dynamiques, permanentes à l'intérieur d'une boucle fermée de neurones s'activant les uns les autres. À l'appui de cette théorie, Forbes avait cité un dessin de Rafael Lorente de Nó, un étudiant de Cajal, qui montrait que les neurones se connectent entre eux en formant des circuits fermés. L'idée fut développée plus avant par le psychologue D.O. Hebb dans son important ouvrage de 1949, *The Organization of Behavior : A Neuropsychological Theory*. Hebb y affirmait que des circuits réverbérants sont responsables de la mémoire à court terme.

De la même manière, B. Delisle Burns, un chercheur de premier plan en biologie du cortex cérébral, attaqua l'idée que les modifications physiques des synapses puissent être le vecteur d'un stockage mnésique :

> Les mécanismes de la facilitation synaptique qui ont été proposés comme candidats possibles pour expliquer la mémoire [...] se sont révélés décevants. Avant que l'on puisse admettre l'un deux comme étant la modification cellulaire qui accompagne la formation des réflexes conditionnés, il faudra accroître de manière considérable l'intervalle de temps pendant lequel son mode opératoire a été observé. Devant l'échec persistant de la facilitation synaptique à expliquer la mémoire, on en vient à se demander si les neurophysiologistes n'ont pas exploré le mauvais type de mécanisme.

Certains universitaires ont mis en doute jusqu'à la possibilité d'un apprentissage dans des circuits nerveux immuables. Selon eux, l'apprentissage devait être partiellement ou même totalement indépendant de faisceaux nerveux préétablis. Cette opinion fut notamment défendue par Lashley ainsi que par certains membres d'un groupe influent constitué des premiers psychologues cognitivistes, les psychologues gestaltistes. En 1965, le neurophysiologiste Ross Adey proposa une variante de cette idée. Son argumentation partait de la déclaration que « personne n'a jamais mis en évidence un stockage d'information de la part d'un neurone isolé naturellement ou artificiellement, si l'on s'en tient à la notion communément admise de mémoire ». Il poursuivait en affirmant que le flux de courant qui traverse l'espace séparant les neurones transporte quant à lui une information « au moins équivalente à l'activation neuronale pour le transport de l'information et même encore plus importante pour son stockage et son extraction ». Pour Adey, comme pour Lashley, l'apprentissage était un mystère complet.

Après avoir mis au jour la circuiterie nerveuse du réflexe de rétraction de branchie et déterminé qu'un apprentissage pouvait la modifier, mes collègues et moi nous trouvâmes en situation de nous demander si un quelconque de ces résultats avait de l'intérêt. Dans le premier d'une série de trois articles publiés dans la revue *Science* en 1970, nous exposâmes la stratégie de recherche que nous avions adoptée et qui allait guider notre réflexion dans les trois décennies à venir :

> L'analyse des mécanismes nerveux de l'apprentissage et des modifications comportementales analogues requiert un animal au comportement modifiable et au système nerveux accessible à l'analyse cellulaire. Dans cet article comme dans les deux suivants, nous avons appliqué une approche mixte, à la fois comportementale et de neurophysiologie cellulaire, au mollusque marin aplysie afin d'étudier un réflexe comportemental qui subit une habituation et une déshabituation (sensibilisation). Nous avons progressivement simplifié le circuit nerveux de ce comportement de manière à pouvoir relier les actions des neurones individuels au réflexe total. En conséquence, il est aujourd'hui possible d'analyser le lieu et les mécanismes de ces modifications comportementales.

Dans les articles suivants, nous établissions que la mémoire ne repose pas sur des boucles de neurones en excitation mutuelle. Dans les trois formes simples d'apprentissage que nous avions étudiées chez l'aplysie, nous avons découvert que l'apprentissage débouche sur une modification de la force des connexions synaptiques – et par conséquent de l'efficacité de communication – entre des cellules spécifiques du circuit nerveux qui véhicule le comportement.

Nos données parlaient d'elles-mêmes, sans ambiguïté aucune. Nous avions cerné les mécanismes anatomiques et fonctionnels du réflexe de rétraction de branchie en enregistrant des neurones sensoriels et moteurs individuels. Nous avions découvert qu'un contact sur la peau active plusieurs neurones sensoriels, ces derniers produisant alors de concert un signal intense – un fort potentiel synaptique – dans chacun des neurones moteurs, provoquant chez eux l'activation de plusieurs potentiels d'action. Ces potentiels d'action dans les neurones moteurs engendrent un comportement – le retrait de la branchie. Nous avions enfin pu constater que, dans des circonstances normales, les neurones sensoriels communiquent effectivement avec les neurones moteurs en leur envoyant le signal adéquat qui induit le réflexe de rétraction.

Reportant alors notre attention vers les synapses qui séparent les neurones sensoriels des neurones moteurs, nous avons observé qu'en créant une habituation par un contact répété avec la peau l'amplitude du réflexe de rétraction s'amenuisait progressivement. Cette modification apprise du comportement était concomitante d'un affaiblissement progressif des connexions synaptiques. À l'inverse, lorsque nous provoquions une sensibilisation en appliquant un choc sur la queue ou la tête de l'animal, l'amplification du réflexe de rétraction s'accompagnait d'un renforcement de la connexion synaptique. Nous en avons conclu que, lors de l'habituation, un potentiel d'action dans le neurone sensoriel donne naissance à un potentiel synaptique plus faible dans le neurone moteur, réduisant ainsi l'efficacité de communication tandis que, lors de la sensibilisation, il fait apparaître un potentiel synaptique plus important dans le neurone moteur, et donc une meilleure efficacité de communication.

En 1980, nous poussâmes encore un cran plus loin notre approche réductionniste en explorant l'activité au sein des synapses lors d'un conditionnement classique. Carew et moi fûmes accompagnés dans cette exploration par Robert Hawkins, un jeune psychologue plein d'idées de l'Université de Stanford. Fils d'une famille d'universitaires, il n'avait pas eu besoin de New York pour s'ouvrir l'esprit : il était déjà fervent adepte de musique classique et d'opéra. Athlète accompli, Hawkins avait joué dans l'équipe de football de Stanford et prolongeait son amour du sport en se concentrant sur la voile.

Nous découvrîmes que, dans le conditionnement classique, les signaux neuronaux issus des stimuli inoffensif (conditionné) et néfaste (non conditionné) doivent se produire selon une séquence précise. En d'autres termes, lorsque l'on touche le siphon juste avant la queue – le contact sur le siphon prédisant ainsi le choc sur la queue – les neurones sensoriels vont activer des potentiels d'action juste avant de recevoir des signaux provenant de la queue. L'activation minutée avec précision des potentiels d'action dans les neurones sensoriels, suivie par l'arrivée minutée avec non moins de précision des signaux dus au choc sur la queue, débouche sur un renforcement plus important de la synapse entre les neurones sensoriels et moteurs que lorsque les signaux venant du siphon et de la queue sont produits indépendamment, comme c'est le cas dans la sensibilisation.

Ces quelques résultats sur l'habituation, la sensibilisation et le conditionnement classique nous amenèrent irrésistiblement à réfléchir à la manière dont des processus génétiques et de développement interagissent avec l'expérience pour déterminer la structure de l'activité mentale. Les processus génétiques et du développement spécifient les connexions entre neurones – en d'autres termes, quels neurones forment des connexions synaptiques avec quels autres et quand. Mais ils ne spécifient pas la force de ces connexions. La force – l'efficacité à long terme des connexions synaptiques – est régulée par l'expérience. Cela implique que la *potentialité*, pour nombre de comportements d'un organisme, est présente à l'intérieur du cerveau et se trouve dans ce cas contrôlée par la génétique et le développement de l'individu ; pour autant, l'environnement d'une créature et l'apprentissage altèrent l'efficacité des chemins préexistants, et entraînent ainsi l'expression de nouveaux schémas comportementaux. Nos découvertes chez l'aplysie venaient conforter cette idée : dans ses formes les plus simples, l'apprentissage effectue une sélection parmi un large répertoire de connexions préexistantes et altère la force d'un sous-ensemble de ces connexions.

En relisant nos résultats, je ne peux m'empêcher de repenser aux deux visions philosophiques opposées de l'esprit qui avait dominé la pensée occidentale du XVIIe siècle jusqu'à nos jours – l'empirisme et le rationalisme. L'empiriste britannique John Locke affirmait que l'esprit ne possède pas de connaissance innée et qu'il est au contraire une ardoise vierge qui se remplit à mesure avec l'expérience. Tout ce que nous savons du monde, nous l'apprenons et donc, plus nous rencontrons une idée et l'associons efficacement à d'autres idées, plus elle restera gravée dans notre esprit. Emmanuel Kant, le philosophe rationaliste allemand, prétendait au contraire que nous sommes nés avec certaines formes de connaissance intrinsèque. Ces formes, que Kant appelle la connaissance *a priori*, déterminent la façon dont l'expérience sensorielle est reçue et interprétée.

En choisissant entre une carrière en psychanalyse ou une carrière en biologie, j'avais opté pour la biologie parce que la psychanalyse et sa discipline mère, la philosophie traitaient le cerveau comme une boîte noire, un inconnu. Aucun domaine ne pouvait résoudre le conflit entre les visions empiriste et rationaliste tant que cette résolution exigeait un examen direct du cerveau. Mais examiner le cerveau était exactement ce que j'avais commencé à faire. Dans le réflexe de rétraction d'un des plus simples organismes, nous avions vu que les deux visions avaient une part de vérité – en fait, elles se complétaient. L'anatomie du circuit nerveux est un exemple simple de connaissance kantienne *a priori*, tandis que les modifications de la force de connexions particulières dans le même circuit nerveux traduisent l'influence de l'expérience. Qui plus est, conformément à Locke pour qui la perfection naît de la pratique, la persistance de telles modifications sous-tend la mémoire.

Alors que l'étude d'un apprentissage complexe avait semblé irréalisable à Lashley et à d'autres, l'élégante simplicité du réflexe de rétraction de la branchie d'un mollusque nous avait permis, à mes collègues et à moi, de nous attaquer expérimentalement à certaines des questions philosophiques et psychanalytiques qui m'avaient à l'origine amené à la biologie. Je trouvai cela à la fois étonnant et amusant.

Dans le troisième de nos articles parus dans la revue *Science* en 1970, nous conclûmes par ces mots :

> [L]es données indiquent que l'habituation et la déshabituation (la sensibilisation) mettent en œuvre toutes deux une modification de l'efficacité fonctionnelle des connexions excitatrices préexistantes. Ainsi, au moins dans les cas les plus simples, [...] [l]a capacité à modifier son comportement semble être inscrite directement dans l'architecture nerveuse du réflexe comportemental.
>
> Pour finir, ces travaux renforcent l'hypothèse [...] selon laquelle l'analyse du diagramme de câblage sous-tendant le comportement constitue une exigence préalable à toute étude de modification comportementale. Nous avons, en effet, découvert qu'une fois connu le schéma de câblage d'un comportement l'analyse de sa modification s'en trouve grandement simplifiée. Ainsi, bien que cette analyse ne se rapporte qu'à des modifications comportementales à court terme et relativement simples, une approche similaire pourrait peut-être s'appliquer à des processus d'apprentissage plus complexes ou plus étendus dans le temps.

En collant à une approche radicalement réductionniste – l'examen d'un réflexe comportemental très simple et de formes simples d'apprentissage, en déterminant cellule par cellule le circuit nerveux du réflexe puis me concentrant sur les endroits où se produisent les modifications dans ce circuit – j'avais atteint l'objectif à long terme que je m'étais fixé dans ma demande de financement au NIH en 1961. J'avais « piégé une réponse conditionnée dans la population neuronale le plus petite possible, à savoir les connexions entre deux cellules ».

Ainsi, l'approche réductionniste nous avait amenés à découvrir quelques principes de la biologie cellulaire de l'apprentissage et de la mémorisation. Premièrement, nous avions découvert que les modifications de la force synaptique qui sous-tendent l'apprentissage d'un comportement peuvent être suffisamment importantes pour reconfigurer un réseau nerveux et sa capacité de traitement de l'information. Par exemple, il existe une cellule sensorielle particulière chez l'aplysie qui communique avec huit cellules motrices différentes – cinq qui produisent le mouvement de la branchie et trois qui engendrent la contraction de la glande pourpre et donc l'émission d'encre. Avant l'entraînement, l'activation de cette cellule sensorielle excitait de manière modérée les cinq cellules motrices innervant la branchie, déclenchant ainsi chez elle l'activation de potentiels d'action et par voie de conséquence la contraction de la branchie. L'activation de cette même cellule sensorielle excitait également les neurones moteurs innervant la glande pourpre mais de manière très faible, insuffisante pour déclencher des potentiels d'action ou encore permettre l'émission d'encre. Ainsi, avant apprentissage, une stimulation du siphon aurait provoqué le retrait de la branchie mais pas l'éjection d'encre. Après sensibilisation en revanche, la communication synaptique entre la cellule sensorielle et les huit cellules motrices est exacerbée, ce qui déclenche également chez les trois neurones moteurs innervant la glande pourpre l'activation de potentiels d'action. Ainsi, conséquence de l'apprentissage, lorsque l'on stimule le siphon, l'émission d'encre se produit en s'accompagnant d'une rétraction de branchie plus puissante encore.

Deuxièmement, conformément à ma reformulation de la théorie de Cajal et à mes premiers travaux sur les analogues neuronaux, nous découvrîmes qu'un ensemble donné de connexions synaptiques entre deux neurones peut être modifié suivant deux modalités opposées – renforcé ou affaibli – par différentes formes d'apprentissage. Ainsi, l'habituation affaiblit la synapse tandis que la sensibilisation ou le conditionnement classique la renforce. Ces modifications durables de la force des connexions synaptiques sont les mécanismes cellulaires qui sous-tendent l'apprentissage et la mémoire à court terme. De plus, comme ces modifications se produisent à plusieurs endroits dans le circuit nerveux du réflexe de rétraction, la mémoire est distribuée et stockée à travers tout le circuit, et non en un site spécialisé.

Troisièmement, nous découvrîmes que, dans les trois formes d'apprentissage, le stockage de la mémoire à court terme dépend de la durée pendant laquelle la synapse est affaiblie ou renforcée.

Quatrièmement, nous commencions à comprendre que la force d'une synapse chimique donnée peut être modifiée de deux façons, suivant la nature du circuit nerveux activé par l'apprentissage – circuit médiateur ou circuit modulateur. Chez l'aplysie, le circuit médiateur est constitué des neurones sensoriels qui innervent le siphon, des interneurones et des neurones moteurs qui contrôlent le réflexe de rétraction. Le circuit modulateur est constitué des neurones sensoriels qui innervent la queue dans une partie complètement différente du corps. Lorsque les neurones d'un circuit médiateur sont activés, des modifications homosynaptiques de la force s'opèrent. C'est le cas dans l'habituation : les neurones sensoriels et moteurs qui contrôlent le réflexe de rétraction s'activent de manière répétée et selon un schéma répondant directement à la répétition du stimulus sensoriel. *A contrario*, les modifications hétérosynaptiques de la force s'opèrent lorsque les neurones d'un circuit nerveux modulateur, et non médiateur, sont activés. C'est le cas en sensibilisation : le stimulus fort appliqué sur la queue active un circuit modulateur qui contrôle la force de la transmission synaptique dans les neurones médiateurs.

Nous découvrîmes plus tard que le conditionnement classique fait appel à des modifications à la fois homosynaptiques et hétérosynaptiques. De fait, nos travaux sur le lien entre sensibilisation et conditionnement classique indiquent que l'apprentissage consiste peut-être à combiner les diverses formes élémentaires de plasticité synaptique pour produire de nouvelles formes plus complexes, un peu comme nous utilisons un alphabet pour former des mots.

Je commençai maintenant à saisir que l'abondance des synapses chimiques comparée à celle des synapses électriques chez les cerveaux des animaux reflète un avantage fondamental de la transmission chimique sur la transmission électrique : sa capacité à relayer une variété de formes d'apprentissage et de stockage mnésique. Vu sous cet angle, il m'apparut clairement que les synapses séparant les neurones sensoriels des neurones moteurs dans le circuit de rétraction de la branchie – neurones qui ont évolué pour jouer un rôle dans divers types d'apprentissage – sont bien plus aisément modifiées que les synapses qui n'interviennent pas dans l'apprentissage. Nos travaux me prouvaient de manière éclatante que, dans les circuits modifiés par un apprentissage, les synapses peuvent subir des modifications importantes et durables de leur force même après un entraînement relativement réduit.

L'une des caractéristiques fondamentales de la mémoire est qu'elle se forme par étapes. La mémoire à court terme ne dure que quelques minutes tandis que la mémoire à long terme dure des jours ou plus longtemps encore. Des expériences sur le comportement suggèrent que la mémoire à court terme se transforme naturellement en une mémoire à long terme et, de plus, qu'elle le fait par répétition. La perfection naît effectivement de la pratique.

Comment la pratique rend-elle cela possible ? Comment l'entraînement convertit-il une mémoire à court terme en une mémoire à long terme, persistante et auto-entretenue ? Ce processus se produit-il au même endroit – à la connexion entre les cellules sensorielles et motrices – ou bien fait-il appel à un nouveau site ? Nous étions maintenant en position de répondre à ces questions.

En cette période, la science réclamait à nouveau toute mon attention, à l'exclusion de toute autre activité. Dans mon obsession pour l'aplysie, je trouvai néanmoins une alliée inattendue en la personne de ma fille, Minouche. En 1970, à l'âge de cinq ans, alors qu'elle commençait à lire, Minouche tomba sur un image de l'aplysie dans l'*Encyclopédie Larousse de la vie animale*, un superbe livre d'images que j'avais conservé dans notre salon. Elle adorait vraiment cette image et s'écriait sans cesse « Aplysie ! Aplysie ! » en la pointant du doigt.

Deux ans plus tard, à sept ans, elle écrivit le poème suivant à l'occasion de mon quarante-quatrième anniversaire :

L'Aplisi
par Minouche

Une aplisi est comme
un mollusque spongieux.
Qu'il pleuve, qu'il neige, qu'il vente,
qu'il grêle.
Quand elle est en colère, elle émet
son encre.
L'encre est pourpre, elle n'est pas
rose.
Une aplisi ne peut vivre sur
terre.
Elle n'a point de pied et donc
ne peut se dresser.
Elle a une drôle de
bouche.
Et en hiver, elle va au sud.

Minouche avait tout dit, bien mieux que je ne l'aurais pu !

(Repris de *Behavioral Biology of Aplysia*, E.R. Kandel, W.H. Freeman and Company, 1979.)

CHAPITRE 15

Le fondement biologique de l'individualité

J'avais appris de mes recherches sur l'aplysie que des modifications du comportement s'accompagnent de modifications de la force des synapses entre les neurones qui produisent ce même comportement. Mais rien dans mes travaux n'avait révélé par quelle voie la mémoire à court terme se transformait en mémoire à long terme. De fait, on ne savait rien des mécanismes cellulaires de la mémoire à long terme.

Mes premiers travaux sur l'apprentissage et la mémorisation étaient fondés sur les paradigmes d'apprentissage utilisés par les behavioristes. Ces derniers se concentraient en premier lieu sur l'acquisition et le stockage du savoir dans la mémoire à court terme et délaissaient la mémoire à long terme. En fait, l'intérêt pour la mémoire à long terme trouva son origine ailleurs, dans des études sur la mémoire humaine réalisées par les précurseurs des psychologues cognitivistes.

En 1885, dix ans avant qu'Edward Thorndike ne commence ses travaux expérimentaux sur l'apprentissage chez l'animal à l'Université Columbia, le philosophe allemand Hermann Ebbinghaus renouvela l'analyse de la mémoire humaine, la faisant passer d'une étude introspective à une science expérimentale. Ebbinghaus fut influencé par trois savants – le physiologiste Ernst Weber et les physiciens Gustav Fechner et Hermann Helmholtz – qui introduisirent des méthodes rigoureuses dans l'étude de la perception. Helmholtz, par exemple, mesura la vitesse à laquelle un stimulus sur la peau voyageait jusqu'au cerveau. On pensait généralement à cette époque que la conduction dans les nerfs était incroyablement rapide, comparable à la vitesse de la lumière. Mais Helmholtz découvrit qu'elle était lente – environ 30 mètres par seconde. Qui plus est, le temps mis par un sujet pour réagir à un stimulus – le temps de réaction – était encore plus long ! Cela poussa Helmholtz à avancer qu'une part considérable du traitement de l'information perceptuelle par le cerveau s'effectue de manière inconsciente. Il baptisa ce processus « l'inférence inconsciente » et proposa un mécanisme fondé sur l'évaluation et la transformation du signal nerveux à l'insu de l'individu. Ce processus, affirmait-il, doit résulter de signaux routés et traités à différents endroits durant la perception et le mouvement volontaire.

Comme Helmholtz, Ebbinghaus soutenait que les processus mentaux sont de nature biologique et qu'on peut les comprendre en des termes scientifiques aussi rigoureux que la physique ou la chimie. La perception, par exemple, peut être étudiée de manière empirique tant que les stimuli sensoriels employés pour engendrer les réponses sont objectifs et quantifiables. Ebbinghaus conçut l'idée d'étudier la mémoire par le biais d'une approche expérimentale identique. Les techniques ainsi mises au point pour la mesure de la mémorisation sont encore employées aujourd'hui.

En concevant ses expériences sur la mémorisation de l'information, Ebbinghaus devait avoir la certitude que les gens qu'il étudiait forgeaient effectivement de nouvelles associations et ne se reposaient pas sur des associations antérieures. Il lui vint l'idée de demander à ses sujets d'apprendre des mots n'ayant aucun sens, chacun d'eux constitué de deux consonnes séparées par une voyelle (RAX, PAF, WUX, CAZ, etc). Aucun de ces mots n'ayant de signification, ils ne rentraient pas dans un réseau préexistant d'associations de l'élève. Ebbinghaus assembla 2 000 de ces mots absurdes de cette sorte, écrivit chacun d'eux sur un morceau de papier différent puis mélangea les morceaux et les tira au sort pour former des listes dont la longueur variait de 7 à 36. Face à la tâche ardue consistant à mémoriser les listes, il se rendit à Paris et loua une pièce mansardée sous les toits de cette belle ville. Là, il y mémorisa les listes l'une après l'autre, les lisant chacune à haute voix au rythme de 50 mots par minute. Comme dirait Denise : « Il n'y a qu'à Paris qu'on peut avoir l'idée de faire une expérience aussi barbante ! »

S'appuyant sur ces expériences auto-infligées, Ebbinghaus élabora deux principes. Premièrement, il découvrit que la mémoire se construit par degrés – en d'autres termes, la perfection naît de la pratique. Il existe une relation linéaire entre le nombre de répétitions d'entraînement au premier jour et la quantité de mots retenus le jour suivant. La mémoire à long terme apparaissait ainsi n'être qu'une simple extension de la mémoire à court terme. Deuxièmement, en dépit de l'apparente similitude des mécanismes entre mémoires à court et long terme, Ebbinghaus remarqua qu'il pouvait apprendre une liste de six ou sept items en une seule présentation, tandis qu'une liste plus longue exigeait des présentations répétées.

Ensuite, il traça une courbe d'oubli. Il se testa lui-même à divers intervalles après l'apprentissage, employant différentes listes pour chaque intervalle, et détermina le temps qu'il lui fallait pour réapprendre chaque liste avec le même degré de précision qu'au premier apprentissage. Il découvrit que certaines choses étaient sauvegardées : le réapprentissage d'une vieille liste prenait moins de temps et demandait moins d'essais que l'apprentissage original. Plus intéressant encore, il découvrit que l'oubli comportait au moins deux phases : un déclin initial rapide qui était maximal durant la première heure suivant l'apprentissage, puis un déclin beaucoup plus graduel qui se poursuivait encore pendant un mois environ.

En se fondant sur les deux phases de l'oubli décrites par Ebbinghaus et sur sa remarquable intuition personnelle, William James en conclut en 1890 que la mémoire doit être constituée d'au moins deux processus différents : un processus de court terme, qu'il baptisa « mémoire primaire », et un processus de long terme, qu'il baptisa « mémoire secondaire ». Il employa pour la mémoire à long terme le terme secondaire car celle-ci impliquait de se rappeler un souvenir un certain temps après un premier événement d'apprentissage.

Graduellement, il apparut clair aux psychologues qui suivirent Ebbinghaus et James que l'étape suivante dans la compréhension de la mémoire à long terme consisterait à déterminer comment elle s'enracine en un processus aujourd'hui appelé consolidation. Pour qu'un souvenir persiste, l'information entrante doit être traitée complètement et en profondeur. Pour cela, il faut prêter attention à l'information et l'associer de manière sensée et systématique avec la connaissance déjà bien établie en mémoire.

Le premier indice de cette stabilisation de l'information nouvellement entrée à des fins de stockage à long terme vint en 1900 de deux psychologues allemands, Georg Müller et Alfons Pilzecker. Recourant aux techniques d'Ebbinghaus, ils demandèrent à un groupe de volontaires d'apprendre une liste de mots absurdes suffisamment attentivement pour pouvoir s'en souvenir vingt-quatre heures plus tard, ce que le groupe fit sans problème. Ils demandèrent ensuite à un second groupe d'apprendre la même liste avec le même nombre de répétitions, mais ils donnèrent en plus au second groupe une liste additionnelle de mots à apprendre *immédiatement après* avoir appris la première liste. Ce second groupe de volontaires ne put réussir à se rappeler la première liste vingt-quatre heures après. Ce résultat suggéra que, dans l'heure suivant l'entraînement, alors que la liste initiale avait été placée en mémoire à court terme, voire se trouvait dans les premières étapes de la mémorisation à long terme, la mémoire était toujours sensible à une perturbation. On peut présumer qu'un certain temps était requis pour figer, ou consolider, la mémoire à long terme. Une fois consolidée, après deux heures ou plus, cette dernière était stable pour quelque temps et moins sensible à des perturbations.

L'idée d'une consolidation de la mémoire est étayée par deux types d'observations cliniques. Premièrement, on sait depuis la fin du XIXe siècle que les blessures à la tête et les commotions cérébrales peuvent entraîner une perte de mémoire appelée amnésie rétrograde. Un boxeur frappé à la tête qui subit une commotion cérébrale au cinquième round d'un match se souviendra généralement de s'être rendu au match mais tout le reste après sera blanc. Sans aucun doute, un certain nombre d'événements sont entrés dans sa mémoire à court terme juste avant le coup – l'excitation de l'entrée sur le ring, les mouvements de son adversaire durant les quatre premiers rounds, peut-être même le coup porté et la tentative d'esquive – mais le choc subi par le cerveau s'est produit avant qu'aucun de ces souvenirs ne puisse être consolidé. La seconde observation clinique est qu'une amnésie rétrograde semblable se produit souvent à la suite d'une convulsion épileptique. Les gens atteints d'épilepsie ne peuvent se rappeler les événements qui ont immédiatement précédé la crise, même si la crise n'a pas eu d'effets sur leur mémoire des événements antérieurs. On peut donc en déduire que, durant ses premières phases, le stockage mnésique est dynamique et sensible à la perturbation.

Le premier test rigoureux de consolidation mnésique vint en 1949, lorsque le psychologue américain C.P. Duncan appliqua des stimuli électriques à des cerveaux d'animaux durant ou immédiatement après un entraînement, entraînant des convulsions qui perturbaient la mémoire et causaient une amnésie rétrograde. En revanche, provoquer des crises quelques heures après l'entraînement n'avait que peu ou pas d'effet sur la capacité à se remémorer. Presque vingt ans plus tard, Louis Flexner à l'Université de Pennsylvanie fit la découverte remarquable que des drogues inhibant la synthèse des protéines dans le cerveau perturbent la mémorisation à long terme, si elles sont administrées pendant ou tout de suite après l'apprentissage, mais qu'elles ne perturbent pas la mémoire à court terme. Cette découverte suggérait que le stockage mnésique à long terme nécessite la synthèse de nouvelles protéines. Réunies, les deux séries de travaux semblaient confirmer l'idée d'un stockage mnésique au moins en deux étapes : une mémoire à court terme de quelques minutes est convertie – par un processus de consolidation qui requiert la synthèse d'une nouvelle protéine – en une mémoire à long terme stable qui dure des jours, des semaines ou même plus encore.

Des variantes du modèle mnésique à deux étapes furent rapidement proposées. Dans l'une d'elles, les mémorisations à court et à long terme s'effectuaient en deux endroits anatomiques différents. Dans une autre, certains psychologues prétendaient que la mémoire était présente en un seul endroit et qu'elle se renforçait simplement progressivement au cours du temps. De fait, la question de savoir si les mémoires à court et à long terme exigent deux sites distincts, ou bien à l'inverse si elles peuvent se satisfaire d'un site unique, est déterminante dans l'analyse de l'apprentissage, en particulier dans l'analyse de la mémoire à l'échelle cellulaire. Clairement, il était impossible de la trancher en se fondant sur des analyses comportementales seules – il fallait une analyse cellulaire. Nos travaux sur l'aplysie nous avaient mis en position de nous attaquer à cette question : les mémoires à court et à long terme sont-elles des processus nerveux identiques ou distincts, et ces processus se déroulent-ils aux mêmes endroits ou dans des endroits distincts ?

Carew et moi avions découvert en 1971 qu'avec un entraînement répété l'habituation et la sensibilisation – les deux formes les plus simples d'apprentissage – pouvaient être préservées pendant de longues périodes. Elles pouvaient ainsi servir de tests utiles pour différencier les mémoires à long et à court terme. Nous finîmes par découvrir que les modifications cellulaires accompagnant la sensibilisation à long terme chez l'aplysie étaient similaires aux modifications sous-tendant la mémoire à long terme dans le cerveau des mammifères : la mémoire à long terme requérait la synthèse d'une nouvelle protéine.

Nous voulions savoir si les formes simples de mémoire à long terme utilisaient les mêmes sites de stockage – le même groupe de neurones et le même ensemble de synapses – que la mémoire à court terme. Je savais des travaux de Brenda Milner sur H.M. que, chez l'homme, la mémoire à long terme explicite, complexe – une mémoire qui dure des jours ou des années – fait appel non seulement au cortex mais aussi à l'hippocampe. Mais *quid* de la mémoire implicite plus simple ? Carew, Castellucci et moi avons découvert que les mêmes connexions synaptiques entre neurones sensoriels et moteurs, modifiées dans l'habituation et la sensibilisation à court terme, l'étaient également dans l'habituation et la sensibilisation à long terme. Qui plus est, dans les deux cas, les modifications synaptiques s'opéraient parallèlement à des modifications du comportement observé : ainsi, dans l'habituation à long terme, la synapse était déprimée pendant quelques semaines. Cela laissait penser que, dans les cas les plus simples, le même site peut stocker la mémoire à la fois à court et à long terme, et qu'il peut le faire pour différentes formes d'apprentissage.

Restait la question du mécanisme. Les mécanismes de la mémoire à court et à long terme sont-ils les mêmes ? Si oui, quelle est la nature du processus de consolidation de la mémoire à long terme ? La synthèse protéique est-elle nécessaire aux modifications synaptiques à long terme associées au stockage mnésique durable ?

J'avais pensé pendant un certain temps que la mémoire à long terme pourrait être consolidée par une modification anatomique, ce qui pourrait ainsi expliquer le besoin d'une nouvelle protéine. J'avais le sentiment qu'il nous faudrait rapidement analyser la structure du stockage mnésique. En 1973, j'avais réussi à recruter Craig Bailey, un jeune biologiste cellulaire talentueux et créatif, afin d'explorer les modifications structurelles qui accompagnent la transition d'une mémoire de court terme en une mémoire de long terme.

Bailey et sa collègue, Mary Chen, ainsi que Carew et moi découvrîmes que la mémoire à long terme n'est pas une simple extension de la mémoire à court terme : non seulement les modifications de la force synaptique durent plus longtemps mais, de manière encore plus étonnante, le nombre réel de synapses du circuit évolue. Plus précisément, dans l'habituation à long terme, le nombre de connexions présynaptiques chez les neurones sensoriels et moteurs décroît tandis que, dans la sensibilisation à long terme, les neurones moteurs font croître de nouvelles connexions qui persistent tant que le souvenir est conservé (figure 15.1). De plus, on peut observer dans chaque cas un ensemble de modifications analogues dans la cellule motrice.

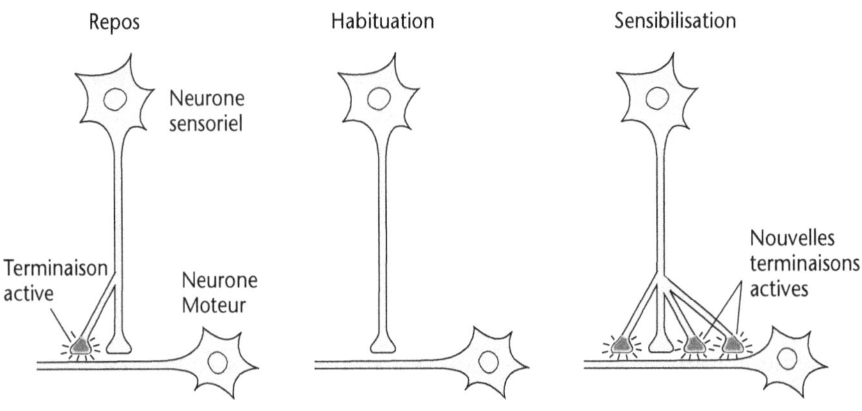

Au repos, ce neurone sensoriel a deux points de contact avec un neurone moteur.

L'habituation à long terme conduit le neurone sensoriel à rétracter sa terminaison active, débouchant sur un arrêt quasi complet de la transmission synaptique.

La sensibilisation à long terme conduit le neurone sensoriel à faire croître de nouvelles terminaisons et à établir des contacts plus actifs avec le neurone moteur. Cela renforce la transmission synaptique.

FIGURE 15.1
La mémoire à long terme s'accompagne de modifications anatomiques.

Cette modification anatomique s'exprime de différentes façons. Bailey et Chen découvrirent qu'un seul neurone sensoriel possède approximativement 1 300 terminaisons présynaptiques au travers desquelles il contacte environ 25 cellules cibles différentes – des neurones moteurs, des interneurones excitateurs et des interneurones inhibiteurs. Sur les 1 300 terminaisons présynaptiques, seules 40 % environ ont des synapses actives, et seules ces synapses possèdent la machinerie leur permettant de relâcher un neurotransmetteur. Les terminaisons restantes sont dormantes. Dans la sensibilisation à long terme, le nombre de terminaisons synaptiques fait plus que doubler (passant de 1 300 à 2 700), et la proportion de synapses actives croît de 40 % à 60 %. Qui plus est, le neurone moteur comporte une excroissance qui peut recevoir certaines de ces nouvelles connexions. Au cours du temps, à mesure que le souvenir s'estompe et que la réponse exacerbée revient à la normale, le nombre de terminaisons présynaptiques chute de 2 700 à environ 1 500, soit légèrement plus que le chiffre initial. Cette croissance résiduelle est sans doute responsable du fait, découvert en premier par Ebbinghaus, qu'un animal peut apprendre une tâche plus facilement la seconde fois. Dans l'habituation à long terme, en revanche, le nombre de terminaisons présynaptiques chute de 1 300 à environ 850, et le nombre de terminaisons actives se réduit de 500 à environ 100, soit un arrêt quasi total de la transmission synaptique (figure 15.1).

Ainsi, chez l'aplysie, nous pûmes constater pour la première fois que le nombre de synapses dans le cerveau n'est pas figé – il est modifié par l'apprentissage ! De plus, la mémoire à long terme subsiste aussi longtemps que les modifications anatomiques sont maintenues.

Ces études permirent pour la première fois d'y voir plus clair entre les deux théories en compétition pour le stockage mnésique. Toutes deux avaient raison mais de manière différente. Conformément à la théorie du processus unique, le même site peut produire de la mémoire à la fois à court et à long terme dans l'habituation et la sensibilisation. De plus, dans chaque cas, il y a modification de la force synaptique. Mais conformément à la théorie à deux processus, les mécanismes des modifications à court ou à long terme peuvent être fondamentalement différents. La mémoire à court terme engendre une modification de la fonction de la synapse, en renforçant ou en atténuant les connexions préexistantes ; la mémoire à long terme en revanche demande des modifications anatomiques. Un entraînement répété par sensibilisation (autrement dit une pratique) conduit les neurones à faire croître de nouvelles terminaisons, fabriquant alors une mémoire à long terme, tandis que l'habituation conduit les neurones à rétracter leurs terminaisons existantes. Ainsi, en occasionnant de profondes modifications structurelles, l'apprentissage peut activer des synapses inactives ou inactiver des synapses actives.

Pour être utile, un souvenir doit pouvoir être rappelé. Or le rappel d'un souvenir dépend de la présence de signaux appropriés qu'un animal peut associer à ses expériences d'apprentissage. Les signaux peuvent être externes, comme un stimulus sensoriel dans l'habituation, la sensibilisation ou le conditionnement classique, ou interne, déclenché par une idée ou un besoin. Dans le réflexe de rétraction de branchie de l'aplysie, le signal amenant le rappel mnésique est externe : c'est le contact avec le siphon qui provoque le réflexe. Les neurones qui extraient le souvenir du stimulus sont les mêmes neurones sensoriels et moteurs qui avaient été activés au tout début. Mais comme la force et le nombre des connexions synaptiques séparant ces neurones ont été modifiés par l'apprentissage, le potentiel d'action engendré par le stimulus sensoriel appliqué au siphon vient « relire » le nouvel état de la synapse quand il arrive sur les terminaisons présynaptiques, et le rappel engendre une réponse plus puissante encore.

Dans la mémoire à long terme, comme dans celle à court terme, le nombre de connexions synaptiques modifiées peut être suffisamment important pour reconfigurer un circuit nerveux, mais cette fois de manière anatomique. Par exemple, avant l'entraînement, un stimulus appliqué à un neurone sensoriel chez l'aplysie peut être suffisamment fort pour conduire les neurones moteurs menant vers la branchie à activer des potentiels d'action, mais pas assez puissant pour conduire les neurones moteurs menant vers la glande pourpre à en faire de même. L'entraînement renforce alors non seulement les synapses entre le neurone sensoriel et les neurones moteurs menant vers la branchie, mais aussi les synapses séparant le neurone sensoriel des neurones moteurs menant vers la glande pourpre. Lorsque le neurone sensoriel est stimulé après avoir subi l'entraînement, il rappelle la mémoire de la réponse amplifiée, ce qui déclenche chez les neurones moteurs de la branchie et de la glande l'activation de potentiels d'action, provoquant simultanément une émission d'encre et une rétraction de la branchie. La forme du comportement de l'aplysie est donc altérée. Le fait d'avoir touché le siphon n'a pas seulement provoqué une modification de la magnitude du comportement – l'amplitude du retrait de la branchie – mais a également engendré une modification du répertoire comportemental de l'animal.

Nos travaux montrant que le cerveau de l'aplysie est physiquement modifié par l'expérience nous amenèrent à nous interroger : l'expérience modifie-t-elle le cerveau des primates ? Modifie-t-elle le cerveau chez l'homme ?

Lorsque j'étais étudiant en médecine dans les années 1950, on nous apprenait que la carte du cortex somatosensoriel découverte par Wade Marshall est figée et immuable tout au long de l'existence. On sait aujourd'hui qu'il n'en est rien. La carte est sujette à de constantes modifications qui s'appuient sur l'expérience. Deux séries de travaux dans les années 1990 furent particulièrement instructives à cet égard.

Tout d'abord, Michael Merzenich à l'Université de Californie de San Francisco découvrit que les détails des cartes corticales varient considérablement chez les singes d'un individu à l'autre. Par exemple, certains singes ont une représentation de la main beaucoup plus détaillée que d'autres. Mais comme l'étude initiale de Merzenich ne distinguait pas les effets de l'expérience de ceux dus à l'héritage génétique, il était possible que ces différences de représentation fussent génétiquement déterminées.

Merzenich effectua alors des expériences additionnelles pour déterminer les contributions relatives des gènes et de l'expérience. Il entraîna des singes à obtenir des boulettes de nourriture lorsque ceux-ci touchaient un disque rotatif avec leurs trois doigts du milieu. Après quelques mois, la zone du cortex dévolue aux doigts du milieu – et tout spécialement aux extrémités des doigts utilisés pour toucher le disque – s'était étendue de manière considérable (figure 15.2). En même temps, la sensibilité tactile des doigts du milieu s'était accrue. D'autres études ont montré qu'un entraînement par discrimination visuelle des couleurs ou des formes conduit également à des modifications de l'anatomie cérébrale et à une amélioration des talents perceptifs.

Deuxièmement, Thomas Ebert et ses collègues de l'Université de Constance, en Allemagne, ont comparé des images de cerveaux de violonistes et de violoncellistes avec des images de cerveaux de non-musiciens. Les musiciens jouant des instruments à cordes utilisent les quatre doigts de la main gauche pour moduler le son des cordes. Les doigts de la main droite, qui déplacent l'archet, ne sont pas impliqués dans des mouvements aussi puissamment différentiés. Ebert découvrit que la région du cortex dévolue aux doigts de la main droite ne différait pas entre les musiciens et les non-musiciens, tandis que les représentations des doigts de la main gauche étaient bien plus étendues – dans une proportion pouvant aller de un à cinq – dans les cerveaux des musiciens que dans ceux des non-musiciens. De plus, les musiciens qui avaient commencé à jouer de leur instrument avant l'âge de treize ans avaient des représentations des doigts de leur main gauche plus importantes que celles des musiciens ayant commencé plus tardivement.

Ces modifications profondes des cartes corticales, conséquences d'un apprentissage, élargirent les perspectives anatomiques que nos

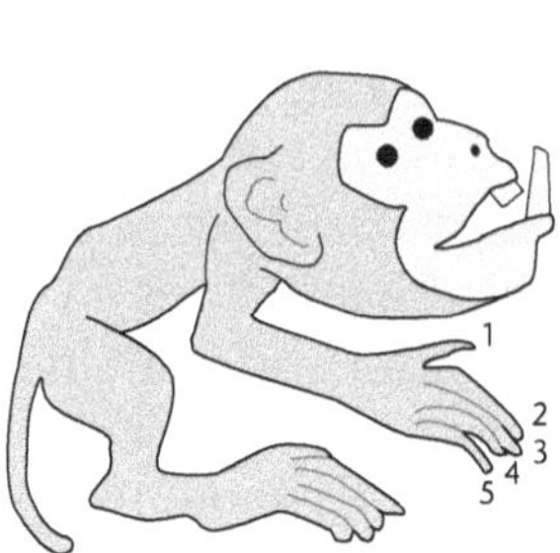

Ce dessin montre les tailles relatives des régions que le cortex somatosensoriel d'un singe consacre aux diverses parties de son corps. Les doigts ainsi que d'autres régions particulièrement sensibles y occupent la place la plus importante.

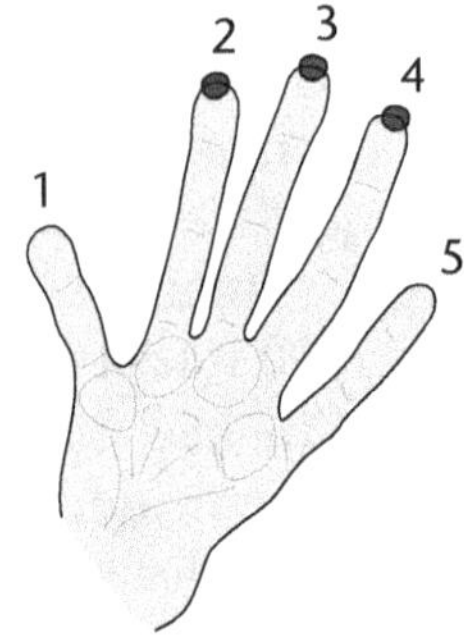

Un singe a été entraîné à accomplir une tâche qui requiert un usage fréquent du bout de ses doigts du milieu. Après plusieurs mois d'entraînement, ces régions deviennent plus sensibles.

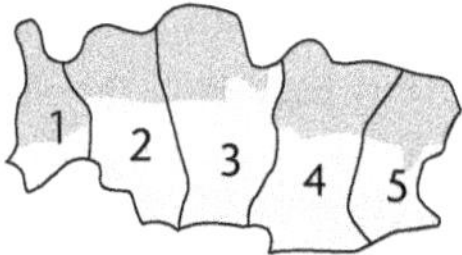

Région du cortex somatosensoriel du singe qui correspond aux bouts de ses doigts avant l'entraînement.

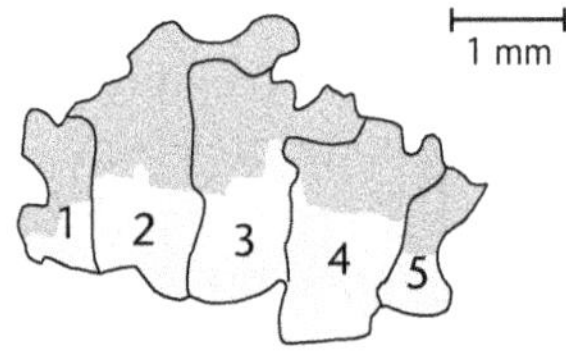

Après entraînement, la région qui correspond aux extrémités des doigts du milieu du singe s'est étendue.

FIGURE 15.2
Les cartes du cortex se modifient avec l'expérience. *(Adapté de Jenkins* et al., *1990.)*

travaux sur l'aplysie avaient ouvertes : l'étendue de la représentation d'une partie du corps dans le cortex dépendait donc de l'intensité et de la complexité de son utilisation. De plus, comme l'avait montré l'étude d'Ebert, de telles modifications structurales du cerveau s'opèrent plus facilement dans les premières années de la vie. Ainsi, un grand musicien, par exemple Wolfgang Amadeus Mozart, n'est pas doué seulement parce qu'il possède les bons gènes (encore que cela puisse aider) mais aussi parce qu'il a commencé à exercer les talents qui l'ont rendu fameux à un âge où son cerveau était encore malléable.

Qui plus est, nos résultats sur l'aplysie avaient montré que la plasticité du système nerveux – la capacité des cellules nerveuses à modifier la force et même le nombre de leurs synapses – est le mécanisme qui sous-tend l'apprentissage et la mémorisation à long terme. Par voie de conséquence, comme chaque être humain est élevé dans un environnement différent et connaît des expériences différentes, l'architecture du cerveau de chacun est unique. Même des jumeaux identiques possédant des gènes identiques ont des cerveaux différents en raison des expériences différentes qu'ils ont traversées au cours de leur vie. C'est ainsi qu'un principe de biologie cellulaire dégagé de l'étude d'un simple mollusque s'est révélé contribuer profondément à notre connaissance du fondement biologique de l'individualité humaine.

Notre découverte, montrant que la mémoire à court terme résulte d'une modification fonctionnelle et la mémoire à long terme d'une modification anatomique, soulevait encore nombre de questions : quelle est la nature de la consolidation mnésique ? Pourquoi nécessite-t-elle la synthèse d'une nouvelle protéine ? Pour y répondre, il nous fallait nous déplacer à l'intérieur de la cellule et étudier son architecture moléculaire. Mais mes collègues et moi étions prêts pour cette nouvelle étape.

À ce point précis, des nouvelles bouleversantes nous parvinrent. À l'automne 1973, Alden Spencer, mon meilleur ami et le cofondateur de la division de neurobiologie et du comportement à l'Université de New York, commença à se plaindre d'une faiblesse dans les mains qui le gênait dans sa pratique du tennis. En quelques mois, on lui diagnostiqua une sclérose latérale amyotrophique (SLA ou maladie de Lou Gehrig), une maladie dont l'issue est invariablement fatale. À l'énoncé de ce diagnostic, émis par l'un des plus grands neurologues du pays, Alden se mit à déprimer et commença la rédaction de son testament, pensant qu'il n'en avait pas pour plus d'une semaine. Mais Alden souffrait également d'arthrite du coude, une maladie rarement associée à la SLA. Je lui suggérai donc de consulter un rhumatologue.

Alden alla consulter un très bon docteur qui lui assura qu'il ne souffrait pas de SLA mais d'un désordre du tissu conjonctif (une maladie du collagène) lié à son arthrite. À l'énoncé de ce diagnostic bien plus favorable, l'humeur d'Alden s'améliora. Quelques mois plus tard, il retourna chez son neurologue qui lui réaffirma qu'en dehors de l'arthrite il était clairement atteint de SLA. Son humeur rechuta immédiatement.

À ce point, je m'entretins avec le neurologue et lui avouai qu'Alden éprouvait visiblement une grande difficulté à accepter son diagnostic. Je lui demandai donc s'il pouvait aider Alden en entretenant chez lui un espoir un peu plus grand. Le neurologue, une personne profondément honnête et compatissante, persista en déclarant qu'il ne pouvait tromper Alden sur son avenir car il se devait de rester honnête envers lui. « Mais, ajouta-t-il, je n'ai rien à apporter à Alden. Il n'a pas besoin et ne doit tout simplement pas venir me consulter. Laissez-le continuer à voir le rhumatologue. »

Je discutai de cela avec Alden et indépendamment avec sa femme, Diane. Tous deux trouvèrent que c'était une bonne idée. Diane était convaincue qu'Alden ne voulait pas se confronter à ce qu'elle et moi en étions venus à considérer comme le diagnostic correct, à savoir qu'il était atteint de SLA.

Durant les deux ans et demi qui suivirent, Alden glissa lentement et progressivement. Il utilisa tout d'abord une canne puis une chaise roulante pour se déplacer. Mais à aucun moment, il n'arrêta de se rendre à son laboratoire ni de poursuivre ses recherches. Même si donner des cours lui devint difficile, il continua d'enseigner, en réduisant toutefois le nombre de ses classes. Personne dans mon groupe excepté moi ne connaissait le diagnostic réel et personne ne pensa, ou du moins personne n'en fit état, qu'il ne souffrait pas d'une forme particulière d'arthrite. Il continua à s'entraîner et à nager de manière régulière dans une piscine spécialement adaptée pour les handicapés proche de son domicile. La veille de sa mort, en novembre 1977, il était encore dans son laboratoire, participant à une discussion sur le traitement sensoriel.

Le décès d'Alden fut un déchirement pour chacun de nous sur le plan personnel aussi bien qu'au sein de notre groupe très uni. Nous nous étions parlé presque quotidiennement depuis presque vingt ans et donc, pendant une longue période, mon rythme de travail fut entièrement bouleversé. Je pense encore souvent à lui.

Je ne fus pas le seul ; chacun appréciait chez Alden son sens de l'autodérision, sa modestie, sa générosité sans bornes et sa créativité hors pair. Pour honorer sa mémoire, nous fondâmes en 1978 la conférence et le prix Alden Spencer, décerné chaque année à un grand scientifique de moins de cinquante ans dont le meilleur est encore à venir. Le récipiendaire est choisi par tout le centre de neurobiologie et du comportement de Columbia – la faculté, les doctorants, les post-doctorants et les professeurs.

Les années qui suivirent la disparition d'Alden furent productives et par conséquent semblèrent harmonieuses pour un observateur extérieur, mais elles furent très douloureuses pour moi personnellement. La mort d'Alden en 1977 fut suivie par celle de mon père la même année et par le décès de mon frère en 1981. Chaque fois, je me suis largement impliqué dans les soins qui leur furent prodigués, et leurs morts ne me laissèrent pas seulement psychologiquement abattu mais aussi physiquement épuisé. J'ai toujours remercié le ciel pour la sérénité dont je peux faire preuve lorsque je me consacre intensément à mon travail. En ces temps difficiles, l'ambition affichée de mes travaux et les perspectives surprenantes déjà ouvertes se révélèrent un refuge particulièrement bienvenu, loin des douloureuses réalités et des pertes irrémédiables de la vie quotidienne.

Cette difficile période fut rendue plus douloureuse encore par le départ en 1979 de mon fils Paul pour le collège. Lorsqu'il avait sept ans, je l'avais encouragé à s'initier aux échecs et à prendre des leçons de tennis, disciplines dans lesquelles il était par la suite devenu assez bon. Je jouais aux échecs et pus donc me frotter à son amour des roques, des rois et des mats. Mais je ne jouais pas au tennis. À l'âge de trente-neuf ans, je me mis donc à prendre des leçons de tennis et parvins rapidement à atteindre un niveau de jeu certes médiocre mais suffisant pour s'amuser. Je pratique d'ailleurs cette activité encore régulièrement aujourd'hui. À partir du moment où Paul se mit à jouer au tennis, il fut l'un de mes partenaires réguliers. À sa dernière année de lycée, il était devenu tout à la fois un joueur remarquablement doué et mon unique partenaire. Ainsi, son départ de la maison ne me privait pas seulement de mon fils mais aussi de mon partenaire de tennis et d'échecs. Je commençai à me sentir bientôt aussi dépourvu que Job.

CHAPITRE 16

Molécules et mémoire à court terme

En 1975, vingt ans après que Harry Grundfest m'eut déclaré qu'il nous fallait étudier le cerveau cellule par cellule, mes collègues et moi nous attaquâmes à l'exploration des fondements cellulaires de la mémoire – comment peut-on se souvenir toute sa vie d'une rencontre, d'un paysage, d'un cours ou bien d'un diagnostic médical ? Nous avions appris que la mémoire est induite par des modifications des synapses dans un circuit nerveux : la mémoire à court terme par des modifications fonctionnelles et la mémoire à long terme par des modifications structurelles. Nous voulions à présent creuser plus profondément encore le mystère de la mémoire. Nous voulions pénétrer la biologie d'un processus mental et déterminer précisément quelles molécules sont responsables de la mémoire à court terme. Cette question nous poussait à nous aventurer dans des territoires totalement vierges.

Ce voyage aurait pu sembler décourageant mais nous étions portés par notre foi croissante de tenir en l'aplysie un système simple avec lequel nous pouvions explorer le fondement moléculaire du stockage mnésique. Nous étions entrés dans le labyrinthe des connexions synaptiques du système nerveux de l'aplysie, avions cartographié le faisceau nerveux de son réflexe de rétraction de la branchie et montré qu'il était possible, par apprentissage, de renforcer les synapses constituant ce faisceau. Nous étions quasiment arrivés aux confins d'un véritable labyrinthe scientifique. À présent, notre but était de déterminer avec exactitude le long de ce faisceau nerveux la localisation des modifications liées à la mémoire à court terme.

Nous avons concentré notre attention sur la synapse critique, celle qui sépare le neurone sensoriel, qui transmet l'information de toucher détecté sur le siphon de l'animal, du neurone moteur dont les potentiels d'action déclenchent le retrait de la branchie. Nous voulions en effet comprendre comment les deux neurones qui forment la synapse contribuent à la modification apprise de la force synaptique. Le neurone sensoriel répond-il au stimulus en ordonnant aux terminaisons de son axone de relâcher plus ou moins de neurotransmetteur ? Ou bien la modification se produit-elle dans le neurone moteur, *via* une augmentation du nombre de récepteurs du neurotransmetteur dans la cellule, ou un accroissement de la sensibilité de ces mêmes récepteurs à ce même neurotransmetteur ? Nous nous sommes finalement aperçus que la modification est assez unilatérale : lors d'une habituation à court terme de quelques minutes, le neurone sensoriel relâche moins de neurotransmetteur et, lors d'une sensibilisation, il en relâche plus.

Ce neurotransmetteur, nous allions le découvrir plus tard, est le glutamate, qui est par ailleurs le transmetteur excitateur majeur du cerveau chez les mammifères. En augmentant la quantité de glutamate qu'une cellule sensorielle envoie à une cellule motrice, la sensibilisation renforce le potentiel synaptique créé dans la cellule motrice, facilitant ainsi l'activation par ce neurone d'un potentiel d'action et déclenchant par là même la rétraction de la branchie.

Le potentiel synaptique entre les neurones sensoriel et moteur ne dure que quelques millisecondes mais pourtant, nous avions observé qu'un choc sur la queue de l'aplysie accroissait la libération de glutamate et la transmission synaptique pendant plusieurs minutes. Comment cela se peut-il ? Alors que nous nous penchions sur cette question, mes collègues et moi fîmes une observation curieuse. Le renforcement de la connexion synaptique entre les neurones sensoriel et moteur s'accompagne d'un potentiel synaptique très lent dans la cellule sensorielle, qui dure plusieurs minutes au lieu des quelques millisecondes typiques des potentiels synaptiques du neurone moteur. Nous mîmes rapidement en évidence que le choc sur la queue de l'aplysie active une deuxième classe de neurones sensoriels, une classe qui reçoit l'information de la queue. Ces neurones sensoriels de la queue activent un groupe d'interneurones qui agissent sur le neurone sensoriel du siphon. Ce sont ces interneurones qui produisent le potentiel synaptique remarquablement lent. Nous nous sommes alors posé la question : quel neurotransmetteur relâchent donc les interneurones ? Et comment ce deuxième neurotransmetteur suscite-t-il la libération d'une quantité accrue de glutamate à partir des terminaisons du neurone sensoriel, créant ainsi un stockage mnésique à court terme ?

Il s'avéra que les interneurones activés par un choc sur la queue de l'aplysie libèrent un neurotransmetteur appelé sérotonine. Qui plus est, les interneurones forment des synapses non seulement avec le corps cellulaire des neurones sensoriels mais également avec les terminaisons présynaptiques. En outre, ils ne se limitent pas à la production d'un potentiel synaptique lent mais ils accroissent également la libération de glutamate vers la cellule motrice. De fait, nous pûmes simuler le potentiel synaptique lent, l'accroissement de la force synaptique et le renforcement du réflexe de rétraction de branchie simplement en administrant de la sérotonine sur les connexions reliant les neurones sensoriels et moteurs.

Nous baptisâmes ces interneurones libérant la sérotonine des interneurones modulateurs car ils ne transmettent pas directement le comportement mais modifient plutôt l'intensité du réflexe de retrait en accroissant la force des connexions entre les neurones sensoriels et moteurs.

Ces découvertes nous firent prendre conscience de l'existence de deux sortes de circuits nerveux importants dans le comportement et l'apprentissage : les circuits médiateurs que nous avions caractérisés auparavant, et les circuits modulateurs dont nous commencions seulement la caractérisation détaillée (figure 16.1). Les circuits médiateurs produisent directement un comportement et sont par conséquent d'essence kantienne. Ce sont les composantes nerveuses déterminées par la génétique et le développement, l'architecture nerveuse. Le circuit médiateur est aussi constitué des neurones sensoriels qui innervent le siphon, des interneurones et des neurones moteurs qui contrôlent le réflexe de rétraction de la branchie. Au cours de l'apprentissage, le circuit médiateur se transforme en étudiant et acquiert une connaissance nouvelle. Le circuit modulateur est quant à lui d'essence lockienne : il joue le rôle du professeur. Il n'est pas directement impliqué dans la production du comportement mais en revanche il règle finement le comportement comme réponse à l'apprentissage en modulant – de manière hétérosynaptique – la force des connexions synaptiques entre les neurones sensoriels et moteurs. Activé par un choc sur la queue, une partie du corps totalement différente du siphon, le circuit modulateur enseigne à l'aplysie à prêter attention à un stimulus sur le siphon car sa sécurité est en jeu. Ainsi donc, chez l'aplysie, le circuit est par essence responsable de l'éveil ou de l'attention, à l'instar des circuits modulateurs analogiques qui constituent, nous le verrons plus tard, une composante essentielle de la mémoire chez les animaux plus complexes.

Je restai cloué sur place : c'était la sérotonine le modulateur de la sensibilisation ! En effet, certaines de mes premières expériences conduites avec Dom Purpura en 1956 avaient porté sur l'action de la sérotonine. J'avais d'ailleurs présenté, lors de la journée des étudiants à la faculté de médecine de l'Université de New York au printemps 1956, un bref exposé intitulé « Schémas électrophysiologiques de l'interaction entre la sérotonine et le LSD sur les faisceaux corticaux afférents ». Jimmy Schwartz avait été suffisamment gentil pour écouter une répétition de l'exposé et m'aider à l'améliorer. Je commençai

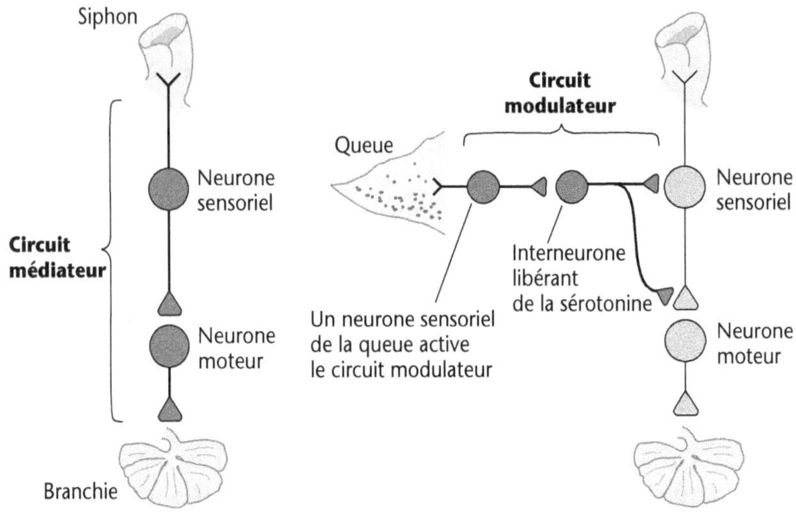

FIGURE 16.1
Les deux types de circuits dans le cerveau.
Les circuits médiateurs produisent des comportements. Les circuits modulateurs agissent sur les circuits médiateurs, en régulant l'intensité de leurs connexions synaptiques.

maintenant à appréhender la circularité de la vie. Je n'avais pas travaillé sur la sérotonine depuis presque vingt ans et là j'y revenais avec une attention et un enthousiasme renouvelés.

Maintenant que l'on avait compris le rôle de la sérotonine en tant que transmetteur de la modulation, celle-ci agissant en intensifiant la libération de glutamate par les terminaisons présynaptiques du neurone sensoriel, le décor était en place pour l'analyse biochimique du stockage mnésique. Par bonheur, j'avais en Jimmy Schwartz un excellent guide et compagnon de voyage.

Avant de revenir à l'Université de New York, Jimmy avait travaillé à l'Université Rockefeller sur la bactérie *Escherichia coli*, l'organisme unicellulaire sur lequel furent découverts un grand nombre des principes fondamentaux de la biochimie et de la biologie moléculaires modernes. En 1966, son intérêt s'était déplacé sur l'aplysie et il avait entamé ses travaux par la détermination des transmetteurs chimiques utilisés par les neurones du ganglion abdominal. En 1971, nous associâmes nos forces pour étudier l'activité moléculaire qui accompagne l'apprentissage.

Jimmy fut d'une aide inestimable dans cette deuxième étape majeure de mon éducation en biologie. Nous étions très influencés par les travaux de Louis Flexner qui avait montré quelques années auparavant que la mémoire à long terme chez les souris et les rats nécessitait la synthèse d'une nouvelle protéine, ce qui n'était pas le cas de la mémoire à court terme. Les protéines sont les chevaux de trait de la cellule. Elles composent ses enzymes, ses canaux ioniques, ses récepteurs et sa machinerie de transport. Puisque, comme nous l'avions montré, la mémoire à long terme implique la croissance de nouvelles connexions, il n'était pas surprenant que cette croissance fît appel à la synthèse de nouvelles protéines.

Jimmy et moi nous mîmes à tester cette idée chez l'aplysie et cela au niveau de la cellule sensorielle du siphon et de ses synapses vers les neurones moteurs de la branchie. Si les modifications synaptiques correspondaient bien à des modifications de la mémoire, alors les modifications synaptiques à court terme que nous avions mises en évidence ne devaient pas faire appel à la synthèse de nouvelles protéines. Et c'est exactement ce que nous avons trouvé. Mais quelle substance pouvait donc servir de médiateur dans ce cas ?

Cajal avait montré que le cerveau est un organe constitué de neurones reliés entre eux suivant des faisceaux spécifiques et j'avais eu l'occasion d'observer cette remarquable spécificité de connexion dans les circuits nerveux simples qui transmettent le comportement réflexe chez l'aplysie. Mais Jimmy souligna que cette spécificité s'étendait également aux molécules – ces combinaisons d'atomes qui constituent les unités élémentaires des fonctions cellulaires. Les biochimistes avaient découvert que les molécules peuvent interagir entre elles à l'intérieur de la cellule et que ces réactions chimiques s'organisent en des séquences spécifiques baptisées voies de signalisation biochimique. Ces voies transportent l'information sous forme de molécules depuis la surface de la cellule vers l'intérieur, un peu comme une cellule nerveuse transporte l'information vers la suivante. De plus, ces voies de communication sont « sans fil » : les molécules flottant dans la cellule reconnaissent leurs autres molécules partenaires, se lient à elles et régulent leur activité.

Mes collègues et moi n'avions pas seulement accompli mon ambition initiale consistant à piéger une réponse apprise dans la plus petite population possible de neurones, nous avions réussi à remonter jusqu'à un composant d'une forme simple de mémoire dans une cellule sensorielle unique. Mais même un neurone unique de l'aplysie contient des milliers de protéines différentes, sans parler des autres molécules. Lesquelles parmi toutes ces molécules étaient-elles responsables de la mémoire à court terme ? Jimmy et moi nous sommes donc lancés dans l'inventaire des possibilités en examinant tout d'abord l'idée que la sérotonine libérée en réponse à un choc sur la queue pouvait exacerber la libération de glutamate à partir du neurone sensoriel au travers d'une séquence spécifique de réactions biochimiques à l'intérieur de la cellule sensorielle.

La séquence de réactions biochimiques que Jimmy et moi recherchions devait pouvoir remplir deux objectifs fondamentaux. Premièrement, les réactions devaient transcrire la brève action de la sérotonine en molécules dont les signaux perdureraient plusieurs minutes dans le neurone sensoriel. Ensuite, ces molécules devaient émettre des signaux depuis la membrane cellulaire, où agit la sérotonine, vers l'intérieur de la cellule sensorielle, en particulier vers les régions spécialisées de la terminaison de l'axone en charge de libérer le glutamate. Nous développâmes ces idées dans notre article de 1971, paru dans le *Journal of Neurophysiology*, en spéculant sur la possibilité qu'une molécule spécifique connue sous le nom d'AMP cyclique puisse jouer un rôle dans cette séquence.

Qu'est-ce que l'AMP cyclique ? Comment en vînmes-nous à la considérer comme une possible candidate ? L'AMP cyclique s'imposa à nous car cette petite molécule était déjà connue pour son rôle de régulateur majeur de la signalisation à l'intérieur des muscles et des régions adipeuses. Jimmy et moi savions que la nature est conservatrice – par conséquent, un mécanisme employé dans les cellules d'un tissu donné a toutes les chances d'être retenu et employé dans les cellules d'un autre tissu. Earl Sutherland, de l'Université de Case Western Reserve à Cleveland, avait déjà démontré que l'hormone épinéphrine (l'adrénaline) produit une brève modification biochimique sur la surface membranaire des cellules adipeuses et musculaires qui entraîne elle-même à une modification plus durable à l'intérieur de ces mêmes cellules. Cette modification plus durable est occasionnée par un accroissement de la quantité d'AMP cyclique à l'intérieur de ces cellules.

Les découvertes révolutionnaires de Sutherland furent popularisées sous le nom de théorie de signalisation dite du second messager. La clé de cette théorie de signalisation biochimique fut la découverte à la surface des cellules adipeuses et musculaires d'une nouvelle classe de récepteurs répondant aux hormones. Auparavant, Bernard Katz avait déjà mis en évidence l'existence de récepteurs activés par des neurotransmetteurs connus sous le nom de récepteurs ionotropiques ; se liant à un neurotransmetteur, ces récepteurs ouvrent ou ferment la porte d'un canal ionique contenu dans le récepteur, traduisant ainsi un signal chimique en signal électrique. Mais cette nouvelle classe de récepteurs, baptisés récepteurs métabotropiques, ne possèdait pas de canal ionique interne à ouvrir ou fermer. En lieu et place, une région de ces récepteurs crée une protubérance à la surface externe de la membrane cellulaire et reconnaît le signal venant des autres cellules, tandis qu'une autre région crée une autre protubérance à l'intérieur de la membrane cellulaire et se lie à une enzyme. Lorsque ces récepteurs reconnaissent un messager chimique à l'extérieur de la cellule et se lient à lui, ils activent une enzyme dans la cellule appelée adénylate cyclase qui produit l'AMP cyclique.

Ce processus a l'avantage de fortement amplifier la réponse de la cellule. Lorsqu'une molécule d'un messager chimique se lie à un récepteur métabotropique, ce récepteur stimule l'adénylate cyclase pour produire un millier de molécules d'AMP cyclique. L'AMP cyclique se lie alors aux protéines clés qui déclenchent toute une famille de réponses moléculaires à travers la cellule. Finalement, l'adénylate cyclase poursuit sa production d'AMP cyclique pendant quelques minutes. Les actions des récepteurs métabotropiques ont donc tendance à être plus puissantes, plus étendues et plus persistantes que les actions des récepteurs ionotropiques. Alors que les durées des actions ionotropiques sont typiquement de quelques millisecondes, les actions métabotropiques peuvent durer des secondes, voire des minutes - soit mille ou dix mille fois plus longtemps.

Pour distinguer entre les deux fonctions spatialement distinctes des récepteurs métabotropiques, Sutherland baptisa « premier messager » le messager chimique qui se lie au récepteur métabotropique à l'extérieur de la cellule et « second messager » l'AMP cyclique activée à l'intérieur de la cellule et chargée de diffuser le signal. Il affirma que le second messager transporte le signal venant du premier messager à la surface de la cellule vers l'intérieur de la cellule et déclenche la réponse qui traverse la cellule (figure 16.2). La signalisation de second messager nous incita à penser que les récepteurs métabotropiques et l'AMP cyclique pouvaient être les mystérieux agents reliant le lent potentiel synaptique des neurones sensoriels à la libération amplifiée de glutamate et par voie de conséquence à la formation d'une mémoire à court terme.

En 1968, Ed Krebs de l'Université de Washington apporta les premières lumières sur l'origine et l'étendue des effets de l'AMP cyclique. L'AMP cyclique se lie à une enzyme qu'elle active et que Krebs baptisa la protéine kinase AMP cyclique dépendante, ou protéine kinase A (car c'était la première protéine kinase à être découverte). Les kinases modifient les protéines en leur ajoutant une molécule phosphate dans un processus baptisé phosphorylation. La phosphorylation active certaines protéines et en inactive d'autres. Krebs mit en évidence que la phosphorylation pouvait être aisément inversée et donc servir de simple bascule moléculaire, allumant ou éteignant l'activité biochimique d'une protéine.

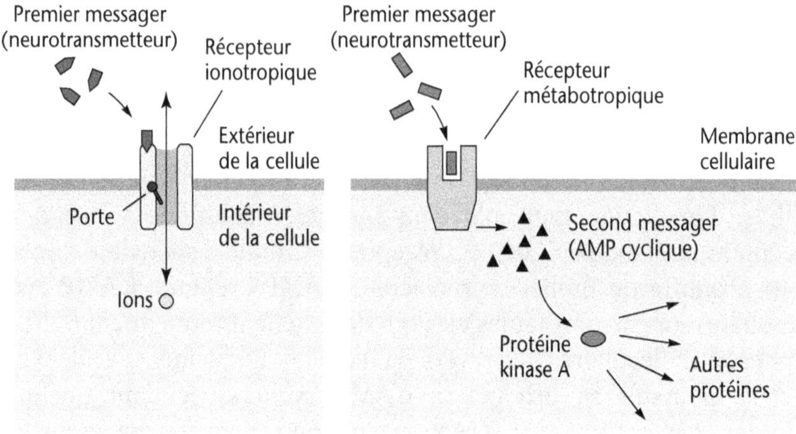

FIGURE 16.2
Les deux classes de récepteurs de Sutherland.
*Les récepteurs ionotropiques (à gauche) engendrent des modifications qui durent quelques millisecondes. Les récepteurs métabotropiques (*i.e. *les récepteurs de sérotonine) agissent à travers les seconds messagers (à droite). Ils engendrent des modifications qui durent des secondes, voire des minutes et qui sont diffusées à travers la cellule.*

Krebs s'attacha ensuite à découvrir comment fonctionne cette bascule moléculaire. Il découvrit que la protéine kinase A est une molécule complexe composée de quatre sous-unités – deux régulatrices et deux catalytiques. Les sous-unités catalytiques sont conçues pour effectuer la phosphorylation, mais les sous-unités régulatrices sont à l'état normal comme « assises » dessus et donc les inhibent. Les sous-unités régulatrices contiennent des sites qui lient l'AMP cyclique. Lorsque la concentration d'AMP cyclique dans une cellule s'accroît, les sous-unités régulatrices fixent les molécules en excès. Cette action modifie leur forme et les fait tomber des sous-unités catalytiques, laissant ces dernières libres d'accomplir la phosphorylation des protéines cibles.

Ces considérations soulevèrent un problème clé dans nos têtes : le mécanisme découvert par Sutherland et Krebs était-il spécifique de l'action des hormones sur les cellules adipeuses et musculaires, ou pouvait-il aussi concerner d'autres transmetteurs, y compris ceux présents dans le cerveau ? Si c'était le cas, on était là face à un mécanisme jusqu'alors inconnu de transmission synaptique.

À ce stade, nous fûmes aidés par les travaux de Paul Greengard, un biochimiste de talent formé également en physiologie qui avait récemment quitté son poste de directeur de la biochimie aux laboratoires de recherche pharmaceutique Geigy pour rejoindre l'Université de Yale. Sur la route de Yale, il s'était arrêté pendant un an dans le département dirigé par Sutherland. Réalisant l'importance qu'aurait la découverte d'un mécanisme de signalisation du cerveau potentiellement nouveau, Greengard commença en 1970 à inventorier les récepteurs métabotropiques dans des cerveaux de rats. C'est ainsi que survint cet extraordinaire concours de circonstances qui lierait Arvid Carlsson, Paul Greengard et moi-même dans un périple scientifique qui nous amènerait tous trois à Stockholm en 2000 à partager le prix Nobel de physiologie et de médecine pour les transformations du signal (la transduction) dans le système nerveux.

En 1958, Arvid Carlsson, un pharmacologue suédois renommé, découvrit que la dopamine était un transmetteur du système nerveux. Poursuivant ses travaux, il démontra ensuite que, lorsque la concentration de dopamine décroît chez le lapin, l'animal développe des symptômes qui s'apparentent à ceux de la maladie de Parkinson. Or, lorsque Greengard se mit à explorer les récepteurs métabotropiques du cerveau, il s'intéressa pour commencer au récepteur de la dopamine et découvrit que celui-ci stimule une enzyme qui accroît la quantité d'AMP cyclique et active la protéine kinase A dans le cerveau !

En suivant ces diverses pistes, Jimmy Schwarz et moi découvrîmes que la signalisation de second messager par AMP cyclique est également activée par la sérotonine lors d'une sensibilisation. Comme nous l'avons vu, un choc sur la queue de l'aplysie active les interneurones modulateurs qui libèrent la sérotonine. La sérotonine, à son tour, accroît la production d'AMP cyclique dans les terminaisons présynaptiques des neurones sensoriels pendant quelques minutes (figure 16.3). Ainsi, tout se tenait : l'accroissement d'AMP cyclique durait à peu près aussi longtemps que le lent potentiel synaptique, que le renforcement synaptique entre les neurones sensoriel et moteur, et que l'amplification de la réponse comportementale de l'animal consécutive au coup porté à sa queue.

La première confirmation directe du rôle de l'AMP cyclique dans la formation de la mémoire à court terme vint en 1976, lorsque Marcello Brunelli, un postdoctorant italien, arriva dans notre laboratoire. Brunelli testa l'hypothèse selon laquelle, lorsque la sérotonine envoie aux neurones sensoriels le signal d'accroissement de la concentration d'AMP cyclique, il en résulte dans les terminaisons des cellules une intensification de la libération de glutamate. En injectant de l'AMP cyclique directement dans une cellule sensorielle de l'aplysie, nous découvrîmes ainsi que cela augmentait dans des proportions considérables la quantité de glutamate libérée et, par conséquent, la force de la synapse entre la cellule sensorielle et les neurones moteurs.

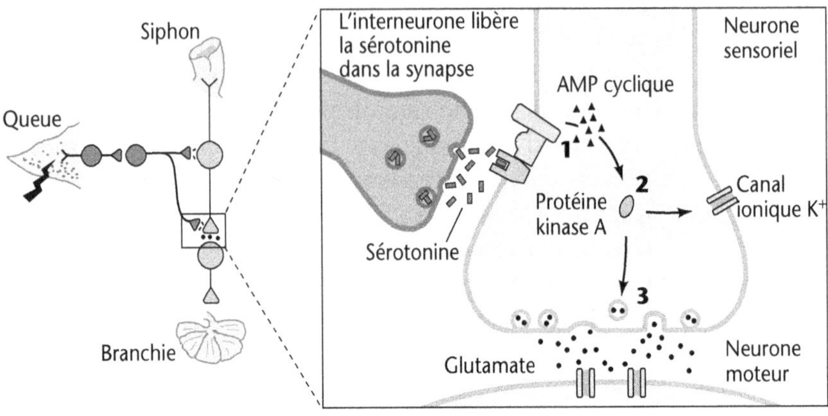

FIGURE 16.3
Les étapes biochimiques de la mémoire à court terme.
Un coup sur la queue de l'aplysie active un interneurone qui libère le messager chimique dans la synapse. Après avoir franchi la fente synaptique, la sérotonine se lie à un récepteur sur le neurone sensoriel, entraînant la production d'AMP cyclique (1). L'AMP cyclique libère la sous-unité catalytique de la protéine kinase A (2). La sous-unité catalytique de la protéine kinase A accroît la libération du neurotransmetteur glutamate (3).

En fait, l'injection d'AMP cyclique simulait parfaitement l'accroissement de la force synaptique dû à l'arrivée de sérotonine dans les neurones sensoriels ou encore le coup porté à la queue de l'animal. Cette expérience remarquable ne reliait pas seulement l'AMP cyclique et la mémoire à court terme, elle nous offrait pour la première fois un aperçu des mécanismes moléculaires de l'apprentissage. Ayant commencé à piéger les constituants moléculaires fondamentaux de la mémoire à court terme, nous pouvions maintenant les exploiter pour simuler la formation de la mémoire.

En 1978, Jimmy et moi entamâmes une collaboration avec Greengard. Nous voulions savoir tous les trois si l'AMP cyclique produit son effet sur la mémoire à court terme par le biais de la protéine kinase A. Après avoir extrait et séparé la protéine, nous avons injecté directement à l'intérieur d'un neurone sensoriel la seule sous-unité catalytique qui effectue normalement la phosphorylation. Nous avons alors constaté que cette sous-unité a exactement la même action que l'AMP cyclique – elle renforce la connexion synaptique en exaltant la libération de glutamate. Puis, uniquement afin de vérifier que nous suivions bien la bonne piste, nous avons injecté un inhibiteur de la protéine kinase A dans un neurone sensoriel et avons constaté qu'il bloquait effectivement la capacité de la sérotonine à accroître la libération de glutamate. En mettant en évidence que l'AMP cyclique et la protéine kinase A sont toutes deux nécessaires et suffisantes au renforcement des connexions entre les neurones sensoriels et moteurs, nous venions ainsi d'identifier les premiers liens dans la chaîne des événements biochimiques menant au stockage mnésique à court terme (figure 16.4).

Pour autant, cela ne nous disait pas comment la sérotonine et l'AMP cyclique engendrent un potentiel synaptique lent, ou comment ce potentiel synaptique est relié à la libération accrue de glutamate. En 1980, je rencontrai Steven Siegelbaum à Paris où je donnais une

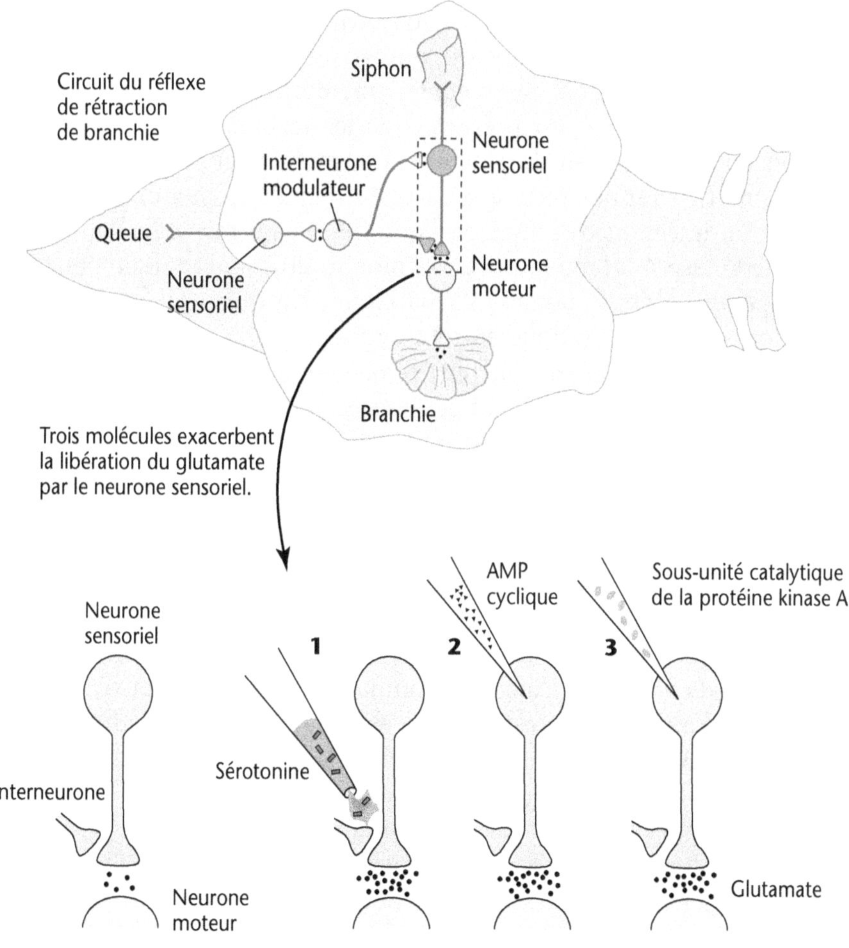

FIGURE 16.4
Molécules impliquées dans la mémoire à court terme.
On peut soit présenter de la sérotonine devant la terminaison d'un neurone sensoriel (1), soit injecter de l'AMP cyclique dans le neurone (2), soit injecter la sous-unité catalytique de la protéine kinase A (3). Ces trois actions débouchent toutes sur la libération du neurotransmetteur glutamate. Cela suggère que chacune de ces trois substances participe à la chaîne de la mémoire à court terme.

série de séminaires au Collège de France. Steve était un jeune biophysicien doué pour la technique qui s'était spécialisé dans l'étude des propriétés des canaux ioniques isolés. Nous nous entendîmes à merveille et, comme par un fait du hasard, il venait d'accepter un poste au département de pharmacologie de Columbia. Nous décidâmes par conséquent d'unir nos forces à son arrivée à New York et de nous pencher sur la nature biophysique du potentiel synaptique lent.

Steve découvrit l'une des cibles de l'AMP cyclique et de la protéine kinase A : un canal ionique potassique dans les neurones sensoriels qui répond à la sérotonine. Nous baptisâmes ce canal le canal S parce qu'il répondait à la sérotonine et qu'il avait été mis en évidence par Steven Siegelbaum. Le canal est ouvert lorsque le neurone est au repos et contribue alors au potentiel membranaire de repos. Steve découvrit que le canal est présent dans les terminaisons présynaptiques et que l'on pouvait déclencher sa fermeture en présentant de la sérotonine (le premier messager) à l'extérieur de la membrane cellulaire ou en injectant de l'AMP cyclique (le second messager) ou de la protéine kinase A à l'intérieur. La fermeture du canal ionique potassique engendre alors le potentiel synaptique lent qui avait attiré notre attention sur l'AMP cyclique au tout début.

La fermeture du canal concourt également à accroître la libération du glutamate. Lorsque le canal est ouvert, il contribue, avec d'autres canaux potassiques, au potentiel membranaire de repos et au déplacement du potassium de l'intérieur vers l'extérieur lors de la phase descendante du potentiel d'action. Mais lorsqu'il est fermé par la sérotonine, les ions sortent moins rapidement de la cellule, ce qui accroît légèrement la durée du potentiel d'action en ralentissant la phase de descente. Steve montra que ce ralentissement du potentiel d'action donne plus de temps au calcium pour entrer dans les terminaisons présynaptiques – et le calcium, comme Katz l'avait prouvé sur la synapse du calmar géant, est essentiel dans la libération du glutamate. En outre, l'AMP cyclique et la protéine kinase A agissent directement sur la machinerie qui ouvre les vésicules synaptiques, stimulant ainsi une libération encore plus forte de glutamate.

Ces résultats excitants concernant l'AMP cyclique furent rapidement complétés par des travaux génétiques importants sur l'apprentissage chez la mouche du vinaigre, ou drosophile, ce dada de la recherche pendant plus d'un demi-siècle. En 1907, Thomas Hunt Morgan à l'Université Columbia jeta son dévolu sur la drosophile comme organisme modèle pour des travaux en génétique en raison de sa petite taille et de son cycle de reproduction court (douze jours). Ce choix s'avéra heureux car la drosophile ne possède que quatre paires de chromosomes (à comparer au vingt-trois paires de l'homme), ce qui en fait un animal relativement facile à étudier sur le plan génétique. On savait depuis longtemps que, de manière évidente, de nombreuses caractéristiques physiques chez les animaux – la forme du corps, la couleur des yeux ou la vitesse, parmi tant d'autres – sont héritées. Si l'on peut hériter de caractéristiques physiques externes, se pouvait-il qu'il en fût de même des caractéristiques mentales produites par le cerveau ? Les gènes jouent-ils un rôle dans un processus mental tel que la mémoire ?

La première personne à s'attaquer à cette question par des techniques modernes fut Seymour Benzer, à l'Institut de technologie de Californie. En 1967, il mena une remarquable série d'expériences dans lesquelles il traitait des mouches avec des substances chimiques conçues pour engendrer des mutations aléatoires, donc des modifications de gènes isolés puis examinait les effets de ces mutations sur l'apprentissage et la mémorisation. Pour étudier la mémoire chez la drosophile, les étudiants de Benzer, Chip Quinn et Yadin Dudai, eurent recours à une procédure de conditionnement classique. Ils plaçaient les mouches dans un petit compartiment et les exposaient à deux odeurs à la suite. Mises en présence de l'odeur 1, les mouches se voyaient administrer un choc électrique qui leur enseignait à éviter cette odeur. Un peu plus tard, on plaçait les mouches dans un autre compartiment diffusant à chacune de ses extrémités l'une ou l'autre odeur. Les mouches conditionnées évitaient l'extrémité diffusant l'odeur 1 pour se ruer vers celle diffusant l'odeur 2.

Cette procédure d'apprentissage permit à Quinn et à Dudai d'identifier les mouches qui se montraient incapables de mémoriser l'association entre l'odeur 1 et le choc. En 1974, après avoir trié des milliers de mouches, ils avaient ainsi isolé le premier mutant présentant un défaut de mémorisation à court terme. Benzer baptisa ce mutant le *cancre*. En 1981, l'étudiant de Benzer Duncan Byers, dans la lignée des travaux sur l'aplysie, se mit à examiner la voie de l'AMP cyclique chez le mutant et observa une mutation dans le gène responsable de la production d'AMP cyclique. Conséquence de cette mutation, la mouche accumulait trop de cette substance ; ses synapses sans doute saturaient, les rendant insensibles à toute modification ultérieure et les empêchant de fonctionner de manière optimale. D'autres mutations des gènes de la mémoire furent également identifiées par la suite et toutes impliquaient à un moment ou à un autre la voie de l'AMP cyclique.

Ces résultats simultanément concordants chez l'aplysie et la drosophile – deux animaux de laboratoire pourtant très différents étudiés sur des types d'apprentissage différents en employant des approches différentes – nous mirent en grande confiance. Réunis, ils montraient clairement que les mécanismes cellulaires qui sous-tendent les formes simples de mémoire implicite sont certainement identiques chez une grande variété d'espèces animales, y compris chez l'homme, et ce pour de nombreuses formes d'apprentissage différentes car ces mécanismes ont été conservés tout au long de l'évolution. De fait, la biochimie et, plus tard, la biologie moléculaire allaient se révéler des outils puissants pour mettre au jour les caractéristiques communes de la machinerie biologique de ces divers organismes.

Ces découvertes chez l'aplysie et la drosophile vinrent également renforcer un principe biologique important : l'évolution n'a pas besoin de faire appel à des molécules nouvelles et spécialisées pour produire un mécanisme adaptatif inédit. Le circuit de l'AMP cyclique n'est pas uniquement destiné au stockage mnésique. Comme l'avait montré Sutherland, il n'est même pas spécifique des neurones : l'intestin, le rein et le foie utilisent tous l'AMP cyclique pour produire des modifications métaboliques persistantes. En fait, de tous les seconds messagers connus, l'AMP cyclique est probablement celui qui est doté du système le plus primitif. C'est le plus important, et dans certains cas le seul, système de second messager mis en évidence dans des organismes unicellulaires tels que la bactérie *E. coli*, chez qui il transporte le signal de faim. Ainsi, les mécanismes biochimiques sous-tendant la mémoire ne sont pas apparus spécialement pour assurer cette fonction. En fait, les neurones n'ont fait que recruter un système de signalisation par ailleurs efficace déjà utilisé pour d'autres missions dans d'autres cellules, et l'ont exploité afin d'engendrer les modifications de la force synaptique nécessaires au stockage mnésique.

Comme l'a souligné le généticien moléculaire François Jacob, l'évolution n'est pas un concepteur original qui se charge de résoudre de nouveaux problèmes grâce à des ensembles de solutions totalement inédites. L'évolution est un bricoleur. Elle utilise encore et encore la même collection de gènes selon des modalités légèrement différentes. Elle fonctionne en variant les conditions d'utilisation, ou en effectuant un tri *via* des mutations aléatoires de la structure des gènes qui donnent naissance à des versions légèrement différentes d'une protéine ou à des variantes des modes opératoires de cette dernière à l'intérieur de la cellule. La plupart de ces mutations sont neutres ou même préjudiciables et ne passent pas l'épreuve du temps. Seule la rare mutation qui améliore les capacités de survie et de reproduction de l'individu a des chances d'être conservée. Comme l'écrit François Jacob :

> On a souvent comparé l'action de la sélection naturelle à celle d'un ingénieur. Mais la comparaison ne semble guère heureuse. D'abord [...] l'ingénieur travaille sur plan, selon un projet longuement mûri. Ensuite parce que, pour fabriquer une structure nouvelle, l'ingénieur ne procède pas nécessairement à partir d'objets anciens. L'ampoule électrique ne dérive

> pas de la chandelle, ni le réacteur du moteur à explosion. [...] Enfin parce que les objets produits par l'ingénieur, du moins par le bon ingénieur, atteignent le niveau de perfection qu'autorise la technologie de son époque [...] L'évolution ne tire pas ses nouveautés du néant. Elle travaille sur ce qui existe déjà, soit qu'elle transforme un système ancien pour lui donner une fonction nouvelle, soit qu'elle combine plusieurs systèmes pour en échafauder un autre plus complexe [...]. Mais si l'on veut jouer avec une comparaison, il faut dire que la sélection naturelle opère à la manière non d'un ingénieur, mais d'un bricoleur ; [...] L'ingénieur ne se met à l'œuvre qu'une fois réunis les matériaux et les outils qui conviennent exactement à son projet. Le bricoleur, au contraire, se débrouille avec des laissés-pour-compte [...] [et] récupère tout ce qui lui tombe sous la main, les objets les plus hétéroclites, bouts de ficelle, morceaux de bois, vieux cartons pouvant éventuellement lui fournir des matériaux ; [...] le bricoleur prend un objet dans son stock et lui donne une fonction inattendue. D'une vieille roue de voiture, il fait un ventilateur ; d'une table cassée, un parasol.

À l'intérieur des organismes vivants, les nouvelles fonctionnalités sont obtenues soit en modifiant légèrement les molécules existantes, soit en ajustant différemment leurs interactions avec d'autres molécules également existantes. Les processus mentaux chez l'homme ayant longtemps été considérés comme uniques, les premières personnes à avoir étudié le cerveau s'attendaient à y découvrir une grande quantité de nouvelles classes de protéines, cachées au sein de notre manière grise. Au lieu de cela, la science n'a mis en évidence qu'un nombre étonnamment faible de protéines réellement spécifiques au cerveau humain et aucun système de signalisation original. Presque toutes les protéines présentes dans le cerveau sont apparentées à des molécules qui remplissent des fonctions similaires dans d'autres cellules du corps. Et c'est vrai également des protéines utilisées dans des processus spécifiques du cerveau, par exemple les protéines qui servent de récepteurs aux neurotransmetteurs. Tout le vivant, y compris le substrat même de nos pensées et de nos souvenirs, est constitué des mêmes blocs élémentaires.

J'ai résumé les premières perspectives claires qui se dégageaient en biologie cellulaire de la mémoire à court terme dans un ouvrage intitulé *Cellular Basis of Behavior*, paru en 1976. Dans celui-ci, j'y exprimais ma conviction – presque sous forme d'un manifeste – que, pour comprendre le comportement, il fallait lui appliquer le même type d'approche radicalement réductionniste qui s'était révélée si fructueuse dans d'autres domaines de la biologie. À peu près à la même époque, Steve Kuffler et John Nicholls publièrent *From Neuron to Brain*, un livre qui mettait en avant la puissance de l'approche cellulaire. Ils faisaient appel à la biologie cellulaire pour expliquer le fonctionnement des cellules nerveuses et leur assemblage en circuits au sein du cerveau tandis que, de mon côté, j'utilisais la biologie cellulaire pour relier le cerveau au comportement. Steve avait également conscience de ce lien et il sentit que le champ de la neurobiologie était mûr pour une autre grande étape.

Ce fut donc avec une joie particulière que j'accueillis en août 1980 l'occasion qui m'était offerte de voyager en sa compagnie. Nous étions tous deux invités à Vienne pour y être admis comme membres honoraires de la Société autrichienne de physiologie. Steve s'était enfui de Vienne en 1938. Nous fûmes reçus à la faculté de médecine de l'Université de Vienne par Wilhelm Auerwald, un universitaire prétentieux qui n'avait pas accompli grand-chose sur le plan scientifique et qui discourut comme si rien de spécial n'avait obligé ces deux fils de Vienne que nous étions à fuir leur pays. Le professeur nota avec plaisir que Kuffler avait étudié à la faculté de médecine à Vienne et que j'avais vécu pour ma part dans la Severingasse, exactement à un pâté de maisons de l'université. Son silence sur la réalité de ce que nous avions vécu à Vienne en disait long. Ni Steve ni moi ne daignâmes répondre à ses commentaires.

Deux jours plus tard, nous avons pris un bateau pour descendre le Danube de Vienne à Budapest, où nous participâmes à l'International Meeting of Physiologists. Ce fut la dernière conférence importante à laquelle assista Steve. Il y fit un exposé superbe. Peu de temps après, en octobre 1980, il mourut d'une attaque cardiaque à sa résidence secondaire de Woods Hole, dans le Massachusetts, au retour d'un long entraînement de natation.

Comme la plus grande partie de la communauté scientifique, je fus effondré en apprenant la nouvelle. Nous lui devions tous beaucoup et, d'une certaine manière, dépendions de lui. Jack McMahan, l'un des étudiants les plus dévoués à Steve, eut ces mots pour décrire ce que nous ressentions tous : « Comment a-t-il pu nous faire cela ? »

Je présidais la Société de neuroscience cette année et j'étais responsable du comité de programme chargé de l'organisation de la conférence annuelle en novembre. La conférence se tint à Los Angeles quelques semaines seulement après le décès de Steve, et environ dix mille spécialistes des neurosciences y participèrent. David Hubel y prononça un remarquable éloge. S'accompagnant de diapositives, il illustra à quel point Steve avait fait preuve de prescience, d'intuition et de générosité et combien il avait compté pour nous tous. Je ne crois pas que quelqu'un dans la communauté américaine ait eu autant d'influence ni ait été aussi apprécié depuis. Jack McMahan coordonna la publication d'un ouvrage posthume en son honneur, et dans ma contribution j'y écrivis : « En rédigeant ce texte, je ressens à quel point il est toujours parmi nous. Avec Alden Spencer, il n'y a pas de collègue en science dont j'aie autant ressenti la perte et qui me manque à ce point. »

Le décès de Steve Kuffler marqua la fin d'une ère, une ère au cours de laquelle la communauté scientifique en neuroscience avait été une communauté relativement petite, focalisée sur la cellule comme unité de l'organisation cérébrale. La mort de Steve coïncida avec la fusion de la biologie moléculaire et de la neuroscience, une étape qui eut pour conséquence d'accroître considérablement à la fois l'étendue du domaine et le nombre de scientifiques qui y travaillaient. Mes propres travaux reflètent ce tournant : pour une large mesure, j'ai achevé mes études cellulaires et biologiques sur l'apprentissage et la mémorisation en 1980. À ce moment, il m'apparaissait de plus en plus clairement que l'afflux d'AMP cyclique et la libération accrue de neurotransmetteurs engendrée par la sérotonine en réponse à un seul test d'apprentissage ne duraient que quelques minutes. La facilitation à long terme, dont la durée s'exprimait en jours, voire en semaines, devait faire intervenir un ingrédient supplémentaire, peut-être des modifications de l'expression des gènes ou encore des changements anatomiques. Je me tournai donc vers l'étude des gènes.

J'étais mûr pour ce pas. La mémoire à long terme commençait à enflammer mon imagination. Comment peut-on se rappeler des événements survenus dans l'enfance tout le reste de sa vie ? La mère de Denise, Sara Bystryn, dont le goût pour les arts décoratifs – le mobilier d'Art nouveau, les vases et les lampes – avait déteint sur Denise et sur son frère Jean-Claude, ainsi que sur leurs conjoints et leurs enfants, ne me parlait que rarement de mes travaux scientifiques.

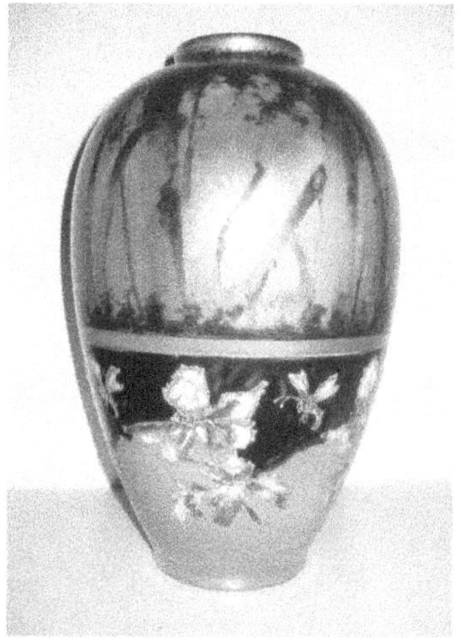

FIGURE 16.5
Le vase de Teplist. *(Tiré de la collection personnelle d'Eric Kandel.)*

Mais elle avait dû ressentir d'une façon ou d'une autre que j'étais prêt à m'attaquer aux gènes et la mémorisation à long terme.

Pour mon cinquantième anniversaire, le 7 novembre 1979, elle m'offrit un magnifique vase viennois réalisé par Teplist (figure 16.5), accompagné de la note suivante :

> Cher Eric,
> Ce vase de Teplist
> L'aspect de la forêt viennoise
> La nostalgie qui en émane
> Les arbres
> Les fleurs
> La lumière
> Le coucher de soleil
> Vous remémoreront des souvenirs
> d'autres époques
> Des réminiscences de votre enfance.
> Et tandis que vous courrez
> le long des arbres de la forêt Riverdale,
> la nostalgie de la forêt viennoise
> vous enveloppera.
> Et pendant un court instant
> elle vous fera oublier les événements
> de votre quotidien.
>
> Avec amour,
> Sara.

Sara m'avait défini ma tâche.

CHAPITRE 17

La mémoire à long terme

Se penchant sur ses travaux génétiques sur les bactéries, François Jacob distinguait deux catégories de recherche scientifique : la science diurne et la science nocturne. La science diurne est rationnelle, logique et pragmatique, elle avance par des expériences soigneusement mises au point. « La science diurne emploie des raisonnements qui s'enclenchent comme des engrenages, et débouche sur des résultats qui ont la force de la certitude », écrivait-il. La science nocturne, au contraire, « est une sorte d'atelier du possible, où sont élaborés ce qui deviendra les matériaux de construction de la science. Un endroit où les hypothèses prennent la forme de vagues pressentiments, de sensations floues ».

Au milieu des années 1980, j'avais le sentiment que nos travaux sur la mémorisation à court terme chez l'aplysie arrivaient au seuil ultime de la science diurne. Nous avions réussi à suivre une réponse apprise simple chez l'aplysie jusque dans les neurones et les synapses qui l'acheminaient, et nous avions découvert que cet apprentissage faisait naître une mémoire à court terme en produisant des modifications transitoires de la force des connexions synaptiques existantes entre les neurones sensoriels et les neurones moteurs. Ces modifications à court terme sont portées par les protéines ainsi que par d'autres molécules déjà présentes dans la synapse. Nous avions découvert que l'AMP cyclique et la protéine kinase A amplifient la libération de glutamate par les terminaisons des neurones sensoriels, et que cette libération accrue est un élément clé dans la formation de la mémoire à court terme. En résumé, nous disposions avec l'aplysie d'un système expérimental dont nous pouvions manipuler en laboratoire les composants moléculaires suivant une certaine logique.

Mais un mystère central de la biologie moléculaire du stockage mnésique demeurait : comment les souvenirs à court terme se transforment-ils en souvenirs durables, à long terme ? Ce mystère devint pour moi un sujet de science nocturne : de rêveries romantiques et d'idées flottant sans lien, de mois passés à envisager comment le résoudre par des expérimentations de science diurne.

Jimmy Schwartz et moi avions mis en évidence que la formation de la mémoire à long terme dépendait de la synthèse de nouvelles protéines. J'avais dans l'idée que l'on pouvait remonter la piste de la mémoire à long terme, qui nécessite des modifications durables de la force synaptique, jusqu'aux modifications de la machinerie génétique des neurones sensoriels. Persévérer dans cette idée impliquait de prolonger notre analyse de la formation de la mémoire plus profondément encore à l'intérieur du labyrinthe moléculaire du neurone : vers le noyau de la cellule, où résident les gènes et où leur activité est contrôlée.

Lors de mes rêveries nocturnes, j'avais imaginé franchir ce palier et utiliser les techniques nouvellement développées de la biologie moléculaire pour espionner le dialogue entre les gènes des neurones sensoriels et leurs synapses. Par un fait du hasard, cette nouvelle étape n'aurait pas pu tomber plus à pic. En 1980, la biologie moléculaire était devenue la force dominante et unificatrice en biologie. Elle allait bientôt étendre son influence à la neuroscience et aider à la fondation d'une nouvelle science de l'esprit.

Comment la biologie moléculaire et particulièrement la génétique moléculaire en étaient-elles venues à exercer une telle emprise ? On peut remonter aux années 1850 pour situer l'émergence et les premiers pas de la biologie moléculaire, lorsque Gregor Mendel prit conscience pour la première fois que l'information héréditaire était transmise des parents à leurs descendants *via* des unités biologiques distinctes que l'on appelle aujourd'hui des gènes. Vers 1915 environ, Thomas Hunt Morgan découvrit chez la drosophile que chaque gène réside dans un endroit spécifique des chromosomes appelé également locus. Chez la mouche et les organismes évolués, les chromosomes vont par paires : l'un provient de la mère, l'autre du père. Le descendant reçoit ainsi une copie de chaque gène de la part de chacun de ses deux parents. En 1942, le physicien théoricien d'origine autrichienne Erwin Schrödinger donna une série de conférences à Dublin qui furent ultérieurement publiées dans un opuscule intitulé *Qu'est-ce que la vie ?* Dans cet ouvrage, il remarquait qu'il existe des différences au niveau des gènes qui distinguent une espèce animale d'une autre, et les êtres humains des autres animaux. Les gènes, écrivit Schrödinger, dotent les organismes de leurs caractéristiques distinctives ; ils encodent l'information biologique sous une forme stable qui peut être copiée et transmise de manière fiable de générations en générations. Ainsi, lorsqu'une paire de chromosomes se sépare, comme lors d'une division cellulaire, les gènes sur chaque chromosome doivent être copiés de manière exacte sur le nouveau chromosome. Les processus clés de la vie – le stockage et la transmission de l'information biologique d'une génération à la suivante – sont réalisés *via* la réplication des chromosomes et l'expression des gènes.

Les idées de Schrödinger attirèrent l'attention des physiciens et en attirèrent un certain nombre vers la biologie. En outre, ses idées contribuèrent à transformer la biochimie, l'un des domaines clés de la biologie, d'une discipline centrée sur les enzymes et la transformation de l'énergie (en d'autres termes, par quels mécanismes l'énergie est-elle produite puis utilisée au sein de la cellule) en une discipline s'attachant à comprendre la transformation de l'information (comment l'information est-elle copiée, transmise et modifiée au sein de la cellule). Dans cette optique nouvelle, l'importance des chromosomes et des gènes tient à ce qu'ils sont les porteurs de l'information biologique. En 1949, il était déjà clair qu'un certain nombre de maladies neurologiques, comme les maladies de Huntington et de Parkinson, ou bien de maladies mentales graves, comme la schizophrénie et la dépression, avaient des composantes génétiques. La nature du gène devint par conséquent la question centrale de toute la biologie, y compris, en dernier ressort, de la biologie du cerveau.

Quelle est la nature du gène ? De quoi est-il constitué ? En 1944, Oswald Avery, Maclyn McCarty et Colin MacLeod de l'Institut Rockefeller avaient fait une découverte retentissante : les gènes n'étaient pas des protéines comme bien des biologistes l'avaient cru, mais étaient constitués d'acide désoxyribonucléique (ADN).

Neuf ans plus tard, dans le numéro de la revue *Nature* du 25 avril 1953, James Watson et Francis Crick décrivaient leur modèle aujourd'hui historique de la structure de l'ADN. À l'aide de photographies au rayons X prises par les chercheurs en biologie structurale Rosalind Franklin et Maurice Wilkins, Watson et Crick avaient pu déduire que l'ADN est constitué de deux longs brins enroulés l'un autour de l'autre en forme de spirale, ou d'hélice. Sachant que chaque brin de cette double hélice est formé de quatre petites unité, baptisées bases, qui se répètent – adénine, thymine, guanine et cytosine – Watson et Crick émirent l'hypothèse que les quatre bases étaient les éléments porteurs d'information du gène. Cela les amena à la découverte stupéfiante que les deux brins d'ADN sont complémentaires et que les bases sur l'un des brins de l'ADN forment des paires avec les bases spécifiques de l'autre brin : l'adénine (A) sur un brin s'appariant et ne se liant qu'avec la thymine (T) sur l'autre, et la guanine (G) sur un brin s'appariant et ne se liant qu'avec la cytosine (C) sur l'autre. L'appariement des bases en de nombreux points sur la longueur des deux brins assure la cohésion de l'ensemble.

La découverte de Watson et Crick donna ainsi un cadre moléculaire aux idées de Schrödinger, et la biologie moléculaire prit son essor. L'opération essentielle assurée par les gènes, comme l'avait souligné Schrödinger, est la réplication. Watson et Crick terminaient leur article par cette phrase aujourd'hui célèbre : « Nous n'avons pu nous empêcher de noter que l'assemblage par paires spécifiques que nous postulons suggère immédiatement un possible mécanisme de copie du matériel génétique. »

Le modèle de la double hélice illustre le mécanisme de la réplication des gènes. Lorsque les deux brins d'ADN se déroulent durant la réplication, chaque brin parent agit comme un moule pour la formation d'un brin fils complémentaire. Comme la séquence des bases porteuses d'information sur le brin parent est donnée, il s'ensuit que la séquence sur le brin fils sera également donnée : A se liera à T et G à C. Le brin fils peut alors servir de moule pour la formation d'un autre brin. Ainsi, de multiples copies d'ADN peuvent être répliquées fidèlement lors de la division cellulaire et les copies peuvent être distribuées aux cellules filles. Ce schéma se généralise à toutes les cellules d'un organisme, y compris le sperme et l'œuf, permettant ainsi à l'organisme dans son intégralité de se reproduire de génération en génération.

Prenant exemple de la réplication des gènes, Watson et Crick poursuivirent en suggérant un mécanisme de la synthèse des protéines. Comme chaque gène dirige la production d'une protéine particulière, leur raisonnement les conduisit à penser que la séquence de bases dans chaque gène porte le code de la production de protéine. Comme dans la réplication des gènes, le code génétique pour les protéines est « lu » en fabriquant une copie complémentaire des bases d'un brin d'ADN. Mais dans la synthèse des protéines, comme l'ont montré des travaux ultérieurs, le code est porté par une molécule intermédiaire baptisée ARN messager (acide ribonucléique). Comme l'ADN, l'ARN messager est un acide nucléique constitué de quatre bases. Trois d'entre elles – l'adénine, la guanine et la cytosine – sont identiques à celles de l'ADN, mais la quatrième, l'uracile, est spécifique à l'ARN et remplace la thymine. Lorsque les deux brins d'ADN d'un gène se séparent, l'un des brins est copié dans l'ARN messager. La séquence des bases de l'ARN messager est par la suite transcrite en une protéine. Watson et Crick formulèrent ainsi le dogme central de la biologie moléculaire : l'ADN fabrique l'ARN, et l'ARN fabrique les protéines.

L'étape suivante consistait à déchiffrer le code génétique, autrement dit les règles par lesquelles les bases de l'ARN messager sont traduites en aminoacides de protéine, parmi lesquelles les protéines importantes pour le stockage mnésique. Des tentatives en ce sens débutèrent au début de 1956, lorsque Crick et Sydney Brenner s'intéressèrent à la manière dont les quatre bases de l'ADN encodent les vingt aminoacides qui se combinent pour former les protéines. Un système « un pour un », chaque base codant un seul aminoacide, ne permettrait de former que quatre aminoacides. Un code utilisant des paires de bases ne donnerait que seize aminoacides. Pour produire vingt aminoacides uniques, affirmait Brenner, le système devrait être fondé sur des triplets – c'est-à-dire des combinaisons de trois bases. Cependant, des triplets de bases ne produiraient pas vingt mais soixante-quatre combinaisons. Brenner suggéra donc que le code fondé sur des triplets était dégénéré (redondant), ce qui veut dire que plus d'un triplet de bases encodait le même aminoacide.

En 1961, Brenner et Crick prouvèrent que le code génétique consiste effectivement en une série de triplets de bases, chacun d'eux contenant les instructions pour former un unique aminoacide. Mais ils ne montrèrent pas quels triplets correspondaient à quels aminoacides. Ce furent Marshall Nirenberg au NIH et Har Gohind Khorana à l'Université du Wisconsin qui mirent au jour la correspondance plus tard dans la même année. Ils testèrent de manière biochimique l'idée de Brenner et Crick et déchiffrèrent le code génétique, décrivant ainsi les combinaisons spécifiques de bases qui codaient chaque aminoacide.

À la fin des années 1970, Walter Gilbert à Harvard et Frederick Sanger à Cambridge en Angleterre développèrent une nouvelle technique biochimique qui permettait de séquencer l'ADN rapidement, c'est-à-dire de lire les segments des séquences de bases dans l'ADN relativement aisément et qui donc permettait de déterminer la correspondance entre une protéine et le gène qui l'encode. Ce fut là une avancée remarquable. Elle permit aux scientifiques de constater que les mêmes séquences d'ADN apparaissent dans des gènes différents et encodent des régions identiques ou similaires chez toute une variété de protéines. Ces régions reconnaissables, baptisées domaines, portent la même fonction biologique, indépendamment de la protéine dans laquelle elles apparaissent. Ainsi, simplement en observant certaines des séquences de bases qui constituent un gène, les scientifiques pouvaient déterminer les aspects principaux du fonctionnement éventuel d'une protéine encodée par un gène, que la protéine fût une kinase, un canal ionique ou un récepteur. Qui plus est, en comparant les séquences d'aminoacides dans diverses protéines, ils pouvaient identifier des similitudes entre des protéines rencontrées dans des contextes très différents, tels que des cellules différentes de l'organisme, voire des organismes extrêmement différents.

À partir de ces séquences et de leurs comparaisons, un schéma général émergea, décrivant le fonctionnement des cellules et leur signalisation, constituant ainsi un cadre conceptuel intelligible pour nombre des processus du vivant. En particulier, ces travaux révélèrent une fois de plus que des cellules différentes – de fait, des organismes différents – sont élaborés à partir du même matériel. Tous les organismes multicellulaires possèdent l'enzyme qui synthétise l'AMP cyclique ; ils ont tous des kinases, des canaux ioniques, et ainsi de suite. En fait, la moitié des gènes exprimés dans le génome humain sont présents dans les invertébrés beaucoup plus simples comme le ver *C. elegans*, la mouche drosophile et le mollusque aplysie. La souris possède plus de 90 % des séquences codantes du génome humain et les grands singes 98 %.

Une avancée clé de la biologie moléculaire qui suivit le séquençage de l'ADN, et celle qui m'attira dans ce domaine, fut l'émergence de l'ADN recombinant et du clonage de gènes, autant de techniques qui rendirent possibles l'identification des gènes, y compris ceux exprimés dans le cerveau, ainsi que la détermination de leurs fonctions. La première étape consiste à isoler chez un individu, une souris ou un mollusque, le gène que l'on désire étudier – c'est-à-dire le segment d'ADN qui code une protéine particulière. On accomplit cette opération en localisant le gène sur le chromosome et en le découpant à l'aide de ciseaux moléculaires – des enzymes qui coupent l'ADN en des endroits appropriés.

L'étape suivante consiste à réaliser de multiples copies du gène, un processus connu sous le nom de clonage. Lors du clonage, les extrémités du gène extrait sont agrafées au ruban d'ADN provenant d'un autre organisme, comme une bactérie, créant ce que l'on appelle de l'ADN recombinant – recombinant parce qu'un gène découpé de l'ADN d'un organisme est recombiné au génome d'un autre organisme. Le génome d'une bactérie se divise environ toutes les vingt minutes, produisant de grandes quantités de copies identiques du gène original. L'étape finale consiste à déchiffrer la protéine que le gène encode. Cela s'effectue en lisant la séquence des bases ou des briques moléculaires élémentaires, dans le gène.

En 1972, Paul Berg de l'Université de Stanford réussit à créer la première molécule d'ADN recombinant et en 1973, Herbert Boyer de l'Université de Californie à San Francisco et Stanley Cohen de l'Université de Stanford s'inspirèrent de la technique de Berg pour développer le clonage génétique. En 1980, Boyer introduisit avec succès le gène de l'insuline humaine dans une bactérie, un tour de force qui ouvrit l'accès à une quantité illimitée d'insuline humaine, inaugurant par là même l'industrie des biotechnologies. Pour Jim Watson, le codécouvreur de la structure de l'ADN, ces aboutissements ne correspondaient à rien de moins qu'à « jouer à Dieu » :

> Nous voulions faire l'équivalent de ce qu'un traitement de texte peut aujourd'hui effectuer : couper, coller et copier l'ADN [...] après avoir

déchiffré le code génétique [...]. Un grand nombre de découvertes réalisées au cours des années soixante et soixante-dix, néanmoins, convergèrent de manière complètement fortuite pour nous donner la technologie dite de « l'ADN recombinant » – la capacité à travailler sur l'ADN. Il ne s'agissait pas là d'un quelconque progrès dans la technique expérimentale. Les savants devenaient tout à coup capables de tailler sur mesure des molécules d'ADN, créant des exemplaires qui n'avaient jamais été observés auparavant dans la nature. Nous pouvions « jouer à Dieu » avec les fondations moléculaires de tout le règne vivant.

Avant longtemps, les spécialistes des neurosciences, et tout spécialement moi, s'emparèrent joyeusement des outils extraordinaires et des connaissances moléculaires qui avaient été utilisés pour disséquer les fonctions des gènes et des protéines chez la bactérie, la levure et les cellules non nerveuses, afin cette fois d'étudier le cerveau. Je n'avais aucune expérience dans aucune de ces méthodes – tout cela n'était que science nocturne pour moi. Mais même dans la nuit, je ressentais la puissance de la biologie moléculaire.

CHAPITRE 18

Les gènes de la mémoire

Trois événements conspirèrent pour faire passer de la science nocturne à la science diurne mon projet d'appliquer la biologie moléculaire à l'étude de la mémoire. Le premier de ces événements fut mon installation en 1974 au collège des médecins et chirurgiens de l'Université Columbia en remplacement de mon mentor Harry Grundfest qui partait en retraite. Columbia m'attirait car c'était une grande université connue pour sa prestigieuse tradition de médecine scientifique et son expertise tout particulière en neurologie et en psychiatrie. Fondée en 1754 sous le nom de King's College, elle était le cinquième plus vieux collège des États-Unis et le premier à délivrer un diplôme de médecine. Mais le facteur décisif fut que, Denise appartenant à la faculté du collège des médecins et chirurgiens, nous nous étions installés à Riverdale en raison de sa facilité d'accès au campus. Mon déménagement de l'Université de New York à celle de Columbia raccourcirait par conséquence considérablement mon trajet quotidien et nous permettrait à tous deux de poursuivre deux carrières indépendantes au sein de la même faculté.

Ce déménagement à Columbia mena au deuxième événement, à savoir ma collaboration avec Richard Axel (figure 18.1). Tout comme Grundfest avait été mon mentor durant la première phase de ma carrière de biologiste, me poussant à étudier les fonctions cérébrales à l'échelle cellulaire, et Jimmy Schwartz mon guide durant la deuxième phase, consistant à explorer la biochimie de la mémoire à court terme, Richard Axel s'avérerait être le collaborateur qui me guiderait dans la troisième phase de ma carrière de biologiste, centrée quant à elle sur le dialogue entre les gènes du neurone et ses synapses pour la formation de la mémoire à long terme.

Richard et moi nous étions rencontrés en 1977 lors d'une réunion du comité de titularisation. À la fin de la réunion, il s'avança vers moi et déclara : « Je commence à me lasser de tous ces clonages de gènes. Je veux travailler sur le système nerveux. Nous devrions en parler et peut-être faire quelque chose sur la biologie moléculaire de la mar-

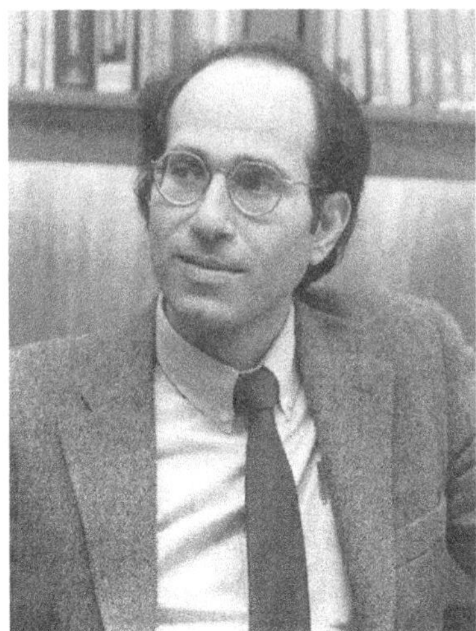

FIGURE 18.1
Richard Axel (né en 1946) et moi devînmes amis durant nos premières années à l'Université Columbia. Via *nos interactions scientifiques, j'ai appris la biologie moléculaire et Richard s'est mis à travailler sur le système nerveux. En 2004, Richard et sa collègue Linda Buck (née en 1947), qui avait été son étudiante post-doctorante, se virent décerner le prix Nobel de physiologie et de médecine pour leurs travaux historiques sur le sens de l'odorat. (Tiré de la collection personnelle d'Eric Kandel.)*

che. » Cette proposition était loin d'être aussi naïve et grandiose que celle que j'avais présentée à Harry Grundfest lorsque je lui avais parlé d'étudier les fondements biologiques du moi, du surmoi et du ça. Néanmoins, je me sentis obligé de répondre à Richard que, pour le moment, la marche était probablement hors d'atteinte de la biologie moléculaire. Peut-être un comportement simple chez l'aplysie, comme la rétraction de la branchie, l'émission d'encre ou la ponte des œufs, était-il plus à notre portée.

À mesure que j'appris à connaître Richard, je me rendis vite compte à quel point c'était quelqu'un de remarquablement intéressant, intelligent et généreux. Dans son livre sur les origines du cancer, Robert Weinberg donne une excellente description de la curiosité de Richard et de son esprit vif :

> Grand, dégingandé, le dos voûté, Axel avait un visage intense, anguleux, rendu plus intense encore par les lunettes brillantes cerclées de métal qu'il portait en permanence. Axel [...] était à l'origine du « syndrome d'Axel » que j'avais découvert après de minutieux examens et que j'avais ensuite décrit de temps à autre aux membres de mon laboratoire. J'ai pris conscience pour la première fois de son existence à l'occasion de plusieurs rencontres scientifiques auxquelles Axel avait participé.

Axel s'asseyait au premier rang de l'auditoire, écoutant intensément chaque parole venant du pupitre. Il posait ensuite des questions pénétrantes, perspicaces qui sortaient en mots énoncés lentement, soigneusement mesurés, chaque syllabe prononcée avec soin et de façon distincte. Ses questions atteignaient invariablement droit au cœur de l'exposé, mettant à nu un point faible des données ou de l'argumentation de l'orateur. La perspective de devoir répondre à une question d'Axel était extrêmement déstabilisante à ceux qui ne maîtrisaient pas complètement leur sujet.

Les lunettes de Richard étaient en réalité cerclées d'or mais hormis ce détail, la description est totalement fidèle. Non content d'avoir ajouté le « syndrome d'Axel » aux annales de l'inconfort universitaire, Richard avait apporté d'importantes contributions à la technologie de l'ADN recombinant. Il avait ainsi développé une méthode générale permettant de transférer un gène quelconque dans n'importe quelle cellule d'un tissu de culture. Cette méthode, baptisée cotransfection, est aujourd'hui largement employée à la fois par les scientifiques dans leurs recherches et par l'industrie pharmaceutique pour créer de nouveaux médicaments.

Richard était également un fou d'opéra, et peu de temps après nous être liés d'amitié, nous nous rendîmes à l'opéra ensemble à plusieurs reprises, sans jamais avoir de billet. La première fois, nous tombâmes sur une représentation de *La Chevauchée des walkyries*, de Wagner. Richard insista pour que l'on entrât dans l'opéra par l'entrée du bas reliée au parking. L'ouvreur qui contrôlait les billets à cette entrée reconnut immédiatement Richard et nous laissa passer. Nous allâmes à l'orchestre en nous tenant debout dans le fond jusqu'à ce que les lumières s'éteignent. Un autre ouvreur qui avait également reconnu Richard à notre entrée vint alors à nous et nous désigna deux fauteuils libres. Richard lui glissa une somme d'argent dont il refusa de me révéler le montant. La représentation fut merveilleuse mais à intervalles réguliers, j'avais des sueurs froides à l'idée de découvrir le lendemain à la une du *New York Times* : « Deux professeurs de Columbia pris en flagrant délit de fraude au Metropolitan Opera. »

Peu de temps après le début de notre collaboration, Richard demanda aux gens de son laboratoire : « Y a-t-il quelqu'un désireux d'apprendre la neurobiologie ? » Seul Richard Scheller s'avança, devenant ainsi notre étudiant postdoctorant. Scheller s'avéra un recrutement très heureux – créatif et audacieux, tout comme son désir de travailler sur le cerveau l'avait suggéré. Scheller était également très versé en ingénierie génétique ; il avait contribué à d'importantes innovations techniques alors qu'il n'était encore qu'étudiant en master et m'assista avec générosité dans mon apprentissage de la biologie moléculaire.

Lors de nos travaux sur les fonctions comportementales des divers cellules et amas cellulaires chez l'aplysie, Irving Kupfermann et moi avions mis en évidence deux amas symétriques de neurones, chacun contenant environ deux cents cellules identiques, que nous avions baptisés des cellules sacciformes. Irving découvrit que les cellules sacciformes libèrent une hormone qui enclenche la ponte des œufs, résultant ainsi en un comportement complexe organisé selon un schéma instinctif. Les œufs de l'aplysie sont agencés en longs chapelets gélatineux, chacun d'entre eux contenant au moins un million d'œufs. En réponse à l'hormone qui déclenche la ponte des œufs, l'animal expulse un chapelet d'œufs d'un orifice de son système reproducteur situé près de la tête. Ce faisant, son rythme cardiaque s'accélère, tout comme sa respiration. Il attrape alors le chapelet émergeant avec sa bouche et agite sa tête d'avant en arrière pour extraire le chapelet de son orifice reproducteur, le rouler en boule et le déposer sur un rocher ou une algue.

Scheller isola avec succès le gène qui contrôle la ponte des œufs et montra qu'il encode une hormone peptidique, autrement dit une courte chaîne d'aminoacides, qui est exprimée dans les cellules sacciformes. Il synthétisa cette hormone peptidique, l'injecta dans l'aplysie et observa chez l'animal le déclenchement du rituel de ponte. Ce jour correspondit à un aboutissement extraordinaire car cela démontrait qu'une courte chaîne d'aminoacides pouvait déclencher une séquence complexe d'actes comportementaux. Mes travaux avec Axel et Scheller sur la biologie moléculaire d'un comportement complexe – la ponte – excitèrent à la fois l'intérêt général envers la neurobiologie et avivèrent mon désir de m'aventurer plus loin encore dans le dédale de la biologie moléculaire.

Nos travaux sur l'apprentissage et la mémorisation au début des années 1970 avaient relié la neurobiologie cellulaire à l'apprentissage dans le cas d'un comportement simple. Mes travaux avec Scheller et Axel, commencés à la fin des années 1970, me persuadèrent comme ils persuadèrent Axel que la biologie moléculaire, la biologie cérébrale et la psychologie devaient être fusionnées pour créer une nouvelle science moléculaire du comportement. Nous exprimâmes notre conviction dans l'introduction de notre premier article sur la biologie moléculaire de la ponte : « Nous décrivons un système expérimental chez l'aplysie permettant d'examiner la structure, l'expression et la modulation des gènes qui codent une hormone peptidique d'une fonction comportementale connue. »

Ce projet commun m'initia à la technique de l'ADN recombinant, technique qui joua un rôle crucial dans mes travaux ultérieurs sur la mémoire à long terme. En outre, ma collaboration avec Axel posa les fondations d'une grande amitié scientifique et personnelle. Je fus par conséquent ravi et en aucun cas surpris d'apprendre le 10 octobre 2004, quatre ans après avoir été distingué par le comité Nobel, que Richard et l'un de ses ex postdoctorants, Linda Buck, s'étaient vu décerner le prix Nobel de physiologie et de médecine pour leurs travaux extraordinaires en neurobiologie moléculaire. Ensemble, Richard et Linda découvrirent que, de manière stupéfiante, il existe environ un millier de récepteurs différents pour l'odorat dans le nez d'une souris. Cet énorme réseau de récepteurs – totalement inattendu – explique pourquoi nous pouvons détecter des milliers d'arômes spécifiques et révèle qu'une part significative de l'analyse cérébrale des odeurs est effectuée par les récepteurs situés dans le nez. Richard et Linda utilisèrent ensuite ces récepteurs dans des travaux indépendants pour démontrer la précision des connexions entre les neurones du système olfactif.

Le troisième et dernier événement qui favorisa ma volonté d'apprendre la biologie moléculaire et de l'utiliser pour étudier la mémoire se produisit en 1983, lorsque Donald Frederickson, président fraîchement nommé de l'Institut médical Howard Hughes, demanda à Schwartz, à Axel et à moi de former le noyau d'un groupe consacré à cette nouvelle science de l'esprit – la cognition moléculaire. Chaque groupe de scientifiques soutenu par cet institut médical, qu'il appartienne à une université ou à d'autres institutions nationales, est désigné par sa situation géographique. Nous devînmes donc l'Institut médical Howard Hughes de Columbia.

Howard Hughes était un industriel créatif et excentrique, par ailleurs producteur de cinéma ainsi que concepteur et pilote d'avions. Il avait hérité de son père des parts importantes dans la société des outils Hughes et les avait employées pour bâtir un vaste empire dans le monde des affaires. Il avait créé à l'intérieur de la compagnie d'outillage une division aéronautique, la Hughes Aircraft Company, qui devint un fournisseur majeur de la défense nationale. En 1953, il fit intégralement don de cette société aéronautique à l'Institut médical Howard Hughes, un organisme de recherche médicale qu'il venait juste de fonder. En 1984, huit ans après la mort de Hughes, l'Institut était devenu le plus grand financier privé de la recherche biomédicale aux États-Unis. En 2004, les subventions accordées par l'Institut avaient dépassé les 11 milliards de dollars, soutenant 350 chercheurs dans de nombreuses universités à travers tous les États-Unis. Une centaine de ces scientifiques environ appartenaient à l'Académie nationale des sciences, et 10 avaient un prix Nobel.

La devise de l'Institut médical Howard Hughes est : « Des hommes, pas des projets. » La conviction affirmée est que la science s'épanouit lorsque l'on permet à des chercheurs d'exception de disposer à la fois des ressources et de la flexibilité intellectuelle pour entreprendre des travaux audacieux et de premier plan. En 1983, l'Institut mit sur pied trois initiatives de recherche – en neuroscience, en génétique et dans la régulation métabolique. On me proposa d'être le chercheur senior de l'initiative en neuroscience, une chance qui eut un impact extraordinaire sur ma carrière comme sur celle d'Axel.

L'institut nouvellement formé nous permit de recruter Tom Jessell et Gary Struhl de Harvard et de demander à Steven Siegelbaum, qui était sur le point de quitter Columbia, de rester. Ils constituèrent de formidables apports au groupe Hughes de Columbia et au Centre de neurobiologie et du comportement. Jessel se révéla rapidement un chercheur de premier plan dans le domaine du développement du système nerveux des vertébrés. Dans une série de travaux remarquables, il localisa les gènes qui confèrent leur identité aux différentes cellules nerveuses de la moelle épinière (les mêmes cellules étudiées par Sherrington et Eccles) et réussit à montrer que ces gènes contrôlent également la croissance des axones et la formation des synapses. Siegelbaum exploita ensuite ses intuitions dans le domaine des canaux ioniques pour s'intéresser à la manière dont ces derniers contrôlent l'excitabilité des cellules nerveuses et la force des connexions synaptiques, et dans quelle mesure ces dernières sont modulées par l'activité et par divers neurotransmetteurs modulateurs. Struhl développa une approche génétique imaginative pour étudier chez la drosophile le développement de la forme de son corps.

Disposant des outils de la biologie moléculaire et du soutien de l'Institut médical Howard Hughes, nous pûmes nous attaquer aux questions reliant gènes et mémoire. Depuis 1961, ma stratégie expérimentale avait consisté à piéger une forme simple de mémoire dans la plus petite population nerveuse possible et à utiliser de multiples microélectrodes pour suivre l'activité des cellules impliquées. Nous avions ainsi pu enregistrer des signaux émis par des cellules sensorielles et motrices individuelles pendant plusieurs heures chez l'animal en activité, ce qui était exactement la situation requise pour l'étude de la mémoire à court terme. Mais pour la mémoire à long terme, il nous fallait pouvoir enregistrer sur des périodes de un, voire plusieurs jours. Cela demandait une nouvelle approche et je me tournai donc vers des cultures de tissu de cellules sensorielles et motrices.

On ne peut pas se contenter d'extraire des cellules sensorielles et motrices d'animaux adultes et de les faire croître dans ces conditions car les cellules adultes ne survivent pas facilement en culture. Au lieu de cela, il faut prendre les cellules du système nerveux de très jeunes animaux et leur fournir un environnement dans lequel elles vont pouvoir croître et devenir des cellules adultes. L'avancée cruciale vers cet objectif fut réalisée par Arnold Kriegstein, un étudiant en master puis en thèse. Juste avant que notre laboratoire ne s'installe à Columbia, Kriegstein avait réussi à élever des aplysies en laboratoire depuis la phase embryonnaire dans la multitude d'œufs jusqu'à l'âge adulte, performance que les biologistes cherchaient vainement à accomplir depuis presque un siècle.

Au cours de sa croissance, l'aplysie se transforme et passe d'une larve transparente nageant librement qui se nourrit de simple phytoplancton unicellulaire à un jeune mollusque rampant mangeur d'algues, semblable en réduction à l'individu adulte. Pour réaliser cette métamorphose radicale de sa physionomie, la larve doit reposer sur une espèce particulière d'algues et être exposée à une substance chimique spécifique. Personne n'avait jamais observé cette transformation dans la nature et donc personne ne savait ce qu'impliquait le processus. Kriegstein observa l'aplysie précoce dans son environnement naturel et remarqua qu'elle se reposait souvent sur une espèce particulière d'algues. Lorsqu'il testa cette algue sur de jeunes larves, il s'aperçut que les larves se transformaient en de jeunes mollusques (figure 18.2). La plupart de ceux parmi nous qui ont assisté à l'extraordinaire séminaire donné par Kriegstein en décembre 1973 n'oublieront pas de sitôt sa description de la larve à la recherche d'une algue rouge baptisée *Laurencia pacifica*, s'y reposant et extrayant de cette dernière les substances chimiques nécessaires au déclenchement de la métamorphose. Lorsque Kriegstein présenta les premières images des

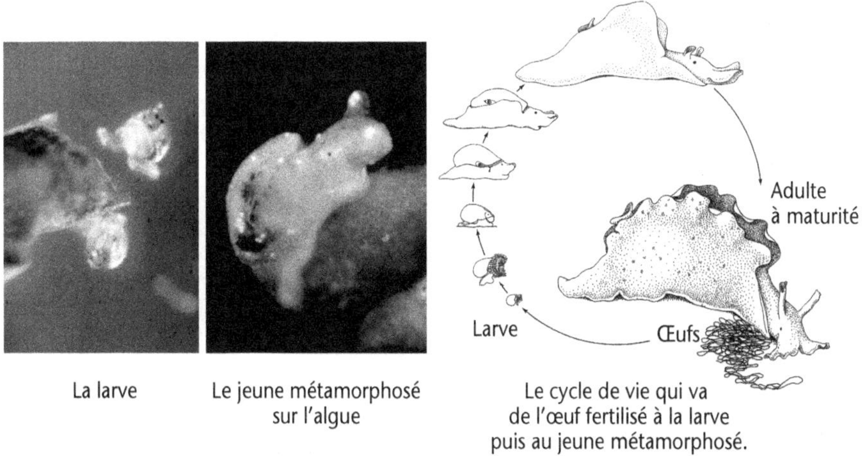

La larve — Le jeune métamorphosé sur l'algue — Le cycle de vie qui va de l'œuf fertilisé à la larve puis au jeune métamorphosé.

FIGURE 18.2
Le cycle de vie de l'aplysie.
*La larve de l'aplysie repose sur une algue rouge particulière (*Laurencia pacifica*) et en extrait les substances chimiques qui déclenchent la métamorphose qui la transforme en jeune mollusque. (Dessin repris de* Cellular Basis of Behavior, *E.R. Kandel, W.H. Freeman and Company, 1976.)*

minuscules jeunes mollusques, je me souviens de m'être dit : « Les bébés sont vraiment toujours aussi beaux ! »

Après la découverte de Kriegstein, nous pûmes commencer des croissances d'algues et obtînmes rapidement les jeunes animaux dont nous avions besoin pour cultiver les cellules du système nerveux. La tâche majeure à venir – faire croître des cellules nerveuses individuelles en culture et leur faire former des synapses – fut confiée à l'un de mes étudiants, Samuel Schacher, un biologiste cellulaire. Avec l'aide de deux camarades postdoctorants, Schacher réussit rapidement à cultiver les neurones sensoriels, les neurones moteurs et les interneurones individuels impliqués dans le réflexe de rétraction de branchie (figure 18.3).

Nous disposions maintenant des éléments d'un circuit d'apprentissage en culture tissulaire, circuit qui nous permettait d'étudier une composante du stockage mnésique en nous concentrant sur un unique neurone sensoriel et un unique neurone moteur. Nos expériences montrèrent que ces neurones sensoriel et moteur isolés formaient les

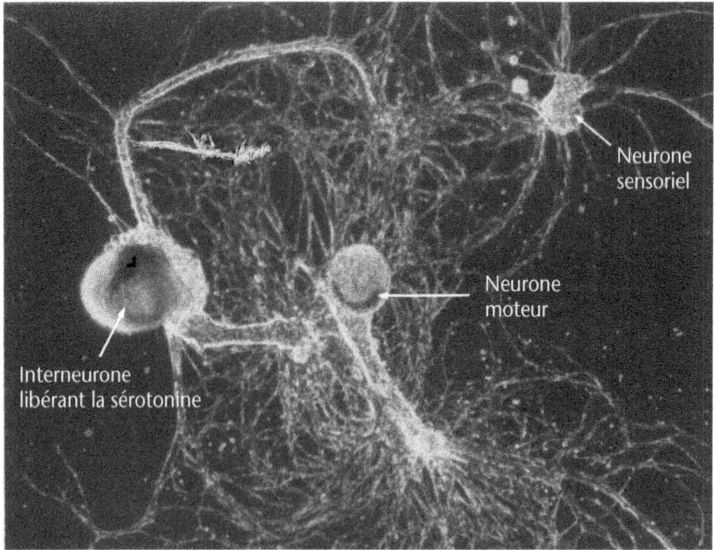

FIGURE 18.3
Utilisation de cellules nerveuses individuelles, obtenues par croissance en laboratoire, pour l'étude de la mémoire à long terme.
Les neurones sensoriels, les neurones moteurs et les interneurones modulateurs chargés de libérer la sérotonine, obtenus individuellement par croissance en culture, forment des synapses qui reproduisent la forme la plus simple de circuit transportant et modulant le réflexe de rétraction de branchie. Ce circuit simple d'apprentissage – le premier disponible en culture tissulaire – rendit possibles les travaux de recherche sur la biologie moléculaire de la mémoire à long terme. (Avec l'autorisation de Sam Schacher.)

mêmes connexions synaptiques précises et faisaient apparaître le même comportement physiologique en culture que dans l'animal entier. Dans la nature, un coup porté sur la queue active les interneurones modulateurs qui libèrent la sérotonine, renforçant ainsi les connexions entre neurones sensoriels et neurones moteurs. Comme nous savions déjà que ces interneurones modulateurs libèrent de la sérotonine, nous découvrîmes après quelques expériences qu'il n'était même pas utile de les cultiver. Il suffisait simplement d'injecter la sérotonine à proximité des synapses séparant le neurone sensoriel des neurones moteurs – c'est-à-dire à l'endroit chez l'animal entier où les interneurones modulateurs arrivent sur les neurones sensoriels et libèrent la sérotonine. L'un des grands plaisirs du travail de longue haleine sur les systèmes biologiques, c'est de voir les découvertes d'aujourd'hui devenir les outils expérimentaux de demain. Nos années de travail sur ce circuit nerveux, notre capacité à isoler les signaux chimiques clés transmis entre et à l'intérieur des cellules, tout cela nous permettait d'employer les mêmes signaux pour manipuler le système et le tester plus profondément encore.

Nous avions découvert qu'une brève impulsion de sérotonine renforçait la connexion synaptique entre les neurones sensoriel et moteur pendant quelques minutes en exacerbant la libération de glutamate par la cellule sensorielle. Comme dans l'animal entier, cette amplification transitoire de la force synaptique est une modification fonctionnelle : elle ne requiert aucune synthèse de nouvelles protéines. En revanche, cinq impulsions distinctes de sérotonine, censées simuler cinq coups portés à la queue, renforçaient la connexion synaptique pendant des jours et débouchaient sur la croissance de nouvelles connexions synaptiques, cette modification anatomique faisant appel à la synthèse d'une protéine nouvelle (figure 18.4). Cela nous prouvait donc que nous pouvions déclencher une nouvelle croissance synaptique dans le neurone sensoriel de culture, mais il nous fallait encore découvrir quelles étaient les protéines importantes pour la mémoire à long terme.

Ma carrière en neurobiologie croisait maintenant l'une des grandes aventures intellectuelles de la biologie moderne : la mise au jour de la machinerie moléculaire de régulation des gènes, l'information héréditaire encodée au cœur de toute forme vivante sur terre.

Cette aventure débuta en 1961 lorsque François Jacob et Jacques Monod de l'Institut Pasteur à Paris publièrent un article intitulé « Mécanismes de régulation génétique dans la synthèse des protéines ». En utilisant des bactéries comme système modèle, ils firent la découverte remarquable qu'il était possible de réguler les gènes – c'est-

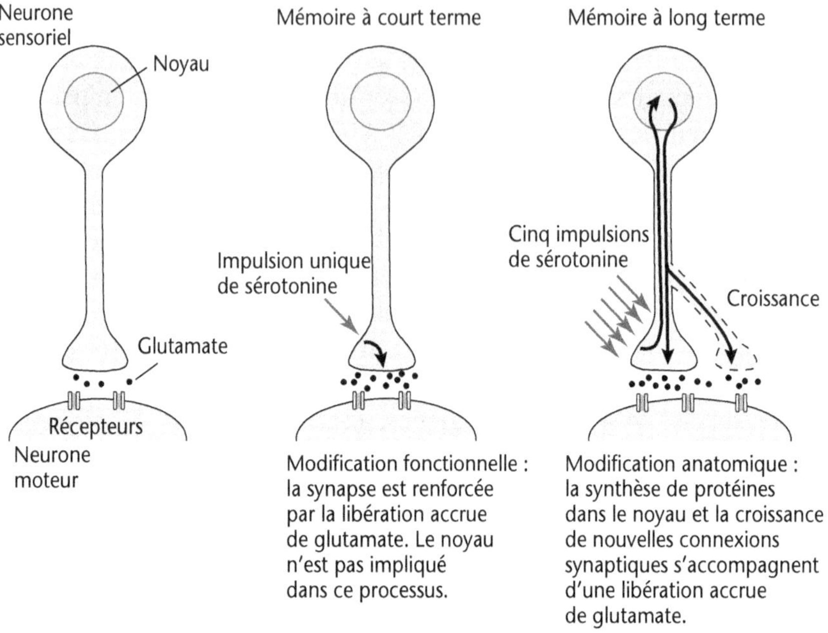

FIGURE 18.4
Modifications sous-tendant les mémoires à court et long termes dans des neurones sensoriel et moteur isolés.

à-dire de les activer ou de les désactiver aussi facilement qu'on ouvre ou ferme un robinet d'eau.

Jacob et Monod en déduisirent ce qui est aujourd'hui un fait avéré : même dans un organisme complexe comme l'être humain, presque tout gène du génome est présent dans chaque cellule du corps. Chaque cellule contient dans son noyau tous les chromosomes de l'organisme et donc tous les gènes nécessaires à la formation de l'organisme entier. Cette déduction souleva une grave question en biologie : pourquoi tous les gènes ne fonctionnent-ils pas de la même façon dans toutes les cellules de notre corps ? Jacob et Monod proposèrent une solution qui se révéla la bonne – en clair, une cellule du foie est une cellule du foie et une cellule du cerveau une cellule du cerveau parce que, dans chaque type de cellule, seuls certains de ces gènes sont activés, ou exprimés ; tous les autres gènes sont éteints, ou réprimés. Ainsi, chaque type de cellule contient un mélange unique de protéines qui est en fait une sous-population de toutes les protéines dont peut disposer la cellule. Ce mélange de protéines permet à la cellule de remplir ses fonctions biologiques spécifiques.

Les gènes sont exprimés ou non selon les nécessités du fonctionnement optimal de la cellule. Certains gènes sont réprimés pendant la plus grande partie de la vie de l'organisme ; d'autres gènes, tels que ceux impliqués dans la production d'énergie, sont exprimés en permanence car les protéines qu'ils encodent sont essentielles à la survie. Mais dans chaque type de cellule, certains gènes ne sont exprimés qu'à certains moments, alors que d'autres sont activés et éteints en réponse à des signaux venant du reste de l'organisme ou encore de l'environnement. Cette poignée d'assertions alluma un soir une ampoule dans ma tête : qu'est-ce que l'apprentissage sinon un ensemble de signaux sensoriels en provenance de l'environnement, des formes différentes d'apprentissage débouchant sur des types ou des schémas différents de signaux sensoriels ?

Quelle sorte de signaux régule l'activité des gènes ? Comment au juste les gènes sont-ils activés ou éteints ? Jacob et Monod découvrirent que, dans les bactéries, les gènes sont allumés ou éteints par d'autres gènes, ce qui les amena à distinguer les gènes effecteurs et les gènes régulateurs. Les gènes effecteurs encodent les protéines effectrices, comme les enzymes ou les canaux ioniques, chargées de fonctions cellulaires spécifiques. Les gènes régulateurs encodent des protéines appelées protéines régulatrices de l'expression des gènes, qui activent ou éteignent les gènes effecteurs. Jacob et Monod s'interrogèrent alors : comment les protéines des gènes régulateurs agissent-elles sur les gènes effecteurs ? Ils postulèrent que chaque gène effecteur possède dans son ADN non seulement une région codante qui encode une protéine particulière mais également une région de contrôle, un site spécifique baptisé aujourd'hui promoteur. Les protéines régulatrices se lient au promoteur des sites effecteurs et déterminent par ce biais l'expression ou non des gènes effecteurs.

Avant qu'un gène effecteur puisse être exprimé, les protéines régulatrices doivent assembler son promoteur et aider à la séparation des deux brins d'ADN. L'un des brins exposés est alors copié sur l'ARN messager dans un processus portant le nom de transcription. L'ARN messager porte les instructions du gène concernant la synthèse protéique depuis le noyau de la cellule vers le cytoplasme où des structures appelées ribosomes traduisent l'ARN messager en protéine. Une fois le gène exprimé, les deux brins d'ADN se rassemblent à nouveau, et le gène est éteint jusqu'à ce que les protéines régulatrices amorcent la transcription suivante.

Jacob et Monod ne firent pas que décrire la théorie de la régulation des gènes, ils découvrirent également les premiers régulateurs de la transcription des gènes. Ces régulateurs se présentent sous deux formes – les répresseurs, des gènes qui encodent les protéines régulatrices qui éteignent les gènes et, comme des travaux ultérieurs le prouvèrent, les activateurs, des gènes qui encodent les protéines régulatrices qui activent les gènes. Par un raisonnement brillant et des expériences génétiques habiles, Jacob et Monod mirent en évidence que, lorsque la bactérie intestinale commune *E. coli* dispose d'une source abondante de nourriture, en l'occurrence de sucre lactose, elle active le gène d'une enzyme qui décompose ce lactose pour permettre sa consommation. En l'absence de lactose, le gène de cette enzyme digestive est tout à coup éteint. Comment cela se produit-il ?

Les deux scientifiques découvrirent qu'en l'absence de lactose le gène répresseur encode une protéine qui se lie au promoteur du gène de l'enzyme digestive, prévenant ainsi la transcription de l'ADN du gène. Lorsqu'ils réintroduisirent le lactose dans le milieu de culture des bactéries, le lactose entra dans la cellule et se lia aux répresseurs de la protéine, les faisant ainsi tomber du promoteur. Ce dernier était alors libre de se lier aux protéines encodées par le gène activateur. Les protéines activatrices activent alors le gène effecteur, ce qui débouche sur la production de l'enzyme qui métabolise le lactose.

Ces travaux prouvèrent que *E. coli* ajuste le taux de transcription de gènes particuliers en réponse à des signaux environnementaux. Des études ultérieures révélèrent que lorsqu'une bactérie se trouve elle-même en présence d'une faible concentration de glucose, elle y répond en synthétisant de l'AMP cyclique qui enclenche un processus permettant à la cellule de consommer un sucre alternatif.

La découverte d'une régulation bidirectionnelle (à la hausse ou à la baisse) du fonctionnement des gènes en réponse à des besoins environnementaux par le biais de molécules signalisatrices externes à la cellule (comme les divers sucres) ou bien internes (des signaux seconds messagers comme l'AMP cyclique) fut une révolution pour moi. Elle me força à reformuler en termes moléculaires le problème de la conversion de la mémoire à court terme en mémoire à long terme. Je posai maintenant la question : quelle est la nature des gènes régulateurs qui répondent à une forme spécifique d'apprentissage ou encore à des signaux issus de l'environnement ? Et comment ces gènes régulateurs transforment-ils une modification synaptique transitoire propre à la mémorisation à court terme en une modification durable spécifique d'une mémoire à long terme ?

Nos travaux sur les invertébrés, ainsi que plusieurs études chez les vertébrés, avaient démontré que la mémoire à long terme requiert la synthèse de nouvelles protéines, et que par conséquent les mécanismes du stockage mnésique ont de bonnes chances d'être similaires chez tous les animaux. En outre, Craig Bailey avait découvert, fait remarquable, que la mémoire à long terme chez l'aplysie perdure grâce à la croissance de nouvelles terminaisons axonales chez les neurones sensoriels, ce qui renforce leurs connexions synaptiques avec les neurones moteurs. Pourtant, les conditions nécessaires à l'activation d'une forme quelconque de mémoire à long terme demeuraient un mystère. Le schéma d'apprentissage qui produit une sensibilisation à long terme active-t-il certains gènes régulateurs, et les protéines encodées par ces gènes poussent-elles les gènes effecteurs à diriger la formation de nouvelles terminaisons axonales ?

En étudiant les cellules sensorielles et motrices vivantes dans des cultures tissulaires, nous avions donc réduit notre système comportemental de façon à pouvoir nous attaquer à ces questions. Nous avions ainsi localisé une composante clé de la mémoire à long terme dans la connexion synaptique entre deux cellules et pouvions maintenant exploiter les techniques de l'ADN recombinant pour poser la question : les gènes régulateurs s'expriment-ils pour maintenir le renforcement à long terme de cette connexion ?

C'est à peu près à cette époque que je commençai à me voir récompensé de manière officielle pour mes travaux. En 1983, je partageai ainsi avec Vernon Mountcastle le prix Lasker en sciences médicales fondamentales, la plus haute distinction scientifique décernée aux États-Unis, et je reçus mon premier diplôme honoraire du séminaire théologique juif de New York. La simple constatation qu'ils connaissaient mes travaux me grisa. Je soupçonne qu'ils en avaient eu vent par mon collègue Mortimer Ostow, l'un des psychanalystes qui avaient les premiers excité mon intérêt pour la psychanalyse et le cerveau.

Mon père n'était plus de ce monde mais ma mère vint à la cérémonie de remise du diplôme et, lors de son discours introductif, Gerson D. Cohen, le chancelier du séminaire, fit mention de la bonne éducation hébraïque que j'avais reçue à la Yeshivah de Flatbush, emplissant de fierté par ce simple compliment le cœur juif de ma mère. Je crois bien que la reconnaissance que son père, mon grand-père, m'avait bien enseigné l'hébreu comptait plus à ses yeux que la distinction du prix Lasker quelques mois plus tard.

CHAPITRE 19

Un dialogue entre gènes et synapses

En 1985, je me mis finalement à appliquer les intuitions issues de ma science nocturne – des mois entiers passés à réfléchir sur les protéines qui régulent l'expression des gènes – dans un cadre de travail quotidien afin d'avancer sur la relation entre l'expression des gènes et la mémoire à long terme. Cette réflexion s'était affûtée avec l'arrivée à Columbia de Philip Goelet, un étudiant postdoctorant qui avait été formé auprès de Sydney Brenner au laboratoire du Medical Research Council à Cambridge, en Angleterre. Goelet et moi tînmes le raisonnement suivant : la mémoire à long terme demande que des nouvelles informations soient encodées puis consolidées et enfin entreposées pour un stockage permanent. En découvrant que la mémoire à long terme requérait la croissance de nouvelles connexions synaptiques, nous avions glané quelques informations sur la forme possible de ce stockage permanent. Mais nous ne comprenions toujours pas les étapes de génétique moléculaire mises en œuvre – en bref, la nature de la consolidation mnésique. Comment une mémoire à court terme fugace est-elle convertie en une mémoire à long terme stable ?

Dans le modèle de Jacob et Monod, les signaux provenant de l'environnement de la cellule activent les protéines régulatrices qui mettent en action les gènes encodant des protéines particulières. Cela amena Goelet et moi à nous demander si l'étape cruciale de l'activation de la mémoire à long terme dans la sensibilisation pouvait impliquer des signaux similaires et des protéines de régulation des gènes similaires. Si la répétition était un facteur important dans l'apprentissage par répétition, n'était-ce pas en raison des signaux qu'elle envoyait au noyau, signaux qui commandaient à ce dernier d'activer les gènes régulateurs encodant les protéines régulatrices. Dans ce scénario, les protéines régulatrices expriment alors les gènes effecteurs nécessaires à la croissance de nouvelles connexions synaptiques. Si c'était le cas, la phase de consolidation de la mémoire pouvait bien être l'intervalle pendant lequel les protéines régulatrices activent les gènes effecteurs. Notre réflexion offrait ainsi une explication génétique au lien de cause à effet entre le blocage de la synthèse protéique durant une période critique – c'est-à-dire durant et peu de temps après l'apprentissage – et les blocages concomitants tout à la fois de la croissance de nouvelles connexions synaptiques et de la conversion de la mémoire à court terme en mémoire à long terme. En bloquant la synthèse des protéines, d'après notre raisonnement, nous empêchions en fait l'expression des gènes qui déclenchent la synthèse protéique essentielle à la croissance synaptique et au stockage à long terme.

Nous avons résumé nos vues dans « Les long et court termes de la mémoire à long terme », un article de revue conceptuel publié en 1986 dans *Nature*. Dans cet article, nous avancions que la conversion de la mémoire à court terme d'une synapse en mémoire à long terme nécessitait l'expression de certains gènes, alors que la synapse stimulée par l'apprentissage devait d'une façon ou d'une autre envoyer un signal au noyau pour lui commander d'activer certains gènes régulateurs. Dans la mémoire à court terme, les synapses utilisent l'AMP cyclique et la protéine kinase A à l'intérieur de la cellule pour demander la libération d'une plus grande quantité de neurotransmetteurs. Goelet et moi postulâmes que, dans la mémoire à long terme, cette kinase se déplaçait de la synapse au noyau où elle activait en quelque sorte les protéines qui régulent l'expression des gènes.

Pour tester notre hypothèse, il nous fallait identifier le signal émis par la synapse vers le noyau, trouver les gènes régulateurs activés par ce signal et enfin identifier les gènes effecteurs exprimés par le régulateur – en d'autres termes, les gènes responsables de la nouvelle croissance synaptique à l'origine du stockage mnésique à long terme.

Le circuit nerveux simplifié que nous avions créé en culture – un unique neurone sensoriel connecté à un seul neurone moteur – nous avait fourni un système biologique complet à l'intérieur duquel tester ces idées. Dans notre boîte de culture, la sérotonine agissait comme un signal de réveil déclenché par la sensibilisation. Une impulsion – l'équivalent d'un coup ou d'un apprentissage élémentaire – alertait la cellule qu'un stimulus présentait un intérêt momentané à court terme tandis que cinq impulsions – l'équivalent de cinq apprentissages élémentaires – signalaient un stimulus digne d'un intérêt durable, de long terme. Nous avions ainsi découvert qu'une forte injection d'AMP cyclique dans un neurone sensoriel produisait un accroissement non seulement à court mais également à long terme de sa force synaptique. Nous collaborions maintenant avec Roger Tsien de l'Université de Californie, à San Diego, en ayant recours à une méthode qu'il avait développée pour visualiser la localisation de l'AMP cyclique et de la protéine kinase A dans le neurone. Nous découvrîmes que, tandis qu'une seule impulsion de sérotonine accroissait la quantité d'AMP cyclique et de protéine kinase A principalement dans la synapse, des impulsions répétées de sérotonine engendraient des concentrations encore plus fortes d'AMP cyclique, forçant la protéine kinase A à migrer dans le noyau où elle activait des gènes. Des travaux ultérieurs mirent en évidence que la protéine kinase A fait par ailleurs appel à une autre kinase baptisée MAP-kinase, également associée à la croissance synaptique et qui migre aussi à l'intérieur du noyau.

Une fois dans le noyau, que font ces kinases ? Nous savions par des études publiées récemment portant sur des cellules non nerveuses que la protéine kinase A peut activer une protéine régulatrice appelée CREB[1] (protéine de liaison à l'élément de réponse à l'AMP cyclique), laquelle se lie à un promoteur (l'élément de réponse à l'AMP cyclique). Il nous apparut que la protéine CREB pouvait être une composante clé de la bascule qui convertit la facilitation de court terme des connexions synaptiques en facilitation à long terme et provoque la croissance de nouvelles connexions.

En 1990, rejoints par deux étudiants postdoctorants, Pramod Dash et Benjamin Hochner, nous avons mis en évidence la présence de CREB dans le neurone sensoriel de l'aplysie et démontré son rôle essentiel dans le renforcement à long terme des connexions synaptiques induit par la sensibilisation. En bloquant l'action de la CREB dans le noyau d'un neurone sensoriel en culture, nous pouvions prévenir ce renforcement à long terme de ces connexions synaptiques, tout en conservant les renforcements à court terme. C'était littéralement stupéfiant : le blocage de cette seule protéine régulatrice paralysait le processus entier de la modification synaptique à long terme ! Dusan Bartsch, un postdoctorant créatif et brillant sur le plan technique, découvrit plus tard qu'une simple injection de CREB, auparavant phosphorylée par la protéine kinase A, dans le noyau des neurones sensoriels suffisait à activer les gènes produisant la facilitation à long terme de ces connexions.

Ainsi, même si l'on m'avait longtemps enseigné que les gènes du cerveau gouvernent notre comportement et sont les maîtres absolus de notre destin, nos travaux démontraient que, dans le cerveau comme dans une bactérie, ils sont également les serviteurs de l'environnement. Les événements du monde extérieur les guident. Un stimulus environnemental – un coup porté sur la queue d'un animal – active les interneurones qui libèrent de la sérotonine. Cette sérotonine agit alors sur le neurone sensoriel pour accroître la quantité d'AMP cyclique et provoquer la migration de la protéine kinase A et de la

1. Pour Cyclic AMP Response Element-Binding protein (NdT).

MAP-kinase dans le noyau, lesquelles activent la CREB. L'activation de la CREB, à son tour, débouche sur l'expression des gènes qui modifient la fonction et la structure de la cellule.

En 1995, Bartsch découvrit qu'il existe en fait deux formes de protéine CREB, comme le modèle de Jacob et Monod l'avait *grosso modo* prédit : l'une active l'expression des gènes (CREB-1) tandis que l'autre inhibe l'expression des gènes (CREB-2). Une stimulation répétée entraîne la migration de la protéine kinase A et de la MAP-kinase à l'intérieur du noyau, où la protéine kinase A active CREB-1 et la MAP-kinase CREB-2. Ainsi, la facilitation à long terme des connexions synaptiques nécessite non seulement l'expression de certains gènes, mais également la répression de certains autres (figure 19-1).

À mesure que ces découvertes fascinantes émergeaient au sein du laboratoire, j'étais frappé par deux choses. Tout d'abord, nous constations que le modèle de Jacob-Monod de régulation des gènes s'appliquait effectivement au processus de stockage mnésique. Ensuite, nous pouvions voir la mise en œuvre au niveau du noyau de l'action intégrative du neurone découverte par Sherrington. J'étais ébahi devant ce parallélisme : au niveau cellulaire, les signaux synaptiques excitateurs et inhibiteurs convergent vers une cellule nerveuse, tandis qu'au niveau moléculaire une protéine régulatrice CREB facilite l'expression des gènes et une autre l'inhibe. Réunies, les deux protéines régulatrices CREB intègrent des actions antagonistes.

De fait, ces actions régulatrices opposées des CREB ont pour conséquence de créer un seuil pour le stockage mnésique, sans doute pour s'assurer que seules les expériences importantes et utiles pour la vie sont retenues. Des coups répétés sur la queue sont une expérience d'apprentissage significative pour une aplysie tout comme, par exemple, la pratique du piano ou la conjugaison des verbes le sont pour nous : la perfection naît de la pratique, la répétition est nécessaire à la mémoire à long terme. En principe, cependant, un état fortement émotionnel tel que celui induit par un accident de voiture peut court-circuiter les contraintes normales sur la mémorisation à long terme. Dans une telle situation, une quantité suffisante de molécules de MAP-kinase est envoyée dans le noyau avec un taux suffisant pour inactiver toutes les molécules de CREB-2, ce qui facilite l'activation de CREB-1 par la protéine kinase A et donc l'impression directe de cette expérience dans la mémoire à long terme. Ce mécanisme pourrait expliquer les flashs mémoriels, ces souvenirs d'événements chargés sur le plan émotionnel que l'on conserve très nettement en tête – à l'instar de mon expérience avec Mitzi – comme si une image complète avait été instantanément et profondément gravée dans le cerveau.

De la même manière, la mémoire exceptionnelle dont font preuve certaines personnes trouve peut-être son origine dans des différences génétiques vis-à-vis de la CREB-2, en limitant l'activité de cette protéine répresseur face à la CREB-1. Bien que la mémoire à long terme requière typiquement un apprentissage répété, espacé d'intervalles de repos, elle peut occasionnellement être la conséquence d'une exposition unique sans charge émotionnelle forte. L'apprentissage du premier coup était ainsi une capacité particulièrement bien développée chez le Russe S.V. Shereshevski, mnémoniste célèbre qui semblait ne jamais rien devoir oublier après une unique exposition, même après plus de dix ans. D'habitude, les personnes de la sorte ont des capacités

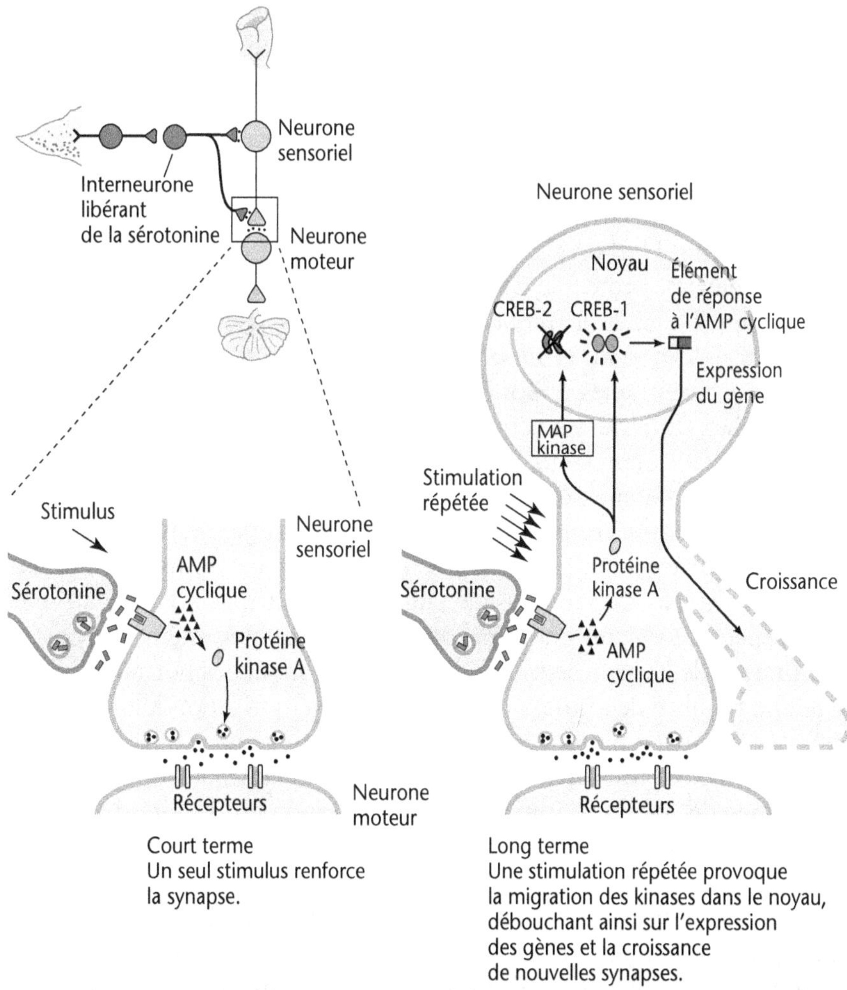

FIGURE 19-1 :
Les mécanismes moléculaires de la facilitation à court et à long terme.

plus réduites, présentant des capacités de mémorisation exceptionnelles pour certains types de savoir seulement. Certaines personnes possèdent une mémoire visuelle étonnante, ou encore une mémoire des partitions musicales, des parties d'échecs, de la poésie ou des visages. En Pologne, certains spécialistes du Talmud dotés d'une mémoire phénoménale peuvent se rappeler visuellement chaque mot de chaque page des douze volumes du Talmud babylonien, comme s'ils étaient face à la page concernée (parmi plusieurs milliers).

Inversement, une caractéristique du déficit mnésique lié à l'âge (l'oubli bénin) est cette incapacité à consolider les souvenirs à long terme. Ce défaut dû au vieillissement correspond peut-être non seulement à un affaiblissement de la capacité à activer la CREB-1 mais aussi à une insuffisance des signaux qui contrent l'action inhibitrice de la CREB-2 vis-à-vis de la consolidation mnésique.

La bascule CREB entre mémoires à court et à long terme tout comme les mécanismes cellulaires de la mémoire à court terme se sont révélés identiques chez plusieurs espèces animales, ce qui autorise à penser qu'elle a été conservée au cours de l'évolution. Ainsi en 1993, Tim Tully, un généticien comportementaliste travaillant au laboratoire de Cold Spring Harbor à Long Island dans l'État de New York, développa un élégant protocole d'examen de la mémoire à long terme pour la peur apprise chez la mouche. En 1995, il s'associa au généticien moléculaire Jerry Yin, et ensemble ils découvrirent que les protéines CREB sont essentielles à la mémoire à long terme chez la drosophile. Comme chez l'aplysie, les activateurs et répresseurs CREB y jouent des rôles décisifs, le répresseur CREB bloquant la conversion de mémoire à court terme en mémoire à long terme. Plus fascinant encore, des mouches mutantes croisées pour produire davantage de copies de la CREB activatrice manifestaient des équivalents de flashs mémoriels. Quelques séances d'apprentissage, au cours desquelles on couplait une odeur spécifique à un choc, ne produisaient qu'une mémorisation à court terme de la peur de cette odeur chez les mouches normales, mais le même nombre de séances entraînait une mémorisation à long terme chez les mouches mutantes. Plus tard, il allait apparaître clairement que la même bascule CREB joue un rôle important pour de nombreuses formes de mémoire implicite dans une grande diversité d'espèces, des abeilles aux hommes en passant par les souris.

En combinant l'analyse comportementale tout d'abord avec la neuroscience cellulaire puis avec la biologie moléculaire, nous avions donc pu, de manière collective, aider à poser les premières pierres d'une biologie moléculaire des processus mentaux élémentaires.

La constance de la bascule de conversion mnésique entre court et long terme chez une grande variété d'animaux simples, soumis à un apprentissage de tâches simples, était une constatation encourageante car elle venait étayer notre hypothèse d'une perpétuation des mécanismes profonds du stockage mnésique à travers les espèces. Mais elle posait un problème considérable pour la biologie cellulaire des neurones. Un neurone sensoriel possède à lui seul 1 200 terminaisons synaptiques et contacte environ 25 cellules cibles : les neurones moteurs de la branchie, les neurones moteurs du siphon, les neurones moteurs de la production d'encre ainsi que les interneurones excitateurs et inhibiteurs. Nous avions découvert que les modifications à court terme ne s'opéraient que dans certaines synapses, ignorant les autres. Cela paraissait cohérent, car un seul coup sur la queue ou une unique impulsion de sérotonine n'accroît la concentration d'AMP cyclique que de manière locale, sur un groupe précis de synapses. Mais les modifications synaptiques durables requièrent la transcription de gènes, une opération qui s'effectue au sein du noyau et débouche sur la production de nouvelles protéines. On s'attendrait donc à ce que les protéines nouvellement synthétisées soient envoyées vers toutes les terminaisons synaptiques du neurone. Par conséquent, à moins qu'un mécanisme cellulaire spécial ne limite les modifications à des synapses spécifiques, toutes les terminaisons synaptiques du neurone devaient être affectées par la facilitation à long terme. Et dans ce cas, chaque modification durable devrait être stockée dans toutes les synapses d'un neurone. D'où le paradoxe : comment expliquer la localisation de l'apprentissage et de la mémorisation à long terme dans certaines synapses spécifiques ?

Goelet et moi réfléchîmes longtemps à cette question, finalement pour aboutir à un schéma que nous présentâmes dans notre article de revue de 1986 paru dans *Nature*, schéma qui porte aujourd'hui le nom de « marquage synaptique ». Nous avons émis l'hypothèse que la modification transitoire d'une synapse donnée induite par une mémorisation à court terme marquait en quelque sorte cette synapse, ce qui permettrait alors aux protéines d'y être reconnues et stabilisées.

Comment la cellule s'y prend-elle pour cibler les protéines sur des synapses spécifiques, voilà une question qui était idéalement formulée pour Kelsey Martin, une biologiste cellulaire extrêmement talentueuse tout à la fois diplômée de médecine et titulaire d'un doctorat de Yale. Après leur sortie du Harvard College, elle et son mari s'étaient engagés dans le Peace Corps[2] pour travailler en Afrique. À leur arrivée à Columbia, ils avaient déjà un fils, Ben, auquel vint se joindre une fille, Maya, pendant le séjour de Kelsey dans notre laboratoire. Cette der-

2. Corps de volontaires américains qui partent travailler pendant deux ans dans les pays en voie de développement (NdT).

nière prit une place particulière au laboratoire, pas seulement par ses remarquables capacités scientifiques, mais aussi par la façon qu'elle avait d'alléger nos cœurs et nos esprits en transformant notre petite salle de séminaire et de déjeuner en un joyeux jardin d'enfants pour élèves doués, de 4 à 6 heures de l'après-midi.

La traque de la protéine kinase A jusque dans le noyau et la découverte dans ce même noyau des protéines régulatrices CREB nous avaient conduits sur un chemin moléculaire qui allait de la synapse au noyau. Maintenant, il nous fallait revenir sur nos pas. Kelsey et moi devions examiner, dans une unique cellule sensorielle, en quoi une synapse stimulée ayant subi des modifications structurelles durables différait d'une synapse non stimulée. Nous employâmes pour ce faire un nouveau et élégant système de culture cellulaire.

Nous avons tout d'abord fait croître un neurone sensoriel unique dont l'axone branché formait des connexions synaptiques avec deux neurones moteurs distincts. Comme auparavant, nous avons alors simulé l'entraînement comportemental en envoyant des impulsions de sérotonine, mais maintenant nous pouvions le réaliser de manière sélective sur l'un ou l'autre ensemble de connexions synaptiques. Une unique impulsion de sérotonine envoyée sur l'un des ensembles de synapses produisait une facilitation à court terme dans ces seules synapses, comme prévu. Cependant, cinq impulsions de sérotonine envoyées sur un ensemble de synapses produisaient également une facilitation durable et la croissance de nouvelles terminaisons synaptiques seulement dans les seules synapses stimulées. Ce résultat fut une surprise pour nous car la facilitation à long terme et la croissance demandent l'activation de gènes par les CREB, laquelle se produit dans le noyau de la cellule et doit théoriquement affecter toutes les synapses de la cellule. Lorsque Kelsey bloquait l'action des CREB dans le noyau cellulaire, elle supprimait à la fois la facilitation et la croissance dans les synapses stimulées (figure 19-2).

Cette découverte nous ouvrit une perspective vertigineuse sur la puissance calculatoire du cerveau en faisant valoir que, même si un neurone possède plus d'un millier de connexions synaptiques avec différentes cellules cibles, chaque synapse individuelle peut être modifiée indépendamment dans la mémoire aussi bien à long qu'à court terme. Cette indépendance à long terme des synapses apporte au neurone une flexibilité calculatoire extraordinaire.

Comment cette extraordinaire sélectivité s'explique-t-elle ? Nous considérâmes deux scénarios possibles : les neurones envoient-ils de l'ARN messager et des protéines aux seules synapses marquées pour le stockage mnésique à long terme ? Ou bien l'ARN messager et les protéines sont-ils envoyés à toutes les synapses du neurone et seules les

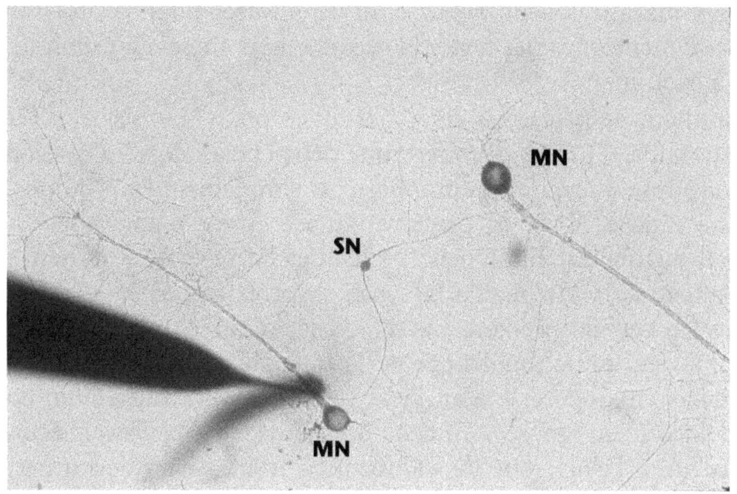

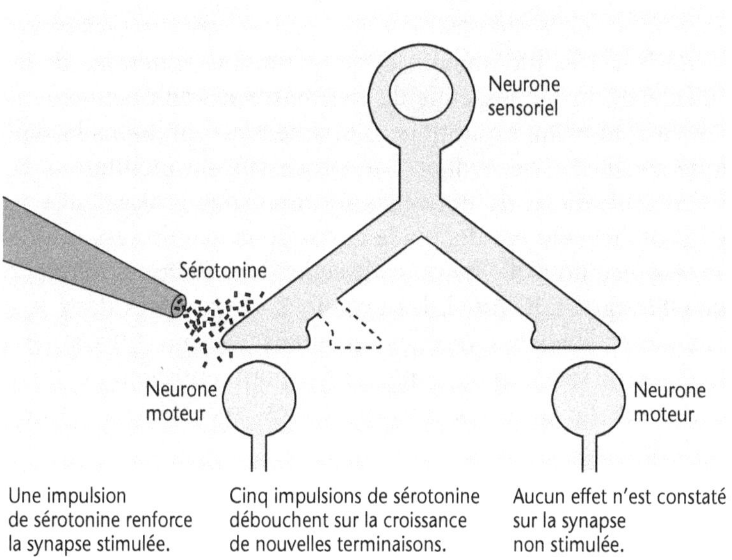

FIGURE 19-2 :
Dispositif permettant l'étude du rôle de la sérotonine dans les modifications synaptiques.
Un neurone sensoriel (SN dans la photo du haut) doté d'un axone branché forme des synapses avec deux neurones moteurs (MN). La sérotonine est envoyée sur l'une de ces deux synapses. Seule cette synapse subit des modifications à court et à long terme. (Avec l'autorisation de Kelsey Martin.)

synapses marquées sont capables de les utiliser pour la croissance ? Nous commençâmes par tester la seconde hypothèse car c'était la plus facile à examiner.

Comment ce processus de « marquage pour la croissance » est-il rendu possible ? Kelsey découvrit que deux choses doivent se produire sur la synapse marquée. La première est simplement l'activation de la protéine kinase A. Si la protéine kinase A n'est pas activée à la synapse, aucune facilitation ne s'effectue. La seconde est l'activation de la machinerie qui régule la synthèse protéique *locale*. Ce fut une découverte très surprenante, mais elle éclairait d'un jour complètement nouveau toute une frange de la biologie cellulaire nerveuse qui n'avait pas été appréciée à sa juste valeur, et qui avait été en conséquence largement ignorée. Au début des années 1980, Oswald Steward, aujourd'hui à l'Université de Californie à Irvine, avait découvert que, même si la grande majorité des synthèses protéiques s'opèrent dans le corps cellulaire du neurone, certaines ont lieu également localement, sur les synapses elles-mêmes.

Nos découvertes indiquaient donc qu'une des fonctions de la synthèse locale de protéines était de permettre le renforcement à long terme de la connexion synaptique. Lorsque nous inhibions la synthèse protéique locale à une synapse, le processus de facilitation à long terme s'enclenchait et de nouvelles terminaisons croissaient en utilisant les protéines émises depuis le corps de la cellule vers la synapse. Cette croissance nouvelle ne pouvait cependant se poursuivre et après un jour elle régressait. Ainsi, les protéines synthétisées dans le corps de la cellule et envoyées vers les terminaisons sont suffisantes pour engager la croissance synaptique mais, pour entretenir cette croissance, il faut la présence des protéines synthétisées localement (figure 19-3).

Ces résultats ouvrirent une nouvelle perspective sur la mémoire à long terme. Ils suggéraient que deux mécanismes indépendants y œuvrent de concert. Le premier processus entame la facilitation synaptique à long terme en envoyant de la protéine kinase A vers le noyau pour activer les CREB, exprimant ainsi les gènes effecteurs qui encodent les protéines nécessaires à la croissance de nouvelles connexions synaptiques. L'autre processus entretient le stockage mnésique en maintenant les terminaisons synaptiques nouvellement poussées selon un mécanisme qui requiert une synthèse protéique locale. Ainsi, nous prîmes conscience qu'il existe deux processus distincts pour d'une part l'amorçage et d'autre part l'entretien. Comment fonctionnait donc ce second mécanisme ?

Ce fut à ce stade en 1999 que Kausik Si, un scientifique remarquablement original et très efficace, rejoignit le laboratoire. Kausik était

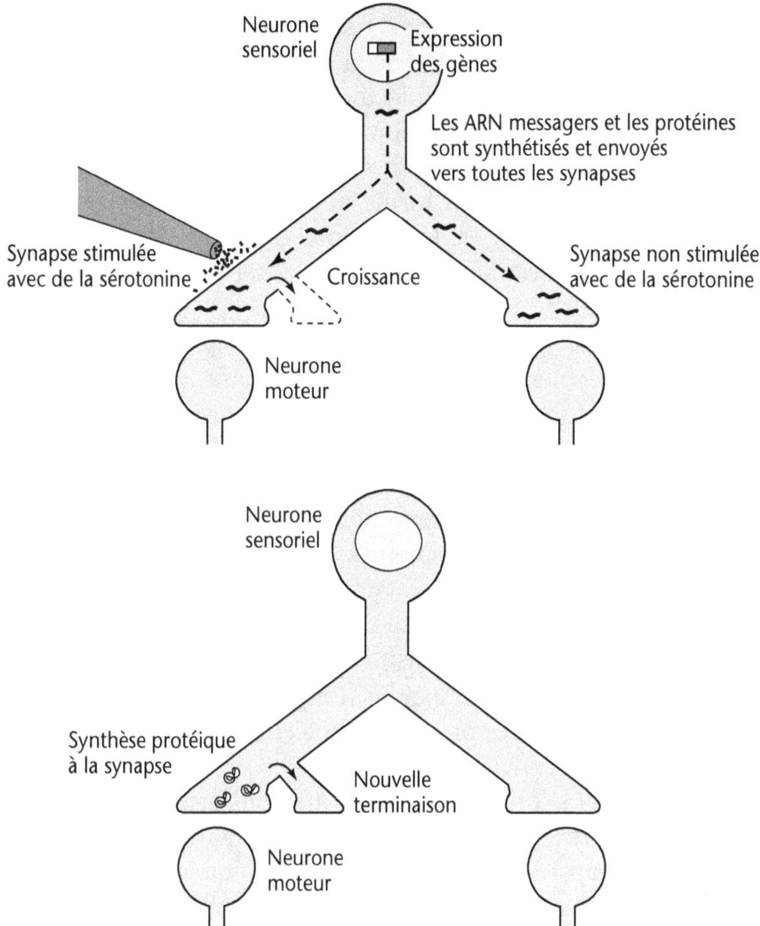

FIGURE 19-3 :
Deux mécanismes de modification à long terme.
De nouvelles protéines sont envoyées vers toutes les synapses (en haut), mais seules les synapses stimulées avec la sérotonine peuvent les exploiter pour amorcer la croissance de nouvelles terminaisons axonales. Les protéines synthétisées localement (en bas) sont nécessaires à l'entretien de la croissance amorcée par l'expression des gènes.

issu d'une petite bourgade en Inde, où son père était enseignant au lycée du coin. Lorsque ce dernier prit conscience de l'intérêt de son fils pour la biologie, il demanda à un collègue, le professeur de biologie local, de le prendre sous son aile. Ce professeur de biologie enseigna un grand nombre de choses à Kausik et suscita chez lui un vif intérêt pour les mécanismes génétiques. Il encouragea également Kausik à poursuivre une formation de master en biologie aux États-Unis, ce qui le mena finalement à devenir postdoctorant chez moi à Columbia.

Kausik avait effectué ses recherches de doctorat sur la synthèse des protéines dans la levure et, après son arrivée à Columbia, il commença à réfléchir sur le problème de la synthèse protéique locale chez l'aplysie. Nous savions que les molécules d'ARN messager sont synthétisées dans le noyau et traduites en protéines dans des synapses spécifiques. La question était donc la suivante : l'ARN messager est-il envoyé aux terminaisons sous forme active ? Ou bien est-il dans un état dormant, comme la Belle au bois dormant attendant d'être réveillée sur les synapses marquées par le baiser d'une sorte de prince charmant moléculaire ?

Kausik penchait pour l'hypothèse de la Belle au bois dormant. Selon lui, les molécules d'ARN messager dormant ne s'activaient que si elles atteignaient une synapse correctement marquée ou si elles rencontraient un signal particulier. Il souligna qu'un exemple intéressant de ce type de régulation apparaît dans le développement de la grenouille. Lorsque les œufs de grenouille sont fertilisés et matures, les molécules d'ARN messager dormant sont réveillées puis activées par une nouvelle protéine qui régule la synthèse protéique locale. Cette protéine est connue sous le nom de CPEB (protéine de liaison des éléments de polyadénylation cytoplasmique).

Alors que nous nous enfoncions toujours plus profondément à l'intérieur du labyrinthe des processus moléculaires qui sous-tendent la mémoire, Kausik découvrit qu'une nouvelle forme de CPEB chez l'aplysie était en fait le prince charmant que nous avions cherché. Cette molécule, présente exclusivement dans le système nerveux et localisée sur toutes les synapses d'un neurone, est activée par la sérotonine et est requise sur les synapses activées pour entretenir la synthèse protéique et la croissance de nouvelles terminaisons synaptiques. Mais la découverte de Kausik ne faisait que repousser la question d'un cran. La plupart des protéines sont dégradées et détruites en quelques heures. Comment la croissance était-elle entretenue pendant des périodes de temps plus longues ? Quel mécanisme avait pu, intrinsèquement, conserver mon souvenir de Mitzi toute une vie durant ?

Alors qu'il examinait soigneusement la séquence des aminoacides de la nouvelle CPEB, Kausik remarqua une chose très particulière. Une des extrémités de la protéine avait toutes les caractéristiques d'un prion.

Les prions sont probablement les protéines les plus étranges connues à ce jour en biologie moderne. Elles furent découvertes pour la première fois par Stanley Prusiner de l'Université de Californie à San Francisco comme agents déclenchants de plusieurs maladies neurodégénératives mystérieuses, parmi lesquelles la maladie de la vache folle (encéphalopathie spongiforme bovine) chez le bétail et la maladie de Creutzfeldt-Jakob chez les hommes (c'est la maladie dont mourut tragiquement Irving Kupfermann en 2002, à l'aube de sa carrière scientifique). Les prions diffèrent des autres protéines en cela qu'ils peuvent se replier selon deux formes fonctionnellement distinctes, appelées également conformations ; l'une est dominante, l'autre récessive. Les gènes qui encodent les prions donnent naissance à la forme récessive mais celle-ci peut être convertie en forme dominante, soit par le fait du hasard, comme cela s'est peut-être produit chez Irving, soit en consommant de la nourriture qui contient une forme active de la protéine. Dans leur forme dominante, les prions peuvent être létaux pour les autres cellules. La seconde raison pour laquelle les prions diffèrent des autres protéines, c'est que la forme dominante est capable de reproduire ; elle entraîne une modification morphologique chez la conformation récessive qui devient ainsi dominante, contribuant ainsi à la perpétuation de cette dernière conformation (figure 19-4).

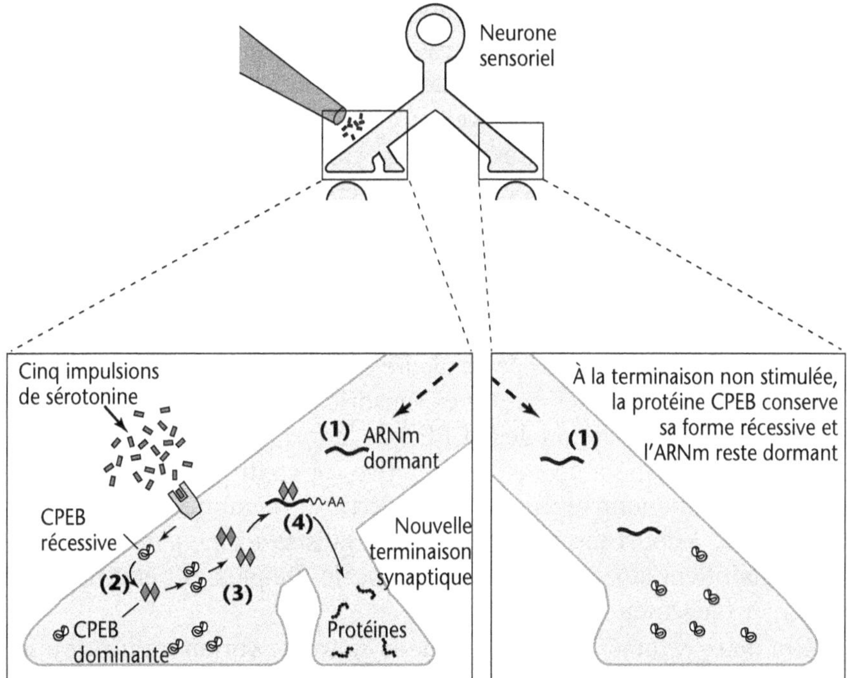

FIGURE 19-4 :
La mémoire à long terme et la protéine CPEB, analogue à un prion.
Conséquence d'un stimulus antérieur, le noyau de la cellule sensorielle a émis des ARN messagers dormants (ARNm) vers toutes les terminaisons axonales (1). Cinq impulsions de sérotonine sur une terminaison convertissent une protéine de type prion (CPEB) présente dans toutes les synapses en sa forme dominante, capable de se conserver au cours du temps (2). La CPEB dominante peut convertir les CPEB récessives en leur forme dominante (3). La CPEB dominante active un ARN messager dormant (4). L'ARN messager activé régule la synthèse protéique à la nouvelle terminaison synaptique, stabilise la synapse et perpétue la mémoire.

Je me souviens que, par une belle après-midi new-yorkaise du printemps 2001, alors que par les fenêtres de mon bureau je pouvais voir la lumière du soleil danser sur l'Hudson River, Kausik pénétra dans mon bureau et me demanda : « Que dirais-tu si je te disais que la CPEB a des propriétés analogues à celles d'un prion ? »

Une idée folle ! Mais si elle se révélait exacte, cela pouvait expliquer par quel mécanisme la mémoire à long terme se conservait indéfiniment dans les synapses, malgré la constante dégradation et le mouvement permanent des protéines. De façon claire, une molécule se perpétuant elle-même pourrait demeurer indéfiniment dans la synapse, régulant la synthèse protéique nécessaire pour maintenir les terminaisons synaptiques nouvellement créées.

Dans mes réflexions nocturnes sur la mémoire à long terme, j'avais une fois caressé l'idée que les prions pourraient être d'une manière ou d'une autre impliqués dans le stockage mnésique de longue durée. En outre, je connaissais bien les travaux pionniers de Prusiner sur les prions et les maladies à prions, travaux pour lesquels il reçut le prix Nobel de médecine et de physiologie en 1997. Ainsi, alors que je n'avais jamais songé que la nouvelle forme de CPEB pût être un prion, l'idée de Kausik souleva immédiatement mon enthousiasme.

Les prions étaient un thème majeur d'études chez les levures, mais personne n'avait encore identifié de fonction normale pour ces protéines jusqu'à la découverte par Kausik de la forme nouvelle de la CPEB dans les neurones. Cette découverte ouvrit non seulement des perspectives nouvelles et profondes sur l'apprentissage et la mémorisation, mais elle constitua une avancée majeure en biologie. Nous découvrîmes rapidement que, dans les neurones sensoriels du réflexe de rétraction de branchie, la conversion de la CPEB de la forme inactive et non propagative à sa forme active et propagative est contrôlée par la sérotonine, le transmetteur requis pour convertir la mémoire à long terme en mémoire à court terme (figure 19-4). Dans sa forme persistante, la CPEB maintient la synthèse protéique locale. De plus, cet état ne peut s'inverser facilement.

Ces deux caractéristiques font de la nouvelle variante du prion le candidat idéal pour le stockage mnésique. L'autoperpétuation d'une protéine critique pour la synthèse protéique locale permet de stocker l'information de manière sélective et permanente sur une synapse en écartant, comme Kausik le découvrit rapidement, les nombreuses autres synapses existantes entre le neurone et ses cellules cibles.

Nonobstant la découverte de la pertinence de ce nouveau prion pour la persistance de la mémoire ou même le fonctionnement du cerveau, Kausik et moi avions mis en évidence deux caractéristiques biologiques des prions. Tout d'abord, un signalisateur physiologique normal – la sérotonine – joue un rôle critique pour la conversion de la CPEB d'une forme dans l'autre. Ensuite, la CPEB est la première forme dominante connue d'un prion à remplir une fonction physiologique – dans ce cas, la perpétuation de la facilitation synaptique et du stockage mnésique. Dans tous les autres cas étudiés précédemment, la forme dominante soit causait des pathologies et la mort par destruction des cellules nerveuses, soit, plus rarement, était inactive.

Nous en vînmes à croire que la découverte de Kausik n'était peut-être que la pointe émergée d'un nouvel iceberg biologique. En principe, ce mécanisme – l'activation d'une modification non héritable et auto-entretenue chez une protéine – pouvait opérer dans bien d'autres contextes biologiques, y compris le développement et la transcription des gènes.

Cette découverte passionnante que nous fîmes dans mon laboratoire montre combien la science peut s'apparenter à un bon roman à suspens, plein de rebondissements surprenants : voilà des processus nouveaux, étonnants, cachés dans quelque recoin obscur et encore inexploré du vivant, et l'on découvre plus tard qu'ils y jouent un rôle majeur. Cette découverte particulière était inhabituelle en cela qu'elle faisait apparaître des processus moléculaires responsables d'un groupe de maladies cérébrales étranges comme les processus à la base même de la mémoire à long terme, un aspect pourtant fondamental du fonctionnement cérébral normal. D'ordinaire, la biologie fondamentale contribue à notre compréhension des états pathologiques, et non l'inverse.

Rétrospectivement, nos travaux sur la sensibilisation à long terme et la découverte du mécanisme de type prion ont dégagé trois nouveaux principes qui ne concernent pas que l'aplysie mais plus généralement le stockage mnésique chez les animaux, y compris l'homme. Premièrement, l'activation de la mémoire à long terme requiert l'expression de gènes. Deuxièmement, il existe une contrainte biologique sur les expériences que l'on peut stocker en mémoire. Pour activer les gènes de la mémoire à long terme, les protéines CREB-1 doivent être activées et les protéines CREB-2, qui répriment les gènes de stimulation mémorielle, inactivées. Sachant que les gens ne se rappellent pas tout ce qu'ils apprennent – ce que personne ne désirerait – il est clair que les gènes qui encodent les protéines répresseurs placent à un niveau élevé le seuil de conversion de la mémoire à court terme en mémoire à long terme. C'est pour cela que seuls certains événements et certaines expériences sont stockés sur une longue durée. Nous oublions simplement la plupart des choses. Si vous ôtez cette contrainte biologique, vous déclenchez le stockage en mémoire à long terme. De plus, les gènes activés par CREB-1 sont requis pour une nouvelle croissance synaptique. Le fait qu'il faille activer un gène pour forger une mémoire à long terme montre clairement que les gènes ne sont pas simplement des déterminants du comportement mais qu'ils répondent également à une stimulation environnementale comme l'apprentissage.

Pour finir, les mécanismes de croissance et d'entretien de nouvelles terminaisons synaptiques rendent la mémoire persistante. Ainsi, si vous pourrez vous rappeler une seule chose lue dans ce livre, ce sera parce que votre cerveau sera très légèrement différent après l'avoir lue. Cette capacité à faire pousser de nouvelles connexions synaptiques comme conséquence d'une expérience semble avoir été conservée tout au long de l'évolution. On peut illustrer cela en constatant que, chez les hommes comme chez les animaux les plus simples, les cartes corticales de la surface du corps sont capables, par de constantes modifications, de s'adapter en permanence aux signaux divers qui leur parviennent des voies sensorielles.

QUATRIÈME PARTIE

« Ces scènes [...] pourquoi traversent-elles les années sans dommage, si ce n'est parce qu'elles sont constituées d'un matériau en quelque sorte permanent ? »

Virginia WOOLF, *Une esquisse du passé (1953).*

CHAPITRE 20

Retour sur la mémoire complexe

Lorsque j'ai commencé à m'intéresser aux fondements biologiques de la mémoire, je me suis tout d'abord attaché au stockage mnésique engendré par les trois formes d'apprentissage les plus simples : l'habituation, la sensibilisation et le conditionnement classique. J'ai découvert que, lorsqu'on modifie par apprentissage un comportement moteur simple, les modifications induites affectent directement le circuit nerveux responsable de ce comportement en altérant la force des connexions préexistantes. Une fois stockée au cœur du circuit nerveux, cette mémoire peut être rappelée immédiatement.

Grâce à cette découverte, nous eûmes là notre premier aperçu de la biologie de la mémoire implicite, cette forme de mémoire dont le rappel s'effectue de manière inconsciente. La mémoire implicite est responsable non seulement des capacités perceptives et motrices mais aussi, en principe, des pirouettes de Margot Fonteyn, de la technique à la trompette de Wynton Marsalis, de la précision des coups d'André Agassi et des mouvements de jambes de l'adolescent qui fait du vélo. La mémoire implicite coordonne nos petites routines bien établies, sans aucun recours à un quelconque contrôle conscient.

La mémoire plus complexe qui était à l'origine de ma vocation – la mémoire explicite des gens, des objets et des lieux – est rappelée quant à elle de manière consciente et s'exprime typiquement sous forme d'images ou de mots. Bien plus sophistiquée que le simple réflexe que j'avais étudié chez l'aplysie, elle dépend de la circuiterie nerveuse complexe de l'hippocampe et du lobe temporal médian, et se caractérise par de nombreux sites de stockage possibles.

La mémoire explicite dépend au plus haut point de l'individu. Il existe ainsi des personnes qui vivent parmi leurs souvenirs en permanence. Virginia Woolf en faisait partie. Ses souvenirs d'enfance demeuraient toujours à la lisière de sa conscience, prêts à être convoqués et incorporés dans les instants du quotidien, et elle excellait à décrire les détails de ses expériences revécues. Ainsi, des années après la mort de sa mère, le souvenir qu'en gardait Woolf était encore tout frais :

> [...] et la voilà, au cœur même de cette grande nef de cathédrale qu'était l'enfance ; elle était là depuis le début. Mon premier souvenir est celui de ses bras [...]. Puis je la revois dans sa robe de chambre blanche [...] Il est parfaitement exact que, bien que décédée lorsque j'avais treize ans, elle continua de m'obséder jusqu'à l'âge de quarante-quatre ans.
>
> [...] Ces scènes [...] pourquoi survivent-elles intactes année après année, sinon parce qu'elles sont faites d'un matériau somme toute permanent ?

D'autres personnes ne se rappellent au contraire leur vie passée qu'en certaines occasions. Périodiquement, je remonte le temps et me rappelle des deux officiers de police arrivant chez nous, nous ordonnant de partir avant la Nuit de cristal. Je peux de nouveau voir et sentir leur présence. Je peux visualiser l'expression inquiète sur le visage de ma mère, ressentir l'angoisse dans mon corps et percevoir la confiance dans les gestes de mon frère tandis qu'il rassemble ses collections de pièces et de timbres. Une fois ces souvenirs resitués dans le contexte de notre petit appartement, les détails résiduels émergent dans mon esprit de manière étonnamment nette.

Le processus par lequel on se souvient de tels détails d'un événement s'apparente à l'évocation d'un rêve ou au visionnage d'un film dont nous serions partie prenante. Nous pouvons même nous rappeler nos émotions passées, bien que souvent sous une forme très simplifiée. À ce jour, je me souviens d'une partie du contexte émotionnel de ma rencontre romantique avec notre bonne Mitzi.

Comme l'a écrit Tennessee Williams dans *Le train de l'aube ne s'arrête plus ici,* pour décrire ce que l'on nomme aujourd'hui la mémoire explicite : « N'avez-vous jamais été frappés [...] par le fait que la vie n'est que mémoire, hormis le moment présent qui vous échappe si rapidement qu'il est même difficile de le sentir passer ? Elle est réellement tout entière mémoire [...] hormis l'instant qui passe. »

Pour nous tous, la mémoire explicite permet de traverser l'espace et le temps pour invoquer des états émotionnels et des événements qui se sont évanouis dans le passé mais cependant continuent de vivre dans nos esprits. Pour autant, se remémorer un souvenir de temps en temps – quelle que soit l'importance du souvenir – ne consiste pas seulement à s'arrêter sur une photo d'un album. L'évocation d'un souvenir est un processus actif. On croît savoir que le cerveau ne stocke que le cœur du souvenir. Lors du rappel, ce cœur est alors complexifié et reconstruit, par soustractions, additions, élaborations et distorsions. Quels sont donc les processus biologiques qui me permettent de revoir avec une telle netteté émotionnelle ma propre histoire ?

Ayant fêté mon soixantième anniversaire, je rassemblai finalement mon courage pour retourner à l'étude de l'hippocampe et de la mémoire explicite. J'étais depuis longtemps curieux de voir si certains des principes moléculaires fondamentaux, appris à partir d'un simple circuit réflexe chez l'aplysie, pouvaient également s'appliquer aux circuits nerveux complexes du cerveau des mammifères. En 1989, l'exploration de cette question était devenue possible grâce à trois avancées majeures.

La première de ces avancées fut la découverte du rôle primordial joué par les cellules pyramidales de l'hippocampe dans la perception par l'animal de son environnement spatial. La deuxième fut la découverte d'un mécanisme remarquable de renforcement synaptique dans l'hippocampe baptisé potentialisation à long terme. De nombreux chercheurs pensaient que ce mécanisme pouvait être à la base de la mémoire explicite. La troisième avancée, et la plus pertinente dans mon approche moléculaire personnelle de l'apprentissage, fut l'invention de nouvelles et puissantes méthodologies de modifications génétiques des souris. En adaptant ces méthodes au cerveau, mes collègues et moi allions pouvoir explorer la mémoire explicite au sein de l'hippocampe à la même échelle moléculaire que celle utilisée pour notre étude de la mémoire implicite chez l'aplysie.

L'hippocampe fut l'objet d'une nouvelle vague de recherches en 1971, lorsque John O'Keefe à l'University College de Londres fit une découverte stupéfiante sur la manière dont cette structure traite l'information sensorielle. Il découvrit que les neurones de l'hippocampe du rat n'enregistrent pas l'information portant une modalité sensorielle unique – la vue, l'ouïe, le toucher ou la douleur – mais celle concernant l'espace qui entoure l'animal, cette modalité dépendant d'informations tirées de plusieurs sens. Il poursuivit en montrant que l'hippocampe des rats contient une représentation – une carte – de l'espace extérieur et que les unités de cette carte sont les cellules pyramidales de l'hippocampe qui traitent l'information portant sur la position. En fait, le schéma des potentiels d'action dans ces neurones est si clairement relié à une zone particulière de l'espace qu'O'Keefe les désigna comme des « cellules de lieu ». Peu après la découverte d'O'Keefe, des expériences sur des rongeurs montrèrent qu'une lésion à l'hippocampe handicape considérablement la capacité de l'animal à apprendre une tâche qui repose sur une information spatiale. Cette découverte souligna clairement le rôle central joué par la carte spatiale dans notre cognition spatiale, autrement dit la conscience du monde qui nous entoure.

Comme l'espace fait intervenir des informations acquises par le biais de plusieurs modalités sensorielles, cette observation soulevait les questions suivantes : comment ces modalités sont-elles rassemblées ? Comment la carte spatiale est-elle établie ? Et une fois établie, comment la carte spatiale est-elle conservée ?

Le premier élément de réponse survint en 1973, lorsque Terje Lømo et Tim Bliss, des étudiants postdoctorants du laboratoire de Per Andersen à Oslo, découvrirent que les faisceaux nerveux menant à l'hippocampe de lapins pouvaient être renforcés par une brève bouffée d'activité nerveuse. Lømo et Bliss ne connaissaient pas les travaux d'O'Keefe et n'essayèrent pas d'examiner le fonctionnement de l'hippocampe dans un contexte mnésique ou en s'attachant à un comportement spécifique, comme nous l'avions fait pour le réflexe de rétraction de branchie de l'aplysie. Au lieu de cela, ils adoptèrent une approche similaire à la première démarche de Ladislav Tauc et moi-même en 1962 : ils développèrent un analogue neuronal de l'apprentissage. Pour autant, leur analogie neuronale ne reposait pas sur les paradigmes comportementaux conventionnels comme l'habituation, la sensibilisation ou le conditionnement classique, mais sur l'activité nerveuse en tant que telle. Ils appliquèrent un très rapide train de stimuli électriques (100 impulsions par seconde) à un faisceau nerveux menant à l'hippocampe et découvrirent que les connexions synaptiques dans ce faisceau étaient renforcées pour une période allant de quelques heures à un ou plusieurs jours. Lømo et Bliss baptisèrent cette forme de facilitation synaptique la potentialisation à long terme.

Il est rapidement apparu que la potentialisation à long terme s'opère dans les trois faisceaux internes à l'hippocampe et qu'il ne s'agit pas là d'un processus unique. Au lieu de cela, la potentialisation à long terme recouvre toute une famille de mécanismes légèrement différents, chacun d'eux ayant pour caractéristique d'accroître la force de la synapse en réponse à divers rythmes et schémas de stimulation. La potentialisation à long terme est analogue à la facilitation à long terme des connexions entre les neurones sensoriels et moteurs chez l'aplysie en ceci qu'elle accroît la force des connexions synaptiques. Mais, tandis que la facilitation à long terme chez l'aplysie renforce les synapses de manière hétérosynaptique *via* un transmetteur modulateur agissant sur le faisceau homosynaptique, nombre de potentialisations à long terme peuvent être amorcées essentiellement par le biais de l'activité homosynaptique. Comme nous et d'autres le découvrîmes plus tard, néanmoins, les neuromodulateurs sont couramment employés pour basculer d'une plasticité homosynaptique à court terme à une plasticité hétérosynaptique à long terme.

Au début des années 1980, Andersen simplifia grandement la méthodologie de recherche de Lømo et Bliss en retirant l'hippocampe du cerveau d'un rat, en le découpant en tranches puis en plaçant les tranches dans une boîte de Petri. Cela lui permit d'observer les quelques faisceaux nerveux dans une coupe spécifique de l'hippocampe. Étonnament, de telles coupes cérébrales peuvent fonctionner pendant des heures si elles sont correctement préparées. Grâce à cette avancée technique, les chercheurs purent analyser la biochimie de la potentialisation à long terme et observer les effets des drogues bloquant les diverses composantes de signalisation.

Suite à ces travaux, les molécules clés impliquées dans la potentialisation à long terme furent peu à peu dévoilées. Dans les années 1960, David Curtis en collaboration avec Geoffrey Watkins découvrit que le glutamate, un aminoacide courant, est le transmetteur excitateur majeur du cerveau des vertébrés (ainsi que du cerveau des invertébrés comme nous allions le découvrir plus tard). Watkins et Graham Collingridge découvrirent par la suite que le glutamate agit sur deux types différents de récepteurs ionotropiques dans l'hippocampe, le récepteur AMPA et le récepteur NMDA. Le récepteur AMPA relaie la transmission synaptique et répond à un potentiel d'action individuel dans le neurone présynaptique. Le récepteur NMDA, en revanche, ne répond qu'à des trains extraordinairement rapides de stimuli et est requis pour la potentialisation à long terme.

Lorsqu'un neurone postsynaptique est stimulé de manière répétée, comme dans les expériences de Bliss et Lømo, le récepteur AMPA engendre un puissant potentiel synaptique qui dépolarise la membrane cellulaire d'au moins 20 ou 30 millivolts. Cette dépolarisation ouvre un canal ionique dans le récepteur NMDA, autorisant l'afflux de calcium dans la cellule. Roger Nicoll à l'Université de Californie à San Francisco et Gary Lynch à l'Université de Californie à Irvine découvrirent indépendamment que l'afflux calcique dans la cellule postsynaptique agit comme un second messager (de manière très similaire à l'AMP cyclique), amorçant la potentialisation à long terme. Ainsi, le récepteur NMDA peut traduire le signal électrique du potentiel synaptique en un signal biochimique.

Ces réactions biochimiques sont importantes car elles déclenchent des signaux moléculaires qui peuvent être diffusés à travers la cellule et ainsi contribuer à des modifications synaptiques durables. Spécifiquement, le calcium active une kinase (baptisée protéine kinase Ca^{++}/calmoduline dépendante) qui accroît la force synaptique pendant environ une heure. Nicoll poursuivit ces travaux en montrant que l'afflux de calcium et l'activation de cette kinase débouchent sur le renforcement des connexions synaptiques en provoquant l'assemblage de récepteurs AMPA supplémentaires et leur insertion dans la membrane de la cellule postsynaptique.

L'analyse du fonctionnement du récepteur NMDA suscita une grande excitation chez les neuroscientifiques, car elle démontrait que le récepteur agit comme un détecteur de coïncidence. Celui-ci permet aux ions calcium de s'écouler à travers son canal si, et seulement si, il détecte la coïncidence de deux événements nerveux, l'un présynaptique et l'autre postsynaptique. Le neurone présynaptique doit être actif et libérer du glutamate, *et* le récepteur AMPA dans la cellule postsynaptique doit se lier au glutamate et dépolariser la cellule. Seulement alors les récepteurs NMDA s'activeront et permettront au calcium d'affluer dans la cellule, déclenchant ainsi la potentialisation à long terme. Il est intéressant de noter qu'en 1949 le psychologue D.O. Hebb avait prédit l'existence d'une sorte de détecteur de coïncidence nerveuse dans le cerveau lors de l'apprentissage : « Quand un axone d'une cellule A [...] excite la cellule B et prend part de manière répétée ou persistante à son activation, certains processus de croissance ou modifications métaboliques s'opèrent dans l'une ou les deux cellules de façon à accroître l'efficacité de A. »

Pour Aristote, et à sa suite les philosophes empiristes britanniques ainsi que de nombreux autres penseurs, l'apprentissage et la mémorisation sont en quelque sorte le fruit de cette capacité qu'a l'esprit à associer et à former une sorte de connexion mentale durable entre deux idées ou deux stimuli. En découvrant le récepteur NMDA et la potentialisation à long terme, les neuroscientifiques avaient ainsi mis au jour un processus moléculaire et cellulaire tout à fait apte à effectuer ce processus associatif.

CHAPITRE 21

Les synapses conservent également nos souvenirs les plus chers

Les récentes découvertes dans l'hippocampe – les cellules de lieu, le récepteur NMDA et la potentialisation à long terme – firent miroiter d'excitantes perspectives en neuroscience. Pour autant, le lien entre carte spatiale, potentialisation à long terme et stockage mnésique explicite n'était absolument pas clair. Pour commencer, bien que ce fût là un phénomène tout à la fois fascinant et connu, la potentialisation à long terme dans l'hippocampe engendrait de façon extrêmement artificielle des modifications de la force synaptique. Ce caractère artificiel poussa même Lømo et Bliss à se demander « si l'animal actif exploitait réellement dans sa vie courante une telle propriété, mise en évidence après des salves de stimulation répétées et synchrones [...] ». De fait, il semblait improbable que le même schéma d'activation puisse se produire au cours de l'apprentissage. Pour de nombreux scientifiques, il était douteux que les modifications de la force synaptique produites par la potentialisation à long terme puissent jouer un quelconque rôle dans la mémoire spatiale, ou encore dans la formation et la conservation de la carte spatiale.

Je me rendis peu à peu compte que la génétique constituerait la voie idéale pour explorer ces relations, à la manière de Seymour Benzer pour l'étude de l'apprentissage chez la drosophile. Dans les années 1980, les biologistes se mirent à combiner la sélection classique par croisements et les outils de l'ADN recombinant afin de produire des souris génétiquement modifiées. Ces techniques rendirent possible la manipulation des gènes responsables de la potentialisation à long terme et permirent d'apporter des réponses à des questions pressantes que je me posais. La potentialisation à long terme, comme la facilitation à long terme chez l'aplysie, traverse-t-elle différentes phases ? Ces phases correspondent-elles à du stockage de court puis de long terme de la mémoire spatiale ? Si c'était le cas, il devait être possible d'interférer avec l'une ou l'autre phase de potentialisation à long terme et de déterminer ainsi le devenir de la carte spatiale dans l'hippocampe lorsqu'un animal apprend et se remémore un nouvel environnement.

J'étais très excité à l'idée de retrouver l'hippocampe, cet amour de jeunesse. Ayant constamment suivi les progrès de la recherche dans ce domaine, je n'avais pas le sentiment de l'avoir quitté depuis déjà trente ans. Qui plus est, Per Andersen tout comme Roger Nicoll étaient de bons amis. Mais avant toute chose, j'étais motivé par les souvenirs de mes expériences passées avec Alden Spencer au NIH. Je ressentais à nouveau l'excitation d'être à l'aube d'une nouvelle aventure – mais cette fois armé des techniques de la génétique moléculaire dont la puissance et la spécificité dépassaient ce qu'Alden et moi aurions jamais pu imaginer dans nos rêves les plus fous.

Conceptuellement, ces progrès de la génétique moléculaire tiraient leurs origines des sélections par croisements effectuées sur les souris. Au début du XXe siècle, des expériences avaient mis en évidence que des lignées différentes ne se distinguaient pas seulement par leur matériel génétique mais également par leur comportement. Certaines lignées s'étaient avérées extrêmement douées pour apprendre une variété de tâches, tandis que d'autres s'y montraient très empruntées. En se fondant sur ces observations, on put ainsi prouver que les gènes contribuent à l'apprentissage. On retrouve chez les animaux des différences analogues pour d'autres caractéristiques comme leur couardise, leur sociabilité ou leur instinct de reproduction. En les croisant et en créant par exemple à volonté de nouvelles lignées anormalement craintives ou pas, les généticiens comportementaux purent dépasser le caractère aléatoire de la sélection naturelle. La sélection par croisement fut ainsi la première étape dans l'isolation des gènes responsables de comportements particuliers. L'ADN recombinant rendit quant à lui possible à la fois l'identification des gènes spécifiques nécessaires et l'examen du rôle de ces gènes dans l'altération des synapses responsables de chaque comportement, chaque état émotionnel ou chaque capacité d'apprentissage.

Jusqu'en 1980, la génétique moléculaire chez la souris reposait sur une analyse classique baptisée génétique classique[1], celle-là même que Benzer mit en œuvre chez la drosophile. Pour commencer, on expose la souris à une substance chimique qui endommage en général un seul des 15 000 gènes du génome de l'animal. Le dommage se produit cependant aléatoirement et l'on ne peut donc savoir *a priori* quel gène est affecté. On donne alors à l'animal toute une gamme de tâches à accomplir pour repérer celles, s'il y en a, affectées par le gène aléatoirement altéré. Les souris devant se reproduire sur plusieurs généra-

1. Également baptisée génétique « forward ».

tions, la génétique classique est très exigeante en énergie et en temps mais, en évitant tout présupposé sur la mutation, elle présente le grand avantage de ne pas induire de biais dans la sélection des gènes effectuée.

La révolution de l'ADN recombinant permit aux biologistes moléculaires de développer une stratégie moins exigeante et requérant moins de temps, la génétique inverse. En génétique inverse, on retire ou on ajoute un gène spécifique au génome de la souris puis on en examine l'impact sur les modifications synaptiques et sur l'apprentissage. La génétique inverse est biaisée car conçue pour tester une hypothèse spécifique, par exemple déterminer si un gène particulier et la protéine qu'il encode sont impliqués dans un comportement donné.

Deux méthodes de modification des gènes isolés rendirent possible la génétique inverse chez la souris. La première, la transgenèse, passe par l'introduction d'un gène étranger baptisé transgène, dans l'ADN de l'ovule d'une souris. Une fois l'ovule fertilisé, le transgène intègre le génome du souriceau. Des souris transgéniques adultes sont ensuite reproduites pour obtenir une lignée de souris génétiquement pure, dont chaque individu exprime le transgène. La seconde méthode pour modifier génétiquement des souris consiste à littéralement « assommer » ou à « invalider » un gène du génome de la souris. Ce résultat s'acquiert en insérant un segment de matériel génétique dans l'ADN de la souris, ce qui rend le gène choisi inopérant et élimine ainsi la protéine encodée par ce gène de l'organisme de la souris.

Il m'apparaissait de plus en plus clairement qu'au vu des avancées en ingénierie génétique, la souris constituerait un superbe animal de laboratoire pour identifier les gènes et les protéines responsables des diverses formes de potentialisation à long terme. On pouvait donc relier ces gènes et ces protéines au stockage de la mémoire spatiale. Bien que les souris soient des mammifères relativement simples, leur cerveau est anatomiquement similaire à celui des hommes et, comme chez l'homme, l'hippocampe est impliqué dans le stockage des souvenirs des lieux et des objets. En outre, les souris se reproduisent bien plus rapidement que des mammifères plus grands comme les chats, les chiens, les singes ou les hommes. Par conséquent, de grandes populations portant des gènes identiques, parmi lesquels des transgènes ou des gènes invalidés identiques, peuvent se reproduire en l'espace de quelques mois.

Ces techniques expérimentales nouvelles et révolutionnaires eurent des répercussions biomédicales majeures. Presque tous les gènes du génome humain existent en plusieurs versions différentes, baptisées allèles, qui sont présentes chez les divers membres de la population humaine. Des études génétiques des désordres neurologiques et psychiatriques chez l'homme ont ainsi permis d'identifier les allèles responsables de différences comportementales chez les personnes saines, mais aussi les allèles responsables de nombreux troubles neurologiques comme la sclérose latérale amyotrophique, la première phase de la maladie d'Alzheimer, la maladie de Parkinson, la maladie de Huntington ainsi que diverses formes d'épilepsie. La capacité d'insérer des allèles responsables de maladies à l'intérieur du génome de la souris pour ensuite étudier comment ils bouleversent le fonctionnement cérébral et le comportement a révolutionné la neurologie.

Enfin, ultime stimulus qui me poussa vers l'étude des souris génétiquement modifiées, notre laboratoire comptait dans ses rangs plusieurs postdoctorants de talent parmi lesquels Seth Grant et Mark Mayford. Grant et Mayford connaissaient la génétique de la souris bien mieux que moi, et ils exercèrent une grande influence sur les orientations de nos recherches. Grant fut à l'origine de mes premiers travaux sur les souris génétiquement modifiées tandis que l'apport de Mayford fut décisif plus tard, lorsque nous commençâmes à améliorer la méthodologie que nous et d'autres avions employée dans notre première génération d'études comportementales sur les souris.

Nos méthodes originales de production de souris transgéniques affectaient chaque cellule du corps de la souris. Or il nous fallait trouver une façon de restreindre nos manipulations génétiques au cerveau, spécifiquement aux régions qui forment les circuits nerveux de la mémoire explicite. Mayford développa précisément des méthodes permettant de limiter l'expression des gènes nouvellement implantés à certaines régions du cerveau, ainsi qu'une méthode de contrôle de la durée de l'expression du gène dans le cerveau, rendant par là possible l'activation ou la désactivation du gène. Ces deux prouesses techniques, très largement adoptées ensuite par la communauté scientifique, marquèrent le début d'une nouvelle étape dans nos travaux ; elles demeurent des pierres angulaires de l'analyse moderne du comportement chez les souris génétiquement modifiées.

La première tentative pour relier la potentialisation à long terme à la mémoire spatiale date de la fin des années 1980. Richard Morris, un physiologiste de l'Université d'Edimbourg, avait montré qu'en bloquant de manière pharmacologique le récepteur NMDA, on pouvait également stopper la potentialisation à long terme et ainsi interférer avec la mémoire spatiale. Dans des expériences réalisées indépendamment, Grant et moi à Columbia, et Susumu Tonegawa et son collègue postdoctorant Alcino Silva, au Massachusetts Institute of Technology, développâmes encore cette analyse. Chacun de notre côté, nous créâmes une lignée différente de souris génétiquement modifiées auxquelles manquait une protéine clé censée jouer un rôle dans la potentialisation à long terme. Nous observâmes ensuite l'impact de cette modification génétique sur l'apprentissage et la mémorisation, comparé à des souris normales.

Nous avons testé les performances de ces animaux sur plusieurs tâches spatiales classiques. Par exemple, nous avons placé une souris au centre d'une large plate-forme circulaire blanche, bien illuminée et bordée par des murs percés de quarante orifices. Seul l'un de ces orifices menait vers une pièce permettant de s'échapper. Par ailleurs, les murs de la pièce où se trouvait la plate-forme étaient tous décorés d'une manière différente et distincte. Or les souris n'aiment pas se trouver dans un espace ouvert, spécialement lorsqu'il est bien illuminé car elles s'y sentent sans défense. Elles cherchent donc à s'échapper et, dans ce cas précis, la seule façon pour la souris de s'échapper de la plate-forme consistait à découvrir l'orifice qui menait vers la sortie. En définitive, c'est en mémorisant l'association entre l'orifice et la décoration murale que la souris découvrait cet orifice.

Dans leur tentative de fuite, les souris mettent en œuvre trois stratégies, l'une après l'autre : aléatoire, sérielle et spatiale. Chaque stratégie permet aux animaux de trouver la sortie, mais leurs efficacités respectives varient dans une grande proportion. Les souris commencent par essayer aléatoirement n'importe quel trou, pour rapidement se rendre compte de l'inefficacité d'une telle stratégie. Suite à quoi elles testent un trou, puis le suivant, et ainsi de suite jusqu'à trouver le bon. Cette stratégie est meilleure mais toujours pas optimale. De fait, aucune de ces stratégies n'est spatiale – elles ne requièrent pas de la part des souris le stockage dans le cerveau d'une carte interne de l'organisation spatiale de leur environnement – pas plus qu'elle ne fait appel à l'hippocampe. Pour finir, la souris adopte une stratégie spatiale qui utilise l'hippocampe. Elle apprend à observer les décors du mur situé dans l'alignement du trou cible, puis va droit vers ce trou en se guidant sur la décoration. La plupart des souris passent assez vite sur les deux premières stratégies et recourent sans tarder à la stratégie spatiale.

Nous nous sommes alors concentrés sur la potentialisation à long terme dans des zones de l'hippocampe baptisées collatérales de Schaffer. Larry Squire, de l'Université de Californie à San Diego, avait mis en évidence que des lésions affectant ces collatérales entraînaient un déficit mnésique semblable à celui expérimenté par H.M., le patient de Brenda Milner. Nous découvrîmes qu'en inactivant un gène particulier encodant une protéine importante pour la potentialisation à long terme, nous pouvions compromettre le renforcement synaptique dans les collatérales de Schaffer. En outre, ce défaut génétique était corrélé à un défaut de la mémoire spatiale de la souris.

Chaque année, le laboratoire de Cold Spring Harbor tient un meeting entièrement consacré à un unique thème majeur en biologie. Le thème de 1992 était « La surface cellulaire » mais, en raison de l'intérêt suscité par les travaux de Susumu Tonegawa et de nous-mêmes reliant les gènes à la mémoire chez la souris, on réserva un nouveau créneau pour nous deux afin que nous puissions y exposer et confronter nos points de vue. Tonegawa et moi présentâmes nos expériences distinctes montrant comment l'inactivation d'un seul gène inhibe à la fois la potentialisation à long terme dans un faisceau de l'hippocampe et la mémoire spatiale. À l'époque, c'était l'exemple le plus direct de corrélation jamais établie entre la potentialisation à long terme et la mémoire spatiale. Peu de temps après, chacun de nous effectua un pas supplémentaire en étudiant le lien entre la potentialisation à long terme et la carte spatiale de l'environnement extérieur représenté dans l'hippocampe.

À la date du meeting, Tonegawa et moi nous connaissions déjà quelque peu. Dans les années 1970, il avait démontré l'origine génétique de la diversité des anticorps, une extraordinaire contribution en immunologie pour laquelle il avait reçu le prix Nobel de physiologie et de médecine en 1987. Ce travail accompli, il s'était tourné vers le cerveau en quête de nouveaux territoires à conquérir. C'était un bon ami de Richard Axel qui lui avait suggéré de discuter avec moi.

Le problème qui suscitait le plus grand intérêt chez Tonegawa lorsqu'il vint me voir en 1987 était celui de la conscience. Tout en soutenant son enthousiasme pour l'étude du cerveau, je tentai de le dissuader de s'attaquer à la conscience, un sujet trop difficile et trop mal défini pour une approche moléculaire à l'époque. Susumu s'était servi de souris génétiquement modifiées dans son étude du système immunitaire et il était donc naturel et bien plus réaliste pour lui de se tourner vers l'apprentissage et la mémoire, ce qu'il fit lorsque Silva rejoignit son laboratoire.

Depuis 1992, de nombreuses autres équipes de recherche ont également obtenu des résultats dans ce domaine et, en dépit de quelques exceptions occasionnelles et importantes, le lien entre perturbation de la potentialisation à long terme et mémoire spatiale défaillante s'est avéré un très bon sujet pour entamer l'examen des mécanismes moléculaires de la potentialisation à long terme et du rôle de ces molécules dans le stockage mnésique.

Je savais que la mémoire spatiale chez les souris, comme la mémoire implicite étudiée chez l'aplysie et la drosophile, possède deux composantes : une mémoire à court terme qui ne fait pas appel à la synthèse protéique et une mémoire à long terme qui y recourt. Je voulais maintenant découvrir si, pour leur stockage, les mémoires explicites à court et à long terme se distinguaient également par des mécanismes synaptiques et moléculaires spécifiques. Chez l'aplysie, la mémoire à court terme met en œuvre des modifications synaptiques qui ne reposent que sur la signalisation de second messager. La mémoire à long terme requiert quant à elle des modifications synaptiques plus durables qui sont aussi fondées sur des altérations de l'expression des gènes.

Mes collègues et moi examinâmes des coupes d'hippocampe issues de souris génétiquement modifiées et découvrîmes que dans chacun des trois faisceaux majeurs de l'hippocampe, la potentialisation à long terme passe par deux phases similaires à celles de la facilitation à long terme chez l'aplysie. Un unique train de stimuli électriques produit une première phase transitoire de potentialisation à long terme, qui ne dure que de une à trois heures et ne fait pas appel à la synthèse de nouvelles protéines. La réaction des neurones à ces stimuli était exactement celle prédite par Roger Nicoll : les récepteurs NMDA de la cellule postsynaptique sont activés, ce qui provoque un afflux d'ions calcium dans la cellule postsynaptique. Dans ce cas, le calcium agit en tant que second messager ; il déclenche la potentialisation à long terme en exacerbant la réponse des récepteurs AMPA existants au glutamate et en stimulant l'insertion de nouveaux récepteurs AMPA dans la membrane de la cellule postsynaptique. En réponse à certains schémas de stimulation, la cellule postsynaptique renvoie également un signal à la cellule présynaptique pour demander plus de glutamate.

Des trains de stimuli électriques répétés engendrent une deuxième phase de potentialisation à long terme qui dure plus d'un jour. Nous découvrîmes que les propriétés de cette phase, qui n'avait jamais été étudiée en détail auparavant, étaient très semblables à la facilitation à long terme de la force synaptique chez l'aplysie. À la fois chez l'aplysie et la souris, la deuxième phase de potentialisation à long terme est fortement affectée par les interneurones modulateurs qui sont réquisitionnés chez la souris pour faire basculer une modification homosynaptique de court terme en modification hétérosynaptique de long terme. Chez les souris, ces neurones libèrent de la dopamine, un neurotransmetteur couramment utilisé dans le cerveau des mammifères pour l'attention et la consolidation. Comme la sérotonine chez l'aplysie, la dopamine déclenche chez un récepteur de l'hippocampe l'activation d'une enzyme qui accroît la quantité d'AMP cyclique. Néanmoins, une part importante de cet accroissement de l'AMP cyclique dans l'hippocampe de la souris a lieu dans la cellule postsynaptique tandis que, chez l'aplysie, l'accroissement se produit dans le neurone sensoriel présynaptique. Dans chaque cas, l'AMP cyclique mobilise la protéine kinase A ainsi que d'autres protéines kinases, ce qui débouche en définitive sur l'activation de la CREB et l'expression de gènes effecteurs.

L'une des découvertes marquantes que nous avions faites en étudiant la mémoire chez l'aplysie était l'existence d'un gène suppresseur de mémoire qui produit la protéine CREB-2. En bloquant l'expression de ce gène chez l'aplysie, on augmente à la fois le nombre et la force des synapses associées à la facilitation à long terme. Chez la souris, nous découvrîmes que bloquer ce gène, ainsi que des gènes suppresseurs similaires, améliorait à la fois la potentialisation à long terme dans l'hippocampe et la mémoire spatiale.

Au cours de ces études, je pus une nouvelle fois collaborer avec plaisir avec Steven Siegelbaum. Nous nous intéressions à un canal ionique particulier qui inhibe le renforcement synaptique, spécialement dans certaines dendrites. Alden Spencer et moi avions étudié ces dendrites en 1959 et avions conclu qu'elles produisent des potentiels d'action en réponse à une activité dans le faisceau perforant, qui va du cortex entorhinal jusqu'à l'hippocampe. Steve et moi croisâmes des souris auxquelles manquait le gène de ce canal ionique particulier. Nous observâmes alors que la potentialisation à long terme en réponse à une stimulation du réseau perforant était remarquablement améliorée chez ces souris, en partie par les potentiels d'action dendritiques. Conséquence de cela, ces souris étaient brillantes ; elles possédaient une mémoire spatiale bien plus puissante que les souris normales !

Mes collègues et moi découvrîmes également que la mémoire explicite dans le cerveau des mammifères, à la différence de la mémoire implicite chez l'aplysie ou la drosophile, fait appel à plusieurs gènes régulateurs en complément de la CREB. Bien que la preuve n'en soit pas complètement établie, il semble que chez les souris, l'expression des gènes provoque également des modifications anatomiques – plus spécifiquement, une croissance de nouvelles connexions synaptiques.

En dépit des différences comportementales significatives existant entre les mémoires implicite et explicite, certains aspects du stockage mnésique chez les invertébrés ont été conservés pendant les millions d'années de l'évolution et se retrouvent dans les mécanismes de stockage de la mémoire explicite chez les vertébrés. Malgré les conseils prodigués par le grand neurophysiologiste John Eccles, m'exhortant au début de ma carrière à ne pas abandonner la recherche sur le splendide cerveau des mammifères pour travailler sur un mollusque marin visqueux et dépourvu de cerveau, il apparaît aujourd'hui clairement que tous les animaux partagent plusieurs mécanismes moléculaires clés de la mémoire.

CHAPITRE 22

L'image cérébrale du monde extérieur

L'étude de la mémoire explicite spatiale chez la souris m'entraîna inévitablement à soulever les questions plus vastes qui m'avait poussé vers la psychanalyse au début de ma carrière. Je commençai à réfléchir à la nature de l'attention et de la conscience, des états mentaux associés non pas à de simples actes réflexes mais à des processus psychologiques complexes. Je désirais me concentrer sur la façon dont l'espace – l'environnement interne au sein duquel évoluait la souris – était représenté dans son cerveau et dont l'attention altérait cette représentation. Ce faisant, je passais d'un système chez l'aplysie raisonnablement bien compris à des systèmes chez les mammifères qui n'offraient (et dans une certaine mesure n'offrent toujours) que quelques résultats fascinants et de nombreuses questions non résolues. Cependant, le temps était venu d'essayer de tenter une percée en biologie moléculaire de la cognition.

En examinant la mémoire implicite chez l'aplysie, j'avais mis au point une approche neurobiologique et moléculaire des processus mentaux élémentaires sur les bases établies par Pavlov et les béhavioristes. Leurs méthodes étaient rigoureuses mais reflétaient une définition étroite et limitée du comportement, centrée sur les actions motrices. À l'opposé, nos travaux sur la mémoire explicite et l'hippocampe posaient d'énormes défis intellectuels nouveaux dont un de taille, celui de l'attention consciente que requièrent l'encodage et le rappel de la mémoire spatiale.

Première étape dans ma réflexion sur la mémoire complexe de l'espace et sur sa représentation interne dans l'hippocampe, je passai des béhavioristes aux psychologues cognitivistes, tout à la fois successeurs scientifiques des psychanalystes et premier groupe de scientifiques à penser en termes systématiques la recréation et la représentation du monde extérieur dans notre cerveau.

La psychologie cognitive a émergé au début des années 1960 comme réponse aux limites du béhaviorisme. Tout en tentant de conserver la rigueur expérimentale du béhaviorisme, les psychologues cognitivistes s'attachaient à des processus mentaux bien plus complexes et plus proches du champ de la psychanalyse. Tout comme les psychanalystes avant eux, les nouveaux psychologues cognitivistes ne se satisfaisaient pas de la simple description des réponses motrices produites par des stimuli sensoriels. Au lieu de cela, leur intérêt résidait dans la recherche des mécanismes cérébraux qui font intervenir un stimulus sensoriel et une réponse – les mécanismes qui convertissent un stimulus sensoriel en action. Les psychologues cognitivistes mirent au point des expériences comportementales leur permettant de déduire comment l'information sensorielle provenant des yeux et des oreilles est transformée à l'intérieur du cerveau en images, mots ou actes.

La pensée des psychologues cognitivistes était portée par deux hypothèses sous-jacentes. La première était la notion kantienne d'un cerveau naissant doté d'une connaissance *a priori*, « une connaissance qui est [...] indépendante de l'expérience ». Cette idée fut par la suite défendue par l'école européenne de la psychologie Gestalt, précurseur avec les psychanalystes de la psychologie cognitive moderne. Selon les psychologistes gestalt, nos perceptions cohérentes sont l'aboutissement final d'une capacité innée du cerveau à extraire du sens à partir des propriétés du monde, dont nos organes sensoriels périphériques ne permettent de détecter que quelques caractéristiques limitées. La raison pour laquelle le cerveau peut extraire du sens, par exemple, d'une analyse limitée d'une scène visuelle tient au fait que notre système visuel n'enregistre pas simplement passivement une scène, comme le fait un appareil photo. Bien plus, la perception est création : le système visuel transforme les schémas bidimensionnels de la lumière qui vient frapper la rétine de l'œil en une interprétation stable, possédant une cohérence logique, d'un monde sensoriel tridimensionnel. À l'intérieur même des liaisons nerveuses du cerveau sont intégrées les règles complexes de l'extrapolation ; ces règles permettent au cerveau d'extraire de l'information à partir de structures relativement pauvres fournies par les signaux nerveux entrants et de la transformer en une image porteuse de sens. Le cerveau est ainsi la machine à lever l'ambiguïté par excellence !

Les psychologues cognitivistes démontrèrent cette capacité au travers d'études portant sur les illusions, c'est-à-dire sur les erreurs de lecture de l'information visuelle par le cerveau. Par exemple, une image ne contenant par le contour complet d'un triangle est néanmoins vue comme un triangle car le cerveau s'attend à former certaines images (figure 22-1). Les attentes du cerveau sont ancrées dans

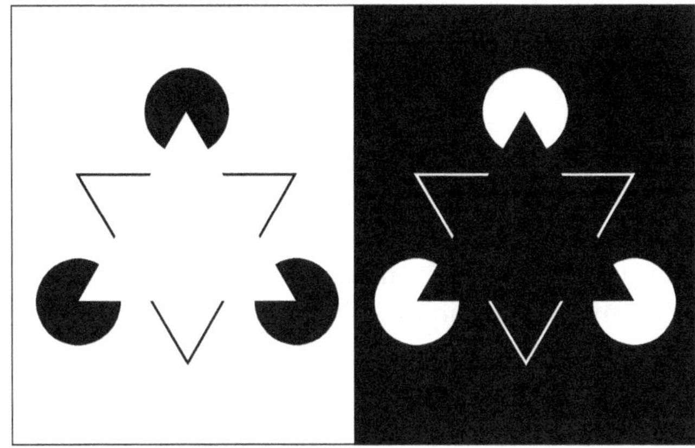

FIGURE 22-1 :
La reconstruction par le cerveau de l'information sensorielle.
Le cerveau lève l'ambiguïté en créant des formes à partir de données incomplètes – par exemple en complétant les lignes manquantes de ces triangles. Si vous cachez une partie de ces figures, votre cerveau se retrouve privé de certains indices qu'il exploite pour aboutir à ses conclusions, et les triangles disparaissent.

l'organisation anatomique et fonctionnelle des connexions visuelles, certaines d'entre elles étant forgées par l'expérience mais la plus grande part provenant du câblage nerveux inné destiné à la vue.

Pour apprécier ces talents perceptifs évolués, il est utile de comparer les capacités calculatoires du cerveau avec celles des dispositifs artificiels de calcul ou de traitement de l'information. Lorsque vous êtes assis à la terrasse d'un café et que vous observez les passants, vous pouvez, avec un minimum d'indices, distinguer facilement les hommes des femmes, les amis des inconnus. Percevoir et reconnaître les objets et les gens semble ne pas demander d'effort. Pourtant, les informaticiens ont appris en élaborant des machines intelligentes que ces discriminations perceptuelles requièrent des calculs qu'aucun ordinateur ne peut aujourd'hui approcher. La simple reconnaissance d'un visage représente encore aujourd'hui une performance informatique. Tous nos sens – la vue, l'ouïe, l'odorat et le toucher – sont des exploits analytiques.

La deuxième hypothèse défendue par les psychologues cognitivistes était que le cerveau effectue ces exploits analytiques en développant une représentation du monde extérieur – une carte cognitive –, représentation qu'il l'utilise ensuite pour créer une image sensée, ce qu'il y a à y voir ou à y entendre. La carte cognitive est ensuite combinée avec l'information des événements passés puis modulée par l'attention. Pour finir, les représentations sensorielles sont utilisées pour organiser et orchestrer des actions réfléchies et décidées.

L'idée d'une carte cognitive s'est révélée une importante avancée dans l'étude du comportement et a rapproché la psychologie cognitive et la psychanalyse. Elle a également ouvert une perspective sur l'esprit bien plus large et plus intéressante que celles des béhavioristes. Mais le concept n'était pas sans poser problème. Le plus grand de ces problèmes tenait au fait que les représentations internes déduites par les psychologues cognitivistes n'étaient que des intuitions sophistiquées ; on ne pouvait les examiner directement et n'étaient donc pas immédiatement accessibles à l'analyse objective. Pour voir les représentations internes – pour pénétrer à l'intérieur de la boîte noire de l'esprit – les psychologues cognitivistes devaient s'unir aux biologistes.

Par bonheur, alors que la psychologie cognitive émergeait dans les années 1960, la même époque voyait la biologie des fonctions cérébrales supérieures atteindre sa pleine maturité. Durant les années 1970 et 1980, les béhavioristes et les psychologues cognitivistes avaient commencé à collaborer avec les spécialistes du cerveau. En conséquence, la science du système nerveux, cette branche de la biologie concernée par les processus cérébraux, se mit à fusionner avec les psychologies béhavioriste et cognitiviste, les sciences des processus mentaux. La synthèse qui émergea de ces interactions donna naissance à la neuroscience cognitive, qui se concentra sur la biologie des représentations internes et traça deux grands axes de recherche : d'une part l'étude électrophysiologique de la représentation de l'information sensorielle dans les cerveaux d'animaux, et d'autre part l'imagerie des complexes représentations internes, sensorielles ou autres, au sein du cerveau humain en activité.

Ces approches furent toutes deux mises à contribution afin d'examiner la représentation interne de l'espace que je voulais étudier : elles révélèrent que l'espace est effectivement la plus complexe des représentations sensorielles. Pour réunir cela en un tout cohérent, je devais tout d'abord faire le point sur ce que nous avait déjà appris l'étude de représentations plus simples. Par chance pour moi, les principaux contributeurs à ce domaine étaient Wade Marshall, Vernon Mountcastle, David Hubel et Torsten Wiesel, quatre personnes que je connaissais très bien et dont j'étais intimement familier des travaux.

L'étude électrophysiologique de la représentation sensorielle fut introduite par mon mentor, Wade Marshall, qui le premier étudia comment le toucher, la vue et l'ouïe étaient représentés dans le cortex cérébral. Marshall commença par la représentation du toucher. En 1936, il découvrit que le cortex somatosensoriel du chat contient une carte de la surface de son corps. Il collabora ensuite avec Philip Bard et Clinton Woolsey pour cartographier de manière très détaillée la représentation de la surface totale du corps dans le cerveau des singes. Quelques années plus tard, Wilder Penfield cartographia le cortex somatosensoriel humain.

Ces études physiologiques révélèrent deux principes qui régissent les cartes sensorielles. Tout d'abord, que ce soit chez les hommes ou chez les singes, chaque partie du corps est représentée de façon systématique dans le cortex. Deuxièmement, les cartes sensorielles ne sont pas simplement une réplique directe dans le cerveau de la topographie de la surface du corps. De fait, elles distordent de façon dramatique la forme du corps. Chaque partie du corps y est représentée en proportion de son importance dans la perception sensorielle et non en proportion de sa taille. Ainsi, les extrémités des doigts et la bouche, qui sont des régions extrêmement sensibles pour le sens du toucher, ont une représentation disproportionnée par rapport à la peau du dos qui, bien que plus étendue, est moins sensible. Cette distorsion reflète en fait la densité d'innervation sensorielle dans les diverses régions du corps. Woolsey découvrit plus tard des distorsions similaires chez d'autres animaux de laboratoire ; chez les lapins, par exemple, la face et le nez ont les représentations cérébrales les plus importantes car ils sont pour l'animal les premiers instruments d'exploration de son environnement. Comme nous l'avons vu, ces cartes peuvent être modifiées par l'expérience.

Au début des années 1950, Vernon Mountcastle à l'Université John Hopkins développa l'analyse de la représentation sensorielle en enregistrant des cellules individuelles. Mountcastle découvrit que, pris un par un, les neurones du cortex somatosensoriel ne répondent à des signaux qu'en provenance d'une zone limitée de la peau, zone qu'il baptisa le champ réceptif du neurone. Par exemple, une cellule appartenant à la région de la main située dans le cortex somatosensoriel de l'hémisphère gauche peut très bien ne répondre qu'à une stimulation exercée sur l'extrémité du majeur de la main droite et à rien d'autre.

Mountcastle découvrit également que la sensation tactile se compose de plusieurs sous-modalités distinctes ; ainsi, le toucher embrasse aussi bien la sensation produite par une pression intense sur la peau que celle engendrée par une douce caresse. Il mit en évidence que chaque sous-modalité distincte possède son propre faisceau privé à l'intérieur du cerveau et que cette séparation s'applique à chaque relais du tronc cérébral et du thalamus. L'exemple le plus fascinant de cette séparation apparaît clairement dans le cortex somatosensoriel, celui-ci s'organisant en effet en colonnes de cellules nerveuses qui s'étendent de sa surface externe à sa surface interne. Chaque colonne est consacrée à une sous-modalité et à une région de la peau. Ainsi, toutes les cellules de la même colonne peuvent par exemple recevoir de l'information d'un contact superficiel provenant de l'extrémité d'un index. Des cellules d'une autre colonne reçoivent quant à elles de l'information d'une pression appuyée sur le même index. Les travaux de Mountcastle révélèrent combien le message sensoriel du toucher est déconstruit ; chaque sous-modalité est analysée séparément, reconstruite pour n'être ensuite combinée que lors des dernières étapes du traitement de l'information. Mountcastle avança également l'idée, aujourd'hui généralement admise, que ces colonnes forment les modules fondamentaux de traitement de l'information du cortex.

D'autres modalités sensorielles sont organisées de façon semblable. C'est en ce qui concerne la vision que l'analyse de la perception est le plus avancée, bien plus que pour n'importe quel autre sens. Dans ce cas précis, on constate que l'information visuelle, relayée d'un point à l'autre du faisceau qui relie la rétine au cortex cérébral, est également transformée de manière très précise, d'abord déconstruite puis reconstruite – tout cela sans que l'individu s'en rende aucunement compte.

Au début des années 1950, Stephen Kuffler enregistra l'activité de cellules individuelles de la rétine et découvrit à sa grande surprise que les signaux issus de ces cellules ne correspondaient pas à des niveaux absolus de luminosité ; de fait, ils renseignaient sur le contraste entre la lumière et l'obscurité. Il mit en évidence que le stimulus le plus efficace pour exciter les cellules de la rétine ne consistait pas à diffuser de la lumière mais des petits points lumineux. David Hubel et Torsten Wiesel découvrirent un principe analogue à l'œuvre dans l'étape de traitement suivante, localisée dans le thalamus. D'autre part, à leur grande stupéfaction, ils s'aperçurent que le signal est transformé dès son arrivée dans le cortex. En effet, la plupart des cellules du cortex ne sont pas sensibles à des petits points lumineux mais bien plutôt répondent à des contours linéaires, à des bords étirés séparant des zones claires de zones plus sombres, analogues à ceux qui délimitent les objets du monde qui nous entoure.

Plus étonnant encore, chaque cellule du cortex visuel primaire ne répond qu'à une orientation spécifique de ces frontières entre clair et obscur. Ainsi, lorsqu'un carré tourne lentement devant vos yeux, chaque bord voit son inclinaison se modifier de manière continue, activant successivement des cellules différentes en réponse à ces angles changeants. Certaines cellules répondent mieux lorsque le bord droit est orienté verticalement, d'autres lorsqu'il est horizontal et d'autres encore lorsqu'il est oblique. La déconstruction des objets visuels en segments de droite d'orientations diverses semble être l'étape initiale de l'encodage des formes des objets qui nous entourent. Hubel et Wiesel découvrirent ensuite que, dans le système visuel comme dans le système somatosensoriel, les cellules aux propriétés similaires (dans ce cas, des cellules possédant la même direction d'orientation) s'agencent pour former des colonnes.

La lecture de ces travaux me fascina. Cette contribution scientifique à la science du cerveau constitue selon moi l'avancée la plus fondamentale dans notre compréhension de l'organisation du cortex cérébral depuis les travaux de Cajal à l'aube du siècle dernier. Cajal avait mis en évidence avec quelle précision sont interconnectées les populations de cellules nerveuses individuelles. Mountcastle, Hubel et Wiesel révélaient quant à eux la signification fonctionnelle de ces schémas d'interconnexions. Ils montraient que les connexions filtrent et transforment l'information sensorielle avant puis dans le cortex, et que ce même cortex est organisé en départements fonctionnels, ou modules.

Grâce aux travaux de Mountcastle, Hubel et Wiesel, nous pouvons commencer à discerner les principes de la psychologie cognitive à l'échelle cellulaire. Les scientifiques ont ainsi confirmé les déductions des psychologistes Gestalt en démontrant que notre croyance en des perceptions précises et directes n'est qu'illusion – une illusion perceptuelle. Le cerveau ne se contente pas d'accepter les données brutes qu'il reçoit pour les reproduire fidèlement. En fait, chaque système sensoriel commence par analyser et déconstruire les informations entrantes brutes avant de les reconstruire selon ses propres connexions et règles innées – par les mânes d'Emmanuel Kant !

Les systèmes sensoriels sont des générateurs d'hypothèse. Notre confrontation au monde ne s'effectue ni directement ni avec précision, mais comme l'a souligné Mountcastle :

> [...] par l'intermédiaire d'un cerveau relié au « dehors » par quelques millions de fragiles fibres nerveuses sensorielles, nos uniques canaux d'information, notre fil d'Ariane vers la réalité. Celles-ci nous apportent également un ingrédient essentiel à la vie même : une excitation afférente qui maintient l'état conscient, la conscience de soi.
>
> Les sensations sont élaborées par les fonctions codantes des terminaisons nerveuses sensorielles ainsi que par la mécanique nerveuse intégrative du système nerveux central. Les fibres nerveuses afférentes ne sont pas des enregistreurs haute fidélité car elles accentuent certaines caractéristiques des stimuli et en négligent d'autres. Le neurone central est un raconteur d'histoires comparé aux fibres nerveuses, et l'on ne peut jamais se fier complètement à lui car il se permet de distordre la qualité et la mesure [...]. *La sensation est une abstraction, non une reproduction du monde réel.*

Les travaux ultérieurs sur le système visuel ont montré que le cerveau ne se contente pas de découper les objets en segments de droite, mais que d'autres aspects de la perception visuelle – le mouvement, la profondeur, la forme et la couleur – sont séparés puis transportés par des voies différentes vers le cerveau où ils sont ensuite recombinés et coordonnés en une perception unique. Une part importante de cette séparation s'opère dans l'aire primaire visuelle du cortex d'où partent deux voies parallèles. L'une de ces voies, la voie du « quoi », porte l'information relative à la forme de l'objet : à quoi l'objet ressemble-t-il. L'autre, la voie du « où », porte l'information relative au mouvement de l'objet dans l'espace : où l'objet est-il situé. Ces deux voies nerveuses aboutissent à des régions supérieures du cortex impliquées dans des traitements plus complexes.

Freud avait déjà avancé à la fin du XIXe siècle l'idée de traitements séparés des différents aspects de la perception visuelle dans des aires distinctes du cerveau, en proposant que l'incapacité de certains patients à discerner certaines caractéristiques précises du monde visuel provenait non d'un déficit sensoriel (résultant d'un dommage à la rétine ou au nerf optique) mais d'un défaut cortical qui affectait leur capacité à combiner les divers aspects de la vision en un schéma cohérent. Ces défauts, que Freud regroupait sous le terme général d'*agnosie* (perte de connaissance), peuvent être assez spécifiques. Ainsi, on peut rencontrer des défauts causés par des lésions situées soit dans la voie du « où », soit dans la voie du « quoi ». Telle personne atteinte d'agnosie profonde due à un défaut du système « où » est incapable de percevoir la profondeur mais, hormis cela, conserve une vision normale. Telle autre se retrouve incapable « d'apprécier la profondeur ou l'épaisseur des objets vus [...]. L'individu le plus corpulent lui apparaîtrait comme une affiche ambulante ; tout est parfaitement plat ». De manière similaire, des personnes atteintes d'agnosie du mouvement ne peuvent le détecter, tandis que toutes les autres capacités perceptuelles demeurent intactes.

Il existe des preuves convaincantes de l'existence d'une région particulière de la voie du « quoi » spécialisée dans la reconnaissance des visages. Après une attaque, certaines personnes peuvent reconnaître un visage en tant que tel, ses diverses parties et même des émotions spécifiques exprimées par ce visage mais sont incapables d'identifier le visage d'une personne en particulier. Il est fréquent que les personnes atteintes de ce trouble (la prosopagnosie) ne puissent reconnaître des parents proches ni même leur propre visage dans le miroir. Or ce qu'elles ont perdu, ce n'est pas la capacité à déterminer une identité donnée, c'est la connexion qui relie un visage à cette identité. Pour reconnaître un ami proche ou un parent, ces patients doivent se reposer sur la voix de la personne, ou sur d'autres indices non visuels. Le talentueux neurologue et neuropsychologue Oliver Sacks décrit dans son célèbre essai « L'homme qui prenait sa femme pour un chapeau » un patient atteint de prosopagnosie qui n'arrive pas à reconnaître sa femme assise à côté de lui et, pensant qu'elle est son chapeau, tente de la prendre et de la mettre sur sa tête avant de quitter le cabinet de Sacks.

Comment ces informations relatives au mouvement, à la profondeur, à la couleur et à la forme, transportées par des voies nerveuses séparées, s'organisent-elles en une perception globale cohérente ? Ce problème, dit du liage perceptif, s'apparente à celui de l'unité de l'expérience de la conscience : en d'autres termes, à la raison pour laquelle, lorsque nous voyons un garçon faire du vélo, nous n'observons ni une image en mouvement ni une image stationnaire mais une version cohérente, tridimensionnelle et en mouvement de ce garçon. Une solution possible de ce problème du liage perceptif réside dans l'association temporaire de plusieurs voies nerveuses indépendantes, chacune en charge de fonctions précises. Comment et où s'effectue ce liage ? Semir Zeki, un professeur de l'University College de Londres qui fait autorité dans l'étude de la perception visuelle, en résume brièvement les tenants et les aboutissants en ces termes :

> À première vue, le problème de l'intégration peut sembler assez simple. Logiquement, il ne demande rien de plus que la réunion de tous les signaux provenant des aires visuelles spécialisées afin que chacun « rende compte » des résultats de ses opérations à une unique aire corticale maîtresse. Cette aire maîtresse synthétiserait alors l'information provenant de toutes ces sources différentes et nous délivrerait une image finale, du moins dans cette optique. Mais le cerveau a sa logique propre [...] Si toutes les aires visuelles rendent compte à une unique aire corticale maîtresse, à qui ou à quoi cette aire unique rend-elle compte ? Reformulé en termes plus visuels, qui « regarde » l'image visuelle fournie par cette aire maîtresse ? Et le problème ne se limite pas à l'image visuelle ou au cortex visuel. Qui, par exemple, écoute la musique délivrée par une aire auditive maîtresse, ou qui sent l'odeur fournie par le cortex olfactif maître ? Répondre à cette grande interrogation est en fait sans objet car on bute là sur un fait anatomique important, qui peut paraître moins grandiose mais plus à même de nous éclairer à long terme : *il n'existe pas d'aire corticale unique à laquelle rendraient compte de manière exclusive toutes les autres aires corticales, ni dans le système visuel ni dans aucun autre système. En résumé, le cortex doit employer une stratégie différente pour engendrer l'image visuelle intégrée.*

Lorsqu'un neuroscientifique cognitiviste scrute le cerveau d'un animal de laboratoire, il peut discerner les cellules activées puis en déduire, voire comprendre ce que perçoit le cerveau. Mais quelle stratégie met en œuvre le cerveau pour se lire lui-même ? Cette question, au cœur même de l'unité de l'expérience de conscience, demeure l'un des nombreux mystères non résolus de cette nouvelle science de l'esprit.

Pour tenter d'y apporter un début de réponse, Ed Evarts, Robert Wurtz et Michael Goldberg au NIH avaient développé une première approche et mis au point des méthodes d'enregistrement de l'activité de cellules nerveuses individuelles dans des cerveaux de singes, ces derniers accomplissant des tâches cognitives requérant action et attention. Leurs techniques de recherche novatrices permirent ainsi à des chercheurs comme Anthony Movshon de l'Université de New York et William Newsome de Stanford de corréler l'action des cellules individuelles du cerveau avec un comportement complexe – autrement dit, de corréler perception et action – et d'observer l'impact sur la perception et l'action d'une stimulation ou au contraire d'une atténuation de l'activité de petits groupes de cellules.

Ces études permirent également d'examiner dans quelle mesure l'attention et la prise de décision modifient l'activation des cellules nerveuses individuelles impliquées dans les traitements perceptifs et moteurs. Ainsi, à la différence du béhaviorisme qui ne s'attachait qu'au comportement de l'animal en réponse à un stimulus, ou de la psychologie cognitive qui se focalisait sur la notion abstraite de représentation interne, la fusion de la psychologie cognitive et de la neurobiologie cellulaire permit de mettre en évidence une représentation physique réelle – en d'autres termes, une capacité de traitement de l'information dans le cerveau – capable de créer un comportement. Ces travaux démontrèrent qu'il était donc possible d'étudier à l'échelle cellulaire l'inférence inconsciente décrite par Helmholtz en 1860, autrement dit le traitement inconscient de l'information qui s'opère entre un stimulus et une réponse.

Les études cellulaires portant sur la représentation interne dans le cortex cérébral des mondes sensoriel et moteur se développèrent dans les années 1980 avec l'introduction de l'imagerie cérébrale. Ces techniques, comme la tomographie par émission de positrons (TEP) et l'imagerie par résonance magnétique fonctionnelle (IRMf), firent franchir un bond de géant aux travaux de Paul Broca, Carl Wernicke, Sigmund Freud, du neurologiste britannique John Hughlings Jackson et d'Oliver Sacks en révélant la localisation dans le cerveau d'une variété de fonctions comportementales complexes. Bardés de ces techniques nouvelles, les chercheurs purent pénétrer à l'intérieur du cerveau pour observer non seulement des cellules individuelles mais également des circuits nerveux en action.

J'étais maintenant convaincu que la clé de la compréhension des mécanismes moléculaires de la mémoire spatiale passait par la compréhension de la représentation de l'espace dans l'hippocampe. Sans surprise au vu de son impact sur la mémoire explicite, la mémoire spatiale du monde extérieur possède une représentation interne de première importance au sein de l'hippocampe. C'est même évident si l'on se cantonne au seul plan anatomique. Les oiseaux dont la mémoire spatiale est particulièrement importante – ceux qui stockent de la nourriture dans un grand nombre d'endroits, par exemple – possèdent un hippocampe plus développé que les autres oiseaux.

Les chauffeurs de taxi londoniens en sont une autre preuve. À la différence des taxis des autres villes, ceux de Londres doivent passer un examen sévère afin d'obtenir leur licence. Au cours de ce test, ils doivent prouver qu'ils connaissent tous les noms de rue de Londres ainsi que les chemins les plus rapides pour se rendre d'un point à un autre. L'imagerie par résonance magnétique fonctionnelle a révélé qu'après deux années de cet exercice ardu dans les rues de la ville, les chauffeurs de taxis londoniens sont dotés d'un hippocampe plus important que les autres personnes du même âge. De fait, la taille de leur hippocampe continue de croître tant qu'ils exercent leur profession. En outre, des études par imagerie cérébrale ont montré que l'hippocampe est activé lors d'un voyage en pensée, lorsque l'on demande par exemple à un chauffeur de se remémorer le trajet pour une destination précise. Comment l'espace est-il donc représenté à l'échelle cellulaire à l'intérieur de l'hippocampe ?

Pour s'attaquer à ces questions, j'apportai avec moi les outils et les perspectives de la biologie moléculaire afin de les appliquer aux travaux existants sur la représentation interne de l'espace chez les souris. Nous avions utilisé initialement des souris génétiquement modifiées pour étudier l'effet de gènes spécifiques sur la potentialisation à long terme dans l'hippocampe et sur la mémoire explicite de l'espace. Nous étions maintenant prêts à nous demander comment la potentialisation à long terme aide à stabiliser la représentation interne de l'espace et comment l'attention, cette caractéristique inhérente du stockage mnésique explicite, module la représentation de l'espace. Cette approche mixte – s'étendant des molécules à l'esprit – ouvrait la possibilité d'une biologie moléculaire de la cognition et de l'attention, et achevait d'esquisser une synthèse qui déboucherait sur une nouvelle science de l'esprit.

CHAPITRE 23

Prêtez attention !

Chez toutes les créatures vivantes, des escargots aux hommes, la connaissance de l'espace est essentielle au comportement. Comme le fait remarquer John O'Keefe, « l'espace joue un rôle dans l'ensemble de notre comportement. Nous y vivons, nous y déplaçons, l'explorons, le défendons ». L'appréciation de l'espace n'est pas seulement un sens critique, c'est aussi une capacité fascinante car, à la différence de tous les autres, il n'existe pas d'organe sensoriel spécialisé dans l'analyse de l'espace. Comment, dans ce cas, l'espace est-il représenté dans le cerveau ?

Kant, l'un des précurseurs de la psychologie cognitive, prétendait que la capacité à se représenter l'espace est gravée dans nos esprits. Selon lui, les gens naissent dotés de principes d'organisation de l'espace et du temps, de telle façon que lorsque d'autres sensations sont stimulées - que ce soit *via* des objets, des mélodies ou des expériences tactiles - celles-ci sont automatiquement enchevêtrées de manière spécifique à l'espace et au temps. O'Keefe appliqua cette logique kantienne de l'espace à la mémoire explicite. Il affirma que de nombreuses formes de mémoire explicite (par exemple la mémoire des gens et des lieux) utilisent des coordonnées spatiales - autrement dit, nous nous rappelons typiquement les personnes et les événements dans un contexte spatial. Cette idée n'est pas nouvelle. En 55 après J.-C., Cicéron, le grand poète et orateur romain, décrivait la technique grecque (employée encore aujourd'hui par certains acteurs) pour mémoriser des mots consistant à se représenter les pièces d'une maison à la suite les unes des autres, associant à chacune d'elles un mot, puis à parcourir mentalement les pièces dans le bon ordre.

Comme nous ne disposons d'aucun organe sensoriel dédié à l'espace, la représentation de l'espace est une capacité par quintessence de type cognitif : c'est le problème du liage perceptif au sens large. Le cerveau doit combiner des données entrantes provenant de plusieurs modalités sensorielles différentes afin d'en dégager une représentation interne complète qui ne dépende pas exclusivement d'une seule de ces entrées. Le cerveau stocke en général l'information spatiale dans un grand nombre de régions et sous des formes très différentes, les propriétés de chaque représentation variant selon le but qui lui est assigné. Ainsi, pour certaines représentations de l'espace, le cerveau emploie typiquement des coordonnées *égocentriques* (centrées sur le récepteur) en encodant, par exemple, la position relative de la lumière par rapport à la fovée ou l'origine spatiale d'une odeur ou d'un toucher par rapport au corps. Il est également fait appel à la représentation égocentrique chez l'homme ou le singe pour se tourner vers un bruit soudain par un rapide coup d'œil vers l'endroit considéré, chez la drosophile pour éviter une odeur associée à des sensations déplaisantes, ou chez l'aplysie pour engendrer son réflexe de rétraction branchial. Pour d'autres comportements en revanche, comme la mémoire de l'espace chez la souris ou chez l'homme, il est nécessaire d'encoder la position relative de l'organisme par rapport au monde extérieur ainsi que les interrelations qui relient les objets externes entre eux. Pour ces missions, le cerveau utilise des coordonnées *allocentriques* (centrées sur le monde extérieur).

Les études sur les cartes sensorielles très simples du toucher et de la vue dans le cerveau, cartes fondées sur des coordonnées égocentriques, servirent de tremplin aux travaux ultérieurs sur la représentation plus complexe de l'espace allocentrique. Pour autant, la carte spatiale découverte en 1971 par O'Keefe diffère radicalement des cartes sensorielles égocentriques du toucher et de la vue découvertes par Wade Marshall, Vernon Mountcastle, David Hubel et Torsten Wiesel, car elle ne dépend d'aucune modalité sensorielle donnée. En effet, en 1959, quand Alden Spencer et moi avons décidé de percer la structure de l'information sensorielle entrant dans l'hippocampe, nous avons réalisé des enregistrements de cellules nerveuses individuelles tout en stimulant les divers sens à tour de rôle, sans cependant réussir à observer de réponse franche. Nous ne nous rendions pas compte que l'hippocampe est impliqué dans la perception de l'environnement et que, par conséquent, il encode une expérience multisensorielle.

John O'Keefe fut le premier à comprendre que l'hippocampe des rats contient une représentation multisensorielle de l'espace externe. O'Keefe découvrit que, lorsqu'un animal fait le tour d'un enclos, certaines cellules de lieu n'activent des potentiels d'action que lorsque l'animal arrive dans un endroit précis, tandis que d'autres cellules ne réagissent que près d'un autre endroit. Le cerveau divise ainsi son environnement en une multitude de petites zones qui se chevauchent, à la manière d'une mosaïque, chacune d'elles étant représentée par l'activité de cellules spécifiques dans l'hippocampe. Dans le cas du rat, la carte interne de l'espace se développe dans les quelques minutes qui suivent son arrivée dans un nouvel environnement.

Je me mis à réfléchir à la carte spatiale en 1992, m'interrogeant sur sa formation, sur sa conservation et sur l'influence de l'attention dans ces processus. Une constatation faite par O'Keefe et d'autres m'avait frappé : la carte spatiale, même pour les lieux simples, ne se forme pas instantanément mais exige de dix à quinze minutes après l'arrivée du rat dans son nouvel environnement. Cela laisse penser que la formation de la carte est un processus d'apprentissage ; pour l'espace aussi, la perfection naît de la pratique. Dans des circonstances optimales, cette carte demeure stable pendant des semaines ou même des mois, à la manière d'un processus mnésique.

À la différence de la vue, du toucher ou de l'odorat qui sont précâblés et fondés sur une connaissance kantienne *a priori*, la carte spatiale nous présente un type nouveau de représentation, une représentation fondée sur une combinaison entre connaissances *a priori* et apprentissage. La capacité *générale* à former des cartes spatiales est déjà présente dans l'esprit, mais la carte *particulière* ne l'est pas. À l'opposé des neurones d'un système sensoriel, les cellules de lieu ne sont pas activées par une stimulation sensorielle. Leur activité collective représente l'endroit où l'animal *pense* être.

Mon objectif était maintenant de déterminer si les mêmes voies moléculaires, nécessaires à l'activation de la potentialisation à long terme et à la mémoire spatiale dans nos expériences sur l'hippocampe, formaient et entretenaient également la carte spatiale. Bien qu'O'Keefe eût découvert les cellules de lieu en 1971, et que Bliss et Lømo eussent mis en évidence la potentialisation à long terme dans l'hippocampe en 1973, rien n'avait été tenté pour connecter ces deux découvertes. Lorsque nous commençâmes à étudier les cartes spatiales en 1992, on ne savait encore rien des étapes moléculaires de leur formation. Cette situation illustre une fois de plus l'apport incomparable de l'interdisciplinarité – dans le cas présent, l'alliance de la biologie des cellules de lieu et de la biologie moléculaire de la signalisation intracellulaire. Les renseignements qu'un scientifique retire d'une expérience sont pour une bonne part tributaires du contexte intellectuel dans lequel il baigne. Je connais peu de choses aussi enthousiasmantes que d'introduire une façon de penser nouvelle dans une autre discipline. Cette fertilisation croisée des disciplines, Jimmy Schwartz, Alden Spencer et moi-même y songions déjà en 1965 en baptisant notre nouvelle division de l'Université de New York « neurologie *et* comportement ».

En collaboration avec Robert Muller, l'un des pionniers de l'étude des cellules de lieu, nous avons effectivement mis en évidence que certaines des actions moléculaires responsables de la potentialisation à long terme sont également nécessaires à la conservation de la carte spatiale sur une longue période. Nous savions que la protéine kinase A active les gènes et ainsi enclenche la synthèse protéique nécessaire à la deuxième phase de la potentialisation à long terme. De manière similaire, nous découvrîmes que, bien que ni la protéine kinase A ni la synthèse protéique ne soient nécessaires à la formation initiale de la carte, elles sont toutes deux essentielles au « maintien » de la carte sur le long terme, permettant ainsi à la souris de se remémorer la même carte chaque fois qu'elle pénètre dans le même espace.

La découverte des rôles de la protéine kinase A et de la synthèse protéique dans la stabilisation de la carte spatiale souleva une nouvelle question : est-ce la carte spatiale enregistrée dans l'hippocampe qui permet aux animaux de disposer d'une mémoire explicite – c'est-à-dire d'agir comme si un environnement donné leur était familier ? Ces cartes sont-elles effectivement notre représentation interne, soit l'ensemble des corrélations neuronales de la mémoire explicite de l'espace ? Dans sa formulation initiale, O'Keefe considérait la carte cognitive comme une représentation interne de l'espace que l'animal utiliserait pour se déplacer. Il la voyait par conséquent plus comme une représentation de navigation, un compas en quelque sorte, que comme une représentation de la mémoire elle-même. Explorant cette question, nous trouvâmes qu'effectivement, en bloquant la protéine kinase A ou en inhibant la synthèse protéique, nous n'interférions pas seulement avcc la stabilité à long terme de la carte spatiale mais également avec la capacité à retenir durablement les souvenirs spatiaux. Nous détenions donc là une preuve directe de la corrélation entre la carte et la mémoire spatiale. En outre, nous découvrîmes que dans la mémoire spatiale, tout comme dans la mémoire implicite simple sous-tendant le réflexe de rétraction de branchie chez l'aplysie, on peut distinguer les processus impliqués dans l'acquisition de la carte (et sa préservation pendant quelques heures) de ceux chargés de conserver la carte sous une forme stable à long terme.

En dépit de certaines similitudes, la mémoire explicite de l'espace chez l'homme diffère très profondément de la mémoire implicite. En particulier, la mémoire explicite requiert de l'attention dans les processus d'encodage et de rappel. Par conséquent, pour étudier en détail la relation entre l'activité nerveuse et la mémoire explicite, il nous fallait à présent nous attaquer au problème de l'attention.

On sait à quel point l'attention sélective joue un rôle important dans la perception, l'action et la mémoire – dans l'unité d'une expérience consciente. Bien qu'abreuvé en permanence d'une foule de stimuli, l'animal n'en retient cependant qu'un très petit nombre, voire un seul, ignorant et éliminant les autres. La capacité cérébrale de traitement de l'information sensorielle est plus limitée que la capacité de ses récepteurs à mesurer le monde qui l'entoure. L'attention agit alors comme un filtre, sélectionnant certains objets pour les traiter ultérieurement. C'est en grande partie à cause de l'attention sélective que les représentations internes ne reproduisent pas tous les détails du monde extérieur et que la connaissance des stimuli sensoriels ne permet pas à elle seule de prédire l'acte moteur à venir. Dans notre expérience de tous les instants, nous nous concentrons sur une information sensorielle précise et excluons le reste (plus ou moins). Si vous levez les yeux de ce livre pour regarder quelqu'un entrer dans la pièce, vous détournez votre attention des mots imprimés sur la page. En cet instant, vous ne fixez ni le décor de la pièce ni les autres personnes qui s'y trouvent. Plus tard, si l'on vous demande de raconter votre expérience, il est plus probable que vous vous rappellerez chaque personne entrée dans la pièce plutôt que, disons, une petite entaille dans le mur. Cette focalisation de l'appareil sensoriel est une caractéristique essentielle de toute perception, comme le notait William James en 1890 dans son ouvrage fondateur, *Principes de psychologie* :

> Des millions d'items [...] présents à mes sens n'intègrent jamais réellement mon expérience. Pourquoi ? Parce qu'ils sont sans intérêt pour moi. Mon expérience est ce sur quoi je veux porter mon attention [...]. Chacun sait ce qu'est l'attention. C'est la prise de possession par l'esprit, de manière claire et nette, de l'un des objets de réflexion ou trains de pensées parmi tous ceux possibles. La focalisation, la concentration de la conscience, en constitue l'essence. Elle implique de se retirer de certaines choses afin de pouvoir s'occuper correctement d'autres.

L'attention nous permet également de lier les diverses composantes d'une image spatiale afin de l'unifier en un tout. Cliff Kentros, un postdoctorant, et moi-même décidâmes de nous attaquer au lien entre l'attention et la mémoire spatiale en nous interrogeant sur le niveau d'attention que requiert une carte spatiale. L'attention altère-t-elle par exemple la formation ou bien la stabilité de la carte ? Pour tester ces idées, nous exposâmes des souris à quatre situations exigeant des degrés croissants d'attention. Le premier degré, dit attention basique ou ambiante, correspond à l'attention que l'on manifeste même en l'absence de toute autre stimulation. Dans notre cas, des animaux parcourent le bord d'une enceinte sans stimuli pouvant les distraire. Au deuxième degré, nous demandâmes aux animaux de fouiller le sol à la recherche de nourriture, ce qui nécessite une attention légèrement plus soutenue ; au troisième, les animaux devaient distinguer deux environnements différents ; et pour finir, nous demandâmes aux animaux d'apprendre réellement une tâche spatiale. Le montage expérimental était tel qu'en parcourant le bord de son enceinte, la souris se voyait soumise à des lumières et à des sons émis de manière périodique, chose qu'elle déteste. La seule façon pour elle de stopper ces signaux consistait à trouver une petite région non marquée et à y demeurer quelques instants. C'est là un type de tâche que les souris apprennent très bien.

Nous avons alors constaté qu'une simple attention ambiante suffit à autoriser la formation et la stabilisation d'une carte spatiale pendant quelques heures, mais qu'une telle carte devient instable après trois à six heures. La stabilité à long terme est quant à elle fortement et systématiquement corrélée au degré d'attention exigé de l'animal envers l'environnement. Ainsi, lorsque l'on force une souris à se montrer très attentive à un nouvel environnement, en l'obligeant par exemple à apprendre une tâche spatiale en même temps qu'elle explore son nouvel espace, la carte spatiale demeure inscrite plusieurs jours et l'animal se rappelle sans difficulté une tâche fondée sur la connaissance de cet environnement.

Quel est donc ce mécanisme cérébral de l'attention ? Comment contribue-t-il à accentuer l'encodage de l'information spatiale et à faciliter la récupération de cette information après de longs intervalles de temps ? Je savais déjà que l'attention n'est pas une mystérieuse force agissant au sein du cerveau mais un processus modulatoire. Michael Goldberg et Robert Wurtz du NIH avaient découvert que, dans le système visuel, l'attention exacerbe la réponse des neurones à des stimuli. D'autre part, on savait qu'une voie de modulation dopaminergique (relayée par la dopamine) était fortement impliquée dans les phénomènes liés à l'attention. Or les cellules qui fabriquent la dopamine sont regroupées dans la zone centrale du cerveau et leurs axones se projettent dans l'hippocampe. De fait, nous découvrîmes qu'en bloquant l'action de la dopamine dans l'hippocampe, on bloquait la stabilisation de la carte spatiale chez un animal *attentif*. À l'inverse, en activant les récepteurs de dopamine dans l'hippocampe, on stabilisait la carte spatiale d'un animal *inattentif*. Les axones des neurones producteurs de dopamine au centre du cerveau envoient des signaux vers un grand nombre de sites, y compris l'hippocampe et le cortex préfrontal. Le cortex préfrontal, qui est réquisitionné dans le cas d'une action volontaire, envoie en retour un signal vers le centre du cerveau, afin d'ajuster l'activation de ces neurones. Notre découverte, démontrant que certaines des régions du cerveau recrutées pour les comportements volontaires sont également réquisitionnées pour les processus d'attention, conforta l'idée d'un rôle majeur joué par l'attention sélective dans la nature unitaire de la conscience.

Dans les *Principes de psychologie,* William James soulignait qu'il existe plus d'une forme d'attention. Il en existe au moins deux types : involontaire et volontaire. L'attention involontaire est sous-tendue par des processus nerveux automatiques, et apparaît de manière particulièrement évidente dans la mémoire implicite. Dans le conditionnement classique, par exemple, l'animal apprend à associer deux stimuli si, et seulement si, le stimulus conditionné est dominant ou surprenant. L'attention involontaire est activée par une propriété du monde extérieur – du stimulus – et est captée, selon James, par « des objets gros, des objets brillants, des objets mouvants, ou du sang ». L'attention volontaire, au contraire, celle que l'on maintient par exemple au volant face à la route et au trafic, est une caractéristique spécifique de la mémoire explicite et naît d'un besoin interne de traiter des stimuli qui ne sont pas dominants de manière automatique.

James affirmait que l'attention volontaire est évidemment un processus conscient chez l'individu ; par conséquent, il est très probable qu'il soit amorcé au sein du cortex cérébral. Vu sous l'angle réductionniste, les deux types d'attention font appel à des signaux biologiques de prééminence[1], comme les neurotransmetteurs modulateurs qui régulent la fonction ou la configuration d'un circuit nerveux.

Nos études moléculaires chez l'aplysie et les souris confortent cette thèse de James défendant l'existence de deux formes d'attention, involontaire et volontaire. Elles se distinguent sur un point clé qui n'est pas l'absence ou la présence d'une prééminence mais la perception consciente de ce signal de prééminence. Ainsi, mon attention sera consciente lorsque j'apprends à trouver le chemin qui mène de chez moi à Riverdale jusque chez mon fils Paul à Westchester. Mais j'appuierai automatiquement sur le frein si une voiture me coupe soudainement la route tandis que je roule. Ces études suggèrent également que, comme l'avait affirmé James, le facteur déterminant qui distingue un souvenir implicite d'un souvenir explicite réside dans le mode de recrutement du signal de prééminence.

Dans les deux types de mémoires, comme nous l'avons vu, la conversion de mémoire à court terme en mémoire à long terme requiert l'activation de gènes et dans chaque cas, les transmetteurs modulateurs transportent un signal d'attention qui reflète l'importance du stimulus. En réponse à ce signal, les gènes sont activés et des protéines produites pour être envoyées vers toutes les synapses. La sérotonine déclenche ainsi la production de protéine kinase A chez

1. Le terme anglo-saxon équivalent « salience » se réfère à la capacité d'attribution d'une valeur particulière à des stimuli environnementaux, et qui par la suite peuvent être capables d'amorcer un comportement particulier (NdT).

l'aplysie et la dopamine la production de protéine kinase A chez la souris. Mais ces signaux de prééminence sont mobilisés de manière fondamentalement différente pour la mémoire implicite qui sous-tend la sensibilisation chez l'aplysie et pour la mémoire explicite que nécessite la formation de la carte spatiale chez la souris.

Dans le stockage mnésique implicite, le signal d'attention est recruté de manière involontaire (réflexive), ascendante : les neurones sensoriels de la queue, activés par un coup, agissent directement sur les cellules qui libèrent la sérotonine. Dans la mémoire spatiale, la dopamine apparaît recrutée de manière volontaire, descendante : le cortex cérébral active les cellules qui libèrent la dopamine, et la dopamine module l'activité dans l'hippocampe (figure 23-1).

En accord avec cette idée de mécanismes moléculaires similaires intervenant dans les processus d'attention descendants et ascendants, nous avons découvert qu'un mécanisme joue possiblement un rôle dans la stabilisation de la mémoire dans les deux cas. L'hippocampe de la souris contient au moins une protéine de type prion similaire à

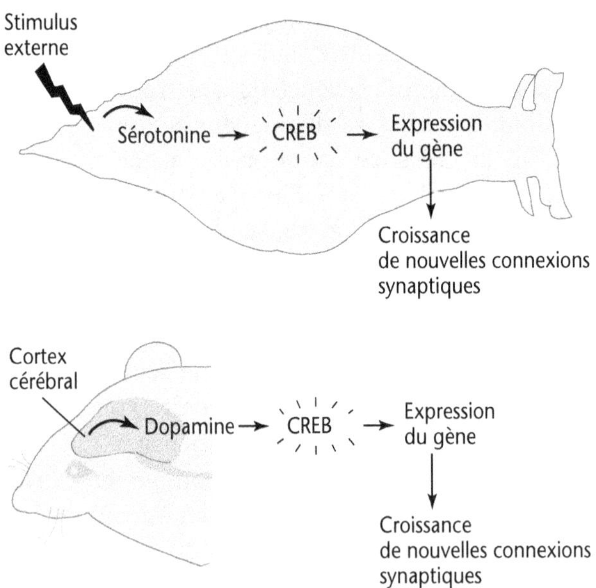

FIGURE 23-1 :
Le signal de prééminence pour les mémoires à long terme implicite et explicite. *Dans la mémoire implicite (inconsciente), un stimulus externe déclenche automatiquement un signal de prééminence (la sérotonine) chez l'animal. Cela active le gène qui débouche sur un stockage mnésique à long terme. Dans la mémoire explicite (consciente), le cortex cérébral recrute volontairement un signal de prééminence (la dopamine), qui sollicite l'attention de l'animal. Cela module l'activité dans l'hippocampe, et débouche sur un stockage mnésique à long terme.*

celle que Kausik Si avait découverte chez l'aplysie. Martin Theis, un étudiant postdoctorant allemand, et moi-même avons mis en évidence que, tout comme la sérotonine module la quantité et l'état de la protéine CPEB chez l'aplysie, la dopamine module la quantité de prion CPEB (CPEB-3) dans l'hippocampe de la souris. On pouvait donc envisager la possibilité troublante – sans plus de preuve pour l'instant – que les cartes spatiales se figent lorsque l'attention de l'animal déclenche la libération de dopamine dans l'hippocampe, cette dopamine installant alors un état auto-entretenu *via* la CPEB.

L'importance de l'attention pour la stabilisation de la carte spatiale soulève une autre question : la carte spatiale formée par l'apprentissage est-elle identique chez chacun d'entre nous ? Plus précisément, les hommes et les femmes emploient-ils les mêmes stratégies pour trouver leur chemin dans leur environnement ? C'est là une question fascinante, que les biologistes commencent seulement à explorer.

O'Keefe, qui découvrit le premier les cellules de lieu dans l'hippocampe, a poursuivi ses travaux en s'intéressant aux différences liées au sexe dans l'orientation spatiale. Il a ainsi mis en évidence des différences claires entre homme et femme pour ce qui est des modalités d'attention et d'orientation dans l'espace environnant. Les femmes utilisent des points de repère ou des indices proches. Ainsi, si l'on interroge une femme sur le chemin à suivre, il est fort probable qu'elle vous répondra quelque chose comme : « Tournez à droite au magasin Walgreen, puis continuez jusqu'à apercevoir sur la gauche une maison coloniale blanche avec des volets verts. » Les hommes se reposent plus quant à eux sur une carte géométrique intériorisée. Ils répondraient plus volontiers : « Roulez dix kilomètres vers le nord, puis tournez à droite et continuez vers l'est pendant encore un kilomètre. » L'imagerie du cerveau montre que des aires différentes sont activées chez les hommes et les femmes lorsqu'ils pensent en termes d'espace : l'hippocampe gauche pour l'homme et les cortex pariétal droit et préfrontal droit pour la femme. Ces travaux soulignent ainsi les bénéfices potentiels pour l'efficacité d'un groupe qu'il peut y avoir à optimiser les deux stratégies.

Les différences homme-femme dans la formation de la carte spatiale prennent une signification accrue lorsqu'on les considère dans un contexte plus large : à quel degré les structures cérébrales et les styles cognitifs des hommes et des femmes diffèrent-ils ? Ces différences sont-elles innées, ou naissent-elles de l'apprentissage et de la socialisation ? C'est en tentant de répondre à de telles questions que la biologie et les neurosciences peuvent aussi apporter leur contribution dans des arbitrages aux conséquences sociales importantes.

CINQUIÈME PARTIE

« Nombreux sont les aspects de l'humanité qu'il nous faut comprendre et pour lesquels nous ne disposons d'aucun modèle utilisable. Peut-être devrions-nous prétendre que la moralité est connue seulement des dieux et que, si nous traitons les hommes comme des organismes modèles pour les dieux, alors, en nous étudiant nous-mêmes, nous pourrons tout aussi bien comprendre les dieux. »

Sydney BRENNER, Discours Nobel (2002).

CHAPITRE 24

Une petite pilule rouge

Quiconque travaille sur la mémoire prend rapidement conscience du besoin pressant de médicaments qui permettraient de fortifier les mémoires ravagées par la maladie ou affaiblies par l'âge. Mais avant de pouvoir mettre sur le marché de nouveaux médicaments, on doit les tester sur des modèles animaux. Clairement, au vu des modèles animaux du stockage mnésique implicite et explicite que nous développions, il nous était maintenant possible de réfléchir à de nouvelles approches thérapeutiques des troubles de la mémoire. Une fois de plus, la coïncidence temporelle joua un rôle crucial. Alors que les premières souris génétiquement modifiées venaient seulement d'apparaître au début des années 1990, dans le but d'analyser la nature de la mémoire et de ses troubles, simultanément une nouvelle industrie voyait le jour, en quête, elle, de nouvelles méthodes de développement médicamenteux.

Jusqu'en 1976, les avancées scientifiques ne se traduisaient qu'avec beaucoup de peine en progrès thérapeutiques, et les universitaires comme moi aux États-Unis ne manifestaient pas un grand intérêt à collaborer avec l'industrie pharmaceutique sur le développement de nouvelles drogues. Cette année vit la situation changer du tout au tout. Robert Swanson, un spécialiste du capital-risque de vingt-huit ans qui avait senti le potentiel de l'ingénierie génétique pour le développement de nouveaux médicaments, convainquit Herbert Boyer, un professeur de l'Université de Californie à San Francisco et pionnier du domaine, à le rejoindre pour fonder Genentech (abréviation pour *genetic engineering technologies*, technologies d'ingénierie génétique). Ce fut la première société de biotechnologie consacrée à la commercialisation de protéines génétiquement produites à des fins médicales. Swanson et Boyer tombèrent d'accord et chacun contribua pour 500 dollars à la société. Swanson leva ensuite quelques centaines de milliers de dollars supplémentaires pour faire décoller la société. Elle vaut aujourd'hui environ vingt milliards de dollars.

Des biologistes moléculaires avaient récemment découvert comment séquencer rapidement l'ADN et avaient développé des techniques d'ingénierie génétique permettant de découper des séquences spécifiques issues de chromosomes, de recoller les séquences et d'insérer l'ADN recombiné à l'intérieur du génome de la bactérie *E. coli*, celle-ci reproduisant alors de nombreuses copies du nouveau gène et exprimant la protéine encodée par ce gène. Boyer fut l'un des premiers biologistes moléculaires à comprendre que l'on pouvait utiliser les bactéries pour exprimer des gènes issus d'animaux supérieurs, voire d'hommes. De fait, il a lui-même développé certaines des techniques clés du domaine.

Genentech pensait utiliser la technologie de l'ADN recombinant pour synthétiser de grandes quantités de deux hormones humaines d'une grande importance sur le plan médical – l'insuline et l'hormone de croissance. L'insuline est libérée dans le sang par le pancréas pour réguler le taux de sucre dans l'organisme. L'hormone de croissance, libérée par la glande pituitaire, régule quant à elle le développement et la croissance. Pour prouver qu'elle pouvait synthétiser ces deux protéines relativement complexes, la société porta tout d'abord ses efforts sur une protéine plus simple, la somatostatine, une hormone que le pancréas diffuse dans le sang afin de stopper la production d'insuline.

Avant 1976, l'approvisionnement médical en somatostatine, en insuline et en hormone de croissance était limité. L'insuline et la somatostatine étaient peu abondantes car elles devaient être purifiées à partir de cochons ou de vaches. Les séquences d'aminoacides des hormones animales étant légèrement différentes de celles de l'hormone humaine, elles pouvaient parfois provoquer des réactions allergiques chez les patients. De son côté, l'hormone de croissance était extraite de glandes pituitaires humaines retirées des cadavres. Cette source, non seulement limitée, pouvait parfois être contaminée par des prions, les protéines infectieuses qui engendrent la maladie de Creutzfeldt-Jakob, cette démence terrible qui avait frappé Irving Kupfermann. L'ADN recombinant ouvrit la possibilité de synthétiser des protéines à partir de gènes humains et de les produire à moindre coût en quantité illimitée sans avoir à se soucier de problèmes de sécurité. Il était clair pour Boyer et Swanson qu'en clonant des gènes humains, ils pourraient fabriquer non seulement ces protéines mais bien d'autres encore toutes aussi importantes en médecine, et ultérieurement soigner des maladies génétiques en substituant aux gènes défectueux du patient des gènes clonés.

En 1977, une année après avoir rejoint Swanson, Boyer mit au point des méthodes de clonage de gènes qui lui permirent de synthétiser de grandes quantités de somatostatine, démontrant ainsi que l'ADN recombinant pouvait produire des médicaments à la fois importants sur le plan médical et avantageux sur le plan commercial. Trois ans plus tard, Genentech réussissait à cloner de l'insuline.

Genentech fut suivi deux ans après par Biogen, un acteur également dynamique en biotechnologie. Mais après deux ans, tout était différent. Biogen ne fut pas créé par l'initiative isolée d'un jeune entrepreneur mais par C. Kevin Landry et Daniel Adams, deux investisseurs aguerris, représentant chacun des groupes bien établis. Ils mirent sur la table non pas 1 000 dollars accompagnés d'une poignée de main, mais 750 000 dollars et une pile de contrats destinés à fonder une équipe de rêve en biotechnologie. Ils contactèrent les meilleurs et les plus brillants scientifiques de la planète : tout d'abord Walter Gilbert à Harvard, puis Philip Sharp au MIT, Charles Weissman à l'Université de Zurich, Peter Hans Hofschneider à l'Institut Max Planck de biochimie à Munich et Kenneth Murray à l'Université d'Edimbourg. Après quelques discussions, tous acceptèrent de rejoindre la nouvelle société et Gilbert consentit à en présider le conseil scientifique.

Bientôt, une nouvelle industrie prit son essor. L'industrie des biotechnologies ne lança pas seulement de nouveaux produits de son cru, mais elle métamophosa l'industrie pharmaceutique. En 1976, la majorité des grands laboratoires pharmaceutiques n'avaient ni l'audace ni la souplesse pour se lancer eux-mêmes dans des travaux sur l'ADN recombinant, mais en investissant dans certaines sociétés de biotechnologie et en en achetant d'autres, ils en acquirent rapidement la compétence.

Les sociétés de biotechnologie transformèrent également la communauté académique, modifiant en particulier son attitude envers la commercialisation de la science. À la différence des universitaires dans la plupart des pays européens, les américains voient d'un mauvais œil toute participation à une entreprise industrielle. Le grand biologiste français Louis Pasteur, qui avait posé au XIXe siècle les bases de la compréhension de l'origine microbienne des maladies infectieuses, avait des liens nombreux avec l'industrie. Il avait non seulement découvert les fondements biologiques de la fermentation du vin et de la bière, mais de plus ses méthodes d'identification et de destruction des bactéries qui infectent le ver à soie, le vin et le lait sauvèrent l'industrie de la soie et le commerce du vin, et débouchèrent sur la pasteurisation du lait afin de prévenir toute infection ou souillure. Il développa en outre le premier vaccin antirabique et jusqu'à aujourd'hui, l'Institut Pasteur à Paris, fondé en son honneur de son vivant, tire encore une part substantielle de ses revenus de la fabrication des vaccins. Henry Dale, le savant anglais qui aida à la découverte des bases chimiques de la transmission synaptique, passa sans effort et dans les deux sens de son poste académique à l'Université de Cambridge aux laboratoires de recherche en physiologie de Wellcome, une société pharmaceutique londonienne spécialisée dans la recherche médicale.

En Amérique, les choses sont bien différentes. Gilbert se rendit rapidement compte que, si lui et d'autres biologistes issus de l'université devaient changer leur point de vue sur l'association entre science et affaires, il fallait que trois conditions fussent remplies. Tout d'abord, on devait leur prouver qu'une société pouvait être utile. Ensuite, ils devaient recevoir l'assurance que leur implication dans la société ne les distrairait pas trop de leur travail scientifique fondamental. Enfin, ils devaient être certains que leur indépendance scientifique – tant chérie par les professeurs d'université – ne serait en rien compromise.

En 1980, lorsque Genentech réussit à produire de l'insuline humaine, la première condition – celle de l'utilité – se trouva remplie. Un nombre réduit mais stable de biologistes établit alors des contacts avec l'industrie biotechnologique. Ayant goûté au péché, ces biologistes découvrirent, à leur étonnement, qu'ils aimaient cela. Ils aimaient le fait que la science débouche sur des médicaments utiles sur le plan médical, et ils aimaient l'idée d'y trouver une contrepartie financière tout en contribuant au bien public – bref, ils pouvaient s'enrichir en développant de précieux médicaments. Alors qu'auparavant la plupart des universitaires avaient fui toute collaboration avec l'industrie et regardaient avec dédain les collègues qui conseillaient les laboratoires pharmaceutiques, tout cela bascula en 1980. En outre, les universitaires découvrirent que moyennant des assurances appropriées, ils pouvaient limiter leur investissement en temps et conserver leur indépendance. De fait, la plupart des universitaires réalisèrent que non seulement cette collaboration avec l'industrie contribuait à améliorer leurs connaissances mais qu'en outre elle leur faisait découvrir de nouvelles façons de faire de la science.

En conséquence, les universités se mirent à encourager les talents d'entrepreneurs à l'intérieur de leurs murs. Columbia joua un rôle pionnier dans ce domaine. En 1982, Richard Axel, avec quelques collègues, développa une méthode pour exprimer n'importe quel gène, y compris un gène humain, dans une cellule de culture. Axel étant membre de Columbia, l'université breveta la méthode. Elle fut immédiatement adoptée par plusieurs grands laboratoires pharmaceutiques qui l'exploitèrent pour élaborer de nouveaux médicaments importants sur le plan thérapeutique. Durant les vingt années qui suivirent – la durée du brevet – Columbia engrangea 500 millions de dollars de ce seul brevet. Les fonds permirent à l'université d'embaucher du personnel supplémentaire et de renforcer ses efforts de recherche. Axel et les autres inventeurs quant à eux eurent leur part des royalties.

À peu près à la même époque, Cesare Milstein au laboratoire du Medical Research Council à Cambridge, en Angleterre, découvrit comment produire des anticorps monoclonaux, anticorps hautement spécifiques capables de cibler une seule région d'une protéine. Sa technique, de même, fut immédiatement adoptée par l'industrie pharmaceutique et utilisée pour élaborer de nouveaux médicaments. Mais le Medical Research Council et l'Université de Cambridge étaient encore de l'ancienne école. Ils ne brevetèrent pas la méthode et perdirent l'occasion de percevoir des revenus qui leur revenaient de droit et qui auraient pu financer beaucoup de bonnes recherches. Au vu des ces événements, la majorité des universités qui n'avaient pas encore de service de propriété intellectuelle décidèrent d'en ouvrir un.

Avant longtemps, la plupart des biologistes moléculaires furent recrutés au conseil d'administration de l'une ou l'autre société de biotechnologie. Les premiers temps, les sociétés se focalisèrent essentiellement sur les hormones et les agents antiviraux, mais au milieu des années 1980, les entrepreneurs financiers se tournèrent vers la neuroscience afin de produire éventuellement de nouveaux médicaments qui permettraient de pallier des troubles neurologiques ou psychiatriques. En 1985, Richard Axel me demanda de faire un exposé sur la maladie d'Alzheimer lors d'une réunion à New York du conseil d'administration de Biotechnology General, une société basée en Israël qu'Axel conseillait. Je leur adressai un bref panorama des troubles, insistant sur le fait que la maladie d'Alzheimer émergeait progressivement comme une pathologie majeure en raison du fort accroissement de la population dépassant les 65 ans. La découverte d'un traitement constituerait à coup sûr un progrès décisif en santé publique.

Les faits que je narrai étaient assez connus dans la communauté neuroscientifique mais pas dans celle du capital-risque. Après cette réunion, Fred Adler, le président du conseil d'administration de Biotechnology General, nous invita Richard et à moi à déjeuner le lendemain. Là, il nous proposa de démarrer une nouvelle société de biotechnologie exclusivement consacrée au cerveau afin d'exploiter les perspectives et les idées de la science moléculaire en se concentrant sur les maladies du système nerveux.

Au début, je répugnai à m'investir dans les biotechnologies car je considérais une telle aventure comme sans intérêt. Je partageais le point de vue d'une grande partie de la communauté académique pour qui les sociétés de biotechnologie et les laboratoires pharmaceutiques ne développaient qu'une science insipide, et par conséquent s'investir dans une aventure commerciale serait intellectuellement frustrant. Richard m'encouragea au contraire à y participer, soulignant l'intérêt qu'un tel travail pourrait présenter. En 1987, nous fondâmes Neurogenetics, plus tard baptisée Synaptic Pharmaceuticals. Richard et Adler me demandèrent d'en présider le conseil scientifique.

J'appelai alors Walter Gilbert pour lui demander de faire partie de ce conseil. Wally, que j'avais rencontré pour la première fois en 1984, est une personne extraordinaire, l'un des biologistes les plus intelligents, les plus doués et les plus universels de la seconde moitié du XXe siècle. Il avait développé la théorie de Monod-Jacob sur la régulation des gènes et avait effectivement isolé le premier régulateur de gène, démontrant ainsi qu'il s'agissait, comme cela avait été prédit, d'une protéine liée à l'ADN. Fort de ce succès remarquable, Wally poursuivit en développant une méthode de séquençage de l'ADN, ce qui lui valut de recevoir le prix Nobel de chimie en 1980. En tant que cofondateur de Biogen, Wally avait également acquis une réputation d'homme d'affaires. Je pensai que cette combinaison entre une réussite scientifique et un savoir-faire commercial ferait de lui un atout considérable.

Wally avait quitté Biogen en 1984 pour retourner à Harvard et s'était tourné vers la neurobiologie, un domaine pour lequel il éprouvait un intérêt récent. Étant néophyte, je pensai qu'il aurait plaisir à se joindre à nous, afin d'en apprendre ainsi un peu plus sur le sujet. Il tomba d'accord et se révéla d'un apport extrêmement précieux. Denise et moi prîmes alors l'habitude, qui perdure à ce jour, de dîner avec Wally, le plus souvent dans un superbe restaurant, la veille de la réunion du conseil scientifique.

Parmi les autres scientifiques que Richard et moi conviâmes à entrer au conseil scientifique figuraient Tom Jessell, un collègue de Columbia et talentueux neurobiologiste du développement ; Paul Greengard, pionnier de la signalisation par second messager dans le cerveau qui avait quitté Yale pour l'Université Rockefeller ; Lewis Roland, président du département de neurologie de Columbia ; enfin Paul Marks, ex-doyen du collège des médecins et des chirurgiens de Columbia et par la suite président du Memorial Sloan-Kettering Cancer Center. Le groupe ainsi constitué était d'une puissance extraordinaire. Nous passâmes donc plusieurs mois à nous interroger sur l'orientation que devait prendre la société.

Nous avons pensé pour commencer nous spécialiser dans la sclérose latérale amyotrophique, qui avait eu raison d'Alden Spencer, puis dans la sclérose en plaques, les tumeurs du cerveau ou les attaques cérébrales, mais nous finîmes par décider qu'il valait sans doute mieux opter pour un thème lié aux récepteurs d'un neurotransmetteur, la sérotonine. De nombreux médicaments importants – presque tous les antidépresseurs, par exemple – agissent par le biais de la sérotonine, dont Richard venait juste d'isoler et de cloner le premier récepteur. Débloquer la biologie moléculaire de ces récepteurs pouvait donc ouvrir la voie à l'étude d'un grand nombre de maladies. En outre, comme le récepteur cloné par Richard n'était qu'un parmi d'autres au sein d'une grande classe de récepteurs métabotropiques, on pouvait par conséquent tenter de cloner des récepteurs analogues pour d'autres transmetteurs agissant par l'intermédiaire de seconds messagers.

Nous fûmes fortement encouragés à travailler dans cette direction par Kathleen Mullinex, prévôt adjoint de Columbia que nous avions embauchée comme P-DG. Bien que n'y connaissant rien en neurobiologie, elle avait dans l'idée que les récepteurs pourraient nous servir à trier de nouveaux médicaments. Le conseil affûta ce concept et décida que l'on clonerait des récepteurs de la sérotonine et de la dopamine, et qu'après avoir examiné leur fonctionnement, on concevrait de nouveaux composés chimiques capables de les contrôler. Paul Greengard et moi rédigeâmes le document décrivant le projet en nous appuyant sur l'exemple du clonage réussi par Richard Axel du premier récepteur de la sérotonine.

Le décollage de la société se passa sans encombres. Nous embauchâmes une bonne équipe scientifique qui s'avéra habile à cloner de nouveaux récepteurs et conclûmes des partenariats positifs avec Eli Lilly et Merck[1]. La société passa en Bourse en 1992 et démantela son extraordinaire conseil scientifique. J'y demeurai consultant scientifique encore quelque temps mais trois ans plus tard, je partis pour fonder une compagnie dans mon propre domaine de recherche.

L'idée de cette nouvelle start-up naquit un soir de 1995, alors que Denise et moi dînions avec Walter Gilbert. Wally et moi discutions des résultats que j'avais récemment obtenus, laissant penser que le déficit mnésique chez la souris âgée pouvait être réversible, lorsque Denise nous suggéra de fonder une société que nous baptiserions « petite pilule rouge », destinée à combattre les pertes de mémoires liées au vieillissement. Sur la lancée de cette idée, Wally et moi unîmes nos forces à celles de Jonathan Fleming, un gérant de capital-risque du groupe Oxford Partners qui avait soutenu Synaptic Pharmaceuticals. Jonathan nous aida à recruter Axel Unterbeck de chez Bayer Pharmaceuticals. En 1996, tous les quatre nous fondâmes une nouvelle société, Memory Pharmaceuticals.

1. Deux laboratoires de premier plan en biotechnologies.

Fonder une société s'appuyant aussi directement sur les résultats de mes travaux sur la mémoire était excitant en soi, mais la diriger, même si elle traitait de mes propres recherches, m'aurait demandé un temps considérable. Certains universitaires quittent même le campus pour s'y consacrer. Mais je n'avais aucune intention de quitter Columbia ou l'Institut Médical Howard Hughes. Je voulais participer à la création de la société et puis, cela fait, continuer en tant que consultant à temps partiel. Columbia et l'Institut Howard Hughes avaient tous deux des juristes d'expérience qui m'aidèrent à élaborer les contrats de consultant – tout d'abord avec Synaptic Pharmaceuticals puis avec Memory Pharmaceuticals – qui satisfaisaient tout à la fois aux règles universitaires et répondaient à mes préoccupations propres.

Ma participation à ces deux sociétés de biotechnologies eut pour effet d'élargir mes horizons. Memory Pharmaceuticals me permit de traduire mes recherches fondamentales en médicaments potentiellement utiles à soigner des patients. En outre, elle m'enseigna le fonctionnement d'une société. Dans un département universitaire typique, les jeunes enseignants sont indépendants ; au début de la carrière, on les encourage à ne pas collaborer avec des chercheurs plus aguerris mais à développer leurs propres programmes de recherche. Dans les affaires au contraire, les gens doivent travailler de concert pour le bien de la compagnie en exploitant toutes les ressources intellectuelles et financières de façon à faire évoluer chaque produit potentiel dans des directions prometteuses. Bien que l'on ne retrouve généralement pas dans les universités ce travail coopératif caractéristique de l'industrie, il existe des exceptions notables comme le projet du génome humain qui impliqua une fusion analogue d'efforts individuels en vue d'un bien commun.

La nouvelle société était fondée sur l'idée que l'étude de la mémoire allait s'étendre vers la science appliquée et qu'un jour notre compréhension grandissante des mécanismes de fonctionnement de la mémoire déboucherait sur des traitements des troubles de la cognition. Comme je l'avais souligné devant le conseil d'administration de Biotechnology General, les troubles de la mémoire sont plus fréquents à notre époque que lorsque j'ai commencé à exercer la médecine, il y a cinquante ans, en raison de l'accroissement de l'espérance de vie. Même dans une population normale de septuagénaires en bonne santé, seuls environ 40 % ont conservé une mémoire aussi bonne qu'à 30 ou 40 ans. Les 60 % restants éprouvent un léger déclin de leurs capacités mnésiques. Dans les premiers temps, ce déclin n'affecte pas les autres aspects des fonctions cognitives – ni le langage ni la capacité à résoudre la plupart des problèmes par exemple. La moitié des

60 % sont atteints d'un trouble mnésique léger, appelé aussi oubli bénin, qui progresse peu, voire pas du tout avec le temps et l'âge. L'autre moitié en revanche (soit 30 % de la population des septuagénaires) développe une maladie d'Alzheimer qui se traduit par une dégénérescence progressive du cerveau.

Dans ses premières phases, la maladie d'Alzheimer se caractérise par un trouble cognitif modéré que l'on ne peut distinguer de l'oubli bénin. Mais lors des phases ultérieures de la maladie se développent des déficits importants et progressifs de la mémoire et des autres fonctions cognitives. L'écrasante majorité des symptômes dans les derniers stades débilitants de la maladie sont attribués à la perte de connexions synaptiques et à la mort des cellules nerveuses. Cette dégénérescence des tissus est causée en grande partie par l'accumulation d'un matériel anormal connu sous le nom de β-amyloïde, se présentant sous forme de plaques insolubles qui viennent se placer dans les espaces intercellulaires du cerveau.

J'ai commencé à m'intéresser à l'oubli bénin lié à l'âge en 1993. Le terme relève un peu de l'euphémisme, sachant que le trouble ne débute pas à la vieillesse et qu'il n'est pas exactement bénin. Il apparaît tout d'abord distinctement chez certaines personnes autour de la quarantaine et s'atténue en général légèrement au cours du temps. J'espérais que la compréhension toujours croissante des mécanismes du stockage mnésique chez l'aplysie et la souris pourrait nous permettre de comprendre quel défaut était à la base de cet aspect déprimant du vieillissement, puis de mettre au point des thérapies pour contrer cette perte mnésique.

À mesure que je lisais la littérature sur l'oubli bénin, il m'apparut clairement que ce trouble était semblable du moins par sa nature, sinon par la sévérité, au déficit mnésique que provoquent des lésions de l'hippocampe et qui se traduit par une incapacité à former des souvenirs à long terme. Comme H.M., les personnes atteintes d'oubli bénin peuvent soutenir une conversation normale mais éprouvent de grosses difficultés à convertir un souvenir récent, à court terme, en souvenir à long terme. Par exemple, telle personne âgée à qui l'on présente un inconnu lors d'une soirée pourra se rappeler ce nom nouveau pendant un certain temps mais l'aura complètement oublié le lendemain matin. Cette similitude constitua à mes yeux le premier indice me permettant de relier la perte mnésique due à l'âge à l'hippocampe. Un examen ultérieur des personnes et des animaux de laboratoire révéla que c'était effectivement le cas. Un indice supplémentaire s'y ajouta lorsque l'on découvrit qu'il apparaît, avec l'âge, une perte des synapses chargées de libérer la dopamine dans l'hippocampe. Or nous avions découvert auparavant que la dopamine joue un rôle important dans la conservation de la facilitation à long terme et dans la modulation de l'attention liée à la mémoire spatiale.

Afin d'appréhender plus amplement encore cette forme de perte mnésique, mes collègues et moi développâmes un modèle destiné à la reproduire de manière naturelle chez la souris. Les souris de laboratoire vivent environ deux ans. Par conséquent, les souris âgées de trois à six mois sont encore jeunes. À douze mois, elles sont à mi-vie et à dix-huit mois, âgées. Pour l'expérience, nous eûmes recours à un labyrinthe identique à celui qui avait déjà servi auparavant pour étudier le rôle des gènes dans la mémoire spatiale. Placées au centre d'une large plate-forme circulaire ceinte par une bordure comportant quarante trous, les souris apprennent à trouver le trou qui mène vers la sortie en découvrant la correspondance spatiale entre le trou et les dessins sur les murs. Nous observâmes que la plupart des jeunes souris passaient rapidement en revue les stratégies de fuite aléatoire et séquentielle et apprenaient à utiliser assez tôt la stratégie spatiale la plus efficace. De nombreuses souris âgées, en revanche, éprouvaient des difficultés à acquérir la stratégie spatiale, quand elles y parvenaient (figure 24-1).

Nous constatâmes par ailleurs que toutes les vieilles souris n'étaient pas affectées : la mémoire de certaines d'entre elles était aussi bonne que celles des jeunes animaux. De plus, le déficit mnésique chez les souris atteintes ne se produisait que dans la mémoire explicite ; nous effectuâmes un certain nombre de tests comportementaux et découvrîmes que leur mémoire implicite pour les talents perceptifs et moteurs simples était intacte. Pour finir, les déficits mnésiques ne se limitaient pas forcément aux spécimens âgés et pouvaient apparaître à mi-vie. Toutes ces découvertes nous laissèrent penser que ce qui vaut pour les hommes vaut aussi pour les souris.

Si une souris est atteinte d'un défaut de la mémoire spatiale, cela implique un défaut dans l'hippocampe. En étudiant les collatérales de Schaffer de l'hippocampe de souris âgées atteintes de déficits mnésiques, nous avons découvert que la phase finale de la potentialisation à long terme, que plusieurs travaux dont les nôtres avaient montré être fortement corrélée à la mémoire explicite à long terme, était défaillante. En outre, les souris les plus âgées qui avaient conservé une bonne mémoire présentaient une potentialisation à long terme intacte, tout comme les jeunes souris dotées d'une mémoire spatiale normale.

Nous avions mis en évidence auparavant que la phase finale de la potentialisation à long terme est relayée par l'AMP cyclique et la protéine kinase A, selon une voie de signalisation dopaminergique. Lorsque la dopamine se lie à son récepteur dans les cellules pyramidales

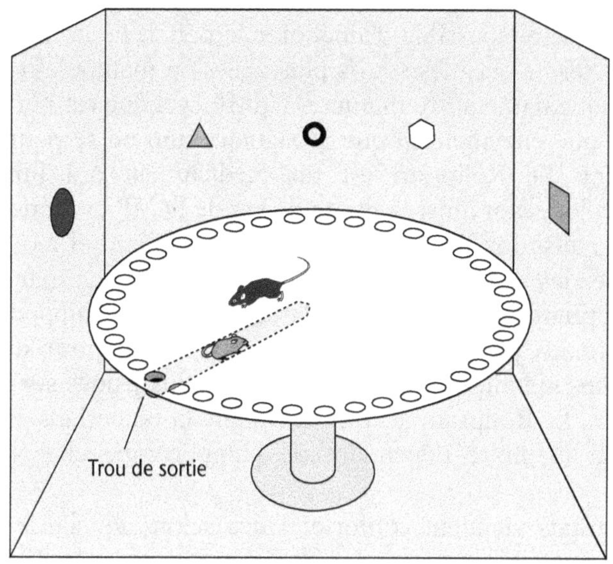

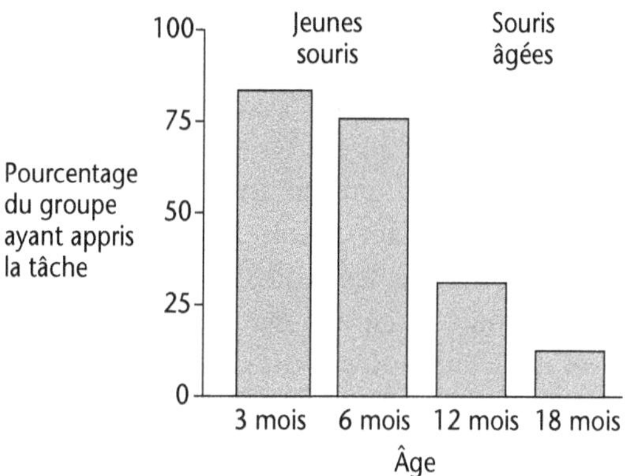

FIGURE 24-1 :
Les souris laissent apparaître des pertes mnésiques liées à l'âge dans une tâche spatiale.
Le labyrinthe de Barnes (en haut) fournit un trou de sortie et plusieurs indices visuels pour orienter la souris. Les souris âgées éprouvent des difficultés à apprendre les correspondances spatiales entre ces indices et le trou de sortie (en bas). Cette constatation est corrélée avec un fonctionnement défectueux de l'hippocampe.

de l'hippocampe, la concentration d'AMP cyclique s'accroît. Nos travaux prouvaient que les substances qui activent ces récepteurs de la dopamine et par conséquent augmentent la quantité d'AMP cyclique permettent de compenser le déficit lors de la phase ultime de la potentialisation à long terme. Elles corrigent également le déficit mnésique lié à l'hippocampe.

Mark Barad, un postdoctorant, et moi-même nous sommes demandé s'il serait possible d'améliorer le déficit de la mémoire spatiale à long terme chez les souris plus âgées en manipulant la voie de l'AMP cyclique d'une autre manière. L'AMP cyclique est normalement cassée par une enzyme afin que la signalisation ne se poursuive pas indéfiniment. Le Rolipram est un médicament qui inhibe cette enzyme, prolongeant ainsi la durée de vie de l'AMP cyclique et accentuant la signalisation. Les travaux réalisés par Barad et moi ont montré que, chez les souris âgées, le Rolipram améliore de manière significative l'apprentissage nécessitant l'intervention de l'hippocampe ; de fait, les animaux plus âgés qui avaient reçu du Rolipram avaient des performances identiques à celles des souris plus jeunes sur les tâches mémorielles. Le Rolipram accroissait même la potentialisation à long terme et la mémoire dépendant de l'hippocampe chez les jeunes animaux.

Ces résultats viennent conforter l'idée selon laquelle le déclin de l'apprentissage *via* l'hippocampe chez les animaux âgés est dû, au moins en partie, à un déficit de la dernière phase de la potentialisation à long terme. Plus important encore, ils suggèrent que l'oubli bénin pourrait être réversible. Si tel est le cas, on pourrait alors dans un avenir proche traiter les personnes âgées avec des médicaments développés à partir d'études sur la souris.

La perspective d'un éventuel traitement de l'oubli bénin conduisit la direction de Memory Pharmaceuticals à s'interroger sur le champ thérapeutique, dans le domaine des troubles mnésiques, que pourrait ouvrir une meilleure connaissance des mécanismes moléculaires soustendant la formation de la mémoire. Fort de cette idée, Memory Pharmaceuticals se tourna vers la phase préliminaire de la maladie d'Alzheimer.

L'une des caractéristiques intéressantes de la maladie d'Alzheimer réside dans le déficit mnésique léger qui précède le dépôt de plaques de β-amyloïde dans l'hippocampe. Au vu de la forte ressemblance rapprochant les déficits cognitifs d'Alzheimer et les pertes mnésiques liées à l'âge, Michael Shelanski à Columbia se demanda si les mêmes voies étaient concernées dans les deux cas. Afin d'en avoir le cœur net, il se mit à étudier l'hippocampe de souris.

Il exposa donc des hippocampes de souris au composant le plus toxique des plaques de β-amyloïde, appelé peptide Aβ, et découvrit que la potentialisation à long terme était perturbée avant même que ne meure un quelconque neurone ou que ne se forme la première plaque. En outre, des modèles animaux des premiers stades de la maladie d'Alzheimer firent apparaître des déficits mnésiques avant toute accumulation détectable de plaques ou toute preuve de mort cellulaire. Alors qu'il examinait l'expression des gènes dans les cellules hippocampales exposées au peptide Aβ, Shelanski découvrit que le peptide réduisait les activités de l'AMP cyclique et de la protéine kinase A. Il en déduisit que le peptide pouvait altérer le système AMP cyclique – protéine kinase A. Effectivement, en accroissant la quantité d'AMP cyclique par administration de Rolipram, il s'aperçut qu'on pouvait prévenir la toxicité du peptide Aβ dans les neurones de souris.

Les mêmes médicaments qui préviennent les pertes mnésiques liées à l'âge chez les souris traitent donc également les déficits mnésiques chez les souris aux premiers stades de la maladie d'Alzheimer. Ottavio Arancio de l'Université Columbia réussit par ailleurs à montrer que le Rolipram protège contre certains dommages causés aux neurones lors de la maladie d'Alzheimer. Ces travaux suggéraient ainsi que l'AMP cyclique non seulement restaure le fonctionnement des faisceaux dont l'efficacité a décru, mais aide également à protéger contre les lésions des cellules nerveuses, voire contribue à la régénération des connexions perdues dans le modèle souris de la maladie d'Alzheimer.

Plusieurs sociétés dont Memory Pharmaceuticals, spécialisées dans le traitement des pertes mnésiques, s'attaquent aujourd'hui à ces deux troubles. De fait, la plupart des sociétés ont élargi leur champ d'action depuis leur fondation et développent aujourd'hui des médicaments non seulement pour la perte mnésique liée à l'âge et la maladie d'Alzheimer, mais aussi pour une variété de problèmes mnésiques qui accompagnent d'autres troubles neurologiques et psychiatriques. La dépression est l'un de ces troubles qui s'associent dans leur forme la plus sévère à une dramatique perte de mémoire. La schizophrénie en est un autre, caractérisé par une défaillance de la mémoire de travail et des fonctions exécutives comme l'ordonnancement d'une série d'événements ou encore la gestion des priorités.

Memory Pharmaceuticals est aujourd'hui située à Montvale, dans le New Jersey. En 2004, la société a été introduite en Bourse. Elle a développé quatre nouvelles familles de médicaments pour le traitement des pertes mnésiques liées à l'âge qui sont substantiellement meilleurs que les composés jusque-là disponibles, composés que mes collègues et moi avions utilisés dans nos expériences. Certains de ces nouveaux produits peuvent améliorer la mémoire d'un rat pour une tâche nouvelle sur une durée pouvant atteindre plusieurs mois !

L'ère de la biotechnologie est porteuse d'énormes promesses de développement de nouveaux médicaments pour le traitement des personnes atteintes de maladies mentales. D'ici à dix ans, il est possible que nous nous apercevions que notre compréhension des mécanismes moléculaires qui sous-tendent la formation de la mémoire a débouché sur des avancées thérapeutiques difficilement imaginables dans les années 1990. Les implications thérapeutiques de ces drogues sont évidentes. Moins évident en revanche est l'impact qu'aura l'industrie des biotechnologies sur la nouvelle science de l'esprit et sur la vie universitaire. Les universitaires ne siègent pas seulement dans les conseils scientifiques, mais certains des meilleurs scientifiques renoncent à de superbes postes à l'université pour accepter ce qu'ils considèrent comme des postes encore meilleurs dans les biotechnologies. Richard Scheller, l'extraordinaire biologiste moléculaire qui travaillait en tant que postdoctorant avec Richard Axel et moi lors de nos premières tentatives pour appliquer la biologie moléculaire au système nerveux, a quitté l'Université de Stanford et l'Institut Médical Howard Hughes pour devenir vice-président de la recherche à Genentech. Il fut rejoint peu de temps après par Marc Tessier-Lavigne, un remarquable neurobiologiste du développement de Stanford. Corey Goodman, un chef de file reconnu dans l'étude du développement du système nerveux de la drosophile, a quitté l'Université de Californie à Berkeley pour prendre les rênes de sa propre société, Renovis. Et la liste est loin d'être exhaustive.

L'industrie des biotechnologies se pose aujourd'hui comme une carrière alternative à la fois pour les jeunes scientifiques et pour les plus mûrs. La qualité de la science réalisée dans les meilleures sociétés est d'un tel niveau qu'il y a de grandes chances de voir les scientifiques passer sans difficulté de la science académique à l'industrie biotechnologique.

D'autre part, si l'émergence de nombreuses firmes de biotechnologie dont Memory Pharmaceuticals a fait naître l'espoir de soulager les pertes mnésiques et créé de nouvelles carrières pour les scientifiques travaillant sur le cerveau, elle a également soulevé la question éthique de l'amélioration cognitive. Est-il souhaitable d'améliorer la mémoire des gens normaux ? Serait-il souhaitable que les jeunes gens qui peuvent se les offrir prennent des drogues dopant leur mémoire avant de passer des examens universitaires ? On rencontre tous les avis dans ce domaine, mais si l'on me demande le mien, les jeunes gens *en bonne santé* sont capables d'étudier et d'apprendre à la fois par eux-mêmes et à l'école sans avoir à recourir à des dopants chimiques de la mémoire (il faut considérer à part le cas des étudiants souffrant de handicaps de l'apprentissage). Bien étudier est, à n'en pas douter, le meilleur activateur cognitif pour ceux capables d'apprendre.

Dans une plus large mesure, ces problèmes soulèvent des questions éthiques analogues à celles que l'on voit surgir dans le clonage génétique ou à propos des cellules souches. La communauté scientifique en biologie travaille dans des domaines sur lesquels même des personnes honnêtes et bien informées s'opposent quant aux implications éthiques des produits de la recherche.

Comment concilier le progrès scientifique avec un débat approprié sur les implications éthiques de la science ? On se trouve là face à deux questions. La première tient à la recherche scientifique. La liberté de chercher est comparable à la liberté d'expression, et nous, en tant que société démocratique, devrions dans une large mesure protéger la liberté des scientifiques à conduire leur recherche quel que soit l'endroit où celle-ci les mène. Si nous nous interdisons, aux États-Unis, de chercher dans un domaine particulier de la science, nous pouvons être certains que cette recherche sera menée ailleurs, peut-être même dans une partie du monde où la vie humaine n'est pas tenue en si haute ou si complète estime qu'elle l'est ici. La seconde question se rapporte à notre évaluation de l'utilisation, si utilisation il doit y avoir, de la découverte scientifique. Il ne faut pas laisser cette évaluation entre les mains des scientifiques car elle concerne la société tout entière. Les scientifiques peuvent contribuer au débat sur l'utilisation des produits de la science mais les décisions finales exigent la participation de comités d'éthique, de juristes, de représentants des droits des patients, de représentants de l'Église tout autant que de scientifiques.

L'éthique, sous-domaine de la philosophie, s'est attachée dans l'Histoire aux questions morales relevant de l'espèce humaine. Les biotechnologies ont ainsi donné naissance à un champ spécialisé de l'éthique, la bioéthique, qui s'intéresse aux implications sociales et morales de la recherche en biologie et en médecine. Pour s'attaquer aux problèmes particuliers soulevés par la nouvelle science de l'esprit, William Safire, un éditorialiste du *New York Times*, par ailleurs président de la fondation DANA, un groupement d'intérêt public qui se consacre à la vulgarisation auprès du grand public des neurosciences et de leur importance, a encouragé cette fondation en 2002 à stimuler des études dans le domaine de la neuroéthique. Comme tremplin, Safire a apporté son soutien financier à un symposium intitulé « Neuroéthique : un panorama du domaine ». Ce symposium a rassemblé des scientifiques, des philosophes, des juristes et des hommes d'Église afin de s'interroger sur la façon dont la nouvelle science de l'esprit influe sur des questions qui vont de la responsabilité individuelle et du libre arbitre jusqu'à la possibilité pour une personne atteinte de maladie mentale de comparaître en justice, en incluant les implications pour la société et pour l'individu des nouveaux modes de traitement pharmacologique.

Pour répondre aux questions qui entourent les médicaments agissant sur la performance mnésique (les promnésiants), je me joignis en

2004 à Martha Farah de l'Université de Pennsylavnie, à Judy Illes du Centre d'éthique biomédicale de Stanford, à Robin Cook-Deegan du Centre d'éthique, de droit et de politique génomique de l'Université Duke, ainsi qu'à plusieurs autres spécialistes du domaine. Nous publiâmes notre manifeste dans *Nature Reviews Neuroscience* sous la forme d'un article de revue intitulé « Amélioration neurocognitive : que pouvons-nous et que devons-nous faire ? ».

La fondation DANA entretient en permanence un débat ouvert sur les problèmes de neuroéthique. Comme l'a déclaré Steven Hyman, le prévôt de l'Université de Harvard, dans une publication récente de DANA : « Les questions [...] qui vont de la privauté du cerveau à l'amélioration de l'humeur et de la mémoire devraient faire l'objet de vigoureuses discussions et, idéalement, ces discussions devraient mûrir avant que les progrès continus de la science ne forcent les sociétés à y répondre. »

CHAPITRE 25

Des souris et des hommes, et des maladies mentales

Avec mes travaux sur la mémoire explicite dans les années 1990, j'avais retrouvé les questionnements qui m'avaient initialement poussé vers la psychanalyse au collège. De même, la possibilité d'étudier les troubles mnésiques liés au vieillissement chez la souris au début du nouveau millénaire m'attirait irrésistiblement vers des problèmes qui m'avaient fasciné pendant mon internat de psychiatrie. Cette fascination renouvelée pour les troubles mentaux était la conséquence de plusieurs facteurs.

Tout d'abord, la recherche en biologie de la mémoire avait progressé au point que je pouvais maintenant m'attaquer à des problèmes liés aux formes complexes de la mémoire ou encore au rôle de l'attention sélective dans la mémorisation, me poussant par conséquent à développer d'autres modèles animaux de maladies mentales. Cela m'attirait d'autant plus qu'on avait mis en évidence la présence de troubles mnésiques dans certaines formes de maladies mentales comme les troubles de stress posttraumatique, la schizophrénie ou la dépression. À mesure que ma compréhension de la biologie moléculaire de la mémoire s'approfondissait et que je réalisais l'intérêt des modèles de souris pour l'étude des troubles mnésiques liés à l'âge, je pus réfléchir à l'impact des dysfonctionnements mnésiques dans d'autres formes de maladies mentales, voire en biologie de la santé mentale tout court.

Ensuite, tout au long de ma carrière, j'avais vu la psychiatrie entamer un grand virage vers la biologie. Dans les années 1960, pendant mon internat au Centre de santé mentale du Massachusetts, la plupart des psychiatres pensaient que les déterminants sociaux du comportement étaient complètement indépendants des déterminants biologiques et que chaque type de déterminant agissait sur des aspects différents du mental. Les maladies psychiatriques étaient alors classées en deux grands groupes – les maladies organiques et les maladies fonctionnelles –, cette distinction étant fondée sur des différences présumées quant à leur origine. Remontant au XIXe siècle, cette classification était le fruit d'examens *post mortem* de cerveaux de malades mentaux.

Les méthodes d'examen du cerveau disponibles à l'époque étaient trop limitées pour détecter des modifications anatomiques subtiles. En conséquence, seuls les troubles mentaux impliquant des pertes significatives de cellules nerveuses et de tissu cérébral, comme la maladie d'Alzheimer, la maladie de Huntington et l'alcoolisme chronique, se voyaient qualifiés d'organiques et reconnaître un fondement biologique. La schizophrénie, les diverses formes de dépression et les états d'anxiété n'entraînaient aucune perte de cellules nerveuses ni aucune modification évidente de l'anatomie cérébrale, et par conséquent étaient qualifiés de fonctionnels, sans fondement biologique. Souvent, ces maladies mentales prétendues fonctionnelles s'accompagnaient d'une stigmatisation sociale spéciale au motif que « tout se passe dans la tête du patient ». Qui plus est, il arrivait qu'on suggère qu'un des parents du patient lui avait mis cette maladie dans le crâne.

On ne croit plus aujourd'hui que seules certaines maladies affectent les états mentaux par le biais de modifications biologiques du cerveau. De fait, le précepte sous-jacent de la nouvelle science de l'esprit est que *tous* les processus mentaux sont biologiques – ils dépendent tous de molécules organiques et de processus cellulaires qui s'accomplissent au sens propre « dans nos têtes ». Par conséquent, tout trouble ou altération de ces processus doit également avoir une origine biologique.

Enfin, on me demanda en 2001 de rédiger un article pour le *Journal of the American Medical Association* sur les contributions de la biologie moléculaire en neurologie et en psychiatrie, en collaboration avec Max Cowan, un ami de longue date alors vice-président et directeur scientifique de l'Institut médical Howard Hughes. Je fus frappé par le bouleversement qu'avaient entraîné la génétique moléculaire et les modèles animaux de maladies en neurologie, à l'inverse de la psychiatrie. Cette constatation m'amena donc à m'interroger sur le relatif faible impact de la biologie moléculaire en psychiatrie.

La raison fondamentale en est que les maladies neurologiques et les maladies psychiatriques diffèrent sur plusieurs points importants. Tout d'abord, la neurologie s'est longtemps appuyée sur la connaissance de la localisation de certaines maladies cérébrales spécifiques. Les maladies qui forment le cœur de la neurologie – les attaques, les tumeurs du cerveau et les maladies cérébrales dégénératives – produisent des lésions structurelles clairement visibles. L'étude de ces troubles nous a enseigné qu'en neurologie l'endroit est la clé. Nous savons depuis presqu'un siècle que la maladie de Huntington est un trouble du noyau caudé du cerveau, que la maladie de Parkinson est un trouble de la substance noire et que la sclérose latérale amyotrophique (SLA) est un trouble des neurones moteurs. Nous savons que chacune de ces maladies provoque ses propres perturbations du mouvement car chacune s'attaque à une composante différente du système moteur.

En outre, on a découvert qu'un certain nombre de maladies neurologiques courantes, comme la maladie de Huntington, le syndrome de retard mental de l'X fragile, certaines formes de SLA et la première phase de la maladie d'Alzheimer, proviennent d'un héritage relativement direct, ce qui implique que chacune d'entre elles est causée par la défaillance d'un seul gène. Localiser les gènes qui provoquent ces maladies s'est avéré relativement aisé. Une fois une mutation identifiée, il devient possible d'exprimer le gène mutant chez la souris ou la mouche et ainsi de découvrir comment le gène donne naissance à la maladie.

Connaissant la localisation anatomique, l'identité et le mécanisme d'action de leurs gènes spécifiques, les médecins ne diagnostiquent plus les troubles neurologiques sur la seule base de symptômes comportementaux. Depuis les années 1990, non contents de pouvoir examiner les patients dans leur cabinet, les médecins peuvent ordonner des examens afin de tester le dysfonctionnement de gènes spécifiques, de protéines et de composantes des cellules nerveuses, mais peuvent également étudier des scanners du cerveau à la recherche des régions spécifiques affectées par le trouble.

Remonter aux causes d'une maladie mentale est une tâche bien plus ardue que de localiser des dommages structuraux du cerveau. Un siècle d'études *post mortem* sur le cerveau des personnes atteintes de maladies mentales n'a pas réussi à mettre en évidence des lésions aussi nettement localisées que dans le cas des maladies neurologiques. Qui plus est, les maladies psychiatriques sont des perturbations des fonctions mentales supérieures. Les états d'anxiété et les diverses formes de dépression sont des troubles de l'émotion, tandis que la schizophrénie est un trouble de la pensée. Émotion et pensée sont des processus mentaux élaborés relayés par une circuiterie nerveuse complexe. Or, jusqu'à une date assez récente, on ne savait pas grand-chose des circuits nerveux mis en œuvre par la réflexion et l'émotion chez un individu normal.

De plus, bien que comportant une importante composante génétique, la plupart des maladies mentales ne font pas apparaître un schéma d'héritage clair car elles ne sont pas dues aux mutations d'un seul gène. Ainsi, il n'existe pas de gène de la schizophrénie tout comme il n'existe pas de gène unique des troubles de l'anxiété, de la dépression ou de la plupart des maladies mentales. Les composantes génétiques de ces maladies proviennent en réalité de l'interaction entre quelques gènes et l'environnement. Chaque gène individuellement n'a qu'un effet relativement mineur mais, réunis ensemble, ils peuvent créer une prédisposition génétique – un potentiel. La plupart des troubles psychiatriques sont causés par une combinaison de ces prédispositions génétiques et de quelques facteurs environnementaux additionnels. Prenons par exemple de vrais jumeaux qui possèdent donc des gènes identiques. Si l'un des jumeaux est atteint de la maladie de Huntington, alors l'autre le sera aussi. Mais si l'un des jumeaux est atteint de schizophrénie, l'autre n'a que 50 % de risques de développer la maladie. Pour déclencher la schizophrénie, il faut l'intervention d'autres facteurs non génétiques au tout début de l'existence – une infection intra-utérine, une malnutrition, un stress ou le sperme d'un père âgé. De fait, en raison de la complexité du schéma d'héritage, la plupart des gènes impliqués dans les plus importantes maladies mentales n'ont pas encore été identifiés.

En passant de la mémoire implicite chez l'aplysie à la mémoire explicite et à la représentation interne de l'espace chez la souris, j'avais quitté un domaine relativement simple pour un autre bien plus complexe, riche de questions très pertinentes sur le comportement humain mais où les certitudes étaient rares. En m'aventurant maintenant dans les modèles animaux des troubles mentaux, je franchissais un nouveau pas dans l'inconnu. En outre, alors que j'avais été un précurseur de l'étude de la mémoire implicite chez l'aplysie et que j'avais rejoint l'étude de la mémoire explicite chez la souris en plein milieu de cette aventure passionnante, j'arrivais tardivement à la biologie des troubles mentaux. Nombreux étaient les chercheurs qui m'y avaient déjà précédé par leurs travaux sur des modèles animaux des troubles mentaux.

Le caractère parcellaire des connaissances sur l'anatomie, la génétique et la circuiterie nerveuse impliquées dans les troubles mentaux rendait difficile leur modélisation chez l'animal. Les états d'anxiété, auxquels je m'intéressai pour commencer, constituaient la seule exception nette. Il est difficile de déterminer si une souris souffre de schizophrénie, si elle est sujette à des illusions ou des hallucinations. Il est tout aussi difficile de reconnaître une souris psychotique et déprimée. Mais tout animal doté d'un système nerveux central suffisamment développé – des escargots aux hommes en passant par les souris et les singes – peut s'effrayer ou s'angoisser. Qui plus est, la peur a des caractéristiques propres aisément reconnaissables chez chacun de ces animaux. Ainsi, non seulement les animaux ressentent de la peur, mais encore nous pouvons déterminer quand ils sont anxieux. Nous pouvons, pour ainsi dire, lire leurs pensées. C'est Charles Darwin qui le premier évoqua cette perspective dans sa célèbre étude de 1872 *L'Expression des émotions chez l'homme et les animaux*.

Darwin avait pris en compte un point clé sur le plan biologique, point qui a facilité par la suite le développement de modèles animaux des états d'anxiété : l'anxiété – la peur intrinsèque – est une réponse universelle, instinctive à une menace envers le corps ou le statut social d'un individu et joue par conséquent un rôle critique pour la survie. L'anxiété signale une menace potentielle, menace qui réclame en retour une réponse adaptative. Comme l'a souligné Freud, l'anxiété normale contribue à la maîtrise des situations délicates et par là même à la croissance individuelle. L'anxiété normale se manifeste sous deux formes majeures : l'anxiété instinctive (la peur innée ou instinctive), qui préexiste dans l'organisme et est l'objet d'un contrôle génétique plus rigide, et l'anxiété apprise (la peur apprise), à laquelle un organisme peut être génétiquement prédisposé mais qui s'acquiert fondamentalement par l'expérience. Comme nous l'avons vu, on peut aisément associer l'anxiété instinctive à un stimulus neutre par le biais d'un apprentissage. Comme toute capacité qui favorise la survie tend à être perpétuée au cours de l'évolution, les peurs instinctive et apprise traversent toutes deux le règne animal (figure 25-1).

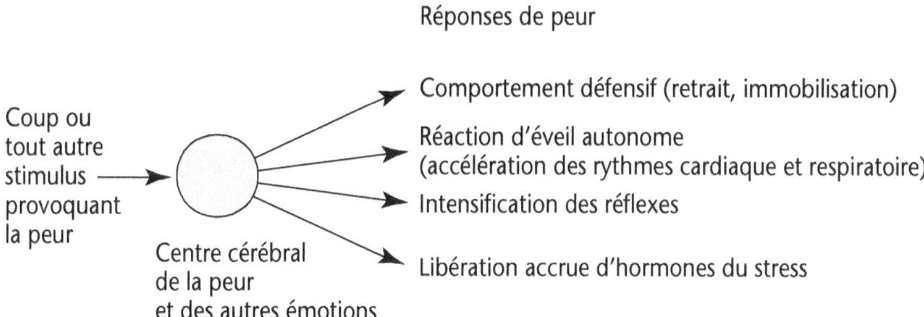

FIGURE 25-1 :
Les réponses défensives en cas de peur qui ont été conservées tout au long de l'évolution.

Les deux formes de peur peuvent être perturbées. L'anxiété instinctive devient pathologique lorsqu'elle est excessive et suffisamment persistante pour paralyser l'action. L'anxiété apprise est quant à elle pathologique lorsqu'elle est provoquée par des événements qui ne présentent pas de réelle menace, tout comme lorsqu'un stimulus neutre en vient à se trouver associé dans le cerveau à l'anxiété instinctive. Les états d'anxiété présentaient un intérêt tout particulier à mes yeux car ils constituent de loin les maladies mentales les plus courantes : 10 à 30 % de la population a à souffrir, à un moment ou à un autre de son existence, de ces troubles de l'anxiété.

En étudiant les peurs instinctive et apprise chez l'homme et les animaux de laboratoire, nous avons fortement accru notre compréhension des mécanismes à la fois comportementaux et biologiques des peurs instinctive et apprise chez l'homme. Les premières lumières sur les mécanismes comportementaux nous vinrent des théories de Freud et du philosophe américain William James, lesquels avaient remarqué que la peur comporte des composantes tout à la fois conscientes et inconscientes. Restait à élucider comment ces deux composantes interagissent.

Traditionnellement, on pensait que la peur chez l'homme débutait par la perception consciente d'un événement important, tel que la vue de sa maison en flammes. Cette reconnaissance produit alors dans le cortex cérébral une expérience émotionnelle – la peur – et déclenche des signaux qui sont transmis au cœur, aux vaisseaux sanguins, aux glandes endocrines et sudoripares afin de mobiliser l'organisme en vue d'une réaction de défense ou d'une fuite. Dans cette optique, c'est un événement conscient et émotionnel qui provoque donc les réponses défensives ultérieures, inconscientes, réflexes et autonomes de l'organisme.

James rejetait cette vision. Dans un article retentissant publié en 1884, intitulé « Qu'est-ce que l'émotion ? », il postula que l'expérience cognitive de l'émotion suit son expression physiologique. Il suggéra que, lorsque nous rencontrons une situation potentiellement dangereuse – par exemple, un ours assis au milieu du chemin –, notre évaluation de la férocité de l'ours n'engendre pas un état émotionnel induit par la conscience. Nous ne ressentons pas la peur avant d'avoir pris la fuite devant l'ours. Nous agissons d'abord instinctivement puis invoquons la cognition pour expliquer les modifications corporelles associées à cette action.

En se fondant sur cette idée, James et le psychologue danois Carl Lange proposèrent un scénario dans lequel l'expérience consciente des émotions ne se produit qu'*après* que le cortex a reçu des messages lui signalant les modifications dans l'état physiologique de l'individu. En d'autres termes, les sentiments conscients sont précédés par certaines modifications physiologiques inconscientes – un accroissement ou une baisse de la tension, du rythme cardiaque et de la tension musculaire. Ainsi, lorsque vous voyez un feu, la peur que vous éprouvez est due à l'arrivée dans votre cortex de signaux en provenance de votre cœur qui bat la chamade, de vos genoux qui s'entrechoquent et de vos mains moites. James écrivit ainsi : « Nous sommes tristes parce que nous pleurons, en colère parce que nous luttons, effrayés parce que nous tremblons et non pas, nous crions, luttons ou tremblons en raison de notre tristesse, de notre colère ou de notre peur, selon le cas. » Vu comme cela, les émotions sont les réponses cognitives à une information sur nos états corporels, information relayée en bonne part par le système nerveux autonome. De fait, notre expérience quotidienne confirme que l'information corporelle contribue à l'expérience émotionnelle.

Des preuves expérimentales vinrent rapidement confirmer certains aspects de la théorie de James-Lange. Ainsi, on peut observer des corrélations entre des émotions objectivement discernables et des schémas spécifiques de réponses autonomes, endocrines et volontaires. En outre, les gens dont la moelle épinière a été accidentellement sectionnée, leur coupant le retour du système nerveux autonome en provenance des régions de leur corps situées sous la blessure, semblent éprouver des émotions moins intenses.

Avec le temps, il devint clair néanmoins que la théorie de James-Lange n'éclairait qu'un aspect du comportement émotionnel. Si les contre-réactions physiologiques étaient les seuls facteurs de contrôle, les émotions ne pouvaient perdurer au-delà des modifications physiologiques. Et pourtant on peut conserver des sentiments – les pensées et les actions venant en réponse à des émotions – longtemps après la disparition d'une menace. Inversement, certains sentiments surgissent bien plus rapidement que des modifications corporelles. Ainsi donc, les émotions ne peuvent se réduire à une interprétation en retour des modifications physiologiques de l'organisme.

Le neurologue Antonio Damasio vint profondément modifier cette vision de James-Lange en affirmant que l'expérience émotionnelle est essentiellement une représentation d'ordre supérieur des réactions corporelles, représentation qui peut être stable et persistante. À la suite des travaux de Damasio, un consensus se dégage aujourd'hui sur la genèse des émotions. Il est admis qu'elle débute par une première étape inconsciente, consistant en une évaluation implicite du stimulus, puis qu'apparaissent des réponses physiologiques qui finalement débouchent sur une expérience consciente éventuellement persistante.

Pour déterminer directement l'importance relative des processus inconscients ou conscients dans l'amorce de l'expérience émotionnelle, les scientifiques eurent recours aux mêmes outils cellulaires et moléculaires déjà employés dans l'étude des processus cognitifs conscients et inconscients. Ils combinèrent pour cela l'étude de modèles animaux avec des études chez l'homme, ce qui leur permit durant les deux dernières décennies d'identifier avec une certaine précision les voies nerveuses de l'émotion. La composante inconsciente de l'émotion, déterminée essentiellement à l'aide de modèles animaux, met en œuvre le système nerveux autonome et l'hypothalamus qui le régule. La composante consciente de l'émotion, étudiée chez l'homme, fait intervenir quant à elle les fonctions évaluatives du cortex cérébral qui sont réalisées par le cortex cingulé. L'amygdale, un groupe de noyaux rassemblés profondément enfoui dans les hémisphères cérébraux, joue un rôle central dans ces deux composantes. On pense ainsi que l'amygdale coordonne l'expérience consciente du sentiment et l'expression corporelle de l'émotion, en particulier de la peur.

Des études chez l'homme et chez le rat ont mis en évidence que les systèmes nerveux qui stockent les souvenirs inconscients, implicites et émotionnellement chargés, sont différents de ceux qui élaborent les souvenirs des états émotifs conscients, explicites. Ainsi, une lésion de l'amygdale, structure qui intervient dans la mémorisation de la peur, perturbe la capacité d'un stimulus émotionnellement chargé à provoquer une réponse émotive. En revanche, une lésion de l'hippocampe, qui intervient, lui, dans la mémoire consciente, affecte la capacité à se souvenir du contexte dans lequel le stimulus est apparu. Ainsi, les systèmes cognitifs conscients nous laissent le choix de nos actes mais les mécanismes inconscients de d'appréciation émotionnelle limitent ces choix au petit nombre adapté à la circonstance. L'une des caractéristiques intéressantes de cette perspective est qu'elle ramène l'émotion dans le champ d'étude du stockage mnésique. De fait, il est aujourd'hui démontré que la récupération inconsciente d'un souvenir émotionnel met en jeu le stockage mnésique implicite, tandis que le rappel conscient d'un état émotif fait appel au stockage mnésique explicite et par conséquent à l'hippocampe.

La peur a ceci de frappant qu'on peut aisément l'associer à un stimulus neutre par le biais d'un apprentissage. Une fois cette association réalisée, les stimuli neutres peuvent se révéler de puissants déclencheurs des souvenirs émotionnels durables chez l'homme. Ce type de peur apprise est une composante clé du trouble de stress post-traumatique, mais aussi des phobies sociales, de l'agoraphobie (la peur des grands espaces) et du trac. Dans le trac, comme dans d'autres formes d'anxiété par anticipation, on associe un événement à venir (être sur scène, par exemple) à la perspective d'un ratage (oublier son texte). Le trouble de stress posttraumatique apparaît quant à lui après un événement extrêmement stressant, comme un combat vital, une torture physique, un viol, un abus ou une catastrophe naturelle. Il se manifeste par des épisodes de peur récurrents, souvent déclenchés par des souvenirs du trauma initial. L'une des caractéristiques frappantes de ce trouble, et de la peur apprise en général, tient à ce que le souvenir de l'expérience traumatique demeure puissant pendant des décennies et peut être facilement réactivé par diverses circonstances stressantes. De fait, il suffit d'une seule exposition à une menace pour que l'amygdale conserve éventuellement le souvenir de cette menace durant toute l'existence de l'organisme. Comme cela est-il possible ?

Mon intérêt pour l'étude de la peur apprise chez la souris constituait en quelque sorte une extension naturelle de mes travaux chez l'aplysie. Chez l'aplysie, le conditionnement classique de la peur enseigne à l'animal à associer deux stimuli : un stimulus neutre (un léger contact sur le siphon) et un second suffisamment fort pour engendrer une peur instinctive (un coup sur la queue). À l'instar du coup assené sur la queue de l'aplysie, le choc électrique sur la patte de la souris provoque une réponse de peur instinctive – la souris recule, se tapit et s'immobilise. Le stimulus neutre dans le cas des souris, qui n'est qu'un simple son, n'induit pas cette réponse. En revanche, lorsque l'on répète conjointement le son et le choc à plusieurs reprises, l'animal apprend à les associer et retient que le son prédit le choc. À la suite de quoi, la seule audition de ce son en vient à déclencher une réponse de peur (figure 25-2).

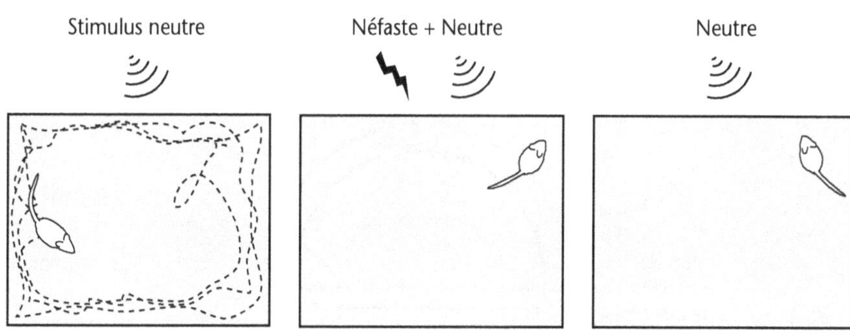

FIGURE 25-2 :
Création d'une peur apprise chez la souris.

Bien que la circuiterie nerveuse de la peur apprise chez la souris soit bien plus complexe que celle de l'aplysie, on en connaît bien des aspects depuis les travaux de Joseph LeDoux, de l'Université de New York, et de Michael Davis aujourd'hui à Emory. Ils ont ainsi mis en évidence que chez les rats comme chez l'homme, les peurs innée ou apprise réquisitionnent un circuit nerveux amygdalien. En outre, ils ont montré par quelles voies l'information provenant des stimuli conditionnés et non conditionnés atteint l'amygdale et de quelle manière l'amygdale amorce en retour une réponse de peur.

Lorsque l'on associe un son à un choc sur la patte, les informations concernant le son et le choc sont transportées par des voies différentes. Le son, stimulus conditionné, active les neurones sensoriels de la cochlée, le récepteur acoustique de l'oreille. La transmission s'effectue *via* ces neurones sensoriels dont les axones contactent un groupe de neurones du thalamus en charge de l'audition. Or les neurones du thalamus forment deux voies : une voie directe qui va droit dans le noyau latéral de l'amygdale sans rencontrer le cortex, et une voie indirecte qui pénètre le cortex auditif avant de rejoindre le noyau latéral (figure 25-3). Les deux voies qui véhiculent l'information du son aboutissent *via* des connexions synaptiques sur les neurones pyramidaux qui représentent le principal type de cellule nerveuse du noyau latéral.

Les impulsions voyagent depuis le thalamus jusqu'à l'amygdale *via* des voies à la fois directe et indirecte, où elles provoquent les réponses de peur.

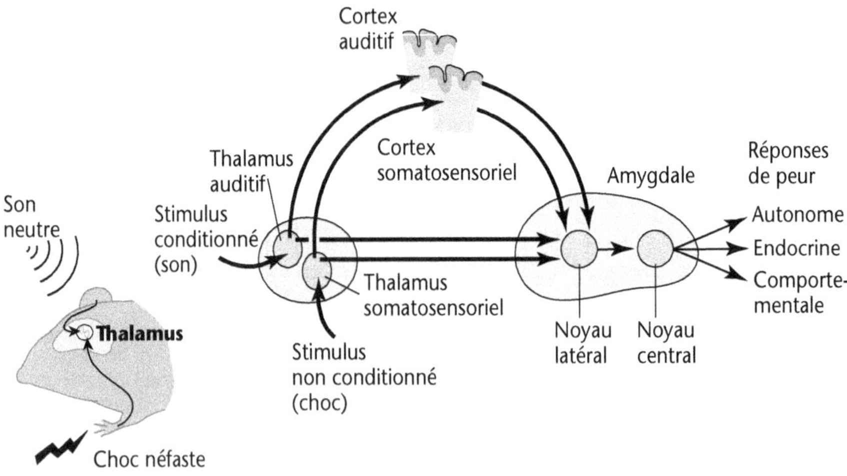

FIGURE 25-3 :
La voie neuronale de la peur apprise.

L'information de douleur provenant du stimulus non conditionné, le choc sur la patte, active la voie qui débouche sur un autre groupe de neurones du thalamus, chargé de traiter les stimuli de douleur. Ces neurones du thalamus forment également des voies directes et indirectes vers les cellules pyramidales du noyau latéral. Dans ce cas, la voie indirecte traverse le cortex somatosensoriel.

L'existence de voies séparées – l'une qui traverse le cortex et l'autre qui le court-circuite complètement – nous confirme de façon directe que l'évaluation inconsciente d'un stimulus de peur précède l'évaluation consciente et corticale de la peur, comme l'avait prédit la théorie de James-Lange. En activant la voie rapide directe qui court-circuite le cortex, un stimulus effrayant peut accélérer le battement de notre cœur et rendre nos mains moites avant même que nous réalisions consciemment *via* la voie lente que l'on vient de tirer un coup de feu à proximité.

Non content d'être le point de convergence des informations du stimulus conditionné (le son) et du stimulus non conditionné (le choc), le noyau latéral de l'amygdale mobilise des réponses adaptatives *via* les connexions qu'il établit avec l'hypothalamus et le cortex cingulé. L'hypothalamus joue un rôle critique pour l'expression de la peur par l'organisme car il déclenche la réponse de combat-fuite (accélération du rythme cardiaque, transpiration, assèchement de la bouche et tension musculaire). Le cortex cingulé est impliqué quant à lui dans l'évaluation consciente de la peur.

Comment, alors, fonctionne la peur apprise chez la souris ? Débouche-t-elle sur une modification de la force synaptique dans les voies affectées par le stimulus conditionné, comme c'est le cas chez l'aplysie ? Pour répondre à cette question, un certain nombre de scientifiques, dont mes collègues et moi-même, ont étudié des coupes d'amygdale de souris. Des travaux antérieurs avaient montré que, lorsqu'on les stimule électriquement à un rythme semblable à celui utilisé par Bliss et Lømo dans l'hippocampe, les deux voies, directe et indirecte, sont renforcées *via* une variante de potentialisation à long terme. Nous étudiâmes cette variante de potentialisation à long terme sur le plan biochimique et découvrîmes que, bien qu'elle diffère légèrement de son analogue dans l'hippocampe, elle est pratiquement identique à la facilitation à long terme qui contribue à la sensibilisation et au conditionnement classique (deux formes de peur apprise) chez l'aplysie. Toutes deux empruntent une voie de signalisation moléculaire qui inclut de l'AMP cyclique, de la protéine kinase A ainsi que le gène régulateur CREB. Ces découvertes mettent à nouveau en lumière que la facilitation à long terme et les diverses formes de potentialisation à long terme sont bien les membres d'une même famille de processus moléculaires capables de renforcer les connexions synaptiques pour de longues périodes de temps.

En 2002, Michael Rogan, qui avait auparavant travaillé avec LeDoux, se joignit à moi et nous passâmes de l'étude des coupes cérébrales chez la souris à l'étude des animaux vivants. Nous examinâmes la réponse des neurones de l'amygdale à un son et découvrîmes, un peu comme Rogan et LeDoux l'avaient trouvé antérieurement chez le rat, que la peur apprise accroît cette réponse (figure 25-4). Ce phénomène s'apparentait à la potentialisation à long terme que nous avions observée dans les coupes de l'amygdale. Notre collaborateur à Harvard Vadim Bolshakov en déduisit que si la peur apprise renforce les synapses dans l'amygdale d'une souris vivante, alors une stimulation électrique de coupes de l'amygdale de la même souris ne devrait pas réussir à produire de renforcement synaptique supplémentaire significatif. C'est exactement ce que nous constatâmes. Ainsi, l'apprentissage agit sur les mêmes sites et de manière identique dans l'amygdale de l'animal vivant que les stimuli électriques dans des coupes de l'amygdale.

Nous avons eu alors recours à un test comportemental de peur apprise bien connu. Nous avons placé une souris dans une large boîte, brillamment éclairée. La souris est un animal nocturne qui craint la lumière intense et par conséquent trottine en suivant les bords de la boîte, ne s'aventurant qu'en de rares occasions au centre de celle-ci. Ce comportement de défense est un compromis entre son désir d'éviter les prédateurs et sa nécessité d'explorer son environnement. Nous fîmes alors retentir un son mais la souris poursuivit son déplacement le long des bords de la boîte ouverte comme si de rien n'était. En revanche, en faisant suivre de façon répétée ce son par un choc électrique, l'animal apprit à associer le son et le choc. Désormais, quand elle entendait le son, elle ne continuait pas son exploration des bords ni ne pénétrait au centre de la boîte ; au lieu de cela, elle demeurait immobile, tapie dans un coin, généralement dans une posture d'attente (figure 25-2).

Ayant saisi l'anatomie et la physiologie de la peur apprise, nous nous sentîmes encouragés à explorer ses fondements moléculaires. Gleb Shumyatsky, un postdoctorant, et moi-même nous mîmes à la recherche des gènes dont l'expression se restreignait au noyau latéral de l'amygdale, la région que nous avions étudiée. Nous découvrîmes que les cellules pyramidales expriment un gène qui encode un neurotransmetteur peptide, le « peptide libération gastrine » ou GRP. Les cellules pyramidales utilisent ce peptide comme un transmetteur excitateur en supplément et en conjonction du glutamate, le relâchant à partir des terminaisons synaptiques vers les cellules cibles du noyau

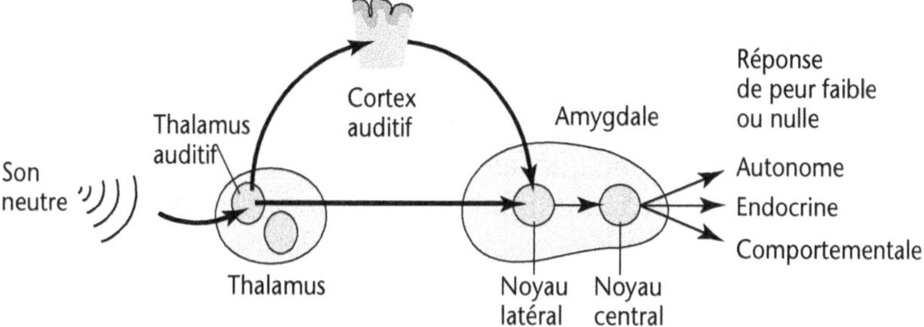

Avant apprentissage : le signal en entrée de l'amygdale en provenance du thalamus auditif est normal.

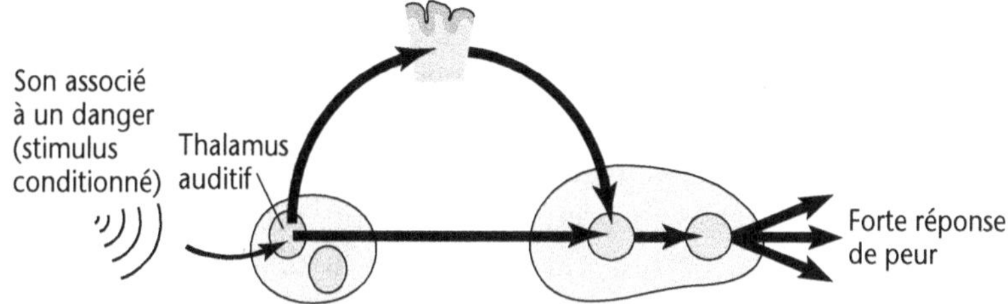

Peur apprise : le signal d'entrée en provenance du thalamus auditif est amplifié.

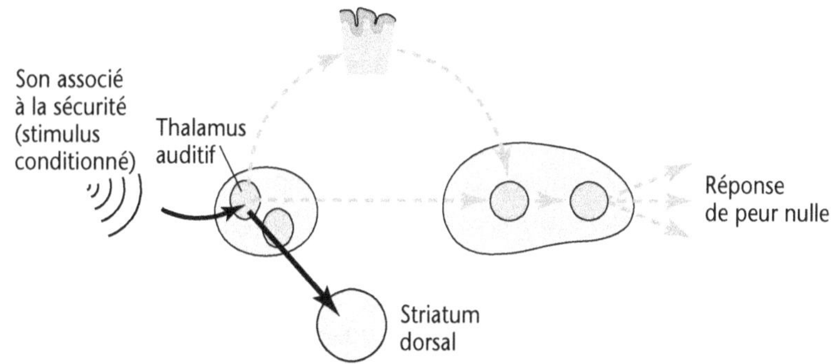

Sécurité apprise : le signal d'entrée en provenance du thalamus auditif est déprimé et le striatum dorsal, qui est associé à un sentiment de bien-être, est activé.

FIGURE 25-4 :
Modification des voies de la peur par apprentissage.

latéral. Nous découvrîmes par la suite que les cellules cibles sont en fait une population spéciale d'interneurones inhibiteurs qui contiennent des récepteurs du GRP. Comme tous les autres interneurones inhibiteurs du noyau latéral, ces cellules cibles libèrent le transmetteur GABA. Les cellules cibles se reconnectent ensuite aux cellules pyramidales et, une fois actives, libèrent le GABA pour inhiber ces cellules pyramidales.

Le circuit que nous avions ainsi remonté est dit « à contre-réaction négative » : un neurone excite un interneurone inhibiteur qui lui-même inhibe le neurone qui l'a excité initialement. Se pouvait-il qu'un tel circuit à contre-réaction inhibitrice fût conçu à seule fin de maintenir la peur de l'organisme sous contrôle ? Pour en avoir le cœur net, nous testâmes une souris génétiquement modifiée dont les récepteurs du GRP avaient été supprimés, interrompant ainsi le circuit de contre-réaction inhibitrice. Nous avions en tête que la tendance résultante à une plus grande excitation pourrait déboucher sur une peur accrue, incontrôlée.

Conformément à nos prédictions, nous observâmes une potentialisation à long terme fortement exacerbée dans le noyau latéral, ainsi qu'une mémoire de la peur significativement amplifiée et persistante. De plus, l'effet s'avéra remarquablement spécifique à la peur apprise : la même souris mutante fit preuve d'une peur innée normale sur une variété d'autres tests, ce qui s'accorde avec la distinction fondamentale faite entre peur apprise et peur innée. Ainsi, une approche combinée à la fois cellulaire et génétique nous permit d'identifier un circuit qui jouait un rôle important dans le contrôle de la peur apprise. Cette découverte pourrait demain déboucher sur le développement de médicaments qui contrecarrent la peur apprise associée à des syndromes psychiatriques comme les troubles de stress posttraumatique et les phobies.

Qu'en est-il de l'inverse de la peur ? *Quid* du sentiment de sécurité, de bien-être, de joie ? Dans ce contexte, je ne peux m'empêcher de me remémorer la première phrase d'*Anna Karénine*, le roman de Léon Tolstoï qui narre les conséquences tragiques d'un amour socialement impossible : « Les familles heureuses se ressemblent toutes ; les familles malheureuses sont malheureuses chacune à sa façon. » Tolstoï nous suggère ici, dans une déclaration à la portée plus littéraire que scientifique, que l'anxiété et la dépression peuvent revêtir bien des formes mais que les émotions positives – la sécurité, le bien-être et la joie – partagent toutes des caractéristiques communes.

Fort de cette idée, Rogan et moi explorâmes les caractéristiques neurobiologiques de la sensation de sécurité apprise qui constitue sans doute une forme de bonheur. Notre argumentation était la suivante. Lorsque l'on associe un son à un choc, l'animal apprend que le son prédit le choc. Par conséquent, si le son et le choc sont toujours administrés séparément, l'animal apprendra à l'inverse que le son ne prédit jamais le choc ; bien au contraire, le son prédit la sécurité. En effectuant l'expérience, nous observâmes exactement ce que nous avions prédit : lorsque l'on séparait l'administration des chocs et des sons à une souris, celle-ci entendant le son dans un nouvel environnement stoppait toute action défensive. Elle pouvait marcher au centre d'un espace ouvert comme si elle était propriétaire des lieux, sans montrer aucun signe de peur (figure 25-5). En examinant le noyau latéral des souris qui avaient subi un apprentissage de sécurité, nous découvrîmes l'opposé d'une potentialisation à long terme : en clair, une dépression à long terme de la réponse neuronale au son, suggérant une diminution drastique de l'intensité du signal envoyé à l'amygdale (figure 25-4).

Nous nous sommes ensuite demandé si l'apprentissage avait engendré un réel sentiment de sécurité, une authentique sensation de confiance en soi, ou s'il avait simplement diminué le niveau de peur constamment présent en chacun de nous. Pour distinguer entre ces deux possibilités, nous effectuâmes un enregistrement du striatum, une aire du cerveau normalement impliquée dans le renforcement positif et dans la sensation de bien-être (c'est cette aire qu'activent la cocaïne et d'autres drogues à accoutumance, qui détournent le sys-

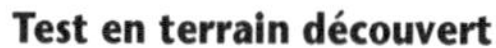

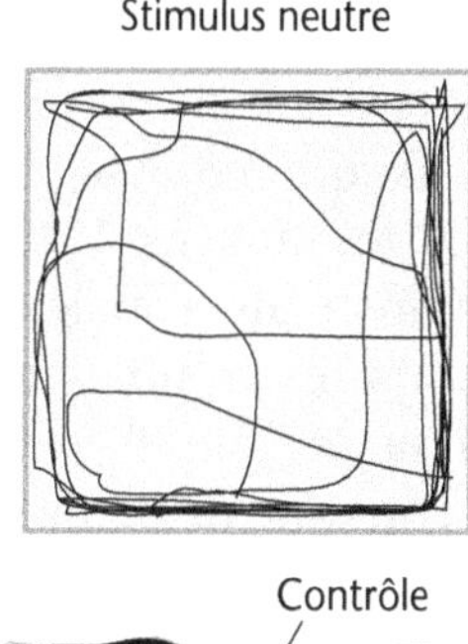

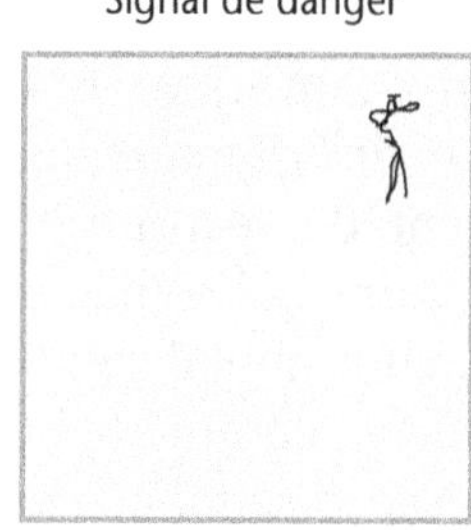

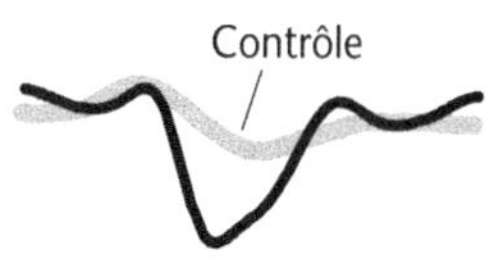

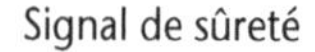

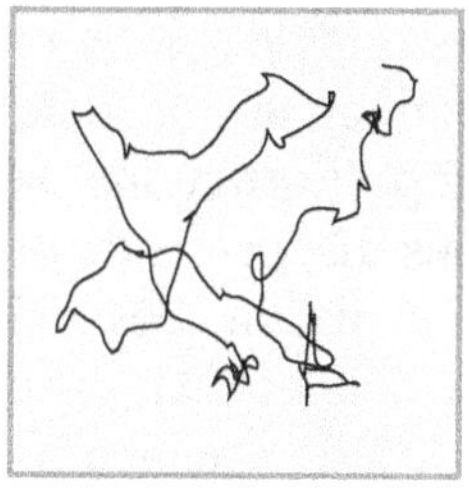

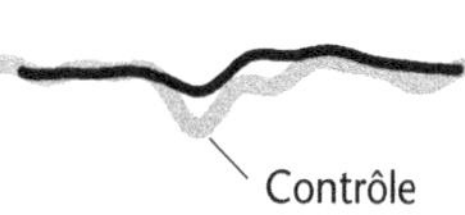

Avant apprentissage, une souris explore un espace ouvert en parcourant ses bords et en poussant occasionnellement vers le centre. La réponse électrophysiologique de la souris à un son est très faible et ne diffère pas de celle de la souris de contrôle.

Après apprentissage de peur, la souris s'immobilise dans un coin du terrain découvert. Sa réponse électrophysiologique à un son neutre est bien plus intense que celle de la souris de contrôle qui n'a reçu aucun entraînement à craindre le signal.

Après apprentissage de sécurité, une souris se déplace dans le terrain ouvert plus librement que jamais. Sa réponse électrophysiologique à un son neutre est plus faible que celle de la souris de contrôle.

FIGURE 25-5 :
Effets des signaux pour la peur apprise et la sécurité apprise.

tème nerveux de renforcement positif et poussent l'individu à intensifier ses prises). Nous découvrîmes que l'activité neuronale du striatum après l'émission d'un son n'est pas altérée lorsque l'animal apprend la peur – en d'autres termes, lorsqu'il apprend à associer le son à un choc. Mais lorsque cet apprentissage l'amène à associer le son avec la sécurité, la réponse dans le striatum s'en trouve puissamment amplifiée, en accord avec le sentiment positif de tranquillité.

Nos travaux sur la sécurité apprise ont dégagé une perspective nouvelle à la fois sur les sensations positives de bonheur et de sécurité et sur les sentiments négatifs d'anxiété et de peur. Ils désignent un deuxième système profondément ancré dans le cerveau, impliqué dans les émotions positives. En effet, à la fois les neurones du thalamus qui répondent au son et ceux du noyau latéral de l'amygdale se projettent jusqu'au striatum afin de convoyer l'information de contentement et de sécurité. Le striatum est quant à lui connecté à de nombreuses aires, dont le cortex préfrontal, qui inhibent l'amygdale. Il est donc concevable qu'en amplifiant le signal dans le striatum la sécurité apprise non seulement accroît les sentiments de sûreté et de sécurité mais encore atténue la peur en inhibant l'amygdale.

Comme ces études semblent l'indiquer, il se peut que nous soyons à l'aube d'une ère où la biologie moléculaire de la cognition et de l'émotion nous permettra d'accroître la sensation de sécurité ou d'estime de soi. Se pourrait-il ainsi que certains états d'anxiété correspondent à une défaillance des signaux neuronaux qui relaient en temps normal un sentiment de sécurité ? Depuis les années 1960, nous disposons de prescriptions qui soulagent certains états d'anxiété. Pour autant, ces médicaments ne soignent pas tous les troubles de l'anxiété et certains d'entre eux, comme le Librium ou le Valium, peuvent même engendrer une accoutumance et par conséquent demandent une surveillance et un soin extrêmes. Ainsi, des thérapies qui accroîtraient directement l'activité de la circuiterie nerveuse en charge des sentiments de sécurité et de bien-être pourraient se révéler des approches bien plus efficaces au traitement des troubles de l'anxiété.

CHAPITRE 26

Une voie nouvelle de traitement des maladies mentales

Les modèles de souris peuvent-ils être utilisés pour explorer des troubles encore plus complexes, plus sérieux et plus handicapants que les états d'anxiété ? Peut-on les exploiter pour étudier le trouble mental le plus persistant, le plus dévastateur chez l'homme et le plus en attente de traitements nouveaux, en un mot la schizophrénie ?

La schizophrénie est, de manière surprenante, un trouble relativement courant. Elle frappe environ 1 % de la population mondiale et semble affecter les hommes plus fréquemment et plus gravement que les femmes. En outre, 2 à 3 % de la population globale est atteinte d'un trouble de la personnalité schizotypique souvent considéré comme une forme mineure de la maladie car les patients ne manifestent pas de comportement psychotique.

La schizophrénie se caractérise par trois types de symptômes : positif, négatif et cognitif. Les symptômes positifs, qui durent au moins six mois, consistent en des comportements inusuels ou même bizarres ainsi qu'en des perturbations du fonctionnement mental. Ils se manifestent le plus fortement lors d'épisodes psychotiques, phases de la maladie au cours desquelles les patients deviennent incapables d'interpréter correctement la réalité. Ces derniers ne peuvent alors plus évaluer leurs convictions et leurs perceptions de façon réaliste ou les comparer à ce qui se passe effectivement dans le monde qui les entoure. Cette incapacité à interpréter la réalité se signale au travers de trois symptômes qui constituent les sceaux de la pathologie : ce sont les idées délirantes (des croyances aberrantes qui contredisent ouvertement les faits et que l'on ne peut ébranler même en prouvant qu'elles sont déraisonnables), les hallucinations (des perceptions qui surviennent sans stimulus externe, par exemple des voix qui commentent les actes de l'individu) et la perte de cohésion de la pensée (une perte des liens ou des associations normales entre idées, également appelée incohérence idéique, qui, dans les cas sévères, peut déboucher sur une dislocation de la pensée).

Les symptômes négatifs de la schizophrénie sont une disparition de certains comportements sociaux et relationnels normaux qui s'accompagne d'un retrait de la vie sociale et d'un appauvrissement de la parole, et une perte de la capacité à ressentir et à exprimer des émotions, encore appelée émoussement affectif. Les symptômes cognitifs se traduisent par une attention réduite et des déficits de l'une des formes de mémoire explicite à court terme, la mémoire de travail, qui joue un rôle critique dans les fonctions exécutives telles que la gestion du quotidien ou encore la planification puis la mise en œuvre d'une suite d'événements. Les symptômes cognitifs, qui sont chroniques et persistent même en dehors des périodes psychotiques, représentent les aspects de la maladie les plus difficiles à gérer.

Entre deux épisodes psychotiques, les patients présentent principalement les symptômes négatifs et cognitifs : ils se comportement de manière excentrique, s'isolent socialement et font preuve d'un faible niveau d'éveil émotionnel, d'une conduite sociale appauvrie, d'une langue amoindrie, d'une capacité d'attention réduite et d'un manque de motivation.

La plupart des personnes qui travaillent sur la schizophrénie savent depuis longtemps qu'il est impossible de reproduire toute la gamme des symptômes dans des modèles souris. Il n'est pas facile de modéliser les symptômes positifs car ne nous savons pas identifier les idées délirantes ou les hallucinations chez la souris. Mais modéliser les symptômes négatifs n'est pas moins ardu. Cependant, dans le prolongement des travaux pionniers réalisés à l'Université de Yale par Patricia Goldman-Rakic chez les singes, mes collègues Eleanor Simpson, Christoph Kellendonk et Jonathan Polan voulurent savoir s'il était possible d'utiliser les modèles souris pour rechercher les fondements moléculaires de certains aspects des symptômes cognitifs de la schizophrénie. Nous pensions pouvoir modéliser une composante clé des symptômes cognitifs – en l'occurrence, le déficit de la mémoire de travail. On connaissait en détail la mémoire de travail et l'on savait qu'elle dépend de manière critique du cortex préfrontal, cette partie du lobe frontal qui relaie la plupart des processus mentaux complexes. Nous pensions d'autre part que percer l'origine des déficits cognitifs accroîtrait notre compréhension des fonctions du cortex préfrontal, même à l'état normal.

L'étude du cortex préfrontal remonte à 1848, année où John Harlow décrivit le cas aujourd'hui célèbre de Phineas Gage, alors contremaître dans une compagnie de chemins de fer. Une explosion accidentelle avait projeté une barre à mine dans le cortex préfrontal de Gage. Par miracle, il avait survécu à l'accident et avait conservé intactes son intelligence globale, sa perception et sa mémoire à long terme, mais sa personnalité s'était modifiée. Autrefois consciencieux et travailleur, il se mit à boire après l'accident et termina sa vie comme vagabond, incapable de mener la moindre tâche à bien. Des travaux ultérieurs réalisés sur des personnes atteintes de blessures au cortex préfrontal ont confirmé que cette région du cerveau joue un rôle primordial dans le jugement et la planification à long terme.

Dans les années 1930, Carlyle Jacobsen, un psychologue de Yale, se mit à étudier la fonction du cortex préfrontal chez les singes et apporta la première preuve de son implication dans la mémoire à court terme. Quatre décennies plus tard, le psychologue cognitiviste britannique Alan Baddeley décrivit une forme de mémoire à court terme qu'il baptisa mémoire de travail car elle intègre les perceptions instantanées sur une période relativement courte et relie ces perceptions à des souvenirs figés d'expériences passées, caractéristique essentielle pour la planification et l'exécution de comportements complexes. Peu de temps après, Joaquin Fuster de l'Université de Californie à Los Angeles et Goldman-Rakic relièrent les travaux de Jacobsen sur le cortex préfrontal à ceux de Baddeley sur la mémoire de travail. Ils montrèrent que l'ablation du cortex préfrontal chez des singes ne débouchait pas sur un déficit généralisé de la mémoire à court terme mais plutôt sur un déficit des fonctions qui, d'après Baddeley, constituaient la mémoire de travail.

Cette découverte de l'implication du cortex préfrontal dans la planification et l'exécution des comportements complexes – fonctions qui sont perturbées dans la schizophrénie – conduisit les chercheurs à explorer le cortex préfrontal de patients schizophrènes. Des images du cerveau révélèrent que l'activité métabolique du cortex préfrontal est inférieure à la normale chez ces patients, même lorsqu'ils ne sont pas en train d'effectuer une activité mentale spécifique. Lorsque l'on demande à des individus normaux d'effectuer une tâche qui fait appel à la mémoire de travail, les fonctions métaboliques des aires préfrontales augmentent dans une forte proportion. En revanche, cet accroissement est bien plus faible chez les individus schizophrènes.

Sachant que la schizophrénie a une composante génétique, il est assez normal de trouver une mémoire de travail légèrement diminuée chez 40 à 50 % des parents au premier degré (les parents, les enfants et les frères et sœurs) des patients atteints de schizophrénie, même si ces parents ne présentent aucun symptôme clinique de la maladie. En outre, les mêmes parents laissent apparaître un fonctionnement anormal du cortex préfrontal, ce qui souligne l'importance de cette région dans l'expression génétique de la schizophrénie.

En constatant que les symptômes cognitifs de la schizophrénie s'apparentaient aux défauts comportementaux observés chez les animaux de laboratoire dont on avait déconnecté les lobes frontaux du reste du cerveau, nous nous demandâmes ce que pouvaient être les fondements moléculaires du déficit de la mémoire de travail dans le cortex préfrontal.

Une grande part de nos connaissances en biologie de la schizophrénie provient de l'étude des médicaments qui soulagent ce trouble. Dans les années 1950, Henri Laborit, un neurochirurgien français, imagina que l'anxiété préopératoire éprouvée par de nombreux patients pouvait être due à une libération massive d'histamine dans l'organisme. L'histamine est une substance hormonale produite en réponse au stress ; elle entraîne la dilatation des vaisseaux sanguins et une baisse de la tension artérielle. Laborit avança que l'excès d'histamine pouvait contribuer à certains des effets secondaires indésirables de l'anesthésie comme l'agitation, le choc et la mort soudaine. Dans sa quête d'un médicament qui pourrait contrer l'action de l'histamine et calmer les patients, il tomba sur la chlorpromazine que venait de développer la firme pharmaceutique française Rhône-Poulenc. Laborit fut tellement impressionné par l'action tranquillisante de la chlorpromazine qu'il envisagea également de la tester pour calmer les patients atteints de troubles psychiatriques. Deux psychiatres français, Jean Delay et Pierre Deniker, poursuivirent cette idée et découvrirent qu'une forte dose de chlorpromazine calmait effectivement les patients agités et agressifs montrant des symptômes de schizophrénie.

Plus tard, on découvrit que la chlorpromazine et d'autres drogues de la même famille n'étaient pas seulement des tranquillisants qui calmaient les patients sans les assommer ou les endormir, mais qu'elles étaient aussi des agents antipsychotiques capables de réduire de manière drastique les symptômes psychotiques de la schizophrénie. Ces drogues, les premières réellement efficaces contre un trouble mental majeur, révolutionnèrent la psychiatrie. Elles focalisèrent également l'attention de la communauté psychiatrique sur le mode opératoire des agents antipsychotiques.

La première clé qui aida à percer le mécanisme d'action de la chlorpromazine nous vint de l'analyse d'un de ses effets secondaires, un syndrome analogue à la maladie de Parkinson. En 1960, Arvid Carlsson, professeur de pharmacologie à l'Université de Göteborg en Suède avec qui j'allais plus tard partager le prix Nobel, fit trois découvertes remarquables qui jetèrent une lumière totalement nouvelle à la fois sur la maladie de Parkinson et sur la schizophrénie. Tout d'abord, il découvrit la dopamine et montra qu'elle était un neurotransmetteur du cerveau. Puis il montra que chez des animaux de laboratoire la diminution de la concentration de dopamine dans le cerveau sous un seuil critique engendrait un modèle de la maladie de Parkinson.

S'appuyant sur cette découverte, il avança que la maladie de Parkinson pouvait résulter d'une diminution de la concentration de dopamine dans les régions cérébrales qui sont impliquées dans le contrôle moteur. Plusieurs chercheurs dont lui testèrent cette idée et mirent en évidence qu'on pouvait annuler les symptômes de la maladie de Parkinson en administrant aux patients une dose supplémentaire de dopamine.

Au cours de ses recherches, Carlsson remarqua que lorsqu'on administrait aux patients une forte dose de dopamine, ceux-ci développaient des symptômes psychotiques semblables à ceux observés dans la schizophrénie. Au vu de cette observation, il suggéra que la cause sous-jacente de la schizophrénie résidait dans une transmission excessive de dopamine. Les agents antipsychotiques produisent leur effet thérapeutique, raisonna-t-il, en bloquant les récepteurs de la dopamine. La suggestion de Carlsson fut plus tard validée par l'expérience. Une découverte ultérieure vint également étayer cette idée : au cours des traitements, il arrive souvent que les médicaments antipsychotiques induisent comme effet secondaire du traitement des symptômes de type parkinsonien, ce qui est une autre façon d'en déduire que ces drogues bloquent l'action de la dopamine dans le cerveau.

Dans l'esprit de Carlsson, la suractivité des neurones produisant la dopamine était responsable de tous les symptômes de la schizophrénie – positifs, négatifs et cognitifs. Dans sa théorie, un excès de dopamine dans les voies menant à l'hippocampe, à l'amygdale ou à des structures analogues pouvait engendrer les symptômes positifs, tandis qu'un excès de dopamine dans la voie conduisant au cortex, en particulier dans les abondantes connexions synaptiques de ce faisceau menant au cortex préfrontal, pouvait engendrer les symptômes négatifs et cognitifs. Plus tard, il apparut clairement que toutes les prescriptions qui soulagent les symptômes de la schizophrénie ciblent principalement un type particulier de récepteur de la dopamine, le récepteur D2. Solomon Snyder de l'Université Johns Hopkins et Philip Seeman de l'Université de Toronto mirent tous deux en évidence une forte corrélation entre l'efficacité des médicaments antipsychotiques et leur capacité à bloquer le récepteur D2. Au même moment, néanmoins, il devint clair que les médicaments antipsychotiques ne soulageaient que les symptômes positifs de la schizophrénie. Ils réduisent, voire éliminent les idées délirantes, les hallucinations et certains types de pensée désordonnée sans affecter pour autant de manière significative les symptômes négatifs ou cognitifs de la maladie. Cette apparente contradiction était difficile à expliquer.

En 2004, plusieurs chercheurs découvrirent une prédisposition génétique ou une susceptibilité à la schizophrénie consistant en un nombre anormalement élevé de récepteurs D2 dans le striatum, une aire du cerveau qui, comme nous l'avons vu, est couramment impliquée dans la sensation de bien-être. Ce nombre anormalement élevé de récepteurs D2 aptes à fixer la dopamine conduit à un accroissement de la transmission dopaminergique. Simpson, Kellendonk, Polan et moi-même, désireux d'explorer le rôle de cette susceptibilité génétique dans l'apparition de déficits cognitifs de la schizophrénie, avons donc conçu une souris possédant un gène exprimant une surabondance de récepteurs D2 au sein du striatum. Nous nous sommes alors aperçus que cette souris présentait des déficits de la mémoire de travail, comme l'avait prédit l'hypothèse de Carlsson.

Afin de comprendre pourquoi des drogues qui bloquent les récepteurs D2 ne réussissent pas à améliorer les symptômes cognitifs de la schizophrénie, nous avons ensuite effectué une nouvelle expérience, en exploitant des outils génétiques que nous avions mis au point dix ans auparavant. Nous avons désactivé chez une souris adulte le transgène responsable de la production excessive de récepteurs dopaminergiques et avons observé que le déficit de la mémoire de travail était toujours présent. En d'autres termes, corriger le défaut moléculaire chez un cerveau adulte ne corrigeait pas le déficit cognitif.

Ce résultat laissait penser qu'une surabondance de récepteurs D2 lors du développement de l'animal entraîne des modifications cérébrales de la souris irréversibles. Ces modifications pouvaient expliquer l'inefficacité des médicaments antipsychotiques pour les symptômes cognitifs de la schizophrénie. La surproduction de récepteurs D2 dans le striatum exerce son influence tôt au cours du développement, bien avant les premières manifestations de la maladie, possiblement en engendrant des modifications permanentes et irréversibles du système dopaminergique dans une autre région du cerveau. Une fois ces modifications opérées, il serait alors impossible d'inverser les déficits des fonctions du cortex préfrontal (la structure impliquée dans les symptômes cognitifs du striatum) en ramenant à la normale le nombre de récepteurs D2.

Pour finir, nous connaissons aujourd'hui au moins une modification qui s'opère dans le cortex préfrontal à la suite d'une surproduction de récepteurs D2 : elle consiste en une diminution de l'activation d'un autre récepteur dopaminergique, le récepteur D1. Des expériences antérieures conduites par Goldman-Rakic avaient suggéré qu'en réduisant l'activation du récepteur D1 on faisait également décroître la quantité d'AMP cyclique, entraînant de cette façon un déficit de la mémoire de travail.

Ces expériences démontrent ainsi que des souris génétiquement modifiées peuvent servir de modèles utiles à l'étude de troubles psychiatriques complexes en nous permettant de décomposer la maladie en composantes moléculaires plus simples et plus facilement analysables. On peut ainsi non seulement explorer les composantes génétiques de la schizophrénie chez les souris mutantes, mais également manipuler l'environnement de la souris, *in utero* et durant les premières étapes du développement, pour examiner quelles interactions entre gène et environnement sont à même de déclencher l'apparition de la maladie.

La dépression, cette autre maladie classique qui bouleverse le bien-être psychique, fut décrite pour la première fois au Ve siècle de notre ère par le médecin grec Hippocrate pour qui le caractère dépendait de l'équilibre entre quatre humeurs : le sang, le phlegme, la bile jaune et la bile noire. Un excès de bile noire était censé engendrer la dépression. En fait, la mélancolie, le terme grec pour dépression, signifie « humeur noire ». Bien que l'explication par Hippocrate de la dépression nous apparaisse aujourd'hui pittoresque, il n'en reste pas moins que la vision sous-jacente de troubles psychologiques qui seraient le reflet de processus physiologiques demeure.

Les caractéristiques cliniques de la dépression sont faciles à résumer. En reprenant les mots de Hamlet, « Combien futiles, plats et sans intérêt m'apparaissent tous les emplois de ce monde ! », sans traitement, un épisode dépressif peut typiquement durer de quatre mois à un an. Cet épisode se caractérise par une humeur déplaisante, *grosso modo* permanente, accompagnée d'une angoisse mentale intense, d'une incapacité à éprouver du plaisir ainsi que d'une absence généralisée d'intérêt dans les affaires du monde. À la dépression sont souvent associés trouble du sommeil, appétit réduit, perte de poids, perte d'énergie, réduction du désir sexuel et ralentissement des pensées.

La dépression affecte environ 5 % de la population mondiale à un moment ou à un autre de l'existence. Aux États-Unis, 8 millions de personnes ont été ou seront atteintes par elle. Une dépression sévère peut être gravement incapacitante : dans les cas extrêmes, les patients arrêtent de se sustenter ou cessent toute hygiène personnelle. Bien que certaines personnes ne traversent qu'un seul épisode, la maladie est en général récurrente. Environ 70 % des gens qui ont souffert d'un épisode dépressif majeur en connaîtront au moins un autre. L'âge moyen d'apparition est d'environ 28 ans mais le premier épisode peut très bien survenir à n'importe quel âge. De fait, la dépression peut affecter de jeunes enfants, bien que souvent on ne la reconnaisse pas en tant que telle. La dépression survient également chez les personnes âgées ; il arrive fréquemment que des personnes déprimées connaissent en fait leur première épisode à un âge avancé, ce qui rend leur dépression d'autant plus résistante aux traitements. Enfin, les femmes sont atteintes deux ou trois fois plus souvent que les hommes.

Plusieurs médicaments efficaces ont été mis au point dans la lutte contre la dépression. Le premier – un inhibiteur monoamine oxidase (MAOI) – fut initialement développé pour combattre un trouble très différent, la tuberculose. Les MAOIs agissent en réduisant la dissociation de la sérotonine et de la noradrénaline, accroissant ainsi la libération par les synapses de ces neurotransmetteurs. Les médecins s'aperçurent rapidement que les patients qui avaient reçu ces MAOIs étaient étonnamment en forme, compte tenu de la gravité de leur maladie toujours présente. Il ne fallut pas longtemps pour que l'on se rende compte que les MAOIs luttaient plus efficacement contre la dépression que contre la tuberculose. Cette découverte conduisit au développement d'un groupe de médicaments qui sont aujourd'hui efficaces chez 70 % des patients atteints de dépression majeure.

La découverte des antidépresseurs, postérieure à celle des agents antipsychotiques, fit entrer la psychiatrie dans une ère nouvelle. Loin d'être une spécialité dépourvue de tout traitement efficace à proposer aux malades les plus atteints, la psychiatrie disposait maintenant d'un arsenal thérapeutique comparable à celui des autres domaines médicaux.

Les médicaments efficaces contre la dépression agissent en premier lieu sur les deux systèmes transmetteurs modulateurs du cerveau, les systèmes sérotoninergique et noradrénalinergique[1]. La preuve en est particulièrement claire dans le cas de la sérotonine, qui est fortement corrélée à l'humeur chez l'homme : de fortes concentrations de sérotonine sont associées à des sensations de bien-être tandis que de faibles concentrations sont associées à des symptômes dépressifs. De fait, les gens qui font des tentatives de suicide présentent des concentrations en sérotonine extrêmement faibles.

On sait que les antidépresseurs les plus efficaces sont les inhibiteurs sélectifs de la recapture de la sérotonine. Ces médicaments accroissent la concentration de sérotonine dans le cerveau en inhibant le système de transport moléculaire qui évacue la sérotonine, libérée par les neurones présynaptiques, de la fente synaptique. En se fondant sur cette constatation, il a été postulé que la dépression pourrait consister en une diminution de la disponibilité au sein du cerveau de la sérotonine, de la noradrénaline, ou des deux.

Bien que cette hypothèse permette d'expliquer certains aspects de la réponse du patient aux médicaments antidépresseurs, elle ne rend pas compte d'un nombre important de phénomènes. En particulier,

1. Fondé sur la noradrénaline, ou norépinéphrine (NdT).

elle n'explique pas pourquoi les prescriptions d'antidépresseurs ne mettent que quelques heures à inhiber la recapture de sérotonine dans les neurones, tandis qu'il leur faut au moins trois semaines pour soulager les symptômes de la dépression chez les individus. Si les antidépresseurs produisaient réellement tous leurs effets en inhibant la recapture de sérotonine aux synapses, et donc en favorisant ainsi son accumulation, comment expliquer ce temps de réponse ? Peut-être ces trois semaines sont-elles nécessaires pour que la quantité additionnelle de sérotonine affecte les circuits nerveux clés dans tout le cerveau – en d'autres termes, pour que le cerveau « apprenne » à redevenir heureux à nouveau. En outre, on sait aujourd'hui que les antidépresseurs affectent des processus autres que la recapture et l'accumulation de sérotonine.

Les travaux de Ronald Duman à l'Université de Yale et Rene Hen à Columbia ont apporté une clé importante pour comprendre la dépression. Ils ont découvert que les antidépresseurs accroissent également la capacité d'une petite région de l'hippocampe, le gyrus denté, à engendrer de nouvelles cellules nerveuses. Bien que la très grande majorité des cellules nerveuses ne se divisent pas, ce petit nid de cellules souches est le siège de divisions cellulaires et donne naissance à des cellules nerveuses différenciées. Sur une période de deux à trois semaines, quelques-unes des cellules ainsi produites sont incorporées aux circuits nerveux du gyrus denté. La fonction de ces cellules souches n'est pas claire. Afin de la mettre en évidence, Hen a détruit au moyen de radiations le gyrus denté chez un modèle souris de la dépression due au stress. Il a alors observé que les antidépresseurs ne pouvaient plus alors inverser le comportement de type dépressif chez les souris auxquelles manquaient les cellules souches.

Ces découvertes remarquables récentes laissent entrevoir un *modus operandi* des antidépresseurs qui passerait en partie par la stimulation de la production de neurones dans l'hippocampe. Cela vient conforter l'observation selon laquelle la dépression dégrade souvent gravement la mémoire. Le dommage causé au cerveau par la dépression pourrait alors être surmonté en restaurant la capacité de l'hippocampe à produire de nouvelles cellules nerveuses. Ce serait une idée remarquable ! Une idée qui mettrait au défi l'imagination et le talent d'une nouvelle génération de chercheurs en psychiatrie pour les décennies à venir.

Clairement, la biologie moléculaire est sur le point d'accomplir pour la psychiatrie ce qu'elle a déjà accompli pour la neurologie. Les modèles génétiques des maladies mentales majeures chez les souris pourraient ainsi être utilisés au moins de deux manières. Tout d'abord, les études effectuées sur des patients humains peuvent conduire à la découverte de variantes de gènes prédisposant à une maladie mentale (à l'instar de la variante du récepteur D2 qui est un facteur de risque pour la schizophrénie), gènes que l'on inséra ensuite chez des souris afin de tester des hypothèses spécifiques sur les origines et le développement de maladies particulières. D'autre part, les études génétiques chez la souris peuvent nous permettre d'explorer les voies moléculaires complexes qui sous-tendent la maladie, à un niveau de détail et de précision inaccessibles chez des patients humains. De tels travaux fondamentaux en neurobiologie accroîtront alors notre capacité à diagnostiquer et à classifier les troubles mentaux, et fourniront une base rationnelle au développement de nouvelles thérapies moléculaires.

Plus généralement, nous passons aujourd'hui d'une décennie qui s'est attachée à comprendre les mystères des fonctions cérébrales à une décennie qui se lancera dans l'exploration de nouveaux traitements des dysfonctionnements du cerveau. Durant les cinquante années qui se sont écoulées depuis mes débuts en médecine, la science fondamentale et la science clinique ont cessé d'être des mondes distincts. Certaines des questions les plus intéressantes que pose la neuroscience aujourd'hui sont directement liées à des problèmes pressants en neurologie ou en psychiatrie. En conséquence, la recherche translationnelle[2] n'est plus une aventure restreinte réservée à une poignée de personnes en blouse blanche. Bien au contraire, la perspective d'une utilisation thérapeutique guide une grande part de la recherche effectuée en neuroscience.

Durant les années 1990, dite aussi décennie du cerveau, nous sommes tous devenus des chercheurs translationnels. Dans la première décennie du XXIe siècle, nos progrès vont se fondre en une décennie des thérapeutiques cérébrales, forçant le rapprochement intellectuel de disciplines comme la psychiatrie et la neurologie. On peut d'ores et déjà prévoir le jour, dans un avenir pas trop lointain, où les internes en médecine des deux disciplines partageront une année de formation commune, comparable à l'année de formation que suivent durant leur internat les médecins désireux de se spécialiser dans des domaines profondément différents, comme la cardiologie ou la gastro-entérologie.

2. Parfois aussi appelée « recherche de transfert », désigne l'application de résultats de recherche fondamentale à la recherche clinique (NdT).

CHAPITRE 27

La biologie et la renaissance de la pensée psychanalytique

Lorsqu'elle apparut à Vienne dans les premières décennies du XXe siècle, la psychanalyse représenta une révolution dans la façon de penser l'esprit et ses troubles. L'excitation qui entourait cette théorie des processus mentaux inconscients s'accrut au milieu du siècle lorsque des émigrés venant d'Allemagne et d'Autriche apportèrent dans leurs bagages la psychanalyse aux États-Unis.

Alors étudiant en licence à Harvard, je partageai cet enthousiasme, non seulement parce qu'à mes yeux la psychanalyse proposait une vision de l'esprit d'une grande puissance explicative, mais également parce qu'elle me rappelait l'environnement intellectuel de Vienne à l'aube du XXe siècle, environnement que j'admirais et qui m'avait manqué. De fait, j'avais énormément apprécié la vie intellectuelle qui entourait Anna Kris et ses parents surtout par les perspectives et les ouvertures qu'elle m'offrait sur la vie viennoise des années 1930. On y évoquait *Die Neue Frei Presse* (*La nouvelle presse libre*), le plus important quotidien de Vienne qui, de leur avis, n'était ni franchement nouveau ni franchement libre. Les Kris se remémoraient également les conférences spectaculaires, voire clownesques données par Karl Kraus, ce critique culturel et aventurier du langage que j'admirais tant. Kraus fustigeait l'hypocrisie viennoise, et sa grande pièce de théâtre *Les Derniers Jours de l'humanité* avait prédit les événements à venir : la Seconde Guerre mondiale et la Shoah.

Mais en 1960, alors que j'entamais ma formation clinique en psychiatrie, mon enthousiasme s'était refroidi. Mon mariage avec la sociologue empiriste qu'était Denise et mes travaux de recherches – tout d'abord au laboratoire de Harry Grundfest à Columbia puis à celui de Wade Marshall à l'Institut National de la Santé Mentale – avaient tempéré mon enthousiasme pour la psychanalyse. Tandis que j'admirais la vision de l'esprit riche et toute en nuances qu'avait introduite la psychanalyse, quelle ne fut pas ma déception de constater lors de ma formation clinique combien celle-ci avait peu progressé sur le plan empirique dans sa capacité à soumettre ses idées à l'expérience. Je fus également désappointé de voir que mes professeurs à Harvard, des médecins pourtant désireux de s'investir tout comme moi dans la psychiatrie psychanalytique pour des motifs humanistes, ne faisaient pas grand cas de la science. Je sentais que la psychanalyse régressait dans une phase ascientifique, entraînant du même coup la psychiatrie avec elle.

Sous l'influence de la psychanalyse, la psychiatrie se transforma dans les décennies qui suivirent la Seconde Guerre mondiale, pour passer d'une discipline médicale expérimentale étroitement liée à la neurologie à une spécialité non empirique centrée sur l'art de la psychothérapie. Dans les années 1950, la psychiatrie académique abandonna ainsi certaines de ses racines en biologie et en médecine expérimentale et se mua graduellement en une discipline thérapeutique fondée sur les théories psychanalytiques. Sous cet aspect, elle ne s'intéressait curieusement que peu aux observations empiriques ou au cerveau en tant qu'organe de l'activité mentale. À l'inverse, la médecine évolua au cours de cette période d'art thérapeutique en science thérapeutique, fondée sur une approche réductionniste inspirée en premier lieu de la biochimie puis de la biologie moléculaire. Durant ma médecine, j'avais pu constater et j'avais subi l'influence de cette évolution. Je ne pouvais donc m'empêcher de remarquer la situation particulière de la psychiatrie au sein de la médecine.

La psychanalyse avait introduit une nouvelle méthode d'examen de la vie mentale des patients, une méthode fondée sur la libre association et l'interprétation. Freud enseigna ainsi aux psychiatres à écouter attentivement leurs patients et ce d'une oreille neuve. Il insista sur l'importance que l'on devait accorder à la fois aux sens latent et manifeste des paroles du patient, et inventa en outre un schéma d'interprétation provisoire de ce qui aurait pu apparaître sinon comme des récits incohérents et sans lien.

Cette approche était d'une telle nouveauté et d'une telle puissance que, pendant de nombreuses années, non seulement Freud mais également d'autres psychanalystes aussi intelligents et créatifs purent affirmer que les séances de psychothérapeutiques entre le patient et l'analyste constituaient le meilleur contexte scientifique pour sonder l'esprit, en particulier en ce qui concernait les processus mentaux inconscients. De fait, dans les premières années, les psychanalystes firent de nombreuses observations utiles et originales qui améliorèrent notre compréhension de l'esprit simplement en écoutant attentivement leurs patients et en testant les idées issues de la psychanalyse – comme la sexualité infantile – dans des études observationnelles du développement normal de l'enfant. Au chapitre des contributions originales, on peut citer également la découverte de divers types de processus mentaux inconscients et préconscients, la complexité de la motivation, le transfert (le report de relations antérieures dans la vie actuelle du patient) et la résistance (la tendance inconsciente à s'opposer aux efforts du thérapeute visant à induire des modifications dans le comportement du patient).

Soixante après son avènement, néanmoins, la psychanalyse avait épuisé la plus grande partie de sa puissance novatrice d'investigation. En 1960, il était clair, même à mes yeux, qu'il ne restait que peu à apprendre ou à découvrir de l'observation et de l'écoute attentive des patients individuels. Bien que le progrès scientifique eût toujours historiquement fait partie des ambitions de la psychanalyse – son objectif étant notamment de développer une science de l'esprit empirique et testable – ses méthodes, elles, furent rarement scientifiques. Elle avait au fil des ans abandonné l'idée de soumettre ses hypothèses à une expérimentation reproductible, restant traditionnellement bien meilleure pour accoucher de nouvelles idées que pour les tester. Par voie de conséquence, la psychanalyse n'avait pas progressé autant que d'autres domaines de la psychologie et de la médecine. Selon moi, elle se fourvoyait car, au lieu de se concentrer sur les domaines accessibles à l'expérience, elle élargissait son spectre, incorporant dans son champ d'études des troubles mentaux et physiques pour lesquelles elle n'était pas idéalement armée.

À l'origine, la psychanalyse était employée pour traiter les maladies dites névrotiques : les phobies, les troubles obsessionnels et les états d'hystérie et d'anxiété. Néanmoins, la thérapie psychanalytique avait graduellement étendu son champ d'action à presque toutes les maladies mentales, y compris la schizophrénie et la dépression. Vers la fin des années 1940, de nombreux psychiatres, encouragés en partie par la réussite de leurs traitements sur les soldats atteints de troubles psychiatriques suite aux combats, en étaient venus à penser que les idées psychanalytiques pourraient s'avérer utiles dans le traitement de maladies mentales présentant une certaine résistance à une approche médicamenteuse. Des maladies comme l'hypertension, l'asthme, les ulcères gastriques et les colites ulcératives étaient alors tenues pour psychosomatiques – c'est-à-dire provoquées par des conflits inconscients. Ainsi, en 1960, la théorie psychanalytique était devenue pour de nombreux psychiatres, en particulier ceux des côtes Est et Ouest des États-Unis, le modèle prédominant de compréhension de toutes les maladies mentales et de certaines maladies physiques.

Ce large spectre thérapeutique semblait apparemment renforcer la puissance explicative et la vision clinique de la psychanalyse, mais en réalité il affaiblissait l'efficacité de la psychiatrie et contrariait sa tentative de se muer en une discipline empirique fondée sur la biologie.

Lorsqu'il commença en 1894 son exploration du rôle des processus mentaux inconscients dans le comportement, Freud s'engagea également dans un effort pour développer une psychologie empirique. Il tenta d'élaborer un modèle neuronal du comportement, mais en raison de l'immaturité de la science du cerveau à l'époque, il abandonna son modèle biologique pour un autre fondé sur les récits oraux d'expériences subjectives. Mais à l'époque où j'arrivai à Harvard pour suivre ma formation en psychiatrie, la biologie avait déjà accompli d'importants progrès dans la compréhension des processus mentaux supérieurs. Pourtant, malgré ces avancées, un certain nombre de psychanalystes adoptèrent une attitude bien plus radicale – la biologie, selon eux, n'avait aucune pertinence en psychanalyse.

Cette indifférence, pour ne pas dire ce dédain, envers la biologie fut l'un des deux problèmes auxquels je me heurtai durant mon internat. Un problème encore plus sérieux tenait au manque d'intérêt manifesté par les psychanalystes pour la conduite d'études objectives, voire pour le simple contrôle des biais induits par le praticien. D'autres branches de la médecine contrôlaient déjà ces biais au travers d'expérimentations en aveugle au cours desquelles le chercheur ne sait pas quels patients reçoivent ou non le traitement testé. À l'inverse, les données rassemblées dans les séances psychanalytiques sont presque toujours confidentielles. Les commentaires, associations, silences, postures, gestes et autres comportements du patient sont d'ordre privé. Bien sûr, la confidentialité joue un rôle primordial dans le lien de confiance que doit tisser l'analyste – et là réside la difficulté. Dans presque tous les cas, le seul compte rendu dont on dispose se limite aux narrations subjectives de l'analyste décrivant ce qui, selon lui, s'est produit. Comme l'a longtemps affirmé le chercheur en psychanalyse Hartvig Dahl, une telle interprétation n'est pas reconnue comme preuve dans la plupart des contextes scientifiques. Les psychanalystes, en revanche, se préoccupent rarement de l'inévitable subjectivité de ces comptes rendus des séances de thérapie.

Tandis que j'entamai mon internat de psychiatrie, je ressentais que la psychanalyse pourrait s'enrichir considérablement en s'alliant à la biologie. Je pensais également que, si la biologie du XXe siècle devait répondre à certaines des questions récurrentes portant sur l'esprit humain, ces réponses seraient plus riches et plus pertinentes si elles étaient énoncées conjointement avec la psychanalyse. Une telle collaboration apporterait en retour des fondations scientifiques plus solides à la psychanalyse. Je croyais alors, et cette conviction n'a fait que s'affirmer depuis, que la biologie pouvait permettre de décrire avec précision la base physique de plusieurs processus mentaux qui sont au cœur de la psychanalyse – plus spécifiquement, les processus mentaux inconscients, le déterminisme psychique (le fait qu'aucune action ou qu'aucun comportement, aucun lapsus n'est entièrement aléatoire ni arbitraire), le rôle de l'inconscient en psychopathologie (autrement dit, le lien entre des événements psychologiques, même disparates, dans l'inconscient) et le processus thérapeutique de la psychanalyse lui-même. En raison de mon intérêt pour la biologie de la mémoire, j'étais fasciné par les possibles modifications structurelles dans le cerveau induites par la psychothérapie, psychothérapie dont le mode opératoire consiste sans doute à créer un environnement au sein duquel les gens apprennent à changer. L'idée que l'on puisse ainsi être en mesure aujourd'hui d'évaluer directement ces modifications m'excitait tout particulièrement.

Par bonheur, tout le monde au sein de la communauté psychanalytique ne considérait pas la recherche empirique comme sans pertinence pour l'avenir de la discipline. Les quarante années qui ont suivi la fin de mon internat ont vu deux courants croître en importance pour finir par exercer un impact significatif sur la pensée psychanalytique. Le premier met l'accent sur une psychothérapie fondée sur la preuve. Le second, plus délicat, consiste en une tentative pour accorder la psychanalyse et la nouvelle biologie du cerveau.

Peut-être l'acteur majeur du premier courant a-t-il été Aaron Beck, un psychanalyste de l'Université de Pennsylvanie. Influencé par la psychologie cognitive moderne, Beck s'aperçut que le style cognitif du patient – en clair, la façon dont il perçoit, se représente et pense le monde – joue un rôle clé dans nombre de troubles comme la dépression, les troubles anxieux et les états obsessionnels compulsifs. En insistant ainsi sur le style cognitif et sur le fonctionnement du moi, Beck ne faisait que prolonger une ligne de pensée auparavant initiée par Heinz Hartmann, Ernst Kris et Rudolph Lowenstein.

L'accent mis par Beck sur le rôle des processus intellectuels conscients dans les troubles mentaux était novateur. Traditionnellement, la psychanalyse avait enseigné que les troubles mentaux émergent de conflits inconscients. Ainsi, à la fin des années 1950, époque où Beck commença ses travaux, la maladie dépressive était généralement vue comme une « colère intériorisée ». Freud avait affirmé que les patients déprimés éprouvent de l'hostilité et de la colère envers une personne aimée. Ne pouvant gérer des sentiments négatifs envers quelqu'un qui leur est cher, important et nécessaire, les patients s'en sortent en les réprimant et en les redirigeant de manière inconsciente contre eux-mêmes. C'est cette colère et cette haine retournées contre soi qui débouchent sur la perte de l'estime de soi et sur un sentiment de nullité.

Beck testa l'idée de Freud en comparant les rêves de patients déprimés avec ceux de patients qui ne l'étaient pas. Il découvrit que les patients déprimés présentaient non pas plus mais moins d'hostilité que les autres patients. Au cours de son étude, prêtant une oreille attentive aux discours de ses patients, Beck s'aperçut qu'au lieu d'exprimer de l'hostilité, les personnes déprimées ont une approche de la vie presque systématiquement négative. Quasi invariablement, ils s'imposent des exigences irréalistes, réagissent avec force à la moindre déception, se rabaissent dès que possible et voient leur avenir en noir. Beck comprit que ce schéma de pensée déformé n'était pas simplement un symptôme, le reflet d'un conflit profondément ancré dans la psyché, mais un point clé du développement et de l'entretien du trouble dépressif. Il proposa donc directement d'identifier et de s'attaquer aux convictions, aux processus intellectuels et aux comportements négatifs, afin d'aider les patients à leur substituer des sentiments sains et positifs. Et cela, sans faire intervenir des facteurs liés à la personnalité ou à des conflits inconscients sous-jacents.

Beck testa cette idée cliniquement en présentant à des patients des preuves tirées de leurs propres expériences, actions et réussites qui contredisaient, remettaient en cause ou corrigeaient leurs opinions négatives. Il observa que leur état s'améliorait souvent à une vitesse remarquable, sur les plans à la fois subjectif et comportemental après seulement un petit nombre de séances. Ce résultat positif l'incita à développer un traitement psychologique systématique à court terme de la dépression se concentrant non sur le conflit inconscient du patient, mais sur son style cognitif conscient et son mode de pensée déformé.

Beck et ses collaborateurs mirent au point des essais cliniques contrôlés afin d'évaluer l'efficacité de ce mode de thérapie, les comparant à des placebos et à des prescriptions médicamenteuses antidépressives. Ils s'aperçurent que la thérapie comportementale et cognitive était en général aussi efficace qu'un traitement par antidépresseurs chez les personnes souffrant de dépression légère ou modérée ; dans certains cas, elle apparut supérieure car prévenant les rechutes. Lors d'essais cliniques ultérieurs, la thérapie comportementale et cognitive fut élargie avec succès aux troubles anxieux, en particulier aux attaques de panique, aux troubles de stress posttraumatique, aux phobies sociales, aux troubles alimentaires ainsi qu'aux troubles obsessionnels compulsifs.

Beck poursuivit en introduisant une forme nouvelle de psychothérapie et en la testant empiriquement. Il développa également des échelles et des inventaires permettant de caractériser les symptômes et l'étendue non seulement de la dépression mais aussi d'autres troubles psychiatriques, introduisant par ces mesures une rigueur scientifique nouvelle en recherche psychothérapique. Qui plus est, ses collègues et lui rédigèrent des manuels décrivant les *modus operandi* des traitements. Beck a ainsi fortement contribué à la thérapie psychanalytique de l'esprit en y injectant un esprit critique, une quête empiriste et un objectif d'évaluation de l'efficacité thérapeutique.

Influencés par l'approche de Beck, Gerald Klerman et Myrna Weissman ont créé une deuxième forme scientifiquement fondée de psychothérapie à court terme, qui porte le nom de psychothérapie interpersonnelle. Ce traitement s'attache à corriger les croyances infondées des patients et à modifier la nature de leurs communications dans leurs diverses interactions avec les autres. Tout comme la thérapie comportementale et cognitive, son efficacité a été prouvée pour la dépression légère ou modérée lors d'essais contrôlés et elle a été codifiée dans des manuels d'enseignement. La thérapie interpersonnelle semble être particulièrement adaptée dans les situations de crise, comme la perte d'un partenaire ou d'un enfant, tandis que la thérapie cognitive semble plus efficace dans le traitement des troubles chroniques. De manière similaire, et bien que leur étude ait été moins extensive, Peter Sifneous et Habib Davanloo ont formalisé un troisième traitement à court terme, la thérapie dynamique brève, qui se concentre sur les défenses et les résistances du patient, tandis qu'Otto Kernberg a introduit une psychothérapie centrée sur le transfert.

À la différence de la psychanalyse traditionnelle, ces quatre modes de psychothérapie à court terme s'efforcent tous de rassembler des données empiriques et de les exploiter afin de déterminer l'efficacité du traitement. Ce faisant, ils ont induit un bouleversement dans la conduite de la thérapie à court (et même à long) terme, et ont poussé la discipline vers des études de processus-résultats reposant sur des preuves.

Pour autant, les effets à long terme de ces nouvelles psychothérapies sont encore mal connus. Bien que les résultats soient le plus souvent au rendez-vous en l'espace de cinq à quinze séances, à la fois sur le plan thérapeutique et en terme de compréhension fondamentale, l'amélioration n'est pas toujours durable. De fait, il semblerait que pour obtenir une amélioration durable chez certains patients, il faille poursuivre la thérapie pendant un à deux ans. Peut-être que traiter les symptômes de leur trouble sans s'attaquer aux conflits sous-jacents ne marche pas toujours. Plus important encore d'un point de vue scientifique, Beck, et avec lui la plupart des autres partisans des thérapeutiques empiristes, est issu d'une tradition psychanalytique d'observation et non d'une tradition biologique d'expérimentation. À de rares exceptions, les leaders de ce courant en psychothérapie n'ont pas encore fait appel à la biologie pour essayer de comprendre les fondements qui sous-tendent les comportements observés.

Ce qu'il nous faut, c'est une approche biologique de la psychothérapie. Jusqu'à une époque relativement récente, rares étaient les méthodes biologiquement pertinentes permettant de tester des idées psychodynamiques ou d'évaluer les efficacités comparées de diverses approches thérapeutiques. Or une combinaison de psychothérapie efficace à court terme et d'imagerie du cerveau peut aujourd'hui nous fournir exactement cela – une façon de révéler à la fois la dynamique mentale et le fonctionnement du cerveau en activité. En fait, si les modifications psychothérapeutiques perdurent dans le temps, il est raisonnable d'en conclure que des formes différentes de psychothérapie conduisent à des modifications structurelles différentes dans le cerveau, tout comme le font des formes d'apprentissage différentes.

L'idée d'utiliser l'imagerie cérébrale pour évaluer les résultats de différentes formes de psychothérapie n'est pas un rêve impossible comme l'ont démontré des travaux sur les troubles obsessionnels compulsifs. On a longtemps pensé que ce type de trouble était le reflet d'une perturbation du ganglion basal, un complexe de structures profondément enfoui dans le cerveau et qui joue un rôle clé dans la modulation du comportement. L'une des structures du ganglion basal, le noyau caudé, est le principal récepteur de l'information provenant du cortex cérébral et d'autres régions du cerveau. L'imagerie cérébrale a montré que le trouble obsessionnel compulsif est associé à un métabolisme accru du noyau caudé. Lewis R. Baxter Jr et son collègue de l'Université de Californie à Los Angeles ont découvert que le trouble obsessionnel compulsif peut être aboli par une psychothérapie comportementale et cognitive. Il peut être également annihilé de manière pharmacologique en inhibant la capture de sérotonine. Les médicaments, tout comme la psychothérapie, rétablissent le métabolisme normal du noyau caudé.

Des études par imagerie cérébrale de patients atteints de dépression révèlent souvent une diminution de l'activité de la partie dorsale du cortex préfrontal, contrebalancée par une activité accrue de la partie ventrale. À nouveau, à la fois la psychothérapie et les médicaments arrivent à compenser ces anomalies. Si l'imagerie avait existé en 1895, lorsque Freud écrivit « Esquisse d'une psychologie scientifique », il aurait très bien pu aiguiller la psychanalyse sur des rails bien différents et conserver un lien étroit avec la biologie comme il le soulignait dans cet essai. En ce sens, combiner l'imagerie du cerveau avec la psychothérapie constitue une investigation descendante (« top-down ») de l'esprit et poursuit le programme scientifique que Freud avait imaginé à l'origine.

Comme nous l'avons vu, la psychothérapie de court terme se présente aujourd'hui sous au moins quatre formes différentes et l'imagerie cérébrale est à même de nous procurer une méthode scientifique apte à les différencier. Si c'est le cas, cette dernière pourrait bien révéler que toutes les psychothérapies efficaces font appel aux mêmes mécanismes anatomiques et moléculaires. D'autre part, et plus vraisemblablement, l'imagerie pourrait montrer que les psychothérapies atteignent leurs objectifs *via* des mécanismes cérébraux clairement différents. Il est probable également que les psychothérapies aient des effets secondaires indésirables, tout comme les médicaments. Des tests empiriques de psychothérapie pourraient nous aider à maximiser la sécurité et l'efficacité de ces traitements importants, comme c'est déjà le cas pour les médicaments. Ils pourraient également permettre de prédire l'issue de types particuliers de psychothérapie, afin de diriger les patients vers les plus adaptés à leur cas.

La combinaison de la psychothérapie à court terme et de l'imagerie cérébrale pourrait enfin permettre à la psychanalyse d'apporter sa propre contribution distincte à la nouvelle science de l'esprit. Il ne serait que temps. Le besoin en matière de santé publique est énorme pour des thérapies efficaces dans une grande variété de maladies mentales légères ou modérément sérieuses. Des travaux récents de Ronald Kessler à Harvard suggèrent que presque 50 % de la population globale connaît un problème psychiatrique à un moment ou à un autre de la vie. Autrefois, la plupart de ces personnes étaient traitées par des médicaments. Ceux-ci ont représenté un énorme apport en psychiatrie, mais ils peuvent provoquer des effets secondaires. En outre, les médicaments seuls sont souvent inefficaces. De nombreux patients voient leur état s'améliorer lorsque l'on associe une certaine forme de psychothérapie aux médicaments, sans compter qu'un nombre surprenant de patients s'en sortent raisonnablement bien avec la psychothérapie seule.

Dans son ouvrage, *De l'exaltation à la dépression : confession d'une psychiatre maniaco-dépressive*, Kay Jamison décrit les bénéfices comparés des deux modes de traitement, même pour une maladie sérieuse – dans son cas, le trouble bipolaire. Un traitement au lithium du trouble prévenait ses phases d'exaltation, lui évitait d'être hospitalisée, préservait son existence en réprimant ses envies suicidaires et rendait possible une psychothérapie à long terme. « Mais, sans comparaison aucune, écrit-elle, la psychothérapie *guérit*. Elle crée du sens là où règne la confusion, freine les sentiments et les pensées terrifiantes, restaure un certain contrôle et redonne espoir en même temps que la possibilité d'en tirer un bénéfice. En aucun cas les pilules ne peuvent faciliter le retour à la réalité de l'individu. »

Ce que je trouve si fascinant dans le point de vue de Jamison est sa vision de la psychothérapie comme une expérience d'apprentissage qui lui permet de retisser ensemble les fils de l'expérience – l'histoire de sa vie. Avec une psychothérapie capable de se soumettre plus souvent à de rigoureux tests d'efficacité et à des études biologiques de ses effets, nous serons à même d'examiner les fonctionnements de la mémoire et de l'esprit. Nous pourrons explorer, par exemple, divers modes de pensée pour étudier leur impact sur notre façon de voir le monde et de nous y comporter.

Une approche réductionniste de la psychanalyse nous permettra également d'atteindre une compréhension plus profonde du comportement humain. Les avancées les plus importantes à ce jour dans cette direction ont été réalisées dans des études sur le développement infantile, un domaine qui excitait l'imagination d'Ernst Kris. La talentueuse fille de Freud, Anna, a étudié les effets traumatiques dus aux bouleversements familiaux lors de la Seconde Guerre mondiale et a prouvé pour la première fois de manière claire l'importance du lien entre parents et enfants dans les périodes de stress. Le psychanalyste new-yorkais René Spitz a étudié plus en détail les effets du bouleversement familial en comparant deux groupes d'enfants séparés de leurs mères. L'un des groupes fut élevé dans un orphelinat et encadré par des infirmières, chacune étant responsable de sept enfants ; l'autre groupe résidait dans une crèche attachée à une prison de femmes, les mères s'occupant quotidiennement de leurs bébés pendant de courtes périodes de temps. Au terme de la première année, les performances motrices et intellectuelles des enfants de l'orphelinat étaient devenues bien inférieures à celle des enfants de la crèche de la prison : les enfants de l'orphelinat étaient effacés et ne manifestaient que peu de curiosité ou de gaieté. Ces études célèbres furent publiées dans *The Psychoanalytic Study of the Child*, une série de volumes édités par trois des initiateurs des travaux observationnels chez l'enfant : Anna Freud, Heinz Hartmann et Ernst Kris.

Harry Harlow de l'Université du Wisconsin prolongea cette étude en développant un modèle animal de la privation maternelle, effectuant là un travail qui constitue un véritable paradigme de la capacité du réductionnisme à accroître notre compréhension des processus psychologiques. Il mit en évidence que des bébés singes, que l'on a isolés pendant six mois à un an avant de les replacer en compagnie d'autres singes, se révèlent finalement en bonne santé physique mais sont ravagés sur le plan comportemental. Ils demeurent prostrés dans un coin de leur cage et se balancent d'avant en arrière, comme des enfants atteints de troubles graves ou bien autistes. Ils n'interagissent pas avec les autres singes, ne se battent pas, ne jouent pas et ne manifestent aucun intérêt sexuel. La mise à l'écart d'un animal plus âgé pour une période de temps égale est sans effet. Ainsi, chez le singe comme chez l'homme, le développement social comporte une période critique.

Harlow découvrit ensuite que l'on pouvait en partie contrebalancer ce syndrome en donnant au bébé singe mis à l'écart une mère de substitution sous la forme d'une marionnette en bois recouverte de tissu. Ce substitut éveillait chez le bébé singe isolé un comportement le poussant à s'agripper mais se révélait insuffisant à développer un comportement social complètement normal. En revanche, on pouvait récupérer ce développement social normal en laissant, en plus de la mère de substitution, l'animal établir des contacts pendant quelques heures chaque jour avec un bébé singe normal qui passait le reste de son temps avec la colonie de singes.

Les travaux d'Anna Freud, de Spitz et de Harlow furent étendus par John Bowlby qui formula l'idée selon laquelle le bébé sans défense entretient une proximité avec celui qui prend soin de lui au travers d'un système de schémas de réponses émotives et comportementales qu'il baptisa le « système d'attachement ». Bowlby concevait le système d'attachement comme un système instinctif ou motivationnel inné, un peu comme la faim ou la soif, organisant les processus mnésiques du nourrisson et le poussant à chercher la proximité de sa mère et à établir une communication avec elle. Du point de vue de l'évolution, le système d'attachement accroît clairement les chances de survie du bébé en permettant à son cerveau immature d'exploiter les fonctions matures de son parent pour organiser ses propres processus vitaux. Le mécanisme d'attachement trouve son reflet dans les réponses émotionnelles des parents aux signaux envoyés par le jeune enfant. Les réponses parentales servent à la fois à amplifier et à renforcer les états émotionnels positifs du nourrisson et à en atténuer les états émotionnels négatifs. Ces expériences réitérées finissent par être encodées dans la mémoire procédurale comme des attentes qui aident le nourrisson à se sentir en sécurité.

On explore aujourd'hui ces diverses approches sur le développement de l'enfant chez des souris génétiquement modifiées afin d'approfondir plus encore la nature de l'interaction parents-enfant.

Par ailleurs, on dispose aujourd'hui d'autres moyens expérimentaux nous permettant d'évaluer les théories psychanalytiques portant sur les fonctions mentales. Il existe notamment des méthodes pour distinguer les processus mentaux procéduraux (implicites), qui servent dans notre mémoire à mettre en œuvre nos capacités perceptives et motrices, de deux autres types de processus mentaux inconscients : l'inconscient dynamique, qui représente nos conflits, nos envies sexuelles mais aussi nos pensées et nos actions réprimées, et l'inconscient préconscient, lié à l'organisation et à la planification, qui possède un accès immédiat à la conscience.

Des approches biologiques de la théorie psychanalytique permettraient, en principe, d'explorer ces trois types de processus inconscients. Une façon de procéder – que je détaillerai au chapitre suivant – consisterait à comparer des images d'activité engendrées par des états perceptifs inconscients et conscients et à identifier les régions du cerveau mises en œuvre dans chaque cas. La plupart des aspects de nos processus cognitifs sont fondés sur des inférences inconscientes, sur des processus qui s'effectuent sans même que nous le sachions. Nous voyons le monde sans effort comme un tout unifié – les premiers plans d'un paysage tout comme l'horizon au loin – car la perception visuelle, ce lien qui unit les divers éléments de l'image visuelle, s'effectue à notre insu. En conséquence, une grande partie des chercheurs qui travaillent sur le cerveau croient, à l'instar de Freud, que nous n'avons pas conscience de la plupart des processus cognitifs mais seulement du résultat final de ces processus. Un principe similaire semble s'appliquer à notre sentiment conscient de libre arbitre.

Il y a fort à parier qu'en faisant appel à la biologie pour étayer des idées psychanalytiques, on fortifiera le rôle de la psychiatrie dans la médecine moderne et on encouragera une pensée psychanalytique fondée sur l'expérience à rejoindre les forces qui tentent de définir la nouvelle science de l'esprit. L'objectif de cette fusion est d'unir dans un même élan le réductionnisme radical qui sous-tend la biologie fondamentale et la tentative de comprendre l'esprit humain que conduisent la psychiatrie et la psychanalyse. Cela est, après tout, le but ultime de la science du cerveau : relier les travaux en physique et en biologie portant sur la nature qui nous entoure, y compris les êtres vivants, à la compréhension des trames intimes de l'esprit et de l'expérience humaine.

CHAPITRE 28

La conscience

La psychanalyse nous a initiés à l'inconscient sous ses multiples formes. Comme de nombreux scientifiques qui étudient le cerveau à l'heure actuelle, la grande question que ce dernier pose me hante depuis longtemps : quelle est la nature de la conscience et comment les divers processus psychologiques inconscients sont-ils reliés à la pensée consciente. Quand j'ai évoqué pour la première fois la théorie structurale de Freud – le moi, le ça et le surmoi – devant Harry Grundfest, le cœur de mon questionnement était : en quoi les représentations des processus conscients et inconscients diffèrent-elles au sein du cerveau ? Il a fallu cependant attendre une époque récente pour voir la nouvelle science de l'esprit développer les outils qui nous permettront d'explorer cette question de manière expérimentale.

Afin d'ouvrir des perspectives productives sur la conscience, la nouvelle science de l'esprit doit d'abord établir une définition fonctionnelle de la conscience en tant qu'état d'attention perceptive, ou d'attention sélective au sens large. À sa racine, la conscience chez l'individu est une intuition de soi, une intuition d'être conscient. La conscience se réfère donc à notre capacité non seulement d'expérimenter le plaisir et la souffrance mais aussi de vivre puis de penser ces expériences, et cela à la fois dans l'instant présent et dans le contexte de notre histoire personnelle. L'attention consciente nous permet d'exclure les expériences externes en nous concentrant sur l'événement critique que nous confrontons, qu'il soit plaisir ou souffrance, qu'il s'agisse du bleu du ciel, de la douce lumière nordique d'un tableau de Vermeer ou de la beauté et du calme que nous ressentons face à la mer.

Comprendre la conscience est de loin le défi le plus ambitieux auquel peut se confronter la science. On comprend mieux à quel point cette affirmation est vraie en se penchant sur la carrière de Francis Crick, qui fut peut-être le biologiste le plus créatif et le plus influent de la seconde moitié du XXe siècle. Lorsque Crick commença à s'intéresser à la biologie, après la Seconde Guerre mondiale, deux questions étaient jugées hors de portée de la science : qu'est-ce qui distingue le vivant du non-vivant ? Et quelle est la nature biologique de la conscience ? Crick se tourna tout d'abord vers le problème le plus facile, distinguer la matière animée de l'inanimée, et explora la nature des gènes. En 1953, après seulement deux années de collaboration, lui et Jim Watson avaient levé les premiers voiles sur ce mystère. Comme l'a décrit Watson plus tard dans *La Double Hélice,* « au déjeuner, Francis se précipita à l'Eagle [le pub] pour dire à qui voulait l'entendre que nous avions découvert le secret de la vie ». Dans les deux décennies qui suivirent, Crick participa au déchiffrage du code génétique : en d'autres termes, comment l'ADN fabrique l'ARN et comment l'ARN fabrique à son tour les protéines.

En 1976, à l'âge de 60 ans, Crick se tourna vers le mystère scientifique restant : la nature biologique de la conscience. Il l'explora jusqu'à la fin de sa vie en collaboration avec Christof Koch, un jeune neuroscientifique spécialiste en informatique. Mettant son intelligence caractéristique et son optimisme au service de cette ambition, la conscience devint grâce à lui un centre d'intérêt aux yeux de la communauté scientifique qui l'avait jusque-là ignorée. Mais, malgré presque trente ans d'efforts continus, les avancées de Crick dans le domaine demeurèrent modestes. Certains scientifiques et philosophes de l'esprit persistent d'ailleurs à penser la conscience si inaccessible qu'elle ne puisse jamais être expliquée en termes physiques. Comment, se demandent-ils, un système biologique, ou une machine biologique, peut-il ressentir quoi que ce soit ? Plus incroyable encore, comme peut-il se penser lui-même ?

Ces questions ne sont pas neuves. Elles furent énoncées en Occident pour la première fois au Vᵉ siècle avant notre ère, par Hippocrate et par le philosophe Platon, le fondateur de l'Académie à Athènes. Hippocrate fut le premier médecin à écarter la superstition dans son art, à fonder son raisonnement sur des observations cliniques et à affirmer que tous les processus mentaux émanent du cerveau. Selon Platon, qui rejetait les observations et les expériences, l'unique raison qui permet à l'homme de se penser lui-même ainsi que son corps mortel vient de ce qu'il possède une âme immatérielle et immortelle. L'idée d'une âme immortelle fut par la suite incorporée dans la pensée chrétienne et précisée par saint Thomas d'Aquin au XIIIᵉ siècle. Pour d'Aquin et les penseurs religieux qui le suivirent, l'âme – le générateur de la conscience – n'est pas seulement distincte du corps, elle est également d'origine divine.

Au XVIIᵉ siècle, René Descartes développa l'idée d'un dualisme des êtres humains : ils sont dotés d'un corps constitué de substance matérielle et d'un esprit qui dérive de la nature spirituelle de l'âme. L'âme reçoit des signaux en provenance du corps et peut influencer ses actions tout en étant constituée elle-même d'une substance immatérielle propre aux êtres humains. Conséquence de la pensée de Descartes, les actes comme manger ou marcher, tout comme les perceptions sensorielles, les appétits, les passions et même les formes simples d'apprentissage, sont tous relayés par le cerveau et on peut donc les approcher scientifiquement. L'esprit, en revanche, est sacré et en tant que tel ne peut être un sujet de recherche scientifique.

Il est remarquable de constater que ces idées du XVIIe siècle avaient encore cours dans les années 1980. Karl Popper, le philosophe des sciences d'origine viennoise, et John Eccles, neurobiologiste lauréat du prix Nobel, épousèrent le dualisme toute leur vie. Ils s'accordaient avec saint Thomas d'Aquin pour penser l'âme immortelle et indépendante du cerveau. Gilbert Ryle, le philosophe des sciences britannique, assimilait la notion d'âme à un « fantôme dans la machine ».

Aujourd'hui, la plupart des philosophes des sciences s'entendent pour dire que ce que nous appelons conscience dérive du cerveau physique. Cependant, certains ne partagent pas l'opinion de Crick sur la possibilité d'une approche scientifique de la question. Pour un petit nombre dont Colin McGinn, on ne peut tout bonnement pas étudier la conscience en raison des limitations que l'architecture du cerveau impose aux capacités cognitives des hommes. Selon McGinn, l'esprit humain est tout simplement incapable de résoudre certains problèmes. À l'autre extrême, des philosophes comme Daniel Dennett réfutent l'existence d'un quelconque problème. Pour Dennett, comme pour le neurologue John Hughlings Jackson un siècle auparavant, la conscience ne correspond pas à une opération distincte au sein du cerveau : elle est le résultat combiné des fonctions calculatoires des aires supérieures du cerveau, aires chargées des dernières étapes du traitement de l'information.

Enfin, des philosophes comme John Searle et Thomas Nagel adoptent une position médiane et voient la conscience comme un ensemble de processus biologiques distincts. Ces processus sont accessibles à l'analyse mais leur compréhension ne nous avancerait guère car ils s'organisent au travers de leurs interactions complexes en un tout plus vaste que la somme de leurs parties. La conscience est de fait une propriété du cerveau bien plus compliquée qu'aucune de celles comprises jusque-là.

Searle et Nagel attribuent deux caractéristiques à l'état conscient : l'unité et la subjectivité. La nature unitaire de la conscience correspond au fait que nos expériences nous parviennent comme un tout unifié. Les diverses modalités sensorielles se mêlent toutes en une unique expérience consciente cohérente. Ainsi, lorsque je m'approche d'un buisson de roses dans le jardin botanique de Wave Hill près de chez moi, je peux simultanément humer le délicieux parfum des fleurs et admirer leur magnifique couleur rouge – mais aussi percevoir en arrière-plan couler l'Hudson River et au loin les contreforts de la chaîne des monts Palissade. Ma perception n'est pas unifiée uniquement au moment où je la ressens, mais aussi deux semaines plus tard lorsque j'entreprends ce voyage mental dans le temps qui me permet de capturer à nouveau cet instant. Bien que l'odorat et la vue soient assurés par deux organes différents, chacun possédant ses propres voies spécifiques, ces dernières convergent dans le cerveau de manière à fusionner mes perceptions.

La nature unitaire de la conscience constitue donc un problème difficile mais peut-être pas insurmontable. En effet, elle peut se fragmenter. Chez un patient dont le cerveau a été scindé par chirurgie entre ses deux hémisphères, deux esprits conscients cohabitent, chacun doté de son propre champ perceptif.

La subjectivité, la seconde caractéristique de la sensation de conscience, pose un défi plus formidable encore. Chacun de nous fait l'expérience d'un monde de sensations privées et uniques qui nous est bien plus réel que les expériences d'autrui. Nous faisons directement l'expérience de nos propres idées, humeurs et sensations tandis que nous ne pouvons apprécier celles d'un autre que de manière indirecte, en l'observant ou en l'écoutant. Il est donc légitime de se poser la question : le bleu que vous voyez ou le jasmin que vous sentez sont-ils identiques – ont-ils la même signification pour vous – que le bleu que je vois ou le jasmin que je sens – que pour moi ?

La question ici n'est pas celle de la perception en tant que telle, pas plus que de savoir si nous percevons des nuances de bleu très similaires car, en fait, il est assez facile d'enregistrer les signaux de cellules nerveuses isolées dans les systèmes visuels d'individus différents. Le cerveau reconstruit effectivement notre perception d'un objet, mais l'objet perçu – la couleur bleue ou le *do* médian du piano – semble bien correspondre aux propriétés physiques de la longueur d'onde de la lumière réfléchie ou de la fréquence du son émis. La vraie question consiste à saisir la signification qu'ont ce bleu ou cette note pour chacun de nous. Ce qui nous échappe, c'est comment l'activité électrique des neurones peut donner naissance au sens que nous attribuons à cette couleur ou à cette fréquence sonore. L'unicité de l'expérience consciente interroge sur la possibilité de déterminer objectivement des caractéristiques de la conscience qui soient communes à tous. Si les sens produisent *in fine* des expériences qui sont complètement personnelles et subjectives, il est impossible, d'après ce raisonnement, de déboucher sur une définition générale de la conscience fondée sur l'expérience personnelle.

Nagel et Searle illustrent en ces termes la difficulté qu'il y a à expliquer la nature subjective de la conscience en termes physiques : supposons que nous ayons réussi à enregistrer l'activité électrique des neurones dans une région que l'on sait importante pour la conscience, pendant que la personne étudiée effectuait une tâche qui requiert son attention consciente. Par exemple, supposons que nous ayons pu identifier les cellules qui s'activent lorsque je regarde, en en ayant conscience, l'image écarlate de fleurs sur un buisson de roses à Wave Hill. Nous aurions alors franchi une première étape dans l'étude de la conscience – plus précisément, nous aurions trouvé ce que Crick et Koch ont baptisé le corrélat cérébral de conscience de cette perception précise. Pour la plupart d'entre nous, cette découverte constituerait une grande avancée car elle localiserait un matériau inhérent à la perception consciente. Partant de là, on pourrait réaliser dans la foulée des expériences afin de déterminer si ces corrélats se fondent également en un tout cohérent, autrement dit, l'Hudson River en arrière-plan avec les monts Palissade au fond. Pour Nagel et Searle, cela constitue le problème facile de la conscience, le second mystère, celui de l'expérience subjective, étant par opposition le problème difficile de la conscience.

Comment se fait-il que je réponde à l'image rouge d'une rose en éprouvant la sensation que cette réponse m'est propre ? Pour prendre un autre exemple, quelles raisons avons-nous de croire que lorsqu'une mère regarde son enfant, l'activation des cellules de la région du cortex en charge de la reconnaissance des visages permet d'expliquer les émotions qu'elle ressent et sa capacité à se remémorer ces émotions et cette image de son enfant ?

Le fait est qu'on ne sait pas comment l'activation de neurones spécifiques conduit à la composante subjective de la perception consciente, même dans le cas le plus simple. En réalité, pour Searle et Nagel, nous manquons d'une théorie adéquate permettant d'expliquer comment un phénomène objectif, comme des signaux électriques dans le cerveau, peuvent engendrer une expérience subjective comme la douleur. Et tant que nous pratiquons une science fondée sur une vision réductionniste et analytique d'événements complexes, là où la conscience est irréductiblement subjective, une telle théorie nous restera hors d'atteinte.

Selon Nagel, la science ne peut s'attaquer à la conscience sans une modification méthodologique significative, un changement qui permettrait aux scientifiques d'identifier et d'analyser les éléments d'une expérience subjective. Il y a de fortes chances pour que ces éléments soient les composants fondamentaux du fonctionnement cérébral, tout comme les atomes et les molécules sont les composants fondamentaux de la matière, sans qu'il nous soit aujourd'hui possible d'imaginer ce qu'ils seront. Les réductions pratiquées de manière routinière en science ne posent pas de problème, affirme Nagel. La science biologique peut ainsi aisément expliquer comment les propriétés d'un type particulier de matière émergent des propriétés objectives des molécules qui la composent. En revanche, la science peine à fournir des règles permettant de décrire comment les propriétés subjectives (la conscience) émergent des propriétés des objets (les cellules nerveuses interconnectées).

Selon Nagel, notre absence complète de perspectives sur les éléments qui peuvent composer l'expérience subjective ne devrait pas nous empêcher de mettre en évidence les corrélats cérébraux de la conscience et les règles qui lient les phénomènes conscients aux processus cellulaires dans le cerveau. En fait, c'est seulement en accumulant les données que nous serons à même de penser la réduction d'une entité subjective en autant d'items physiques et objectifs. Mais, pour arriver à la théorie qui sous-tend cette réduction, il nous faut tout d'abord découvrir les éléments de la conscience subjective. Cette découverte, affirme Nagel, sera colossale de par son intensité et ses implications, nécessitant une révolution en biologie et très probablement une transformation complète de la pensée scientifique.

L'objectif de la plupart des neuroscientifiques qui travaillent sur la conscience est bien plus modeste que cette vaste perspective ne pourrait le faire croire. Ils ne tendent pas vers ni n'anticipent une révolution de la pensée scientifique. Bien que devant ferrailler avec les difficultés qu'il y a à définir expérimentalement les phénomènes conscients, celles-ci ne suffisent pas selon eux à s'interdire toute étude expérimentale selon les paradigmes en vigueur. Ainsi, les neuroscientifiques pensent, et Searle s'accorde avec eux sur ce point, qu'ils ont déjà réussi à accomplir des progrès considérables dans la compréhension de la neurobiologie de la perception et de la mémoire sans avoir à rendre compte de l'expérience individuelle. Par exemple, on en sait assez en neurologie cognitive sur les fondements neuronaux de la perception de la couleur bleue sans qu'il y ait eu besoin de s'attaquer au problème de la réponse individuelle à un même bleu.

Mais le problème difficile de la conscience – le mystère de la genèse de l'expérience subjective à partir de l'activité neuronale – nous échappe encore. Selon Crick et Koch, une fois résolu le problème facile, l'unité de la conscience, nous serons alors en mesure de manipuler expérimentalement ces systèmes nerveux afin de résoudre le problème difficile.

L'unité de la conscience est une variante du problème de liage perceptif, identifié tout d'abord dans l'étude de la perception visuelle. Une partie intime du plaisir subjectif éprouvé durant ce moment passé à Wave Hill tient à la façon dont l'aspect et le parfum des roses du jardin s'entremêlent, puis s'unissent dans ma vision de l'Hudson, des monts Palissade et de toutes les autres images composant ma perception. Chacune de ces composantes de mon expérience subjective est relayée par différentes régions cérébrales vers mes systèmes visuels, olfactifs et émotionnels. L'unité de mon expérience consciente implique que le processus de liage doit en quelque sorte connecter et intégrer toutes ces aires distinctes du cerveau.

Pour résoudre le problème facile de la conscience, nous devons tout d'abord déterminer si l'unité de la conscience – une unité que l'on pense réalisée par les systèmes nerveux qui relaient l'attention sélective – est localisée dans un seul site ou bien dans quelques sites peu nombreux, ce qui nous permettrait alors de les manipuler biologiquement. La réponse à cette question n'est absolument pas claire. Ainsi, selon Gerald Edelman, un des meilleurs théoriciens du cerveau et de la conscience, il y a de fortes chances pour que la machinerie nerveuse de l'unité de la conscience soit largement distribuée à travers le cortex et le thalamus. Par conséquent, toujours d'après lui, il est peu probable que nous puissions dénicher la conscience à travers un simple ensemble de corrélats cérébraux. Crick et Koch, en revanche, pensent que l'unité de la conscience correspondra à des corrélats cérébraux directs car il est fort probable que ces derniers mettent en œuvre un ensemble spécifique de neurones dotés de signatures moléculaires ou neuro-anatomiques spécifiques. Les corrélats cérébraux, selon eux, n'exigent qu'un ensemble réduit de neurones agissant comme des poursuites, formant ainsi le projecteur de l'attention. La tâche initiale, toujours selon eux, consiste donc à localiser dans le cerveau ce petit ensemble de neurones dont l'activité se corrèle le mieux avec l'unité de l'expérience de conscience puis de déterminer les circuits nerveux auxquels ils appartiennent.

Comment allons-nous trouver cette petite population de cellules nerveuses qui pourraient relayer l'unité de la conscience ? Quels critères doivent remplir ces dernières ? Le dernier article de Crick et Koch (que Crick corrigeait encore sur le chemin de l'hôpital quelques heures avant sa mort, le 28 juillet 2004) se focalisait sur le claustrum, un feuillet de tissu cérébral situé sous le cortex cérébral, comme possible site relayant l'unité de l'expérience. On sait peu de choses sur le claustrum excepté qu'il est connecté et échange des informations avec presque toutes les régions sensorielles et motrices du cortex comme de l'amygdale, cette dernière jouant un rôle important dans l'émotion.

Crick et Koch comparent le claustrum à un chef d'orchestre. De fait, ses connexions neuro-anatomiques satisfont aux exigences d'un chef d'orchestre ; il peut relier et coordonner les diverses régions cérébrales nécessaires à l'unité de la sensation de conscience.

Crick sur la fin de sa vie était obsédé par cette idée – le claustrum est le projecteur de l'attention, le site qui relie ensemble les diverses composantes de tout percept –, dernière dans la longue liste de ses énormes contributions à la biologie (la structure en double hélice de l'ADN, la nature du code génétique, la découverte de l'ARN messager, les mécanismes de transcription de l'ARN messager en séquences d'aminoacides de protéine et la légitimation de la biologie de la conscience) qui l'ont rangé aux côtés de Copernic, Newton, Darwin et Einstein. Pourtant cet engagement intense et constant en science et dans la vie intellectuelle, il le partage avec de nombreuses autres personnalités de la communauté scientifique, cette obsession symbolisant sans doute la science sous son meilleur jour. Le psychologue cognitiviste Vilayanur Ramachandran, ami et collègue de Crick, décrivit ainsi l'intérêt de Crick pour le claustrum durant ses dernières semaines :

> Trois semaines avant son décès, je lui rendis visite à sa maison de La Jolla. Il avait quatre-vingt-huit ans, était atteint d'un cancer en phase terminale, souffrait beaucoup et était traité par chimiothérapie ; pourtant il continuait clairement à travailler non stop sur son dernier projet. Son très grand bureau – qui occupait la moitié de la pièce – était recouvert d'articles, de correspondance, d'enveloppes, de récents numéros de *Nature*, d'un ordinateur portable (en dépit de son aversion pour les ordinateurs) et d'ouvrages récents de neuro-anatomie. Durant les deux heures pleines où je demeurai là, il ne fut jamais mention de sa maladie – mais seulement d'une flopée d'idées portant sur le fondement neuronal de la conscience. Il s'intéressait tout particulièrement à une minuscule structure appelée le claustrum qui, dans son idée, était resté largement ignoré des mandarins en place. Comme je le quittai, il me déclara : « Rama, je pense que le secret de la conscience réside dans le claustrum – pas vous ? Pourquoi cette minuscule structure serait-elle connectée sinon à tant de régions du cerveau ? – Et il me salua d'un clin d'œil rusé de conspirateur. Je ne devais jamais le revoir.

Compte tenu du peu d'informations connues sur le claustrum, Crick avait dans l'idée de lancer un institut pour explorer son fonctionnement. En particulier, il voulait déterminer si le claustrum est activé lorsqu'une perception inconsciente et subliminale, engendrée par l'application d'un stimulus aux organes sensoriels d'un individu, est transformée en percept conscient.

La rivalité binoculaire est l'un de ces exemples d'activation qui intriguaient Crick et Koch. En l'occurrence, on présente simultanément deux images différentes – disons des bandes verticales et des bandes horizontales – à un individu de façon que chaque œil ne voie qu'un des ensembles de bandes. La personne peut combiner les deux images et déclarer observer dans ce cas un quadrillage, mais le plus souvent elle verra d'abord la première image, puis la suivante, les bandes horizontales et verticales alternant à tour de rôle de manière spontanée.

En employant l'imagerie par résonance magnétique (IRM), Eric Lumer et ses collègues de l'University College de Londres ont montré que les aires frontales et pariétales du cortex sont les régions du cerveau qui s'activent lorsque l'attention consciente d'une personne passe d'une image à une autre. Ces deux régions du cerveau jouent un rôle spécial en focalisant l'attention consciente sur des objets dans l'espace. À leur tour, les régions préfrontales et pariétales postérieures du cortex semblent relayer le choix de l'image mise en avant vers le système visuel, ce dernier faisant alors émerger l'image au niveau conscient. De fait, les personnes qui présentent des lésions du cortex préfrontal ont des difficultés à passer d'une image à l'autre dans des situations de rivalité binoculaire. Dans l'optique de Crick et Koch, on dirait que les aires frontales et pariétales du cortex sont réquisitionnées par le claustrum qui commute l'attention d'un œil à l'autre et unifie l'image présentée à la conscience par chaque œil.

Comme les divers arguments présentés plus haut le montrent clairement, la conscience demeure un énorme problème. Mais à travers les efforts d'Edelman d'une part, de Crick et de Koch d'autre part, nous disposons maintenant de deux théories spécifiques et testables qui méritent d'être étudiées.

M'intéressant à la psychanalyse, je désirais étendre un cran plus loin le paradigme de Crick-Koch de comparaison entre perceptions inconsciente et consciente du même stimulus en déterminant comment la perception visuelle se charge d'émotion. À la différence de la simple perception visuelle, il y a de fortes chances pour que la perception visuelle émotionnellement chargée diffère d'un individu à l'autre. La question qui vient par conséquent immédiatement à l'esprit est : comment et où sont traitées les perceptions émotionnelles inconscientes ?

Amit Etkin, un doctorant en médecine et en science téméraire et créatif, et moi-même entreprîmes une étude en collaboration avec Joy Hirsch, spécialiste de l'imagerie cérébrale à Columbia, consistant à provoquer des perceptions conscientes et inconscientes de stimuli émotionnels. Notre approche était l'analogue dans la sphère émotionnelle de celle de Crick et Koch dans la sphère cognitive. Nous étudiâmes comment des individus normaux répondaient, consciemment et inconsciemment, à des images de personnes arborant sur leur visage soit une expression clairement neutre, soit une expression de peur. Les images furent fournies par Peter Ekman de l'Université de Californie à San Francisco.

Ekman, qui avait catalogué plus de 100 000 expressions humaines, avait pu montré, comme Charles Darwin avant lui, que quels que soient le sexe ou la culture, les perceptions conscientes de sept expressions faciales – la joie, la peur, le dégoût, le mépris, la colère, la surprise et la tristesse – ont pratiquement la même signification pour tous les individus (figure 28-1).

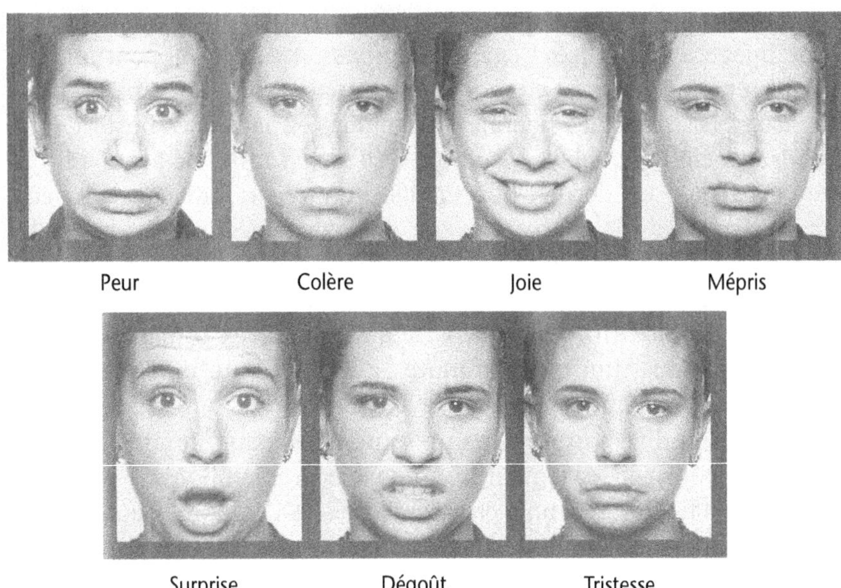

Figure 28.1 :
Les sept expressions faciales universelles d'Ekman.
(Avec l'aimable autorisation de Paul Ekman.)

Nous en conclûmes donc que des visages de peur devaient déclencher une réponse similaire chez tous les jeunes étudiants en médecine et en master, volontaires et en bonne santé, qu'ils perçoivent le stimulus de manière consciente ou inconsciente. Nous provoquâmes donc une perception consciente de la peur en leur présentant les visages effrayés pendant un temps assez long pour qu'ils puissent bien les observer. La perception inconsciente était en revanche produite en présentant les mêmes visages si rapidement que les volontaires étaient incapables de dire quelle expression ils arboraient. De fait, ils n'étaient même pas certains d'avoir vu un visage !

Comme la sensibilité à une menace diffère d'un individu à l'autre même chez les personnes normales, nous demandâmes à tous les volontaires de remplir un questionnaire destiné à mesurer leur anxiété de base. À l'opposé de l'anxiété transitoire que la plupart des gens éprouvent face à une nouvelle situation, l'anxiété de base reflète un trait de caractère durable.

Sans surprise, en présentant aux volontaires des images de visages arborant des expressions de peur, nous constatâmes une intense activité de l'amygdale, la structure profonde du cerveau qui relaie la peur. Chose surprenante, les stimuli conscients et inconscients affectaient des régions différentes de l'amygdale, et cela à des degrés différents chez des individus différents, en fonction de leur anxiété de base.

La perception inconsciente des visages effrayés activait le noyau basolatéral. Chez l'homme comme chez la souris, cette zone de l'amygdale reçoit la plupart de l'information sensorielle entrante et constitue la première voie de communication de l'amygdale avec le cortex. L'activation du noyau basolatéral par la perception inconsciente des visages de peur était directement proportionnelle à l'anxiété de base de la personne : plus l'anxiété de base mesurée était élevée, plus la réponse de l'observateur était intense. Les gens dotés d'une anxiété de base faible ne présentaient même aucune réponse. La perception consciente des visages de peur, en revanche, activait la région dorsale de l'amygdale qui contient le noyau central, et cela indépendamment de l'anxiété de base de la personne. Le noyau central de l'amygdale envoie des informations vers les régions du cerveau qui appartiennent au système nerveux autonome – en charge de la mise en alerte et des réponses de défense. Pour résumer, les menaces perçues de manière inconsciente affectent beaucoup plus fortement les individus à l'anxiété de base plus élevée tandis que les menaces perçues de manière consciente activent les réponses de combat-fuite chez tous les volontaires.

Nous découvrîmes également que les perceptions inconsciente et consciente des visages apeurés activaient des circuits nerveux différents en dehors de l'amygdale. Ici encore, les circuits activés par les menaces perçues de façon inconsciente n'étaient réquisitionnés que par les volontaires anxieux de nature. À notre étonnement, la perception inconsciente réquisitionnait également des régions situées pourtant dans le cortex cérébral.

Ainsi donc, la vue de stimuli effrayants active deux systèmes cérébraux différents, l'un qui fait appel à une attention consciente, probablement descendante, et l'autre qui fait appel à une attention inconsciente, ascendante, également appelée aussi vigilance, analogue au signal de prééminence dans les mémoires explicite et implicite chez l'aplysie et la souris.

Ces résultats sont absolument fascinants. Tout d'abord, ils démontrent que dans le domaine de l'émotion comme dans celui de la perception, un stimulus peut être perçu de manière à la fois inconsciente et consciente. Ils confirment également l'idée de Crick et Koch pour lesquels, dans la perception, des aires cérébrales distinctes sont corrélées aux sensations consciente et inconsciente d'un stimulus. Ensuite, ils confirment sur le plan biologique l'importance de la notion psychanalytique d'émotion inconsciente. Ils suggèrent que les effets de l'anxiété se font ressentir de manière bien plus intense dans le cerveau quand le stimulus est laissé aux soins de l'imagination plutôt que quand il est perçu consciemment. Une fois l'image d'un visage apeuré affrontée de manière consciente, même les personnes anxieuses peuvent évaluer avec précision dans quelle mesure la menace représente un réel danger.

Un siècle après que Freud eut suggéré que certaines psychopathologies trouvaient leurs origines dans des conflits existant au niveau inconscient, et qu'on pouvait les réguler en affrontant la source du conflit consciemment, nos travaux donnent une idée de la façon dont de tels conflits sont relayés au sein du cerveau. Qui plus est, la découverte d'une corrélation entre l'anxiété de base des volontaires et leurs processus neuronaux inconscients valide au plan biologique l'idée freudienne d'une appartenance des processus mentaux inconscients au système cérébral de traitement de l'information. Bien que les idées de Freud remontent à plus d'un siècle, il s'agit là de la première étude par imagerie cérébrale qui ait tenté d'expliquer comment des différences individuelles dans le traitement inconscient des émotions peuvent déboucher sur des comportements et des interprétations du monde différents. La découverte prouvant que la perception inconsciente de la peur excite le noyau basolatéral de l'amygdale de manière directement proportionnelle à l'anxiété de base de l'individu fournit ainsi un marqueur biologique pour le diagnostic des états d'anxiété et l'évaluation de l'efficacité de divers médicaments et diverses formes de psychothérapie.

En discernant une corrélation entre l'activité d'un circuit nerveux et la perception consciente ou inconsciente d'une menace, nous commençons à tracer les contours du corrélat cérébral d'une émotion – la peur. Cette description pourrait bien nous mener à une explication scientifique de la perception consciente de la peur en nous décrivant de manière approchée l'enchaînement des événements neuronaux qui débouche sur un événement mental capable de pénétrer le champ de notre conscience. Ainsi, un demi-siècle après que j'ai quitté la psychanalyse pour la biologie de l'esprit, la nouvelle biologie de l'esprit est aujourd'hui prête à s'attaquer à certaines des questions centrales liées à la psychanalyse ou à la conscience.

L'une de ces questions est la nature du libre arbitre. Si l'on considère la découverte par Freud du déterminisme psychique – le fait qu'une grande part de notre vie cognitive et affective est inconsciente – que reste-t-il du choix personnel, de la liberté d'action ?

Benjamin Libet de l'Université de Californie à San Francisco a effectué en 1983 une série d'expériences majeures sur la question. Libet a utilisé comme point de départ une découverte effectuée par le neuroscientifique allemand Hans Kornhuber. Dans son étude, Kornhuber avait demandé à des volontaires de bouger leur index droit. Il avait ensuite mesuré ce mouvement volontaire à l'aide d'une jauge de contrainte [1] tout en enregistrant en même temps l'activité électrique au moyen d'une électrode placée sur le crâne. Après plusieurs centaines d'essais, Kornhuber découvrit que chaque mouvement était invariablement précédé d'un petit à-coup dans l'enregistrement électrique du cerveau, une étincelle de libre arbitre ! Il baptisa ce potentiel dans le cerveau le « potentiel de préparation motrice » et découvrit qu'il se produisait une seconde avant le mouvement volontaire.

Libet poursuivit sur la lancée de Kornhuber en mettant au point une expérience au cours de laquelle il demanda à des volontaires de lever un doigt chaque fois qu'ils en ressentaient l'envie. Il positionna une électrode sur le crâne de chaque volontaire et confirma l'existence d'un potentiel de préparation motrice environ une seconde avant que la personne ne lève son doigt. Il compara ensuite l'instant où la personne désirait lever le doigt avec celui du potentiel de préparation motrice. À sa grande stupéfaction, Libet découvrit que le potentiel de préparation motrice n'apparaissait pas après, mais 200 millisecondes avant que la personne ne ressente le besoin de bouger son doigt ! Ainsi, simplement en observant l'activité électrique du cerveau, Libet pouvait prédire ce que cette personne allait faire avant même qu'elle ne soit elle-même au courant de l'avoir décidé.

Cette découverte a poussé les philosophes de l'esprit à poser la question suivante : si le choix est déjà déterminé dans notre esprit avant que nous ne décidions de l'acte, où se situe le libre arbitre ? Notre sensation de vouloir nos mouvements n'est-elle qu'une illusion, une rationalisation après coup de ce qui s'est produit ? Ou bien le choix est-il fait librement mais inconsciemment ? Si c'est le cas, le choix d'agir, comme dans la perception, peut refléter l'importance de l'inférence inconsciente. Libet propose que le processus de démarrage d'une action volontaire s'effectue dans une partie inconsciente du

1. Appareil permettant de mesurer une déformation mécanique (NdT).

cerveau mais que, juste avant l'entame de l'action, la conscience est réquisitionnée afin d'approuver ou de refuser l'action. Dans les 200 millisecondes qui précèdent l'érection du doigt, la conscience détermine s'il se dressera ou non.

Quelles que soient les raisons du délai qui sépare la décision de la prise de conscience, les découvertes de Libet soulèvent également une question morale : comment peut-on être tenu pour responsable de décisions qui sont prises sans que nous en ayons conscience ? Les psychologues Richard Gregory et Vilayanur Ramachandran ont encadré de façon stricte cet argument, soulignant que « notre esprit conscient ne dispose peut-être pas de la libre décision, mais il dispose de la libre interdiction ». Michael Gazzaniga, l'un des pionniers du développement de la neuroscience cognitive et membre du Conseil américain de bioéthique, a ajouté pour sa part : « Les cerveaux sont automatiques mais les gens sont libres. » En d'autres termes, on ne peut déduire la totalité de l'activité nerveuse simplement de l'observation d'un petit nombre de circuits à l'intérieur du cerveau.

SIXIÈME PARTIE

« Le vrai amoureux de Vienne vit sur des souvenirs d'emprunt. Saisi par une nostalgie douce-amère, il se remémore des choses qu'il n'a jamais connues... la Vienne qui n'a jamais existé fut la plus grande cité de tous les temps. »

Orson WELLES, « Vienne 1968 ».

CHAPITRE 29

À la redécouverte de Vienne *via* Stockholm

En ce jour de Yom Kippour du 9 octobre 2000, je fus éveillé par la sonnerie du téléphone à 5 h 15 du matin. Le téléphone étant sur la table de chevet de Denise, ce fut elle qui répondit. À la suite de quoi, je reçus une bourrade dans les côtes.

« Eric, c'est un appel de Stockholm. Ça doit être pour toi, pas pour moi ! »

Hans Jörnvall, le secrétaire général de la fondation Nobel, était à l'autre bout du fil. Je l'écoutai calmement m'annoncer que j'avais obtenu le prix Nobel de physiologie et de médecine pour la transduction du signal dans le système nerveux et que je le partageais avec Avid Carrlson et mon vieil ami Paul Greengard. La conversation semblait irréelle.

Les délibérations de Stockholm doivent compter parmi les secrets les mieux gardés au monde. Il n'y a pratiquement jamais de fuites. En conséquence, il est presque impossible de savoir qui recevra le prix chaque mois d'octobre. Pourtant, très peu parmi ceux qui reçoivent le prix Nobel sont complètement abasourdis à l'idée de l'avoir remporté. La plupart des personnes éligibles ont le sentiment d'être bien placées simplement parce que leurs collègues en évoquent la possibilité. De plus, l'Institut Karolinska organise régulièrement des symposiums destinés à faire venir les plus grands biologistes du monde à Stockholm, et je venais juste de participer à un tel symposium quelques semaines auparavant. Néanmoins, je ne m'attendais pas à un tel appel. Nombreux sont les éminents candidats dignes de recevoir le prix qui sont cités comme éligibles et qui ne sont jamais retenus parmi les lauréats, et je considérais comme improbable d'être jamais distingué.

Stupéfait comme je l'étais, je ne savais pas quoi dire excepté exprimer ma profonde gratitude. Jörnvall me demanda de ne passer aucun coup de fil avant 6 heures du matin, heure où la presse serait informée. Après cela, me dit-il, je pouvais appeler qui je voulais.

Denise commençait à s'inquiéter. J'étais resté allongé tranquillement, le téléphone collé à l'oreille pendant un temps qui avait semblé interminable. Peu habituée à me voir dans un tel état d'incommunicabilité, elle craignait que je ne sois submergé par l'émotion à l'écoute des nouvelles. Quand je raccrochai finalement le téléphone et lui dis ce que je venais d'apprendre, elle fut doublement survoltée, heureuse d'apprendre que j'avais reçu le prix Nobel et soulagée de constater que j'étais encore vivant et bien portant. Puis elle ajouta : « Écoute, il est si tôt. Pourquoi ne te rendormirais-tu pas ? »

« Tu plaisantes ?, lui répondis-je. Comment pourrais-je dormir ? »

J'attendis patiemment que la demi-heure s'achève avant de me mettre à appeler tout le monde. J'appelai mes enfants, Paul et Minouche, réveillant Minouche sur la côte Ouest au milieu de la nuit. J'appelai ensuite Paul Greengard pour le féliciter de notre bonne fortune commune. J'appelai mes amis de Columbia, non seulement pour partager la nouvelle avec eux mais aussi pour les préparer à la conférence de presse qui n'allait pas manquer d'être organisée l'après-midi même. Il m'apparut clairement que, même si ce coup de fil avait été passé le jour du Yom Kippour, le jour du Grand Pardon et la fête juive la plus sacrée de l'année, il y aurait une conférence de presse.

Avant même d'en avoir fini avec mes premiers appels, la sonnette de l'entrée retentit et, à ma grande surprise et à ma grande joie, nos voisins de Riverdale, Tom Jessell, sa femme, Jane Dodd et leurs trois filles apparurent sur le perron une bouteille de vin à la main. Bien qu'il fût trop tôt pour déboucher le vin, ils étaient plus que bienvenus, fragments de réalité dans le merveilleux vertige du Nobel. Denise proposa de tous nous asseoir et de prendre le petit déjeuner, ce que nous fîmes en dépit de la sonnerie du téléphone.

Tout le monde appelait – la radio, la télévision, les journaux, nos amis. Je trouvai les coups de fil en provenance de Vienne particulièrement intéressants parce qu'on m'appelait pour me dire combien l'Autriche était heureuse de compter un nouveau prix Nobel autrichien. Il fallut que je leur rappelle qu'il s'agissait là d'un prix Nobel américain. Je reçus ensuite un coup de téléphone de la cellule de presse de Columbia me demandant de participer à une conférence de presse à l'auditorium des anciens élèves à 13 h 30.

Sur le chemin de la conférence de presse, j'effectuai une courte halte à notre synagogue – à la fois pour pardonner et pour célébrer – puis me rendis au laboratoire où je fus reçu avec enthousiasme. J'étais simplement submergé par l'émotion ! Je déclarai à chacun à quel point j'étais reconnaissant de ses efforts et ressentais ce Nobel comme un prix partagé.

De nombreux membres de la faculté assistèrent à la conférence de presse où j'eus droit à une *standing ovation*. Les dirigeants de la faculté étaient également présents. David Hirsh, doyen en exercice de la faculté de médecine, me présenta brièvement à la presse et je fis quelques commentaires pour exprimer ma gratitude envers l'université et ma famille. Je poursuivis en expliquant en quelques mots la nature de mes travaux. Durant les quelques jours qui suivirent, plus d'un millier de courriers électroniques, de lettres et de coups de téléphone se déversèrent sur moi. J'eus des nouvelles de gens que je n'avais pas vu depuis des décennies ; des filles avec qui j'étais sorti au lycée me trouvèrent d'un seul coup à nouveau intéressant. Au milieu de toute cette bousculade, un engagement que j'avais pris antérieurement se révéla, de manière inattendue, fort heureux. J'avais accepté plusieurs mois auparavant de faire un exposé le 17 octobre en Italie en l'honneur de Massimiliano Aloisi, un professeur estimé de l'Université de Padoue. Cela apparut aux yeux de Denise comme aux miens une occasion inespérée d'échapper au tohu-bohu. Padoue se révéla une ville délicieuse, et notre séjour nous permit de visiter la chapelle Scrovegni qui abrite de magnifiques fresques de Giotto. J'avais également entrepris de combiner mon voyage à Padoue avec un séminaire plénier à l'Université de Turin où je devais recevoir un diplôme honorifique.

À Padoue puis à Venise que nous visitâmes brièvement, nous fîmes les boutiques à la recherche d'une robe que Denise pourrait porter à la cérémonie de remise des Nobel à Stockholm. Nous décrochâmes le Graal à Turin où l'on conseilla à Denise d'aller voir la styliste Adrianne Pastrone. Denise adora ses coupes et acheta plusieurs tenues. Outre mon profond amour, j'éprouve une intense gratitude envers Denise qui m'a soutenu dans mes travaux tout au long de notre vie commune. Elle a fait une carrière merveilleuse en épidémiologie à Columbia et il ne fait aucun doute à mes yeux qu'elle a sacrifié ses travaux et plus encore ses loisirs à me suivre dans mon obsession de la science.

Le 29 novembre, juste avant de partir pour Stockholm, l'ambassadeur de Suède aux États-Unis invita les sept lauréats américains à Washington ainsi que leurs épouses pour qu'ils puissent faire connaissance. La visite comportait une réception dans le bureau ovale occupé alors par le président Clinton qui emplit la pièce par sa présence, discutant macroéconomie avec les lauréats dans ce domaine, et posa de bon cœur pour la photographie avec Denise et moi, ainsi qu'avec chacun des autres lauréats et son conjoint. Clinton était sur le point de quitter la présidence et parla avec ferveur de son travail, soulignant qu'il était devenu si bon à placer les gens pour la photo que lui et le photographe de la Maison Blanche allaient peut-être ouvrir un négoce ensemble. La visite au bureau ovale fut suivie d'un dîner à l'ambassade de Suède où Denise et moi pûmes discuter avec les lauréats dans les autres domaines.

Le prix Nobel doit son existence à la vision remarquable d'un homme, Alfred Nobel. Né à Stockholm en 1833, il quitta la Suède à l'âge de 9 ans et n'y retourna que pour quelques brefs séjours. Parlant couramment le suédois, l'allemand, l'anglais, le français, le russe et l'italien, il n'avait pourtant pas de vraie patrie. Brillant inventeur, Nobel développa plus de trois cents brevets et conserva toute sa vie durant un intérêt profond pour la science.

L'invention qui le rendit riche fut la dynamite. En 1866, il découvrit que la nitroglycérine liquide, lorsqu'elle était absorbée par une sorte de terre argileuse appelée *kieselguhr*, perdait son instabilité. Sous cette forme, on pouvait la façonner en bâtons et l'utiliser sans danger puisqu'il lui fallait maintenant un détonateur pour exploser. Les bâtons de dynamite ouvrirent la voie à l'exploitation minière des minéraux et à une expansion sans précédents des travaux publics au XIXe siècle. Voies ferrées, canaux (y compris le canal de Suez), ports, routes, ponts purent être construits avec une relative facilité, en grande part grâce à la capacité de la dynamite à déplacer de grandes quantités de terre.

Nobel ne se maria jamais et, à sa mort le 10 décembre 1896, laissa un héritage de 31 millions de couronnes suédoises, l'équivalent de 9 millions de dollars, une somme colossale pour l'époque. Son testament stipulait : « L'intégralité de mes biens restants devra [...] constituer un fond dont les intérêts seront chaque année distribués sous la forme de prix à ceux qui, durant l'année précédente, auront le plus apporté à l'humanité. » Nobel poursuivit en listant les cinq domaines dans lesquels ces prix seraient décernés : physique, chimie, physiologie ou médecine, littérature et, pour « la personne qui aura le plus fait ou qui aura le mieux œuvré pour la fraternité entre les nations », le prix Nobel de la paix.

En dépit de son extraordinaire lucidité et de sa vision, le testament soulevait des problèmes qui mirent quelques années à être réglés. Pour commencer, plusieurs parties étaient intéressées à récupérer l'héritage : les parents de Nobel, quelques académies suédoises, le gouvernement suédois et, le plus important, le gouvernement français. Les français prétendaient que la France était la résidence légale de Nobel. Il ne se rendit que rarement en Suède après l'âge de 9 ans, n'y paya jamais d'impôts (payer des impôts dans un pays est généralement considéré comme une preuve de citoyenneté), et vécut en France pendant presque trente ans. Pour autant, Nobel n'avait jamais demandé la nationalité française.

En premier lieu, Ragnar Sohlman, l'assistant administratif de Nobel et son exécuteur testamentaire (qui se révéla plus tard un directeur efficace et clairvoyant de la fondation Nobel) s'allia avec le gouvernement de Suède pour prouver que Nobel était bien suédois. Selon eux, Nobel ayant rédigé son testament en suédois, engagé un exécuteur suédois et désigné diverses académies suédoises pour accomplir ses volontés, il devait être légalement considéré comme suédois. En 1897, le gouvernement suédois ordonna de manière formelle au procureur général du pays de conserver le testament sous la juridiction suédoise.

Cela ne résolvait qu'une partie du problème : restaient les hésitations des académies suédoises. Elles avertirent qu'il leur faudrait trouver des comités de nomination, des traducteurs, des consultants et des évaluateurs afin de décerner les prix, ce qui engendrerait des dépenses que le testament de Nobel ne couvrait pas. En définitive, Sohlman encouragea le vote d'une loi cédant à chaque comité une partie de la valeur du prix pour les honoraires et les dépenses de ses membres et de ses consultants. La compensation pour les membres se montait au tiers d'une année de salaire d'un professeur.

Les premiers prix Nobel furent décernés le 10 décembre 1901, au cinquième anniversaire de la mort de Nobel. Sohlman avait investi avec sagesse les biens de Nobel et la dotation s'élevait déjà à 3,9 milliards de couronnes, soit un peu plus de un milliard de dollars. La récompense pour chaque prix était de 9 millions de couronnes suédoises. Les prix en science et en littérature furent décernés lors d'une cérémonie à Stockholm, répétée depuis chaque année excepté durant les Première et Seconde Guerres mondiales.

Lorsque Denise et moi arrivâmes au comptoir d'enregistrement de la Scandinavian Airlines le 2 décembre, on nous déroula le tapis rouge. Ce traitement se poursuivit à Stockholm. Nous fûmes accueillis par le professeur Jörnvall et l'on nous attribua un chauffeur et une limousine pour la totalité de notre séjour. Irene Katzman, chef de bureau au service des étrangers en Suède, nous servit de coordinateur administratif. Au Grand Hotel, le meilleur hôtel de Stockholm, nous fûmes logés dans une superbe suite donnant sur le port. Ce premier soir, nous dînâmes avec Irene, son mari et leurs enfants. Le jour suivant, à notre demande, Irene nous organisa une visite privée du Musée juif où l'on peut apprendre comment la communauté juive de Suède aida une part importante de la communauté juive danoise sous le régime hitlérien.

Puis s'ensuivirent une série d'activités, chacune dégageant une intensité et un charme propres. Le 7 décembre, Arvid Carlsson, Paul Greengard et moi tînmes une conférence de presse. Ce soir-là, nous dînâmes avec le comité Nobel de physiologie et de médecine, les personnalités mêmes qui nous avaient sélectionnés. Les membres du comité nous avouèrent qu'ils nous connaissaient probablement aussi bien que nos épouses car ils nous avaient étudiés en détail depuis plus de dix ans.

Denise et moi fûmes rejoints à Stockholm par nos enfants – Minouche et son mari, Rick Sheinfeld, et Paul et sa femme, Emily – et par nos plus grands petits-enfants, les filles de Paul et d'Emily, Allison et Libby, alors âgées respectivement de huit et cinq ans (Minouche était enceinte de Maya lorsqu'elle nous rejoignit à Stockholm ; son fils, Izzy, qui avait à l'époque 2 ans, était resté avec les parents de Rick).

Denise et moi avions également invité nos collègues seniors de Columbia – Jimmy et Cathy Schwartz, Steve Siegelbaum et Amy Bedik, Richard Axel, Tom Jessell et Jane Dodd, ainsi que John Koester et Kathy Hilten. Tous étaient des amis de longue date à qui je devais beaucoup. Faisant le pont entre les deux groupes, Ruth et Gerry Fischbach étaient également de la partie. Ruth est la cousine au second degré de Denise ainsi que la directrice du Centre de bioéthique de Columbia. Gerry est un neuroscientifique réputé, leader de la communauté scientifique américaine. Peu de temps avant notre voyage pour Stockholm, on lui avait proposé le poste de doyen du Collège des médecins et chirurgiens et de vice-président des sciences de la santé à l'Université Columbia. Lorsqu'il arriva, il avait accepté l'offre et était mon nouveau patron.

L'occasion était trop belle. Le seul soir de libre de notre séjour à Stockholm, Denise et moi organisâmes un dîner dans un superbe salon privé du Grand Hotel pour tous les amis et parents que nous avions invités à Stockholm. Nous voulions remercier chacun d'être venu célébrer ce grand moment avec nous. De plus, nous voulions fêter l'accession de Gerry aux postes de doyen et de vice-président de Columbia. Ce fut une belle soirée (figure 29-1).

L'après-midi du 8 décembre, Arvid, Paul et moi fîmes nos discours Nobel à l'Institut Karolinska devant la faculté, les étudiants de l'institut, ainsi que nos invités et amis. Je parlai de mes travaux et, tandis que je présentais l'aplysie, je ne pus m'empêcher de signaler qu'il s'agissait là non seulement d'un très bel animal, mais aussi d'un animal très abouti. Je projetai alors à l'écran une superbe image que Jack Byrne, l'un de mes premiers étudiants de troisième cycle, m'avait envoyée montrant une aplysie fière arborant autour du cou la médaille du prix Nobel (figure 29-2). La salle éclata de rire.

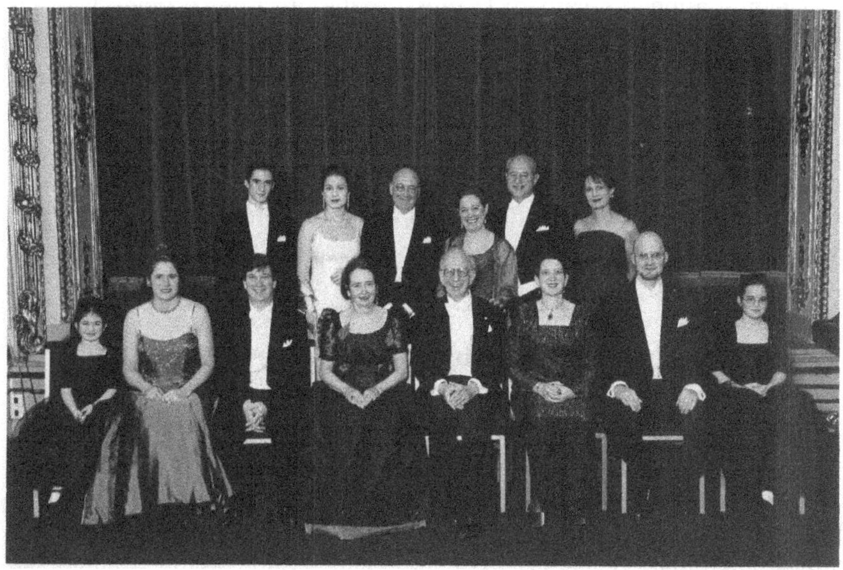

Figure 29.1 :
Ma famille à Stockholm. Debout, de gauche à droite : Alex et Annie Bystryn (mes neveu et nièce), Jean-Claude Bystryn (leur père, le frère de Denise), Ruth et Gerry Fischbach (Ruth est la cousine de Denise), Marcia Bystryn (la femme de Jean-Claude). Assis, de gauche à droite : Libby, Emily et Paul Kandel, Denise, moi, Minouche et son mari Rick, Allison. (Tiré de la collection personnelle d'Eric Kandel.)

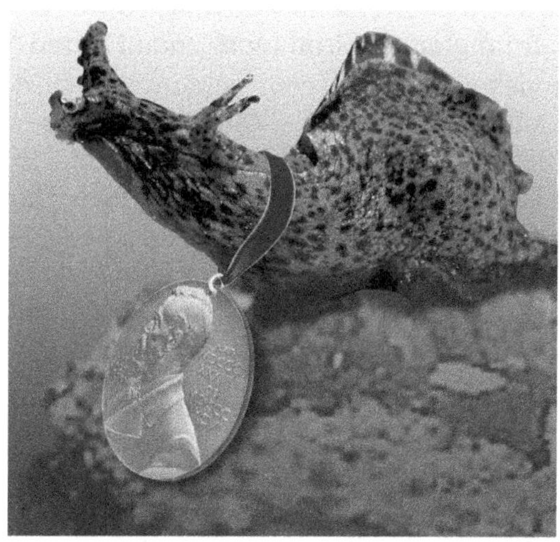

Figure 29.2 :
L'aplysie arborant le prix Nobel.
(Avec l'aimable autorisation de Jack Byrne.)

Chaque année, le samedi le plus proche du dîner officiel, la communauté juive de Stockholm, qui compte environ sept mille membres, invite les lauréats juifs du prix Nobel à la Grande Synagogue de Stockholm pour recevoir personnellement la bénédiction du rabbin ainsi qu'un présent. Le 9 décembre, je me rendis donc à la Grande Synagogue avec une bonne part de mon entourage et de ma famille. Durant le service, on me demanda de faire un bref commentaire et l'on me remit une magnifique reproduction en verre de la synagogue ; Denise se vit offrir une rose rouge par une femme de la congrégation qui avait également été cachée en France durant la guerre.

Le lendemain, le 10 décembre, nous reçûmes le prix Nobel des mains du roi Carl XVI Gustaf. La cérémonie au Stockholm Concert Hall fut l'événement le plus remarquable et le plus mémorable de tous. Chaque détail y est soigné jusqu'à la perfection due à un siècle d'expérience. Pour commémorer la mort d'Alfred Nobel, le Concert Hall était décoré de fleurs venues spécialement par avion de San Remo, en Italie, où Nobel passa les dernières années de sa vie. Chacun était habillé de manière formelle, les hommes en cravate blanche et queue-de-pie, et l'air était chargé d'une ambiance merveilleusement festive. Le Philharmonique de Stockholm, installé sur un balcon derrière la scène, joua à plusieurs reprises durant la cérémonie.

La cérémonie débuta à 4 heures de l'après-midi. Une fois les lauréats et l'assemblée Nobel sur scène, le roi apparut en compagnie de la reine Silvia, de leurs trois enfants et de la tante du roi, la princesse Lilian. La famille royale installée, l'auditoire debout composé de deux mille dignitaires s'unit pour entonner l'hymne royal. Présidant le tout, nous surplombait un grand tableau représentant Alfred Nobel.

L'investiture débuta par des commentaires en suédois de Bengt Samuelson, président du conseil d'administration de la fondation Nobel. Lui succédèrent les représentants des cinq comités d'attribution qui décrivirent les découvertes et les succès mis à l'honneur. Notre récompense en physiologie ou médecine fut présentée par Urban Ungerstadt, un neurophysiologiste senior et membre du comité Nobel à l'Institut Karolinska. Après avoir souligné en suédois nos contributions respectives, il se tourna vers nous et s'adressa à nous en anglais :

> Chers Arvid Carlsson, Paul Greengard et Eric Kandel. Vos découvertes sur « la transduction du signal dans le système nerveux » ont profondément modifié notre compréhension du fonctionnement cérébral.
>
> Depuis les travaux d'Arvid Carlsson, on sait maintenant que la maladie de Parkinson est due à une défaillance de la libération synaptique de la dopamine. On sait que l'on peut remplacer la fonction perdue par une simple molécule, la L-DOPA, qui remplit les réservoirs de dopamine vides et, ce faisant, permet à des millions d'hommes une vie meilleure.

On en sait davantage depuis les travaux de Paul Greengard sur le mode opératoire. Comment les seconds messagers activent les protéines kinases conduisant à des modifications des réactions cellulaires. On commence à comprendre en quoi la phosphorylation joue un rôle central dans l'orchestration même des différentes arrivées de transmetteurs dans les cellules nerveuses.

Enfin, les travaux d'Eric Kandel nous ont montré comment ces transmetteurs, par le biais de seconds transmetteurs et de la phosphorylation protéique, créent des mémoires à court et long terme, formant ainsi la base même de notre capacité à exister et à interagir de façon sensée dans le monde qui nous entoure.

Au nom de l'Assemblée Nobel de l'Institut Karolinska, je désire vous transmettre nos plus chaleureuses félicitations et vous demander d'avancer pour recevoir le prix Nobel des mains de sa majesté le roi.

Un par un, Arvid, Paul et moi nous levâmes et avançâmes. Chacun de nous serra la main du roi et reçut en retour un certificat orné attaché à une boîte en cuir contenant la médaille en or. Une face de la médaille représente un portrait d'Alfred Nobel (figure 29-3), tandis que sur l'autre on peut voir deux femmes, l'une figurant le génie de la médecine et l'autre une fille malade.

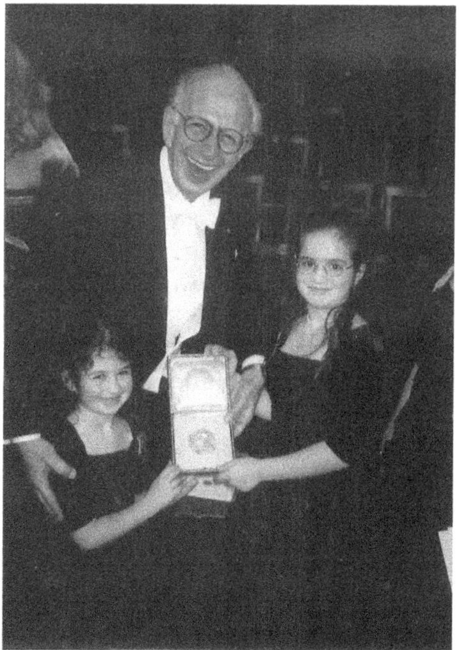

Figure 29.3 :
Mes petites-filles Libby et Allison sur scène avec moi après la fin de la cérémonie de remise des prix Nobel. Nous tenons la médaille Nobel. (Tiré de la collection personnelle d'Eric Kandel.)

Le génie de la médecine, un livre ouvert posé sur ses cuisses, recueille de l'eau coulant d'un rocher afin d'étancher la soif de la jeune malade. Au son des trompettes, je m'inclinai trois fois, comme prescrit : une fois vers le roi, une fois vers l'Assemblée Nobel et enfin en direction de Denise, Paul, Emily, Minouche, Rick et le reste de ce public choisi. Lorsque je me rassis, le Philharmonique de Stockholm entama le troisième mouvement de l'incomparable concerto pour clarinette de Mozart. En les écoutant, les solos mélodiques, écrits pour un tempérament viennois comme le mien, m'apparurent encore plus adorables que d'habitude.

De la cérémonie de remise des prix, nous nous rendîmes directement à un banquet donné à l'hôtel de ville. Terminé en 1923, ce superbe bâtiment fut dessiné par le grand architecte suédois Ragnar Ostberg en s'inspirant des lignes d'une place du nord de l'Italie. Une table de quatre-vingts personnes dressée au centre de la grande salle accueillait les lauréats, la famille royale, le Premier ministre et d'autres dignitaires divers. Les invités des lauréats, les membres des institutions chargées de décerner les prix, les représentants des plus grandes universités et les hauts représentants du gouvernement et de l'industrie prirent place à l'une des vingt-six tables entourant la table centrale. Quelques étudiants de chaque université suédoise et certains des collègues étaient assis contre les murs.

Après le dîner, chaque lauréat ou représentant de chaque groupe de lauréats vint sur scène pour prononcer quelques mots. Je pris la parole pour notre groupe :

> Gravé au-dessus de l'entrée du temple d'Apollon à Delphes figure la maxime « Connais-toi toi-même ». Depuis l'époque où Socrate et Platon s'interrogeaient sur la nature de l'esprit humain, de grands penseurs à travers les âges – d'Aristote à Descartes, d'Eschyle à Strindberg et Ingmar Bergman – ont cru qu'il était sage de se comprendre, soi et son comportement.
>
> Arvid Carlsson, Paul Greengard et moi-même, que vous honorez ce soir, ainsi que notre génération de scientifiques, avons tenté de traduire des questions philosophiques abstraites portant sur l'esprit dans le langage empirique de la biologie. Le principe clé qui guide nos travaux est que l'esprit est un ensemble d'opérations effectuées par le cerveau, un dispositif de calcul étonnamment complexe qui bâtit notre perception du monde extérieur, fixe notre attention et contrôle nos actions.
>
> Nous trois avons franchi les premières étapes qui séparent l'esprit des molécules en déterminant comment la biochimie de la signalisation à l'intérieur et entre les cellules nerveuses se relie aux processus mentaux et aux troubles mentaux. Nous avons découvert que les circuits nerveux du cerveau ne sont pas figés mais que la communication entre les cellules nerveuses peut être régulée par des molécules neurotransmetteuses découvertes ici en Suède par votre grande école de pharmacologie moléculaire.

En se tournant vers l'avenir, notre génération de scientifiques est convaincue que la biologie de l'esprit sera aussi importante sur le plan scientifique en ce siècle que la biologie des gènes l'a été au XXe siècle. Plus généralement, l'étude biologique de l'esprit est plus qu'une quête scientifique porteuse de grandes promesses ; c'est aussi une importante aventure humaniste. La biologie de l'esprit établit un pont entre les sciences – qui s'attachent à comprendre la nature – et les humanités – qui se soucient du sens de l'expérience humaine. Les perspectives qui sortiront de cette nouvelle synthèse n'amélioreront pas seulement notre compréhension des troubles psychiatriques et neurologiques, mais elles conduiront à une compréhension plus profonde de nous-mêmes.

De fait, déjà dans notre génération, nous avons obtenu les premières lumières biologiques d'une compréhension accrue de soi. On sait que même si les mots de la devise ne sont plus gravés dans la pierre à Delphes, ils sont encodés dans nos cerveaux. Pendant des siècles, la maxime a été préservée dans la mémoire humaine par ces mêmes processus moléculaires cérébraux que vous honorez aujourd'hui, et que nous commençons seulement à comprendre.

Le banquet fut suivi d'un bal. Denise et moi avions pris des leçons pour dépoussiérer nos talents limités et rarement utilisés de valseurs mais hélas, et à la grande déception de Denise, nous n'eûmes pas beaucoup l'occasion de danser. Dès la fin du dîner, nos amis vinrent à nous et il était si agréable de discuter avec eux qu'il me fut difficile de m'échapper.

Le 11 décembre, nous fûmes invités à dîner au Palais royal par le roi et la reine. Le matin du 13 décembre, le jour de la Sainte-Lucie et le premier jour de la célébration de Noël qui dure un mois en Suède, Paul, Arvid et moi fûmes réveillés par nos jeunes collègues étudiants – la plupart des femmes – portant des bougies et chantant des chants de Noël. Nous quittâmes ensuite la capitale pour donner une série de séminaires à l'Université d'Uppsala. Nous revînmes à Stockholm pour un dîner de Sainte-Lucie joyeux et hautement divertissant, organisé par les étudiants en médecine. Le lendemain, nous repartîmes pour New York.

Quatre ans plus tard, le 4 octobre 2004, Denise et moi étions à bord d'un vol de la Lufthansa entre Vienne et New York lorsque l'hôtesse me tendit un message m'annonçant que mon collègue et ami Richard Axel ainsi que Linda Buck, son ex-étudiante postdoctorante, venaient de recevoir le prix Nobel de physiologie ou de médecine pour leurs travaux révolutionnaires sur le sens de l'odorat réalisés à Columbia. En décembre 2004, nous retournâmes à Stockholm pour célébrer Richard et Linda. Pas de doute, la vie est un cycle !

Quelques semaines après avoir appris de Stockholm que j'avais reçu le prix Nobel, le président autrichien, Thomas Klestil, m'écrivit pour me féliciter. Il y exprimait le désir de m'honorer en tant que lauréat Nobel d'origine viennoise. Je saisis l'occasion pour suggérer que l'on organise un symposium intitulé « La réponse de l'Autriche au national-socialisme : implications pour l'enseignement en sciences et en humanités ». Mon but était de comparer la réponse autrichienne face à la période hitlérienne, qui était de nier toute faute, avec la réponse allemande qui consistait à regarder honnêtement en face le passé.

Le président Klestil m'approuva avec enthousiasme et m'envoya des copies de plusieurs discours qu'il avait prononcés sur l'inconfortable situation que vivaient actuellement les juifs à Vienne. Il me mit ensuite en contact avec Elisabeth Gehrer, le ministre de l'Éducation, pour m'aider à organiser le symposium. Je déclarai à cette dernière espérer que le symposium remplirait trois fonctions : premièrement, reconnaître le rôle de l'Autriche dans l'effort nazi d'anéantissement des juifs durant la Seconde Guerre mondiale ; deuxièmement, essayer de s'attaquer au déni implicite de l'Autriche quant à son rôle durant la période nazie ; et troisièmement, évaluer ce qu'avait signifié pour la vie culturelle et scientifique la disparition de la communauté juive de Vienne.

Sur les deux premières questions, l'histoire autrichienne parle d'elle-même. Durant les dix ans qui précédèrent l'annexion de l'Autriche par l'Allemagne, une portion significative de la population autrichienne adhéra au parti nazi. Après l'Anschluss, les Autrichiens ne représentaient environ que 8 % de la population du grand Reich mais formaient plus de 30 % des officiels chargés de l'élimination des juifs. Des Autrichiens commandèrent quatre camps de la mort polonais et occupèrent des postes de direction à l'intérieur du Reich : outre Hitler, Ernst Kaltenbrunner, chef de la Gestapo et Adolf Eichmann, en charge du programme d'extermination, étaient également autrichiens. On estime que, sur les 6 millions de juifs qui périrent durant la Shoah, environ la moitié furent tués par des fonctionnaires autrichiens sous les ordres d'Eichmann.

Pourtant, en dépit de leur active participation à la Shoah, les Autrichiens prétendirent avoir été les victimes de l'agression hitlérienne – Otto de Habsbourg, le prétendant au trône d'Autriche, se débrouilla pour convaincre les Alliés que l'Autriche avait été la première nation libre à tomber, victime de la guerre voulue par Hitler. Les États-Unis tout comme l'Union soviétique étaient disposés à accepter cette version en 1943, avant la fin de la guerre, car Habsbourg pensait que cela stimulerait la résistance publique de l'Autriche envers les nazis tandis que la guerre touchait à sa fin. Dans les années qui suivirent, les deux alliés maintinrent ce mythe pour s'assurer de la neutralité de l'Autriche durant la guerre froide. N'ayant pas été tenue pour responsable de ses actions entre 1938 et 1945, l'Autriche n'a jamais procédé à l'examen de conscience et à la clarification auxquels se soumit l'Allemagne après guerre.

L'Autriche se revêtit bien volontiers du manteau de l'innocence outragée, et cette attitude caractérisa nombre d'actions autrichiennes après la guerre, y compris le traitement que reçurent les plaintes financières des juifs. La posture initialement sans compromis adoptée par le pays face aux demandes de réparations des juifs était fondée sur la prémisse que l'Autriche elle-même avait été victime d'une agression. Ainsi, les survivants de l'une des plus vieilles, des plus importantes et des plus éminentes communautés juives d'Europe furent essentiellement dépouillés, à la fois financièrement et moralement, pour une seconde fois après la guerre.

Les Alliés commencèrent par valider cette innocence affichée en exemptant l'Autriche du paiement des réparations. Les forces d'occupation alliées firent pression sur le parlement autrichien pour qu'il vote une loi sur les criminels de guerre en 1945 mais il fallut attendre 1963 pour qu'une agence de poursuites soit établie afin d'appliquer effectivement les mesures votées. En définitive, peu de personnes furent jugées et la plupart d'entre elles furent acquittées.

La perte intellectuelle pour l'Autriche est également claire et dramatique. Dans les jours qui suivirent l'arrivée de Hitler, la vie intellectuelle de Vienne tomba en ruine. Environ 50 % du personnel médical de l'université – l'une des plus grandes et des meilleures d'Europe – fut renvoyé en raison de sa judaïté. La médecine viennoise ne s'est jamais remise de cette « épuration ». Il est particulièrement déprimant de voir le peu d'efforts qui furent consacrés après l'effondrement du Troisième Reich pour redresser les injustices commises envers les universitaires juifs ou pour rebâtir un corps enseignant universitaire. Peu de professeurs juifs furent invités à revenir à Vienne, et moins encore virent leurs biens restitués ou leurs revenus rendus. Parmi ceux qui revinrent, certains ne retrouvèrent par leurs postes universitaires, et presque tous éprouvèrent de grandes difficultés à récupérer leurs domiciles ou même leur citoyenneté dont ils avaient été dépouillés.

Tout aussi perturbant était le fait que nombre de membres non juifs de la faculté de médecine restés à Vienne durant la guerre étaient nazis, membres qui pourtant conservèrent leurs postes ensuite. En outre, certains de ceux qui avaient été initialement contraints de quitter la faculté pour crimes contre l'humanité furent plus tard réinstallés dans leurs fonctions.

Pour ne donner qu'un exemple, Eduard Pernkopf, doyen de la faculté de médecine de 1938 à 1943 et recteur de l'Université de

Vienne de 1943 à 1945, était nazi avant que Hitler n'entre en Autriche. Pernkopf avait été un membre « sympathisant » du parti national-socialiste depuis 1932 et membre officiel depuis 1933. Trois semaines après l'annexion de l'Autriche par l'Allemagne, il fut nommé doyen ; il apparut portant l'uniforme nazi devant les membres de la faculté de médecine dont il avait renvoyé tous les médecins juifs et fit le salut hitlérien « Heil Hitler » (figure 29-4).

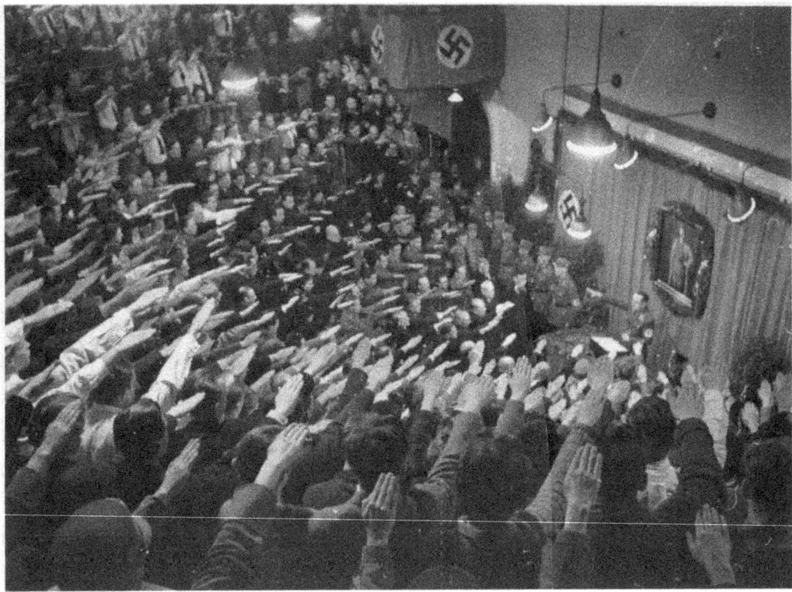

Figure 29.4 :
Eduard Pernkopf, le doyen de l'école de médecine de l'Université de Vienne, réunit les membres de sa faculté en avril 1938, quelques semaines après l'entrée de Hitler dans Vienne. Le doyen et la faculté alignée se saluent mutuellement aux cris de « Heil Hitler ! » (Avec l'aimable autorisation de la Österreichische Gesellschaft für Zeitgeschischte, Wien.)

Après la guerre, Pernkopf fut emprisonné à Salzbourg par les forces alliées mais fut libéré quelques années après, son statut ayant été modifié de criminel de guerre à une catégorie moindre. Plus choquant encore s'il est possible, on l'autorisa à achever son *Atlas de l'anatomie,* un ouvrage dont on pensait qu'il était fondé sur des dissections de cadavres de personnes tuées dans les camps de concentration autrichiens.

Pernkopf ne fut que l'un des nombreux Autrichiens à être « réhabilités » durant l'après-guerre. Leur réhabilitation met en lumière la tendance de l'Autriche à oublier et à nier les événements de la période nazie. Les livres d'histoire autrichiens glissent sur l'implication de leur pays dans les crimes contre l'humanité, et des nazis déclarés continuèrent d'enseigner à une nouvelle génération d'Autrichiens après la fin de la guerre. Anton Pelinka, l'un des principaux historiens politiques autrichiens, a baptisé ce phénomène « le grand tabou autrichien ». C'est précisément ce vide moral qui poussa Simon Wiesenthal à établir son centre de documentation sur les crimes de guerre nazis en Autriche et non en Allemagne.

D'une certaine manière, la timidité des juifs autrichiens – moi y compris – contribua à ce tabou. Lors de ma première visite à Vienne, en 1960, lorsqu'un homme vint à moi et me reconnut comme le fils d'Hermann Kandel, aucun de nous ne fit mention des années écoulées. Vingt ans plus tard, lorsque Stephen Kuffler et moi fûmes reçus comme membres honoraires de la Société autrichienne de physiologie, aucun de nous ne protesta quand le dignitaire nous présenta en omettant d'évoquer notre fuite de Vienne, comme si rien ne s'était jamais produit.

Mais en 1989, j'avais atteint les limites de mon silence. Ce printemps, le merveilleux biologiste moléculaire suisse Max Birnstiel m'invita à Vienne pour participer à un symposium inaugural de l'Institut de pathologie moléculaire. Il était clair que Max allait dynamiser la science à Vienne. Le symposium eut lieu en avril, presque cinquante ans jour pour jour après ma fuite, et cette coïncidence me rendait enthousiaste.

Je commençai mon exposé par quelques commentaires sur les raisons qui m'avaient fait quitter Vienne et combien ambigus étaient mes sentiments envers la ville à l'occasion de ce retour. Je décrivis mon affection pour Vienne, où j'avais appris pour la première fois la musique et l'art que j'adore, tout comme l'énorme colère, la déception et la souffrance causées par l'humiliation que j'y avais subie. J'ajoutai à quel point j'avais eu de la chance de pouvoir émigrer aux États-Unis.

Après que j'eus terminé mes commentaires, il n'y eut ni applaudissement ni reconnaissance. Personne ne prononça un mot. Plus tard, une petite vieille s'approcha de moi et me déclara dans un style typiquement viennois : « Vous savez, tous les Viennois n'étaient pas mauvais ! »

Le symposium que j'avais proposé au président Klestil se tint en juin 2003. Fritz Stern, un collègue de Columbia et un bon ami, m'aida à l'organiser, et lui ainsi que de nombreux autres historiens remarquables spécialistes des domaines couverts par le symposium y participèrent. Les exposés présentèrent les différences dans la gestion du passé entre l'Allemagne, la Suisse et l'Autriche, et les conséquences dévastatrices qu'avait eu sur la vie intellectuelle viennoise la perte d'un si grand nombre de penseurs. Dans cette liste figurent Popper, Wittgenstein et les philosophes clés du Cercle de Vienne, mais aussi Freud, le leader mondial de la psychanalyse, ainsi que les maîtres des grandes écoles viennoises de médecine et de mathématiques. Le dernier jour, trois émigrés viennois évoquèrent l'influence libératrice de la vie universitaire américaine puis Walter Kohn, lui-même émigré viennois et lauréat du prix Nobel de chimie à l'Université de Californie à Santa Barbara, et moi-même parlâmes de nos expériences à Vienne.

Le symposium me donna également l'occasion d'établir des contacts avec la communauté juive et de réfléchir à ce qui rendait l'expérience juive si spéciale. Je fis un exposé au Musée juif et invitai ensuite quelques membres de l'auditoire à dîner dans un restaurant proche où nous parlâmes du passé et de l'avenir.

Les membres de la communauté juive de Vienne avec qui je dînai me rappelèrent ce qui avait été perdu. L'histoire de la culture et de la science autrichiennes au cours de l'ère moderne se calque sur l'histoire de la communauté juive autrichienne. Il faut remonter au XVe siècle espagnol pour trouver une communauté juive européenne qui ait connu une période de créativité plus productive que la période viennoise de la fin du règne des Habsbourg, de 1860 à 1916, ainsi que la décennie suivante. Écrivant en 1937, Hans Tietze observait : « Sans les juifs, Vienne ne serait pas ce qu'elle est et les juifs sans Vienne perdraient la plus brillante ère de leur existence des siècles récents. »

Évoquant l'importance des juifs dans la culture viennoise, Robert Wistrich écrivit :

> Peut-on concevoir une culture du XXe siècle sans les contributions de Freud, Wittgenstein, Mahler, Schönberg, Karl Kraus, Theodore Herzl ?... Cette intelligentsia juive sécularisée a changé le visage de Vienne, et de fait celui du monde moderne. Elle a aidé à transformer une ville qui n'avait pas été aux avant-postes de la créativité intellectuelle ou artistique européenne (excepté en musique) en un laboratoire expérimental des triomphes créatifs et des traumas du monde moderne.

Après le symposium, j'ai rencontré à nouveau certains des juifs viennois avec qui j'avais dîné auparavant et je les ai interrogés sur leurs impressions concernant l'impact du symposium. Ils sont tombés d'accord pour dire que celui-ci avait permis à de jeunes universitaires de Vienne de reconnaître que l'Autriche avait collaboré avec enthousiasme avec l'Allemagne nazie sur la Shoah. Il avait aussi attiré l'attention – à travers les journaux, la télévision, la radio et les magazines – sur le fait qu'une portion de la communauté internationale avait commencé à s'intéresser de plus près au rôle de l'Autriche sous l'ère hitlérienne. Cela me poussa à espérer que, progressivement, les choses pourraient changer.

Mais un incident souligne la difficulté persistante de l'Autriche à reconnaître sa lourde dette et sa responsabilité envers la communauté juive. Tandis que nous séjournions à Vienne en juin 2003, Walter Kohn et moi-même apprîmes que le Viennese Kultusgemeinde, l'agence du service social juif responsable des synagogues, des écoles et des hôpitaux juifs ainsi que du cimetière juif de Vienne, courait à la faillite en tentant de protéger ces lieux contre un vandalisme incessant. Les gouvernements européens indemnisent les agences juives dans de tels cas mais l'indemnisation du gouvernement autrichien était insuffisante. En conséquence, le Kultusgemeinde avait dû vider ses propres coffres et dépenser l'intégralité de ses fonds. Le gouvernement rejetait les requêtes d'Ariel Muzicant, le président de l'agence, demandant d'accroître sa subvention.

De retour aux États-Unis, Walter Kohn et moi unîmes nos efforts pour voir s'il ne nous était pas possible de faire quelque chose. Walter avait fait connaissance de Peter Launsky-Tieffenthal, le consul général d'Autriche à Los Angeles, et ce dernier arrangea une visioconférence où dialogueraient lui-même, Muzicant, Wolfgang Schüssel (le chancelier autrichien), Walter et moi.

Nous pensions la conférence sur les rails mais au dernier moment, Schüssel l'annula. Et cela pour deux raisons : tout d'abord, il craignait que sa participation ne puisse être comprise comme une indication que le gouvernement autrichien n'en faisait pas assez pour la communauté juive, ce qu'il niait. Ensuite, il était d'accord pour parler à Walter Kohn mais pas à moi en raison de mon attitude critique envers l'Autriche.

Par bonheur, lorsque Walter et moi étions à Vienne pour le symposium, nous avions également rencontré Michael Häupl, maire de Vienne et gouverneur de l'État de Vienne. Nous avions été très impressionnés par Häupl, un ex-biologiste, et avions beaucoup apprécié la soirée passée en sa compagnie. Il convenait que l'agence juive était sous-financée. Après le refus de Schüssel de nous parler, Walter écrivit à Häupl qui se mit en action en passant sous le niveau fédéral. Au grand plaisir de Walter et au mien, il réussit à persuader les gouverneurs des États autrichiens de l'aider financièrement. En juin 2004, les États vinrent au secours du Kultusgemeinde et le sauvèrent de l'insolvabilité, au moins momentanément.

Pendant ces négociations, j'avais le sentiment que le Kultusgemeinde avait besoin de notre soutien par principe – sur des bases morales. Autant que je pouvais le savoir, je n'avais aucune implication personnelle dans l'agence. Quelques semaines plus tard, j'appris que j'avais tort. Outre la question de principe, j'avais une obligation personnelle à soutenir le Kultusgemeinde.

En juillet 2004, je reçus du musée de la Shoah à Washington, D.C. le dossier de mon père en provenance du Kultusgemeinde. Dans celui-ci figuraient les demandes de fonds présentées par mon père pour payer d'abord mon transport et celui de mon frère vers les États-Unis, puis le transport de mes parents. En termes simples : je devais ma vie aux États-Unis à la générosité du Kultusgemeinde.

En dépit du succès du maire Häupl, certains juifs viennois ne voient pas d'avenir pour eux-mêmes ou leurs enfants en Autriche. Le nombre des juifs à Vienne est faible. Aujourd'hui, seuls 9 000 Viennois se sont officiellement inscrits en tant que juifs au Kultusgemeinde, et peut-être 8 000 autres ne sont pas enregistrés. Ce faible nombre est issu de la minuscule fraction de la communauté originale qui avait survécu à la guerre, et des quelques personnes qui y étaient retournées après la guerre ou avaient immigré à Vienne en provenance d'Europe de l'Est. Il révèle également l'échec du gouvernement à inverser l'émigration des juifs et à encourager, comme l'a fait l'Allemagne, l'immigration des juifs d'Europe de l'Est en Autriche.

La situation aujourd'hui à Vienne me rappelle ce roman satirique de Hugo Bettauer *La Ville sans juifs*, écrit en 1922. Bettauer décrivait la Vienne de demain comme un ville où le gouvernement antisémite avait expulsé tous ses citoyens juifs, y compris les juifs qui s'étaient convertis au christianisme, car on ne pouvait pas se fier même à eux. Sans les juifs, la vie intellectuelle et sociale de Vienne se détériorait, tout comme son économie. Un personnage parlant de la ville, maintenant sans juifs, dit :

> Je garde toujours mes yeux et mes oreilles ouverts – le matin quand je fais mes courses et aux concerts, à l'opéra, et aussi dans le tramway. Et j'entends également les gens se remémorer le passé sur un ton de plus en plus nostalgique, en en parlant comme s'il avait été très beau [...]. « Au bon vieux temps où les juifs étaient encore là » – ils disent cela sur tous les tons imaginables mais jamais avec haine [;] vous savez, je pense que les gens commencent à regretter les juifs.

Les pères de la cité dans le livre de Bettauer n'avaient d'autre choix que de négocier avec les juifs pour qu'ils retournent à Vienne. C'est triste à dire, mais cette fin est aussi irréaliste aujourd'hui qu'elle l'était il y a quatre-vingts ans.

Je suis retourné à Vienne en septembre 2004 pour célébrer la publication des actes du symposium et pour participer à la conférence d'automne de l'Orden pour le Mérite[1]. L'Orden, fondé à l'origine en 1748 par Frédéric le Grand, est constitué d'érudits, de scientifiques et d'artistes de premier plan, dont la moitié sont allemands d'origine et l'autre moitié des étrangers germanophones. En outre, Denise et moi

---

1. *Orden* signifie ordre en allemand. « Pour le Mérite » est en français en raison de l'admiration du roi de Prusse pour les usages de la cour de France.

avions décidé, poussés par nos enfants, d'observer le Yom Kippour à la grande synagogue de Vienne.

Quand nous arrivâmes à la synagogue, elle était entourée de forces de police inquiètes de possibles violences antisémites d'origine à la fois autrichienne et arabe. Une fois autorisés à pénétrer dans la synagogue, nous avons découvert que la congrégation nous avait réservé un siège pour chacun de nous au premier rang des sections des hommes et des femmes respectivement. À un moment du service, le rabbin Paul Chaim Eisenberg voulut m'honorer et me demanda de monter sur scène et d'ouvrir les rideaux de l'Arche qui contient les rouleaux de la Torah. Mes yeux étaient emplis de larmes ; je suis demeuré sur place sans pouvoir le faire.

Le lendemain, j'ai rejoint la réunion de l'Orden. Nous nous sommes rassemblés en compagnie d'une société honoraire autrichienne, l'Ehrenzeichen für Wissenschaft und Kunst, et avons écouté la vigoureuse et réputée géographe urbaine Elisabeth Lichtenberger, qui a publié un certain nombre d'ouvrages, dont une importante étude portant sur la structure économique et sociale de la Ringstrasse de Vienne, présenter un exposé sur l'avenir de l'Europe. Pendant la pause du déjeuner, Lichtenberger me sonda pour connaître mes sentiments sur les différences de vie en Autriche et aux États-Unis. Je lui répondis que je n'étais pas la bonne personne à qui demander cela : pour moi, c'était sans comparaison. J'avais tout juste échappé à la mort à Vienne en 1939 alors que j'avais eu une vie privilégiée aux États-Unis.

Lichtenberger se pencha alors vers moi et me déclara : « Laissez-moi vous expliquer ce qui s'est passé en 1938 et 1939. Il y avait un chômage massif à Vienne jusqu'en 1938. Je l'ai vu dans ma famille, les gens étaient pauvres et opprimés. Les juifs contrôlaient tout – les banques, les journaux. La plupart des médecins étaient juifs et ils arrachaient littéralement jusqu'au dernier sou de ces pauvres gens. C'était terrible. C'est la raison pour laquelle tout est arrivé. »

Au début, j'ai cru qu'elle plaisantait, mais quand j'ai compris que ce n'était pas le cas, je me suis tourné vers elle et j'ai littéralement crié : « *Ich glaube nicht was Sie mir sagen !* » « Je ne peux pas croire ce que vous me dites ! Vous, une universitaire, vous débitez aveuglément de la propagande antisémite nazie ! »

En quelques minutes, tout le monde autour de la table se tourna stupéfait vers nous tandis que je continuai de l'agonir. Finalement, voyant que je n'avais aucun effet sur elle, je lui tournai le dos et engageai la conversation avec la personne située de l'autre côté.

Ma confrontation avec Lichtenberger fut la première des trois conversations révélatrices que j'eus avec des Autrichiens de différents âges durant cette visite en septembre 2004. La deuxième eut lieu lorsqu'une femme d'une cinquantaine d'années, la secrétaire d'origine viennoise d'un collègue autrichien de l'Orden, le spécialiste de physique quantique Anton Zeilinger, se tourna vers moi et déclara : « Je suis tellement contente d'avoir lu vos déclarations au symposium l'année dernière. Jusqu'alors, je ne savais rien de la Nuit de cristal ! » Enfin, un jeune homme d'affaires dans le salon de l'hôtel me reconnut et me confia : « C'est tellement merveilleux de vous voir revenir à Vienne. Ce doit être si difficile pour vous de le faire ! »

Ces opinions reflètent sans doute fidèlement le spectre des attitudes des Autrichiens envers les juifs, un spectre qui dépend largement de l'âge. Mon espoir est que les différences d'attitude qui séparent ces trois générations puissent être le signal d'une baisse de l'antisémitisme en Autriche. Même certains des juifs qui résident à Vienne le constatent.

Deux autres événements furent encore plus encourageants. Le premier eut lieu lors d'une conférence sur le livre, lorsque Georg Winkler, doyen de la faculté à l'Université de Vienne, me présenta. Winkler fit une digression pour reconnaître la collaboration de l'université avec les nazis et pour présenter ses excuses. « L'Université de Vienne a trop longtemps attendu pour faire sa propre analyse et rendre transparente son implication avec le national socialisme », déclara-t-il.

Le second se produisit lors d'un cocktail auquel je participai avec l'Orden au Hofburg, le palais royal autrefois occupé par les Habsbourg. Tandis que j'étais à Vienne, j'avais appris que le président Klestil, qui m'avait invité quatre ans auparavant à organiser le symposium, était mort récemment. Au cocktail, je rencontrai le président autrichien nouvellement élu, Heinz Fischer. Il reconnut immédiatement mon nom et nous invita Denise et moi pour un dîner privé à l'hôtel Sacher. Le Président nous déclara que le père de sa femme avait été envoyé dans un camp de concentration par les nazis en 1938 et qu'il n'avait été libéré que parce qu'il avait obtenu un visa pour la Suède. Le président Fischer et sa femme avaient tous deux accompli de grands efforts pour encourager Karl Popper ainsi que d'autres émigrés juifs à revenir s'installer à Vienne.

Le nouveau Président est encore plus impliqué dans la vie juive de Vienne que le précédent. En outre, je trouvai réconfortant de penser que, soixante-cinq ans après avoir été forcé de fuir Vienne, j'étais invité par le président autrichien pour une conversation privée et franche portant sur la vie juive à Vienne autour d'un dîner avec vin et *Sacher Torte* à l'hôtel Sacher.

Le 4 octobre 2004, pour notre dernier jour à Vienne, Denise et moi fîmes une halte au 8 de la Severingasse sur la route de l'aéroport. Nous n'essayâmes pas d'entrer dans l'appartement ou de visiter le petit agencement de pièces que j'avais quitté soixante-cinq ans auparavant. Nous sommes simplement restés à l'extérieur et avons regardé les rayons du soleil baigner la porte en bois écaillée. Je me sentais étonnamment apaisé : si heureux d'avoir survécu, et d'avoir émergé relativement indemne de ce bâtiment et de la Shoah.

CHAPITRE 30

Les leçons de la mémoire : perspectives

Après cinquante années passées à enseigner et à chercher, je continue de trouver que pratiquer la science à l'université – dans mon cas, à l'Université Columbia – est d'un intérêt sans borne. J'éprouve une jubilation intense à réfléchir sur la façon dont fonctionne la mémoire, à développer des idées spécifiques sur la façon dont elle perdure, à mettre ces idées en forme au travers de discussions avec les étudiants et les collègues, et ensuite à voir comment l'expérience les corrige. Je continue d'explorer la science au sein de laquelle je m'amuse presque comme un enfant, avec une joie naïve, curiosité et étonnement. Je me sens particulièrement privilégié de travailler sur la biologie de l'esprit, un domaine qui – à l'inverse de mon premier amour, la psychanalyse – s'est développé de façon magnifique durant les cinquante dernières années.

En passant en revue ces années, je suis impressionné de constater combien il était peu évident au début que la biologie devienne la passion dominante de ma vie professionnelle. Si je n'avais pas été exposé dans le laboratoire de Harry Grundfest à l'excitation réelle produite par la recherche et la conduite d'expériences visant à dévoiler de nouvelles énigmes, j'aurais connu une carrière très différente et, sans doute, une vie très différente. Durant les deux premières années de la faculté de médecine, j'ai suivi les cours de science de base exigés mais avant de me lancer effectivement dans la recherche, mon éducation scientifique n'était pour moi qu'un préalable nécessaire vers l'objectif qui me tenait réellement à cœur – pratiquer la médecine, prendre soin des patients, comprendre leurs maladies et me préparer à devenir psychanalyste. Je fus stupéfait de découvrir que travailler dans un laboratoire – *faire* de la science en collaboration avec des gens intéressants et créatifs – est très différent de suivre des cours ou de lire des ouvrages scientifiques.

De fait, je trouve le processus de la recherche scientifique, de l'exploration jour après jour des mystères de la biologie, profondément enrichissant non seulement sur le plan intellectuel mais aussi émotionnellement et socialement. La conduite d'expériences m'apporte le frisson de la découverte toujours renouvelée des merveilles du monde. De plus, la science s'effectue dans un contexte social intense et toujours plus captivant. La vie d'un biologiste aux États-Unis est faite de discussions et de débats – c'est la tradition talmudique au sens large. Mais au lieu d'annoter un texte religieux, nous annotons des textes écrits par les processus de l'évolution au cours de centaines de millions d'années. Peu d'autres aventures humaines engendrent un sentiment de camaraderie avec des collègues jeunes et vieux, étudiants ou mentors, autant que la réalisation tous ensemble d'une découverte intéressante.

La structure sociale égalitariste de la science américaine encourage cette camaraderie. La collaboration dans un laboratoire de biologie moderne est dynamique, et ne va pas seulement du haut vers le bas mais également, et de manière importante, dans le sens inverse. La vie dans une université américaine établit des ponts entre les âges et les statuts d'une manière que j'ai toujours trouvée vivifiante. François Jacob, le généticien moléculaire français dont les travaux avaient tant influencé ma réflexion, m'avoua que ce qui l'avait le plus impressionné lors de sa première visite aux États-Unis était le fait que les étudiants de troisième cycle appelaient Arthur Kornberg, le biochimiste de l'ADN de renommée mondiale, par son prénom. Cela ne m'étonna pas. Grundfest, Purpura ou Kuffler m'avaient toujours traité, moi et tous leurs étudiants, comme des égaux. Pourtant cela ne se serait pas produit – n'aurait pas pu se produire – dans l'Autriche, l'Allemagne, la France ou même l'Angleterre de 1955. Aux États-Unis, les jeunes parlent ouvertement et sont écoutés s'ils ont des choses intéressantes à dire. En conséquence, j'ai appris non seulement de mes maîtres mais aussi *via* mon interaction quotidienne avec un extraordinaire groupe de doctorants et de postdoctorants.

En repensant à ces étudiants et à ces postdoctorants avec qui j'ai collaboré dans mon laboratoire, je me rappelle l'atelier de peinture d'un artiste de la Renaissance, Andrea del Verrocchio. Dans la période allant de 1470 à 1475, son atelier fut constamment rempli d'une succession de jeunes artistes de talent, parmi lesquels Léonard de Vinci, qui étudiaient là et, ce faisant, contribuaient de manière importante aux toiles peintes par Verrocchio. Aujourd'hui, les gens évoquent le *Baptême du Christ* de Verrocchio, exposé à la Galerie des offices à Florence en disant : « Ce magnifique ange agenouillé sur la gauche a été peint en 1472 par Léonard. » De manière similaire, quand je fais des exposés et que je projette des dessins géants des neurones de l'aplysie et de leurs synapses sur l'écran de la salle, je déclare au public : « Ce nouveau système de culture cellulaire a été développé par Kelsey Martin, ces activateur et répresseur de la CREB ont été découvert par Dusan Bartsch et ces magnifiques molécules de type prion sur la synapse ont été mises en évidence par Kausik Si ! »

Dans ses meilleurs jours, la communauté scientifique est parcourue par un merveilleux sens de collégialité et d'objectif commun, pas seulement aux États-Unis mais dans le monde entier. Quel que soit mon bonheur d'avoir, avec mes collègues, contribué à faire émerger une image du stockage mnésique dans le cerveau, je suis encore plus fier d'avoir participé aux succès de la communauté internationale de savants qui a accouché d'une nouvelle science de l'esprit.

Durant le cours de ma carrière, la communauté de la biologie a progressé presque en ligne droite, passant d'une connaissance de la nature moléculaire des gènes et du code génétique à la lecture du code de l'intégralité du génome humain et à la découverte des origines génétiques de nombreuses maladies humaines. Nous nous tenons aujourd'hui au seuil de la compréhension de nombreux aspects du fonctionnement mental, y compris les troubles mentaux, et peut-être même un jour de l'origine biologique de la conscience. Le chemin accompli au total – la synthèse qui s'est effectuée au sein des sciences biologiques au cours des cinquante dernières années – est phénoménal. Il a conduit la biologie, autrefois science descriptive, à un niveau de rigueur, de compréhension mécaniste et d'excitation scientifique comparable à celui de la physique et de la chimie. À l'époque où j'ai commencé ma médecine, la plupart des physiciens et des chimistes considéraient la biologie comme une « science douce » ; aujourd'hui, les mêmes physiciens et chimistes pullulent dans les domaines biologiques, et y côtoient informaticiens, mathématiciens et ingénieurs.

Laissez-moi vous donner un exemple de cette synthèse des sciences biologiques. Peu de temps après avoir utilisé pour la première fois la biologie cellulaire afin de relier les neurones au fonctionnement cérébral et au comportement chez l'aplysie, Sydney Brenner et Seymour Benzer se mirent en quête d'une approche génétique en vue de réaliser le même objectif chez deux autres animaux simples. Brenner étudia le comportement du minuscule ver nématode *C. Elegans*, dont le système nerveux central ne comporte que 302 cellules. Benzer étudia quant à lui le comportement de la mouche drosophile. Chaque système expérimental avait ses avantages et inconvénients propres. L'aplysie possédait des cellules nerveuses de grande taille, facilement accessibles, mais n'était pas optimale pour la génétique traditionnelle ; le ver nématode et la drosophile étaient idéaux pour la génétique traditionnelle mais leurs cellules nerveuses étaient petites et mal adaptées à des études de biologie cellulaire.

Pendant vingt années, ces systèmes expérimentaux se sont développés en suivant des traditions différentes et des chemins en grande partie propres, sans que l'on puisse établir de parallèles clairs entre les deux systèmes. Mais la puissance de la biologie moderne les a progressivement rapprochés. Chez l'aplysie, la première à bénéficier des techniques de l'ADN recombinant et dont l'ADN du génome est aujourd'hui cartographié de manière quasi complète, nous savons transférer et manipuler des gènes dans des cellules individuelles. De façon complémentaire, de nouvelles avancées en biologie cellulaire et l'introduction d'analyses comportementales plus sophistiquées rendent possibles des approches cellulaires du comportement de la drosophile et du ver nématode. En conséquence, la conservation moléculaire, qui a permis de caractériser de manière si puissante la biologie des gènes et des protéines, fait aujourd'hui son apparition en biologie des cellules, des circuits nerveux, du comportement et de l'apprentissage.

Bien que profondément satisfaisante, une carrière en sciences n'est pas chose aisée. J'ai connu de nombreux moments d'intense plaisir tout au long du chemin, et l'activité au jour le jour est merveilleusement revigorante sur le plan intellectuel. Mais le plaisir de la science réside dans l'exploration de domaines du savoir relativement vierges. Comme quiconque s'aventurant dans l'inconnu, je me suis senti par moments seul, hésitant, sans un chemin bien tracé à suivre. Chaque fois que je me suis engagé dans une nouvelle direction, il y a toujours eu des gens bien intentionnés, amis ou collègues scientifiques, pour tenter de m'en dissuader. J'ai dû apprendre très tôt à me faire à l'insécurité et à me fier à mon propre jugement sur ces questions décisives.

Mon expérience est loin d'être unique. La plupart des scientifiques qui ont essayé d'emprunter des directions même légèrement nouvelles dans leurs recherches, avec toutes les difficultés et les frustrations que cela comporte, vous raconteront des histoires similaires, des conseils de prudence les incitant à ne pas prendre de risques. Pour la plupart d'entre nous, néanmoins, les avertissements à ne pas aller de l'avant ne font qu'attiser l'esprit d'aventure.

La décision la plus difficile de ma carrière consista à quitter la sécurité potentielle qu'offrait la pratique de la psychiatrie pour l'incertitude de la recherche. Bien que je fusse un psychiatre bien formé, adorant soigner ses patients, je décidai en 1965, encouragé par Denise, de me consacrer à plein temps à la recherche. Cette décision prise, l'esprit dégagé, Denise et moi nous accordâmes de brèves vacances. Nous acceptâmes une invitation de mon bon ami Henry Nunberg à passer quelques jours dans la villa d'été de ses parents à Yorktown

Heights, dans l'État de New York. Henry était alors en internat de psychiatrie dans mon hôpital, le Centre de santé mentale du Massachusetts. Denise et moi connaissions relativement bien ses parents.

Le père de Henry, Herman Nunberg, était un remarquable psychanalyste et un enseignant renommé dont j'admirais le cours écrit pour sa clarté. Il s'intéressait de manière large, bien que parfois dogmatique, à bien des aspects de la psychiatrie. Lors de notre premier dîner, je décrivis avec enthousiasme mes nouveaux plans de carrière portant sur l'apprentissage chez l'aplysie. Herman Nunberg me regarda d'un air ébahi et marmonna : « J'ai l'impression que votre psychanalyse n'a pas été un total succès ; vous ne semblez pas vraiment avoir résolu votre transfert. »

Je trouvais ce commentaire à la fois comique et déplacé – et typique de nombreux psychanalystes américains des années 1960, qui ne pouvaient simplement pas comprendre qu'un intérêt pour la recherche sur le cerveau n'impliquait pas forcément un rejet de la psychanalyse. Si Herman Nunberg était vivant aujourd'hui, on ne conçoit pas comment il pourrait à nouveau porter un tel jugement sur un psychiatre et psychanalyste désireux de s'investir en neuroscience.

Ce propos revint à intervalles réguliers durant les vingt premières années de ma carrière. En 1986, lorsque Morton Reiser quitta la présidence du département de psychiatrie de l'Université de Yale, il invita plusieurs collègues dont moi à faire un exposé lors du symposium organisé en son honneur. L'un des invités était un proche collaborateur de Reiser, Marshall Edelson, professeur de psychiatrie réputé et directeur de l'éducation et des études médicales au département de psychiatrie à Yale. Durant son exposé, Edelson déclara que les efforts pour relier la théorie psychanalytique à des fondements neurobiologiques, ou pour tenter d'établir des ponts entre les divers processus mentaux et les différents systèmes cérébraux, étaient l'expression d'une profonde confusion logique. On doit traiter de l'esprit et du corps séparément, poursuivit-il. Nous ne pouvons rechercher de liens causaux entre eux. Les scientifiques finiront par conclure, ajouta-t-il, que la distinction entre l'esprit et le corps n'est pas une pierre d'achoppement méthodologique provisoire issue de l'insuffisance de nos tournures de pensée actuelles, mais plutôt une barrière absolue, logique et conceptuelle qu'aucun développement futur ne pourra surmonter.

Quand vint mon tour, je présentai un article sur l'apprentissage et la mémorisation chez l'escargot. Je soulignai que tous les processus mentaux, du plus prosaïque au plus sublime, émanent du cerveau. En outre, toutes les maladies mentales, quels qu'en soient les symptômes, doivent être associées à des altérations identifiables du cerveau. Edelson se leva lors de la discussion et déclara que, tout en s'accordant pour dire que les maladies psychotiques étaient des troubles de fonctionnement du cerveau, les troubles que Freud avait décrits et que les psychanalystes constatent en pratique, comme les névroses obsessionnelles compulsives et les troubles anxieux, ne pouvaient s'expliquer en termes de fonctionnement cérébral.

Les points de vue d'Edelson et le jugement plus personnel de Herman Nunberg sont des cas particuliers extrêmes mais ils sont représentatifs de la pensée d'un nombre étonnamment grand de psychanalystes encore récemment. Le caractère ostracisant de telles opinions, en particulier la réticence à penser la psychanalyse dans le contexte plus large de la neuroscience, a entravé le développement de la psychanalyse durant l'âge d'or récent de la biologie. Rétrospectivement, le problème n'était sans doute pas que Nunberg, voire peut-être Edelson, pensassent réellement qu'esprit et cerveau étaient séparés ; c'était plutôt qu'ils ne savaient pas comment les réunir.

Depuis les années 1980, on voit plus clairement comment réunir esprit et cerveau. Par conséquent, la psychiatrie a revêtu une nouvelle fonction. Elle est devenue un stimulus pour la pensée moderne en biologie aussi bien qu'une de ses bénéficiaires. Au cours des dernières années, j'ai constaté un intérêt significatif pour la biologie de l'esprit croître au sein de la communauté psychanalytique. On comprend aujourd'hui que chaque état mental est un état du cerveau et que chaque trouble mental est un trouble du fonctionnement du cerveau. Les traitements opèrent en modifiant la structure et le fonctionnement du cerveau.

J'ai rencontré un type différent de réaction négative en passant de l'étude de l'hippocampe dans le cerveau des mammifères à l'étude des formes simples d'apprentissage chez l'escargot de mer. Un fort sentiment prévalait à l'époque parmi les scientifiques travaillant sur le cerveau des mammifères : ce dernier était considéré comme radicalement différent du cerveau des vertébrés inférieurs comme les poissons et les batraciens, et incomparablement plus complexe que celui des invertébrés. Que Hodgkin, Huxley et Katz aient pu fonder l'étude du système nerveux sur l'examen de l'axone géant du calmar et la synapse neuromusculaire de la grenouille était considéré par ces champions de la gent mammifère comme une exception. Bien évidemment, toutes les cellules nerveuses sont semblables, concédaient-ils, mais la circuiterie nerveuse et le comportement diffèrent considérablement entre les vertébrés et les invertébrés. Ce schisme perdura jusqu'à ce que la biologie moléculaire révèle l'étonnante préservation des gènes et des protéines tout au long de l'évolution.

Enfin, des disputes permanentes éclatèrent sur le point de savoir si l'un quelconque des mécanismes cellulaires ou moléculaires d'apprentissage et de mémorisation mis au jour dans des études sur des animaux simples avait une chance de se généraliser à des animaux plus complexes. En particulier, des débats virent le jour pour déterminer si la sensibilisation et l'habituation étaient des formes de mémoire qui valaient la peine d'être étudiées. Les éthologues qui s'intéressent au comportement des animaux dans leur environnement naturel soulignaient l'importance et la généralité de ces deux formes simples de mémoire, tandis que les béhavioristes mettaient, eux, l'accent principalement sur les formes associatives d'apprentissage comme les conditionnements classique et opératoire, qui sont clairement plus complexes.

Ces controverses furent finalement résolues de deux manières. Tout d'abord, Benzer prouva que l'AMP cyclique, dont nous avions mis en évidence l'importance pour la sensibilisation à court terme chez l'aplysie, était aussi requise pour une forme d'apprentissage plus complexe chez un animal lui aussi plus complexe – plus précisément, pour le conditionnement classique chez la drosophile. Ensuite, et de façon peut-être plus importante, la protéine régulatrice CREB, identifiée pour la première fois chez l'aplysie, s'était révélée être une composante importante de la bascule entre mémoire à court terme et mémoire à long terme pour de nombreuses formes d'apprentissage chez divers types d'organismes, des escargots aux hommes en passant par les mouches et les souris. Il devint également clair que l'apprentissage et la mémorisation, tout comme la plasticité synaptique et neuronale, constituent une famille de processus qui partagent une logique commune et quelques composantes clés mais varient dans le détail de leurs mécanismes moléculaires.

Dans la plupart des cas, avec le recul, ces controverses se révélèrent profitables : elles précisèrent le problème et contribuèrent à faire avancer la science. Voilà la chose qui comptait à mes yeux, ce sentiment que nous allions dans la bonne direction.

Où la nouvelle science de l'esprit nous mènera-t-elle dans les années à venir ? Dans l'étude du stockage mnésique, nous attaquons aujourd'hui les contreforts d'une grande chaîne de montagnes. Nous avons acquis une certaine compréhension des mécanismes cellulaires et moléculaires du stockage mnésique, mais il nous faut passer de ces mécanismes aux propriétés systémiques de la mémoire : quels sont les circuits importants pour les divers types de mémoire ? Comment les représentations internes d'un visage, d'un paysage, d'une mélodie ou d'une expérience sont-elles encodées dans le cerveau ?

Pour franchir le seuil qui sépare l'endroit où nous nous tenons de l'endroit où nous voulons aller, il faut que s'opèrent des modifications conceptuelles majeures de nos méthodes d'étude du cerveau. Une de ces modifications consistera à passer de l'étude des processus élémentaires – les seules protéines, les gènes individuels et les cellules isolées – à l'étude des propriétés des systèmes – les mécanismes mettant en œuvre de nombreuses protéines, des systèmes complexes de cellules nerveuses, le fonctionnement d'organismes entiers et l'interaction de groupes d'organismes. Les approches cellulaire et moléculaire continueront très certainement à nous révéler de précieuses informations dans l'avenir, mais elles ne pourront à elles seules lever le voile sur les secrets des représentations internes au sein des circuits nerveux ou les mystères des interactions entre circuits – qui constituent pourtant les étapes clés si l'on veut un jour relier la neuroscience cellulaire et moléculaire à la neuroscience cognitive.

Pour développer une approche apte à relier les systèmes nerveux aux fonctions cognitives complexes, il nous faudra passer au niveau du circuit et déterminer comment des schémas d'activité dans des circuits différents se coordonnent en une représentation cohérente. Pour étudier notre perception et notre mémorisation des expériences complexes, nous devrons comprendre comment sont organisés les réseaux neuronaux et comment l'attention et la vigilance consciente régulent et configurent l'action des neurones au sein de ces réseaux. La biologie devra en conséquence se concentrer plus sur les primates et les êtres humains comme systèmes modèles de choix. Pour cela, nous aurons besoin de techniques d'imagerie capables de distinguer l'activité des neurones individuels et des réseaux neuronaux.

Ces considérations m'ont fait réfléchir aux questions auxquelles je m'attaquerais si je devais tout recommencer. À un problème scientifique, je demande deux choses. La première est qu'il me permette d'ouvrir un nouveau domaine qui m'occupera pendant un temps très long. J'aime les engagements à long terme, pas les aventures d'un jour. Deuxièmement, j'aime m'attaquer à des problèmes situés à la frontière entre deux disciplines, voire plus. En gardant à l'esprit ces critères, j'ai mis en avant trois questions qui m'attirent.

Tout d'abord, j'aimerais comprendre comment s'opère le traitement inconscient de l'information sensorielle et comment l'attention consciente guide les mécanismes cérébraux qui stabilisent la mémoire. Ce n'est qu'en répondant à cette question que nous pourrons nous attaquer en termes biologiquement pertinents aux théories sur les conflits conscients et inconscients et sur la mémoire, initialement énoncées par Freud en 1900. Je suis très impressionné par l'argument de Crick et Koch selon lequel l'attention sélective n'est pas seulement nécessaire en soi mais est également l'une des voies royales vers la conscience. J'aimerais développer une approche réductionniste du problème de l'attention en me concentrant sur le mécanisme grâce auquel les cellules de lieu dans l'hippocampe ne créent de carte spatiale durable que si l'organisme est attentif à son environnement. Quelle est la nature du projecteur de l'attention ? Comment permet-il l'encodage initial de la mémoire par le biais de la circuiterie nerveuse en charge de la mémoire spatiale ? Quels autres systèmes modulateurs du cerveau, hormis la dopamine, sont réquisitionnés lorsqu'un animal est attentif, et comment sont-il mis en œuvre ? Utilisent-ils un mécanisme de type prion pour stabiliser les cellules de lieu et la mémoire à long terme ? Il serait clairement bénéfique d'étendre ces études à l'homme. Comment l'attention me permet-elle ainsi d'embarquer pour un voyage temporel mental jusqu'à notre petit appartement viennois ?

Une deuxième question, reliée à la première, qui me fascine est la relation entre traitement mental inconscient et traitement mental conscient chez l'homme. L'idée que la plus grande partie de notre vie mentale se déroule à notre insu, développée initialement par Hermann Helmholtz, joue un rôle central en psychanalyse. Freud lui a adjoint une autre idée tout aussi intéressante selon laquelle, bien que n'ayant pas conscience de la plupart des instances du traitement mental, nous pouvons accéder de manière consciente à nombre d'entre elles en étant attentif. Dans cette perspective, à laquelle la plupart des neuroscientifiques souscrivent aujourd'hui, la majeure partie de notre vie mentale est inconsciente ; elle ne devient consciente qu'au travers des mots et des images. Il serait ainsi possible de recourir à l'imagerie cérébrale pour relier la psychanalyse à l'anatomie du cerveau et à son fonctionnement nerveux en déterminant comment ces processus inconscients sont altérés lors d'états pathologiques et comment la psychothérapie pourrait permettre de les reconfigurer. Étant donné l'importance des processus psychiques inconscients, il est réconfortant de penser que la biologie peut aujourd'hui nous en apprendre beaucoup.

Finalement, j'aime l'idée qui consiste à appliquer la biologie moléculaire pour relier mon domaine, la biologie moléculaire de l'esprit, au domaine de Denise, la sociologie, et développer ainsi une sociobiologie moléculaire réaliste. Plusieurs chercheurs ont déjà avancé dans cette direction. Cori Bargmann, une généticienne en poste aujourd'hui à l'Université Rockefeller, a étudié deux variantes du ver *C. elegans* qui diffèrent dans leurs schémas d'alimentation. L'une des variantes est solitaire et recherche sa nourriture seule. L'autre est sociale et fouille en groupe. La seule différence qui sépare les deux variantes est un aminoacide dans une protéine réceptrice, pour le reste commune aux deux. En transférant le récepteur d'un ver social à un ver solitaire, on rend le ver solitaire social.

La parade nuptiale du mâle chez la drosophile est un comportement instinctif qui fait appel à une protéine critique baptisée fru[1]. Fru s'exprime sous deux formes légèrement différentes : l'une chez les mouches mâles, l'autre chez les mouches femelles. Ebru Demir et Barry Dickson ont découvert de façon remarquable que, lorsque la forme mâle de la protéine est exprimée chez les femelles, les femelles s'accouplent alors en dirigeant la parade nuptiale à d'autres femelles ou à des mâles modifiés pour produire une odeur femelle spécifique, appelée aussi phéromone. Poursuivant sur sa lancée, Dickson a montré que le gène responsable de fru est requis lors du développement pour « câbler » la circuiterie du comportement nuptial et de la préférence sexuelle.

Giacomo Rizzolatti, un neuroscientifique italien, a quant à lui mis en évidence que, lorsqu'un singe entreprend une action spécifique avec sa main comme porter une cacahuète à sa bouche, certains neurones du cortex prémoteur s'activent. Étonnamment, les mêmes neurones s'activent lorsqu'un singe observe un autre singe (ou même un homme) mettre de la nourriture dans sa bouche. Rizzolatti les a baptisés des « neurones miroirs » et pense qu'ils constituent les premiers aperçus des mécanismes d'imitation, d'identification, d'empathie et possiblement de la capacité à mimer la vocalisation – autant de processus mentaux intrinsèques à l'interaction humaine. Vilayanur Ramachandran a trouvé des preuves de l'existence de neurones comparables dans le cortex prémoteur des êtres humains.

Rien qu'en développant ces trois axes de recherche, on peut voir s'ouvrir devant nous tout un nouveau pan de la biologie, qui expliquera ce qui fait de nous des êtres sociaux, communicants. Une entreprise aussi ambitieuse ne se contentera pas d'identifier les facteurs qui permettent aux membres d'un même groupe de se reconnaître mutuellement, mais elle nous en apprendra également plus sur les ferments qui donnent naissance au tribalisme, cette manifestation si souvent associée à la peur, à la haine et à l'intolérance envers autrui.

On me demande souvent : « Qu'avez-vous tiré de votre formation en psychiatrie ? A-t-elle été profitable pour votre carrière de neuroscientifique ? »

De telles questions ne cessent de m'étonner, tellement il est évident à mes yeux que ma formation en psychiatrie et mon intérêt pour la psychanalyse sont au cœur même de ma réflexion scientifique. Elles m'ont ouvert des horizons sur le comportement qui ont influencé

1. Pour *fruitless* en anglais.

presque tous les aspects de mes travaux. Si j'avais laissé tomber mon internat et étais parti plus tôt pour la France pour intégrer un laboratoire de biologie moléculaire, j'aurais pu tout de suite entamer ma carrière en travaillant sur la biologie moléculaire de la régulation des gènes dans le cerveau. Mais les idées se rapportant à l'esprit qui ont servi de clés de voûte à mes travaux et alimenté mon intérêt pour la mémoire consciente et inconsciente, je les dois aux perspectives que m'ont dégagées la psychiatrie et la psychanalyse. Ainsi, ma carrière initiale d'aspirant psychanalyste n'a pas vraiment constitué un détour, mais bien au contraire a servi sur le plan de l'éducation de fondations à tout ce que j'ai pu accomplir par la suite.

Il arrive fréquemment que des étudiants en médecine fraîchement diplômés et attirés par la recherche me demandent s'ils doivent plutôt suivre une formation classique ou bien se lancer immédiatement dans la recherche. Je les pousse toujours à entrer dans un bon laboratoire. Bien sûr, les cours sont importants – j'ai continué à suivre des cours tout au long de mes années à l'Institut national de la santé mentale, et encore aujourd'hui j'apprends sans cesse dans les séminaires et les rencontres au contact de mes collègues comme des étudiants. Mais le sens et le plaisir que l'on retire de la lecture de la littérature scientifique sont bien supérieurs lorsqu'on est soi-même concerné par les expériences décrites plutôt que simplement intéressés de façon abstraite.

Peu de choses sont aussi excitantes et stimulantes pour l'imagination que de faire une nouvelle découverte, quelle qu'en soit la taille. La découverte nous permet d'être le premier à apercevoir un nouvel aspect de la nature – petite pièce du puzzle que constitue le fonctionnement de tout système. Une fois engagé dans l'exploration d'un problème, je trouve toujours extrêmement utile de m'en faire un panorama complet en apprenant ce qu'en ont pensé mes prédécesseurs, non seulement pour savoir quelles directions se sont révélées productives mais aussi pour connaître les circonstances et les raisons qui ont rendu certaines autres directions improductives. La psychologie freudienne et les pionniers de l'apprentissage et de la mémorisation – James, Thorndike, Pavlov, Skinner et Ulric Neisser – ont exercé une grande influence sur moi. Leurs réflexions, et même leurs erreurs, ont constitué un bagage culturel merveilleusement riche pour mes travaux ultérieurs.

Je pense également qu'il est important de faire preuve d'audace lorsque l'on s'attaque à des problèmes difficiles, tout spécialement à ceux qui apparaissent initialement confus et non structurés. On ne devrait pas être effrayé de tenter de nouvelles aventures, comme changer de domaine ou bien travailler à l'interface de disciplines différentes, car c'est aux frontières que l'on trouve certains des problèmes les plus intéressants. Les scientifiques en activité sont sans cesse en apprentissage et n'éprouvent aucune inhibition à investir un champ nouveau sous prétexte qu'il ne leur est pas familier. Ils suivent leurs intérêts à l'instinct et acquièrent d'eux-mêmes les connaissances nécessaires au fur et à mesure de leur progression. De fait, rien n'est plus stimulant pour l'autoapprentissage que de travailler dans un nouveau domaine. Je n'avais ainsi reçu aucune formation spéciale à la recherche avant de commencer à travailler avec Grundfest et Purpura ; je ne connaissais que très peu de biochimie avant de rejoindre Jimmy Schwartz ; et je ne savais rien de la génétique moléculaire lorsque Richard Axel et moi avons entamé notre collaboration. Dans chaque cas, relever de nouveaux défis s'est avéré anxiogène mais très stimulant. Il vaut mieux perdre quelques années à entreprendre une chose nouvelle et fondamentale que de réaliser de banales expériences que tout le monde a déjà faites et que d'autres pourraient conduire aussi bien (si ce n'est mieux) que soi.

Par-dessus tout, il est important de se définir un problème, ou un ensemble de problèmes reliés, d'une très grande portée. J'ai eu la chance de tomber dès mes débuts, grâce à mes travaux sur l'hippocampe et la mémoire, sur un problème intéressant puis de basculer de manière décisive vers l'étude de l'apprentissage chez un animal simple. Dans les deux cas, les questions étaient d'une telle ampleur et couvraient un spectre intellectuel si vaste qu'elles m'ont porté malgré les nombreuses vicissitudes ou déceptions expérimentales.

En conséquence, je n'ai pas connu le malaise que rencontrent certains de mes collègues lorsque, au milieu de leur vie, la science qu'ils pratiquent commence à les ennuyer, les incitant à se tourner vers d'autres activités. Pour ma part, j'ai effectué nombre de tâches académiques en dehors de la recherche, comme écrire des manuels, participer à des comités universitaires à Columbia et, sur le plan national, aider à la fondation d'une firme de biotechnologie. Mais je n'ai jamais rien accompli dans le but de tromper mon ennui envers la science. Richard Axel prétend que la valeur de renforcement des résultats – le jeu intellectuel que l'on pratique avec des découvertes nouvelles et intéressantes – crée une accoutumance. En l'absence de nouveaux résultats, le chercheur se met à ressentir sa dépendance, un sentiment que beaucoup d'entre nous connaissent.

Mes travaux scientifiques se sont également fortement nourris de la passion que Denise et moi partageons pour la musique et l'art. Lorsque nous avons déménagé de New York à Boston en décembre 1964, nous avons acquis une maison centenaire dans le district de Riverdale du Bronx, avec un magnifique point de vue sur l'Hudson

River et les monts Palissade. Au fil des décennies, j'ai rempli cette maison de gravures, de dessins et de tableaux – Art déco du début du XXe siècle – appartenant à une école qui puise ses racines profondément à Vienne comme en France. Nous collectionnons ainsi des meubles art nouveau, mais également des vases et des lampes de Louis Majorelle, d'Émile Gallé et des frère Daum, une passion que je dois à Denise, sa mère nous ayant initiés à cela en nous offrant comme cadeau de mariage une superbe table à thé que Gallé avait réalisée pour sa première exposition.

Une fois à New York, nous nous sommes intéressés plus particulièrement à l'art graphique chez les expressionnistes autrichiens et allemands – Klimt, Kokoschka et Schiele pour les autrichiens, et Max Beckmann, Emil Nolde et Ernst Kirschner pour les allemands. Cette passion est mienne. Pratiquement à chaque anniversaire – et parfois avant quand nous ne pouvons attendre – Denise et moi nous offrons ainsi mutuellement un cadeau dont nous pensons qu'il fera la joie de l'autre. En fait, la plupart du temps, nous les choisissons ensemble. Alors que j'écris ces lignes, je commence à soupçonner notre collection de n'être peut-être qu'une tentative pour nous réapproprier une partie de notre jeunesse inexorablement enfuie.

Avec le recul, la route m'apparaît bien longue de Vienne à Stockholm. Mon départ à point nommé de Vienne m'a offert une vie remarquablement heureuse aux États-Unis. La liberté que j'ai connue en Amérique et dans ses institutions académiques m'a permis d'accéder au prix Nobel, comme elle l'a fait pour bien d'autres. Au vu de ma formation en histoire et en sciences humaines, où l'on apprend tôt à quel point la vie peut être déprimante, je suis ravi d'avoir en définitive opté pour la biologie où fleurit encore un optimisme utopique.

De temps à autre, repensant aux années que j'ai consacrées à la science tandis que j'observe à travers ma fenêtre s'assombrir l'Hudson River au soir d'une nouvelle journée, longue, fatigante et stimulante, je me prends à m'étonner de faire ce que je fais. Je suis entré à Harvard pour devenir historien, je l'ai quitté pour devenir psychanalyste, pour finalement abandonner ces deux carrières et suivre mon intuition, intuition qui me soufflait que la route d'une compréhension véritable de l'esprit devait passer par les voies de signalisation cellulaires du cerveau. Et, me fiant à mon instinct, à mes processus intellectuels inconscients, et écoutant ce qui semblait être un appel incroyablement lointain, j'ai été conduit à vivre une vie que j'ai immensément adorée.

Glossaire

Acétylcholine Neurotransmetteur chimique libéré par les neurones moteurs à leurs synapses en contact avec les muscles aussi bien qu'avec les neurones.

Action de masse Théorie défendue par Jean-Pierre Flourens et Karl Lashley durant la première moitié du XXe siècle, selon laquelle le fonctionnement cérébral est de type holiste plutôt que subdivisé au sein de sous-unités spécialisées et identifiables. Selon ces théoriciens, la perte de fonctionnalité due à une lésion cérébrale devait être directement proportionnelle à la quantité de tissus endommagés plutôt qu'à la localisation de la lésion (voir également **Localisation**).

ADN (acide désoxyribonucléique) Matériel constituant des gènes. L'ADN, formé à partir de quatre unités appelées nucléotides, contient les instructions nécessaires à la synthèse des protéines. La proportion de l'information génétique totale de l'ADN exprimée dans le cerveau est supérieure à celle de tout autre organe dans le corps (voir **Chromosome**).

ADN recombinant Molécule d'ADN formée en combinant deux brins issus de molécules d'ADN distinctes à l'origine.

Agnosie Perte de connaissance ; incapacité à reconnaître de manière consciente *via* des voies sensorielles dont le fonctionnement est pourtant normal ; exemples : agnosie de la profondeur, agnosie du mouvement, agnosie de couleur et prosopagnosie (incapacité à reconnaître les visages).

Aire de Broca Région située dans la partie postérieure du cortex frontal gauche, qui joue un rôle primordial dans l'expression du langage (voir **Aire de Wernicke**).

Aire de Wernicke Partie du lobe pariétal gauche impliquée dans la compréhension du langage (voir également **Aire de Broca**).

AMP cyclique (adénosine-3', 5'-monophosphate cyclique) Molécule agissant comme second messager dans la cellule, déclenchant des modifications dans la structure et la fonction des protéines. L'AMP cyclique active une enzyme appelée protéine kinase AMP cyclique dépendante, laquelle agit sur de nombreuses protéines en modifiant leur fonction, y compris les canaux ioniques et les protéines régulant la transcription de l'ADN en ARN (voir **Phosphorylation** ; **Protéine kinase A** ; **Second messager** ; **Transcription**).

Amygdale Région du cerveau plus spécifiquement en charge des émotions, comme la peur. Elle coordonne les réponses autonome et endocrine en conjonction avec les états émotionnels, et elle sous-tend la mémoire émotionnelle. L'amygdale est constituée elle-même d'un ensemble de plusieurs noyaux profondément enfouis dans les lobes temporaux des hémisphères cérébraux.

Analogue neuronal de l'apprentissage Tentative pour simuler les stimuli sensoriels utilisés dans les expériences d'apprentissage en stimulant électriquement des axones débouchant sur une cellule nerveuse cible d'un ganglion isolé.

Analyse réductionniste ; réductionnisme Approche scientifique visant à éliminer les caractéristiques du processus considéré qui ne sont pas essentielles à son fonctionnement, afin d'en extraire par là même ses propriétés importantes. Cela peut conduire à créer un modèle simple pour représenter un processus plus compliqué, dans le cas où ce dernier est éventuellement trop complexe pour être effectivement étudié.

Aphasie Catégorie de troubles du langage résultant de lésions affectant des structures spécifiques du cerveau. De tels troubles peuvent entraîner une incapacité à comprendre le langage (aphasie de Wernicke), à s'exprimer (aphasie de Broca), voire les deux.

Apprentissage associatif Processus au cours duquel le sujet d'une expérience (un homme ou un animal de laboratoire) apprend à relier deux stimuli ou encore un stimulus et une réponse comportementale.

Apprentissage explicite Classe d'apprentissage qui fait appel à la participation consciente et qui intervient dans l'acquisition d'informations sur les gens, les lieux, les objets. Connu également sous le nom d'apprentissage déclaratif (voir également **Apprentissage implicite**).

Apprentissage par essais et erreurs Voir **Conditionnement opératoire**.

ARN (acide ribonucléique) Macromolécule formée de nucléotides, voisine de l'ADN et appartenant à une classe d'acides nucléiques qui comprend l'ARN messager.

ARN messager Forme de l'acide ribonucléique (ARN) qui transporte les instructions d'une protéine particulière de l'ADN depuis l'intérieur du noyau cellulaire vers la machinerie de la synthèse protéique située dans le cytoplasme. Le processus de la production d'ARN messager se nomme transcription (voir **Traduction**, **Transcription**).

Attention involontaire Attention portée à un stimulus particulier, interne ou externe, constituant une réponse réflexe à certains aspects du stimulus. Ce dernier est le plus souvent intense et néfaste, ou bien encore étonnamment nouveau.

Attention volontaire Attention focalisée sur un stimulus particulier, interne ou externe, selon les prédispositions propres de l'individu ; celle-ci est déterminée de manière interne, par les processus cérébraux de la personne (voir également **Réflexe**).

Axone Longue fibre de sortie du neurone qui aboutit sur les terminaisons présynaptiques et envoie des signaux vers les autres cellules.

Béhaviorisme Théorie, développée initialement au début du XXe siècle, selon laquelle la seule approche valide pour l'étude du comportement passe par l'observation directe des actions d'un sujet. La « fonction mentale » est considérée comme non observable. Le béhaviorisme s'oppose aux approches cognitives de l'étude du comportement qui ont dominé la recherche en psychologie des dernières décennies.

Benzodiazépines Classe de médicaments anxiolytiques et myorelaxants qui comprend notamment le diazépam (Valium) et le lorazépam (Ativan). Les benzodiazépines atténuent la transmission synaptique en se fixant sur les récepteurs de l'inhibiteur de transmission **GABA**, accentuant ainsi l'effet que produit le GABA sur les neurones.

Biochimie Domaine de la biologie qui s'attache à comprendre les processus vitaux en étudiant les diverses voies et réactions chimiques qui s'opèrent au sein des organismes vivants, en particulier le rôle joué par les protéines.

Biologie cellulaire Domaine de la biologie qui s'attache à comprendre les processus vitaux comme la croissance, le développement, l'adaptation et la reproduction, dans le contexte de la cellule, de ses structures subcellulaires et de ses processus physiologiques.

Biologie moléculaire Discipline hybride entre génétique et biochimie qui s'attache à comprendre les processus vivants au niveau des macromolécules de la cellule, de leurs structures et leurs fonctions.

Bulbe rachidien (ou moelle allongée) Une des parties du tronc cérébral située directement au sommet de la moelle épinière. Le bulbe rachidien comporte plusieurs centres responsables de fonctions autonomes vitales telles que la digestion, la respiration et le contrôle du rythme cardiaque.

Calcium (Ca^{2+}) Ion calcium chargé positivement, essentiel à la libération des neurotransmetteurs. Un afflux d'ions calcium, contrôlé par les canaux calciques voltage-dépendants dans la membrane de la cellule nerveuse, déclenche la libération du neurotransmetteur.

Canal Protéine transmembranaire chargée de convoyer le flux d'ions entre l'intérieur et l'extérieur des cellules. Dans les cellules nerveuses, certains canaux sont responsables du potentiel de repos et d'autres déclenchent des modifications du potentiel de membrane qui engendrent le **potentiel d'action**, tandis que d'autres encore altèrent l'excitabilité des cellules nerveuses. Les canaux ioniques peuvent s'ouvrir ou se refermer en fonction du potentiel de membrane (canaux voltage-dépendants), de la présence d'un messager chimique ligand (canaux chimio-dépendants), voire conduisent les ions de manière simplement passive (canaux passifs) (voir également **Canal passif** ; **Canal chimio-dépendant** ; **Canal voltage-dépendant**).

Canal chimio-dépendant Canal ionique dont l'ouverture et la fermeture sont régulées par la liaison d'un messager chimique tel qu'un neurotransmetteur. La liaison du transmetteur peut réguler directement le mouvement des ions ou bien déboucher sur l'activation d'un second messager. Les canaux chimio-dépendants peuvent être excitateurs ou inhibiteurs. Ils interviennent dans les communications de neurone à neurone, tandis que les canaux voltage-dépendants sont impliqués dans la genèse des potentiels d'action au sein d'un même neurone (voir également **Canal voltage-dépendant**).

Canal commandé Canal ionique s'ouvrant et se refermant en réponse à un type particulier de signalisation (voir **Canal chimio-dépendant** ; **Canal voltage-dépendant**).

Canal ionique Voir **Canal**.

Canal passif Canal transmembranaire des cellules nerveuses qui conduit les ions de manière passive (le plus souvent des ions potassium) à travers la membrane cellulaire. Le flux d'ions à travers ces canaux est responsable du potentiel de repos de la cellule. Connu également sous le nom de canal de repos (voir également **Canal commandé**).

Canal voltage-dépendant Canal ionique qui s'ouvre et se ferme en réponse à des modifications du potentiel membranaire de la cellule. Les canaux voltage-dépendants des neurones peuvent être perméables au sodium, au potassium ou au calcium. Les canaux voltage-dépendants peuvent, par exemple, engendrer un potentiel d'action ou bien laisser pénétrer du calcium afin de déclencher la libération de neurotransmetteur, selon le canal et sa localisation sur la cellule (voir également **Canal chimio-dépendant**).

Carte cognitive Représentation cérébrale d'un espace physique extérieur particulier. La **carte spatiale** située dans l'hippocampe en est un exemple évident.

Carte neuronale Arrangement topographique ordonné de neurones du système nerveux central qui reflète les relations spatiales entre neurones dans l'organe sensoriel primaire. Le cerveau contient ainsi une carte ordonnée similaire pour le mouvement.

Carte spatiale Représentation interne de l'environnement externe, que l'on trouve dans l'hippocampe comme association de nombreuses cellules de lieux. C'est un type de carte cognitive.

Cellules de lieu Neurones de l'hippocampe qui ne s'activent que lorsque l'animal se trouve dans un lieu particulier de son environnement et qui, réunis, forment une carte cognitive de cet environnement. Lorsque l'animal se déplace vers un nouvel endroit, de nouvelles cellules de lieux s'activent.

Cellule nerveuse Voir **Neurone**.

Cellule postsynaptique ; neurone postsynaptique Neurone qui reçoit des signaux (électriques ou chimiques) en provenance d'un autre neurone à travers une synapse. Les signaux affectent l'excitabilité de la cellule postsynaptique.

Cellule présynaptique Neurone qui envoie le signal (électrique ou chimique) vers un autre neurone situé après la synapse.

Cellule pyramidale Type particulier de neurone, typiquement excitateur et localisé dans le cortex cérébral, qui possède une forme vaguement pyramidale. Les cellules pyramidales sont la principale classe de neurones dans l'hippocampe, où elles encodent les lieux (voir **Cellules de lieu**).

Cellule réceptrice Cellule sensorielle spécialisée pour répondre à une propriété physique particulière, comme le toucher, la lumière ou la température.

Cerveau Organe en charge de toutes les fonctions mentales et de tous les comportements. Traditionnellement subdivisé en plusieurs parties principales : le tronc cérébral, l'hypothalamus et le thalamus, le cervelet et les deux hémisphères cérébraux.

Cervelet Une des principales composantes du cerveau en charge du contrôle moteur. Il module la force et la portée du mouvement, et joue un rôle dans la coordination motrice et l'apprentissage des capacités motrices (voir **Cerveau**).

Champ réceptif Portion du monde sensoriel total qui active un neurone sensoriel particulier. Par exemple, le champ réceptif d'un neurone sensoriel de la rétine peut correspondre à un point lumineux situé dans la partie supérieure gauche du champ de vision.

Chromosome Structure contenant le matériel génétique d'un organisme, généralement sous la forme d'une molécule d'ADN double brin enroulée de manière serrée et entrelacée de protéines diverses. Les chromosomes se dupliquent eux-mêmes, permettant ainsi la reproduction des cellules et la transmission du matériel génétique aux générations suivantes (voir **ADN**).

Circuit médiateur Circuit primaire impliqué dans un acte réflexe ; il comprend les neurones moteurs, les neurones sensoriels et les interneurones directement impliqués dans le réflexe (voir également **Circuit modulateur**).

Circuit modulateur Circuit en charge des traitements de régulation (non réflexes), comme la sensibilisation et le conditionnement classique, qui modifie le fonctionnement du circuit primaire impliqué dans le comportement (voir également **Circuit médiateur**).

Circuit nerveux Groupe de plusieurs neurones interconnectés et communiquant entre eux.

Conditionnement classique Une forme d'apprentissage implicite, découvert par Ivan Pavlov, au cours duquel le sujet apprend à associer un stimulus conditionné normalement neutre à un stimulus non conditionné qui suscite typiquement un acte réflexe. Ainsi, dans des expériences sur des chiens, le fait de présenter de la nourriture (un stimulus non conditionné) provoque normalement la production de salive. Pavlov a découvert que si l'on sonne une cloche (le stimulus conditionné normalement neutre) en même temps que l'on sert la nourriture, le chien apprend à associer le son de la cloche et la nourriture, et salive ensuite chaque fois qu'il entend la cloche, indépendamment de la présence de nourriture. Inversement, si le son est associé à un coup sur la patte qui force l'animal à lever cette dernière, rapidement le chien se met à lever la patte en réponse au seul son.

Conditionnement instrumental Voir **Conditionnement opératoire**.

Conditionnement opératoire Forme d'apprentissage associatif implicite au cours duquel un sujet apprend par récompense ou par punition à effectuer ou non une action (qui n'est pas un réflexe préexistant) en réponse à un stimulus conditionné normalement neutre. Également appelé conditionnement instrumental.

Corps de la cellule Centre métabolique du neurone. Il contient le noyau et ses chromosomes. De lui partent deux types de processus, l'axone et les dendrites, chacun conduisant les signaux électriques.

Corrélat nerveux de conscience Processus qui s'opère au sein des neurones lorsqu'une personne entame une activité qui requiert son attention consciente.

Cortex cérébral Couche externe recouvrant les hémisphères cérébraux. Il est divisé en quatre lobes (frontal, pariétal, temporal, occipital).

Cortex préfrontal La partie la plus avancée du cortex frontal, associée à la planification, la prise de décision, aux processus cognitifs supérieurs, à l'attention et à certains aspects du fonctionnement moteur.

Cortex somatosensoriel Partie du cortex cérébral localisée dans le lobe pariétal qui traite des sensations comme le toucher, les vibrations, la pression et la position des membres (voir **Lobe pariétal**).

Cortex supérieur Toute région du cortex cérébral en charge du traitement de l'information provenant d'une aire sensorielle ou motrice primaire au sein du cerveau.

CPEB (Cytoplasmic Polyadenylation Element-Binding Protein) Protéine régulatrice de la transcription dans la synapse. On pense que la CPEB contribue à la stabilisation de la mémoire à long terme.

CREB (Cyclic AMP Response Element-Binding Protein) Protéine régulatrice des gènes qui est activée par la voie de l'AMP cyclique et de la protéine kinase A. La CREB active les gènes responsables de la mémoire à long terme (voir **AMP cyclique**, **Protéine kinase A**).

Culture cellulaire Croissance de cellules extraites d'un animal puis placées dans une boîte de Petri dans des conditions contrôlées en laboratoire.

Cytoplasme Ensemble du matériel contenu dans la cellule à l'exception du noyau. La machinerie de fabrication des protéines est localisée dans le cytoplasme.

Dendrites Structures branchées observées sur la plupart des cellules nerveuses où le neurone reçoit les signaux en provenance des autres neurones.

Dépolarisation Modification positive du potentiel de membrane cellulaire le rapprochant du seuil d'activation d'un potentiel d'action. La dépolarisation, qui accroît la probabilité qu'un neurone engendre un potentiel d'action, est par conséquent excitatrice (voir également **Hyperpolarisation**).

Dépression homosynaptique Mécanisme nerveux par lequel s'opère l'habituation. Dans la dépression homosynaptique, la force de la connexion synaptique entre deux cellules décroît à cause de l'activité dans l'une ou l'autre cellule, voire les deux. Cette atténuation de la réponse se produit au sein de la voie même qui est stimulée.

Doctrine neuronale Théorie selon laquelle les neurones individuels sont les éléments fondamentaux de la signalisation au sein du système nerveux.

Dopamine Neurotransmetteur du cerveau qui joue un rôle majeur dans la potentialisation à long terme, le contrôle de l'attention, les mouvements volontaires et la cognition, ainsi que dans l'action de nombreux stimulants (comme la cocaïne). Un déficit de dopamine débouche sur la maladie de Parkinson ; un excès de dopamine contribue aux symptômes positifs de la schizophrénie.

Électrode Instrument de mesure en verre ou en métal, en forme d'aiguille. On insère des électrodes de verre dans un neurone afin d'enregistrer l'activité électrique à travers la membrane cellulaire. Les électrodes en métal sont utilisées pour effectuer des enregistrements à l'extérieur de la cellule.

Endocrine Une classe de glandes qui sécrètent des substances chimiques appelées hormones directement dans le sang. Les hormones voyagent ensuite pour cibler des tissus et remplir leur fonction.

Éthologie Étude du comportement animal dans son environnement naturel.

Excitateur Se dit d'un neurone ou d'une synapse qui dépolarise sa cible, accroissant ainsi la chance que le neurone visé engendre un potentiel d'action (voir également **Inhibiteur**).

Excitation Dépolarisation d'une cellule postsynaptique, accroissant la probabilité de création d'un potentiel d'action.

Expression Voir **Expression des gènes**.

Expression des gènes Production de protéines à partir de l'information génétique spécifique encodée dans l'ADN d'un organisme.

Facilitation Processus renforçant la force de la connexion synaptique entre deux cellules.

Facilitation hétérosynaptique Mécanisme nerveux qui opère la sensibilisation. Dans la facilitation hétérosynaptique, les connexions synaptiques entre deux cellules nerveuses sont renforcées par l'activité d'une autre cellule ou d'un autre groupe de cellules.

Fente synaptique Espace séparant deux neurones dans une synapse chimique.

Fibre Axone.

Fornix Ensemble d'axones qui transporte l'information dans et hors de l'hippocampe.

GABA (acide gamma-aminobutyrique) Principal neurotransmetteur inhibiteur du cerveau, capable de provoquer, entre autres effets, sommeil, relaxation musculaire et décrue de l'activité émotionnelle.

Ganglion Ensemble de neurones reliés fonctionnellement appartenant au système nerveux périphérique des vertébrés et au système nerveux central de l'aplysie et d'autres invertébrés.

Ganglion basal Complexe de structures cérébrales profondément enfoui entre les deux hémisphères cérébraux et chargé d'aider à réguler l'activité motrice et la cognition. Le ganglion basal comporte le putamen, le noyau caudé, le globus pallidus et la substantia nigra (substance noire). Ensemble, le putamen et le noyau caudé forment le **striatum**.

Gène Séquence spécifique de l'ADN localisée à un endroit donné du chromosome et qui contient les instructions pour synthétiser une protéine particulière.

Génétique classique, ou « forward » Technique génétique qui emploie couramment une substance chimique pour engendrer des mutations aléatoires dans un gène donné. Les mutants sont alors sélectionnés en retenant un phénotype spécifique.

Génétique inverse, ou « reverse » Technique génétique consistant à enlever ou à ajouter un gène dans le génome d'une souris et à tester l'effet de l'altération génétique afin d'évaluer une hypothèse spécifique.

Glutamate Aminoacide courant qui agit comme neurotransmetteur excitateur majeur au sein du cerveau et de la moelle épinière.

Gyrus (pl. gyri) Crête d'une circonvolution située à l'extérieur du cortex cérébral. La position de nombreux gyri est invariante, ce qui aide à l'identification des régions du cortex. La limite entre deux gyri porte le nom de sillon. Le **gyrus denté** est une partie de la formation hippocampique qui envoie de l'information vers l'hippocampe.

Gyrus denté Voir **Gyrus**.

Habituation Forme simple et non associative d'apprentissage au cours de laquelle on enseigne à un sujet les propriétés d'un stimulus unique et inoffensif. Le sujet apprend à ignorer le stimulus, ce qui entraîne une réponse neuronale amoindrie à ce dernier.

Hémisphère cérébral Les hémisphères cérébraux sont situés de chaque côté du cerveau et sont connectés par un gros faisceau d'axones appelé le corps calleux qui assure l'unité de l'expérience de conscience. Les hémisphères cérébraux comprennent le cortex cérébral et trois structures profondément enfouies : le ganglion basal, l'hippocampe et l'amygdale (voir **Cerveau**).

Hippocampe L'hippocampe est une structure profondément enfouie dans les lobes temporaux des hémisphères cérébraux, requise pour le stockage de la mémoire explicite. L'hippocampe, le gyrus denté et le subiculum constituent la formation hippocampique.

Hormone Substance chimique produite par les glandes endocrines qui agit comme messager ; les hormones sont sécrétées le plus souvent par les glandes endocrines directement dans le sang, suite à quoi elles sont transportées jusqu'à leur cible (voir **Endocrine**).

Hyperpolarisation Modification négative du potentiel membranaire d'une cellule nerveuse. L'hyperpolarisation diminue la probabilité pour un neurone d'engendrer un potentiel d'action, et est par conséquent inhibitrice (voir également **Dépolarisation**).

Hypothalamus Partie du cerveau située immédiatement sous le thalamus et chargée de réguler les fonctions autonome, endocrine et viscérale (voir **Cerveau**).

Hypothèse ionique Théorie développée par Hodgkin et Huxley selon laquelle les mouvements des ions sodium et potassium à travers la membrane de la cellule nerveuse sont régulés de manière indépendante, donnant ainsi naissance au potentiel d'action et au potentiel de repos.

Hypothèse membranaire Concept selon lequel, même à l'état de repos, il existe une différence de potentiel stable de part et d'autre de la membrane neuronale.

Imagerie par résonance magnétique (IRM) Technique non invasive qui utilise un aimant puissant afin d'imager des sujets vivants ; employée pour visualiser les structures cérébrales.

Imagerie par résonance magnétique fonctionnelle (IRMf) Technique d'imagerie médicale non invasive consistant à utiliser un aimant puissant pour détecter des modifications du flux sanguin et de la consommation d'oxygène dans le cerveau. Le flux sanguin et la consommation d'oxygène s'accroissent dans les régions de plus grande activité des neurones, par exemple au cours d'une tâche cognitive.

Inhibition Modification négative du potentiel membranaire qui annule ou réduit la probabilité d'un potentiel d'action dans la cellule considérée.

Inhibiteur Se dit d'un neurone ou d'une synapse qui hyperpolarise sa cible, réduisant ainsi la chance pour le neurone visé d'activer un potentiel d'action (voir également **Excitateur**).

Intégration Processus par lequel un neurone additionne tous les signaux entrants excitateurs et inhibiteurs pour engendrer ou non l'activation d'un potentiel d'action.

Interneurone Un des trois types fonctionnels majeurs de neurones. Ces neurones se connectent ou régulent les autres neurones. De nombreux interneurones sont inhibiteurs (voir également **Neurone moteur** ; **Neurone sensoriel**).

Ion Atome ou molécule portant une charge nette positive ou négative. Les ions les plus courants que l'on trouve à l'intérieur ou à l'extérieur de la membrane de la cellule nerveuse sont les ions potassium, sodium, chlorure, calcium et magnésium, ainsi que des ions organiques comme certains aminoacides.

Ion chlorure (Cl-) Ion chlore chargé négativement qui relaie l'inhibition des neurones *via* le **GABA**.

Ions organiques Molécules contenant des atomes de carbone et portant une charge électrique (y compris certains aminoacides et protéines), qui sont impliquées dans des processus biologiques.

Lobe frontal Un des quatre lobes du cortex cérébral. Le lobe frontal s'occupe principalement des fonctions exécutives, de la mémoire de travail, du raisonnement, de la planification, de la parole et du mouvement. La schizophrénie se traduit notamment par des troubles au sein du lobe frontal (voir également **Lobe occipital** ; **Lobe pariétal** ; **Lobe temporal**).

Lobe occipital Un des quatre lobes du cortex cérébral. Situé à l'arrière du cortex, le lobe occipital joue un rôle important dans la vision (voir également **Lobe frontal** ; **Lobe pariétal** ; **Lobe temporal**).

Lobe pariétal Un des quatre lobes du cortex cérébral, situé entre les lobes frontal et occipital. Le lobe pariétal traite les sensations comme le toucher, la pression, la douleur et joue un rôle important dans l'intégration de sensations multiples en une expérience unique (voir également **Lobe frontal** ; **Lobe occipital** ; **Lobe temporal**).

Lobe temporal Un des quatre lobes du cortex cérébral. Situé sous le lobe frontal et le lobe pariétal, le lobe temporal est principalement impliqué dans l'ouïe et la vue, ainsi que dans certains aspects de l'apprentissage, de la mémorisation et de l'émotion (voir également **Lobe frontal** ; **Lobe occipital** ; **Lobe pariétal**).

Localisation Théorie selon laquelle des fonctions spécifiques sont effectuées au sein de parties spécialisées du système nerveux (voir également **Action de masse**).

MAP kinase (protéine activée par un mitogène) Kinase qui agit souvent en conjonction avec la protéine kinase A afin d'amorcer la mémorisation à long terme. Chez l'aplysie, on pense qu'elle agit sur la CREB-2 (l'inhibiteur de la transcription relayée par la CREB) (voir **CREB** ; **Protéine kinase A**).

Marquage synaptique Processus par lequel les synapses sont identifiées comme devant jouer un rôle préférentiel dans le renforcement à long terme.

Mémoire Stockage de l'information apprise. La mémoire comporte au moins deux stades, l'un à court terme (de quelques minutes à quelques heures) et l'autre à long terme (de quelques jours à plusieurs semaines). Elle se présente également sous deux formes : explicite et implicite (voir **Mémoire explicite** ; **Mémoire implicite**).

Mémoire de travail Type distinct de mémoire à court terme. Assurée en partie par le cortex préfrontal, elle intègre les perceptions instantanées sur une période de temps relativement courte et les combine avec les souvenirs des expériences passées. La mémoire de travail est requise dans de nombreux aspects apparemment simples de la vie quotidienne comme la tenue d'une conversation, l'addition d'une liste de nombres ou la conduite d'un véhicule. Cette mémoire est déficiente chez les personnes atteintes de schizophrénie.

Mémoire explicite Stockage de l'information concernant les gens, les lieux et les objets dont le rappel requiert une attention consciente. De tels souvenirs peuvent être décrits par des mots. La mémoire explicite est ce à quoi font allusion la plupart des gens lorsqu'ils parlent de mémoire. Connue également sous le nom de mémoire déclarative (voir aussi **Mémoire implicite**).

Mémoire implicite Stockage de l'information dont le rappel ne nécessite aucune attention consciente – couramment constituée par les habitudes, les stratégies perceptuelles et motrices, et les conditionnements associatifs et non associatifs. Appelée également mémoire procédurale (voir aussi **mémoire explicite**).

Mémoire procédurale Voir **Mémoire implicite**.

Mémoire spatiale Forme de mémoire explicite qui intervient dans la capacité à trouver son chemin dans l'espace.

Mésencéphale Partie supérieure du tronc cérébral, il contrôle de nombreuses fonctions sensorielles et motrices, dont les mouvements oculaires et la coordination des réflexes visuels et auditifs.

Modification de l'excitabilité Modification du seuil d'une cellule nerveuse après activité.

Moelle épinière Partie du système nerveux central qui contrôle les mouvements des membres et du tronc, qui traite l'information sensorielle en provenance de la peau, des articulations et des muscles des membres et du tronc, et enfin qui contrôle les fonctions autonomes (voir **Cerveau**).

Nerf Ensemble d'axones.

Neurologie Domaine classique de la médecine qui s'intéresse au système nerveux, sain ou déficient. La neurologie clinique s'attache au diagnostic et au traitement des troubles du système nerveux qui n'affectent pas en priorité les processus mentaux. Parmi les troubles correspondants figurent les attaques cérébrales, les crises d'épilepsie, la maladie de Huntington, la maladie d'Alzheimer et la maladie de Parkinson. La neurologie a posé nombre des questions majeures auxquelles la neuroscience cognitive a tenté d'apporter des réponses. À l'inverse, la psychiatrie tente de répondre aux troubles cérébraux qui affectent les processus mentaux.

Neurone Unité fondamentale de tout système nerveux. Le cerveau humain contient environ 100 milliards de neurones, chacun d'entre eux formant environ 1 000 synapses. Les neurones partagent avec les autres cellules la machinerie moléculaire en charge du fonctionnement cellulaire, mais se distinguent par leur capacité unique à communiquer rapidement entre eux sur de grandes distances et avec grande précision.

Neurone moteur Un des trois types fonctionnels majeurs de neurones. Les neurones moteurs forment des synapses avec les cellules musculaires, transportant l'information du système nerveux central et la transformant en mouvement (voir également **Interneurone** ; **Neurone sensoriel**).

Neurone sensoriel Un des trois types fonctionnels majeurs de neurones. Les neurones sensoriels transmettent l'information sur les stimuli environnants à partir d'un récepteur sensoriel vers les autres neurones d'une voie sensorielle (voir également **Interneurone** ; **Neurone moteur** ; **Récepteur sensoriel**)

Neuroscience cognitive Combinaison des méthodes et des concepts de la psychologie cognitive, chargée d'étudier les processus mentaux, et de ceux de la neuroscience qui étudie le cerveau. Les méthodes employées par cette discipline hybride comprennent la neuroscience, la psychologie cognitive, la neurologie comportementale et l'informatique.

Neurotransmetteur Substance chimique libérée par un neurone donné et qui se fixe sur les récepteurs d'un autre neurone, modifiant le courant électrique ou les événements biochimiques internes dans la deuxième cellule. L'action spécifique d'un neurotransmetteur dépend des propriétés du récepteur. Il peut exister plusieurs sortes de récepteurs pour un même neurotransmetteur.

Noyau (1) Centre de traitement de la cellule, où l'on trouve l'intégralité du matériel génétique. Le noyau est entouré d'une membrane qui le sépare du cytoplasme. (2) Ensemble de neurones fonctionnellement reliés du système nerveux central. Dans le système nerveux périphérique, ou dans le système nerveux central des invertébrés, des groupes de neurones s'arrangent pour former des ganglions (voir **Corps** ; voir également **Cytoplasme**).

Nucléotide Brique de base de l'ADN ou de l'ARN. Il en existe typiquement quatre sortes qui se combinent pour former les gènes. Dans l'ADN, les quatre nucléotides sont la thymine, l'adénine, la cytosine et la guanine. Dans l'ARN, la thymine est remplacée par l'uracile.

Période réfractaire Durée qui suit l'activation d'un potentiel d'action dans un neurone et pendant laquelle le seuil de création de nouveaux potentiels d'action de ce neurone est plus élevé.

Phosphorylation Addition d'un groupe phosphate à une protéine, ce qui modifie la structure, la charge et l'activité de la protéine considérée. La phosphorylation est effectuée par une classe spéciale d'enzymes appelées protéines kinases.

Phrénologie Théorie populaire au XIXe siècle selon laquelle il existe une corrélation entre les traits de la personnalité et la forme du crâne. On croyait ainsi qu'un usage fréquent de certaines structures cérébrales sous-jacentes entraîne un accroissement de ces structures, qui se traduit à son tour par l'apparition de bosses sur le crâne.

Plasticité Capacité des synapses, des neurones ou des régions du cerveau à modifier leurs propriétés en réponse à l'emploi de divers schémas de stimulation. Également appelée modification plastique.

Plasticité hétérosynaptique Toute modification de la force (renforcement ou atténuation) d'une connexion synaptique entre deux cellules engendrée par une troisième cellule ou un troisième groupe de cellules.

Plasticité homosynaptique Modification de la force de la connexion synaptique entre deux cellules (renforcement ou atténuation) engendrée par l'activité dans l'une ou l'autre de ces cellules, voire les deux.

Plasticité synaptique Accroissement ou réduction de la force synaptique, pour des périodes de temps courtes ou longues, consécutifs à des schémas d'activité neuronale spécifiques. Il a été prouvé qu'elle joue un rôle décisif dans l'apprentissage et la mémorisation.

Polarisation dynamique Principe selon lequel l'information au sein d'un neurone se transporte en suivant une direction unique et prévisible.

Potassium (K^+) Ion chargé positivement essentiel au fonctionnement du système nerveux. Les concentrations de potassium à l'intérieur du neurone au repos sont supérieures à celles à l'extérieur.

Potentialisation Processus par lequel l'activité d'un neurone engendre un accroissement de la force de la connexion synaptique avec sa cible. La potentialisation à long terme est un accroissement durable (qui peut durer plusieurs heures ou plusieurs jours) de la réponse synaptique d'un neurone postsynaptique consécutif à une stimulation répétée appliquée au neurone présynaptique.

Potentiel d'action Intense signal électrique transitoire d'amplitude environ égale à 1/10 de volt et durant 1 à 2 millisecondes, qui se propage le long de l'axone sans déformation ni atténuation vers la terminaison synaptique du neurone. À la terminaison présynaptique, le potentiel d'action déclenche la libération d'un neurotransmetteur sur les neurones cibles.

Potentiel de repos Différence de potentiel électrique entre les surfaces interne et externe de la membrane d'une cellule nerveuse, qui entraîne une répartition inhomogène des ions sodium, potassium et chlorure. Le potentiel de repos est d'environ – 60 à – 70 millivolts dans la plupart des cellules nerveuses des mammifères.

Potentiel membranaire Voir **Potentiel de repos**.

Potentiel synaptique Modification graduelle du potentiel membranaire d'un neurone postsynaptique provoquée par un signal, le plus souvent chimique, en provenance d'un neurone présynaptique. Un potentiel synaptique peut être soit excitateur, soit inhibiteur ; s'il est suffisamment puissant, un potentiel synaptique excitateur déclenchera un potentiel d'action dans la cellule postsynaptique. Le potentiel synaptique est donc une étape intermédiaire qui relie le potentiel d'action dans la terminaison présynaptique au potentiel d'action dans la cellule postsynaptique.

Premier messager Neurotransmetteur ou hormone qui se lie à un récepteur situé à la surface de la cellule et active une substance chimique (le **second messager**) à l'intérieur de la cellule.

Prion (agent infectieux de type protéique) Très petite classe de protéines infectieuses qui peuvent prendre deux formes fonctionnellement distinctes, la forme récessive qui est inactive et joue un rôle conventionnel et physiologique, et la forme dominante qui se perpétue et se révèle toxique pour les cellules nerveuses. Dans la forme dominante, les prions peuvent engendrer des maladies dégénératives du système nerveux telles que la maladie de la vache folle (encéphalopathie spongiforme bovine) ou, chez l'homme, la maladie de Creutzfeldt-Jakob.

Processus Dans un neurone, excroissances où les synapses peuvent ou vont se développer (voir **Axone** ; **Dendrites**).

Promoteur Site spécifique pour chaque gène de l'ADN auquel se lient les protéines régulatrices, permettant ainsi l'expression ou non du gène.

Propagation (1) Processus par lequel un influx nerveux voyage le long du neurone. (2) Chez les prions, processus par lequel l'une des formes du prion s'autoperpétue.

Protéine Grosse molécule constituée d'une ou plusieurs chaînes d'aminoacides agencées en une structure tridimensionnelle complexe. Les protéines jouent des rôles régulateurs, structuraux et catalytiques dans les systèmes vivants.

Protéine kinase A Cible de l'AMP cyclique et enzyme qui phosphoryle les protéines cibles. Elle est constituée de quatre sous-unités, les deux sous-unités régulatrices inhibant les deux sous-unités catalytiques. Les sous-unités catalytiques quant à elles phosphorylent d'autres enzymes.

Psychiatrie Domaine de la médecine qui s'intéresse aux fonctions mentales normales et anormales. La psychiatrie clinique traite des troubles comme la schizophrénie, la dépression, l'anxiété et la consommation de drogues.

Psychologie Gestalt École de pensée en psychologie qui s'intéresse plus particulièrement à la perception visuelle et insiste sur la perception comme reconstruction cérébrale de l'information sensorielle fondée sur l'analyse des relations entre l'objet et son environnement.

Quantum (pl. quanta) Petit paquet contenant environ 5 000 molécules de neurotransmetteurs, qui est libéré à partir de la terminaison présynaptique de l'axone. Les quanta sont enveloppés dans des vésicules synaptiques (voir **Transmission synaptique** ; **Vésicule synaptique**).

Récepteur Protéine spécialisée de la cellule postsynaptique qui reconnaît et à laquelle se lie le neurotransmetteur libéré par la cellule présynaptique. Tous les récepteurs des transmetteurs chimiques ont deux fonctions : ils reconnaissant les transmetteurs et assurent une fonction effectrice dans la cellule. Par exemple, ils peuvent être impliqués dans le contrôle de l'ouverture des canaux ioniques ou dans l'activation des seconds messagers. Selon qu'ils remplissent l'un ou l'autre de ces offices, les récepteurs appartiennent à deux grandes catégories : ionotropique ou métabotropique (voir **Récepteur ionotropique** ; **Récepteur métabotropique**).

Récepteur AMPA (acide A-amino-3-hydroxy-5-méthylisoxasole-4-proprionique) Un des deux types de récepteurs postsynaptiques du glutamate. Il est actif lors d'une transmission synaptique normale (voir **Récepteur NMDA**).

Récepteur ionotropique Protéine transmembranaire de la cellule nerveuse qui comporte un site de fixation pour le transmetteur et un canal par lequel les ions peuvent passer. La fixation du transmetteur adapté ouvre ou ferme directement le canal au mouvement des ions (voir **Canal chimio-dépendant** ; voir également **Récepteur métabotropique**).

Récepteur métabotropique Protéine à la surface de la cellule qui fixe un transmetteur ou une hormone (le premier messager) puis active une substance chimique à l'intérieur de la cellule (le second messager), laquelle amorce à son tour une réponse à l'échelle cellulaire (voir également **Récepteur ionotropique**).

Récepteur NMDA (N-Methyl-D-Aspartate) Un des deux types de récepteurs postsynaptiques du glutamate évoqués dans cet ouvrage. Le récepteur NMDA joue un rôle décisif dans la potentialisation à long terme (voir également **Récepteur AMPA**).

Récepteur postsynaptique Voir **Récepteur**.

Recrutement Processus par lequel divers composants nécessaires à une certaine voie biochimique sont réunis afin que les réactions chimiques requises puissent s'opérer dans l'ordre.

Réflexe Réponse non apprise et involontaire à un stimulus. Dans le cas des réflexes spinaux, ces réponses sont relayées par la moelle épinière et ne requièrent pas l'envoi de messages vers le cerveau (voir également **Attention volontaire**).

Réflexe spinal Mouvement involontaire déclenché par un signal sensoriel et engendré par la circuiterie nerveuse située dans la moelle épinière.

Réplication Formation de copies de l'ADN double brin. Les deux brins d'ADN se séparent et chacun sert de matrice, ou de brin parent, à la copie. Les nouveaux brins, ou brins fils, en sont les complémentaires.

Réponse conditionnée Réponse suscitée par le stimulus conditionné après conditionnement classique. Cette réponse est similaire à la réponse initialement suscitée par le stimulus non conditionné (voir **Conditionnement classique**).

Répresseur Protéine régulatrice qui se lie au promoteur et empêche la transcription d'un gène.

Rétroaction inhibitrice Circuit par lequel un neurone excite un interneurone inhibiteur, lequel à son tour se connecte au premier neurone pour inhiber son action. Ce type de circuit constitue une forme d'autorégulation.

Second messager Substance chimique produite à l'intérieur de la cellule lorsqu'un neurotransmetteur se lie à une classe particulière de récepteurs situés à la surface de la cellule. L'AMP cyclique est un second messager courant des neurones (voir également **Premier messager** ; voir **AMP cyclique** ; **Récepteur métabotropique**).

Sensation Toucher, douleur, vue, ouïe, odorat, goût.

Sensibilisation : type d'apprentissage non associatif au cours duquel l'exposition à un stimulus néfaste produit une réponse réflexe accrue à d'autres stimuli, même inoffensifs (voir **Facilitation hétérosynaptique**).

Sérotonine Neurotransmetteur modulateur du cerveau qui joue un rôle dans la régulation de l'humeur, y compris la dépression, l'anxiété, l'appétit et la violence impulsive.

Signal Modification du potentiel membranaire d'un neurone postsynaptique résultant d'une entrée provenant d'un neurone présynaptique ou de l'activation d'un récepteur sensoriel. Il existe deux types de signaux. Les signaux locaux sont les potentiels synaptiques. Ils sont localisés spatialement et ne se propagent pas de manière active. À l'inverse, les signaux propagés sont les potentiels d'action. Ils se propagent sur toute la longueur de l'axone vers les terminaisons synaptiques. Les signaux de potentiel d'action présentent le même aspect dans l'ensemble du système nerveux ; le « message » porté par un potentiel d'action dépend entièrement de la voie à laquelle appartient le neurone actif.

Sodium (Na^+) Ion chargé positivement qui joue un rôle essentiel dans le fonctionnement du système nerveux. Les concentrations de sodium à l'intérieur du neurone au repos sont inférieures à celles à l'extérieur de celui-ci.

Spécificité de connexion Principe formulé par Cajal selon lequel les neurones forment des interconnexions fonctionnelles spécifiques, en se fondant sur trois observations anatomiques : (1) les neurones, comme les autres cellules, sont séparés les uns des autres par une membrane cellulaire ; (2) les neurones ne se connectent pas de manière indiscriminée les uns aux autres et ne forment pas non plus de réseaux aléatoires ; enfin (3) chaque neurone ne communique qu'avec des cellules postsynaptiques spécifiques, et seulement en des sites spécialisés (les synapses).

Stimulus (pl. stimuli) Tout événement qui provoque une réponse. Les stimuli possèdent quatre attributs : la modalité (la voie), l'intensité, la durée et la localisation.

Stimulus conditionné Stimulus neutre qui, avant entraînement, ne produit aucune réponse observable ; il peut être associé à un stimulus non conditionné au travers du conditionnement classique (voir **Conditionnement classique**).

Stimulus non conditionné Stimulus de récompense ou de punition qui produit toujours une réponse observable.

Striatum Partie du ganglion basal qui joue un rôle dans le mouvement et la cognition. Le striatum est composé du putamen, du noyau caudé et du noyau accumbens. Il présente un fonctionnement anormal chez les personnes atteintes de la maladie de Parkinson. Il est également le médiateur des sensations de plaisir et présente des déficiences dans les cas de schizophrénie (voir également **Ganglion basal**).

Synapse Site spécialisé de la communication entre deux neurones. Une synapse comporte trois composants : une terminaison présynaptique, une cellule postsynaptique et une zone de contact – la fente synaptique qui les sépare. Selon la nature de la zone de contact, on peut cataloguer les synapses comme chimique ou électrique, chacune ayant recours à un mécanisme de transmission synaptique différent.

Synapse chimique Site où un neurone libère un signalisateur chimique (un neurotransmetteur) qui se lie aux récepteurs du neurone en contact, excitant ou inhibant ainsi cette cellule qui reçoit le signal (voir également **Synapse électrique**).

Synapse électrique Site où un neurone se connecte à un autre, transmettant ainsi les signaux *via* un courant électrique qui traverse la jonction séparant les deux neurones (voir également **Synapse chimique**).

Système moteur Partie du système nerveux qui relaie le mouvement et d'autres fonctions actives, à l'inverse du système sensoriel qui reçoit et traite les stimuli.

Système nerveux autonome Une des deux subdivisions majeures du système nerveux périphérique. Il contrôle les viscères, les muscles lisses et les glandes exocrines, et relaie le contrôle involontaire du rythme cardiaque, de la pression sanguine et de la respiration.

Système nerveux central Une des deux subdivisions majeures du système nerveux, l'autre étant le **système nerveux périphérique**. Le système nerveux central comprend le cerveau et la moelle épinière. Bien que distincts sur le plan anatomique, les systèmes nerveux central et périphérique sont fonctionnellement interconnectés.

Système nerveux périphérique Partie du système nerveux comprenant le système nerveux autonome, à l'intérieur duquel les activités motrices et autonomes sont relayées par des neurones extérieurs à la moelle épinière et au tronc cérébral. Le système nerveux périphérique est connecté sur le plan fonctionnel au système nerveux central (voir également **Système nerveux central**).

Système somatosensoriel Système sensoriel chargé de transmettre les sensations en provenance de la peau à la surface du corps (toucher, vibration, pression et douleur) ainsi que le sens de la position des membres. Les signaux sont transportés depuis le système nerveux périphérique jusqu'au cerveau.

Système visuel Voie sensorielle s'étendant de la rétine au cortex qui détecte les stimuli provenant de l'environnement et produit une image du monde extérieur.

Terminaison présynaptique Zone terminale située au bout de l'axone du neurone présynaptique, à partir de laquelle des vésicules synaptiques chargées de neurotransmetteurs sont libérées en direction de la cellule postsynaptique (synapses chimiques) ou bien qui se connecte *via* des jonctions électriques à la cellule postsynaptique (synapses électriques).

Terminaison synaptique Voir **Terminaison présynaptique**.

Thalamus Relais majeur du cerveau, il traite la plupart des informations sensorielles qui atteignent le cortex cérébral en provenance des divers systèmes sensoriels et les informations motrices du mouvement transportées depuis les cortex moteurs vers les muscles.

Théorie cellulaire Idée proposée en 1830 par les anatomistes Jakob Schleiden et Theodore Schwann, selon laquelle tous les tissus et les organes de tous les animaux ont en commun la même unité structurelle et fonctionnelle, la cellule, et toutes les cellules proviennent d'autres cellules.

Théorie chimique de la transmission synaptique Théorie décrivant certaines substances chimiques, appelées neurotransmetteurs, comme les médiateurs de la transmission synaptique entre neurones.

Tomographie par émission de positrons (PET-scan) Technique de tomographie informatisée permettant d'imager le fonctionnement cérébral chez les organismes vivants. La technique, similaire sur le plan conceptuel à l'imagerie par résonance magnétique fonctionnelle, fait appel à des molécules radioactives pour sonder des activités cérébrales spécifiques comme le flux sanguin et le métabolisme (voir **Imagerie par résonance magnétique fonctionnelle**).

Traduction Production de protéines à partir d'ARN messager, en se fondant sur le code génétique.

Traitement mental supérieur Processus neuronal qui s'effectue une fois passées les aires sensorielles et motrices primaires du cerveau.

Transcription Fabrication de l'ARN à partir d'une matrice ADN.

Transgène Gène étranger introduit dans le génome d'un autre organisme.

Transgenèse Introduction de gènes appartenant à un organisme dans le génome d'un autre organisme afin que ces gènes soient transmis de manière stable à ses descendants.

Transmetteur Voir **Neurotransmetteur**.

Transmission synaptique Mécanisme par lequel un neurone influence l'excitabilité d'un autre neurone, par voie chimique ou électrique. La transmission synaptique chimique s'effectue *via* la libération d'un neurotransmetteur depuis la cellule présynaptique qui vient ensuite agir sur les récepteurs situés dans la cellule postsynaptique. La transmission synaptique électrique s'effectue *via* un courant électrique qui traverse la jonction entre les deux neurones.

Tronc cérébral Terme d'ensemble regroupant trois structures anatomiques – le bulbe rachidien, le pont et le mésencéphale – toutes situées sous le cerveau, au-dessus de la moelle épinière. Le tronc cérébral traite les sensations provenant de la peau et des articulations de la tête, du cou et du visage, ainsi que les sens spécialisés comme l'ouïe, le goût et l'équilibre. De plus, il relaie certaines fonctions vitales comme la respiration, le rythme cardiaque et la digestion. Les arrivées sensorielles et les sorties motrices du tronc cérébral s'effectuent *via* les nerfs crâniens (voir **Cerveau**).

Vésicule synaptique Sorte de sac bordé par une membrane contenant environ 5 000 molécules de neurotransmetteur destinées à être libérées depuis la terminaison présynaptique selon une modalité tout ou rien (voir **Quantum** ; **Transmission synaptique**).

Voies collatérales de Schaeffer Voies de l'hippocampe qui jouent un rôle important dans le stockage de la mémoire explicite et ont par conséquent été utilisées comme modèle expérimental des modifications synaptiques essentielles à la mémorisation.

Remerciements

Au cours de ma carrière, j'ai eu le privilège de travailler et d'apprendre auprès de nombreux collaborateurs talentueux, collègues et étudiants, et j'ai essayé tout au long de cet ouvrage de rendre compte de leurs contributions. Au-delà des collaborateurs individuels, mes travaux scientifiques ont énormément profité de l'environnement interactif créé par le Centre de neurobiologie et du comportement du Collège des médecins et chirurgiens de l'Université Columbia. On chercherait avec peine un environnement plus idéal pour l'épanouissement scientifique. Plus spécifiquement, j'ai grandement bénéficié de mes amitiés durables avec Richard Axel, Craig Bailey, Jane Dodd, Robert Hawkins, Michael Goldberg, Samuel Schacher, John Koester, Thomas Jessell, James H. Schwartz, Steven Siegelbaum et Gerald Fischbach, actuel doyen du collège des physiciens et chirurgiens. Je suis encore plus reconnaissant envers John Koester pour son excellente direction du Centre de neurobiologie et du comportement.

Mes recherches ont été soutenues généreusement par l'Institut médical Howard Hughes et par le NIH. J'ai une dette toute particulière envers la direction de l'Institut médical Howard Hughes : Donald Frederickson, George Cahill, Purnell Chopin, Max Cowan, Donald Harter et, plus récemment, Tom Cech et Gerry Rubin. La portée de leur vision a encouragé les chercheurs de chez Hughes à adopter une perspective à long terme sur la recherche et à s'attaquer à des problèmes ardus. La recherche sur l'apprentissage et la mémoire remplissent très certainement ces deux critères.

Je suis reconnaissant envers la Fondation Sloan pour son aide financière qui m'a permis de commencer ce livre et envers mes agents, John Brockman et Katinka Matson, qui m'ont aidé à définir le cadre de cet ouvrage et m'ont guidé tout au long du processus éditorial.

De nombreuses personnes ont lu tout ou partie des quelques premières versions de ce livre. Le professeur Edward Timms, historien de l'Autriche moderne à l'Université du Sussex en Angleterre, et Dieter Kuhl, étudiant en culture viennoise, ont bien voulu lire et commenter les chapitres 2 et 24. David Olds, psychanalyste universitaire et collègue à Columbia, a commenté les chapitres 3, 22 et 27. Plusieurs de mes collègues en science ont lu une ou plusieurs versions du texte complet. Je suis particulièrement reconnaissant envers Tom Jessell, Jimmy Schwartz, Tom Carew, Jack Byrne, Yadin Dudai, Tamas Bartfei, Roger Nicoll, Sten Grillner, David Olds, Rod MacKinnon, Michael Bennett, Dominick Purpura, Dusan Bartsch, Robert Wurtz, Tony Movshon, Chris Miller, Anna Kris Wolfe, Marianne Goldberger, Christof Koch et Bertil Hille pour leurs commentaires pleins de sagesse. J'ai également bénéficié des lectures éclairées d'une première version du manuscrit par quelques non-scientifiques, Connie Casey, Amy Bednick, June Bingham Birge, Natalie Lehman Haupt, Robert Kornfeld, Sandy Shalleck et Sarah Mack qui ont souligné les difficultés que soulevaient certaines discussions techniques.

Jane Nevins, l'éditrice en chef de la fondation DANA, et Sibyl Golden ont lu les dernières versions du manuscrit et m'ont aidé à rendre certaines autres parties techniques plus compréhensibles à un lecteur non spécialisé. Howard Beckman, mon ami de longue date qui a édité plusieurs versions de *Principles of Neural Science*, a généreusement accepté de lire et de commenter le texte, et le magnifique vulgarisateur scientifique Geoffrey Montgomery a travaillé avec moi sur plusieurs chapitres afin de les rendre encore plus vivants. Par-dessus tout, j'ai une dette énorme envers mon excellente éditrice Blair Burns Potter, qui a lu presque toutes les versions du texte et des figures, et qui chaque fois a amélioré leur clarté et leur cohérence. Avant d'entamer l'écriture de ce livre, j'avais entendu parler des talents de Blair mais je ne l'avais rencontrée que brièvement. Au fil de notre longue correspondance électronique, j'ai appris à l'apprécier comme une merveilleuse amie.

J'ai eu la chance de me faire aider sur la partie graphique par Maya Pines, une amie de longue date et une éditrice scientifique de l'Institut médical Howard Hughes, ainsi que par Sarah Mack, ma collègue de Columbia et directrice artistique des *Principles of Neural Science*. Je suis reconnaissant envers Sarah et Charles Lam qui ont également fait tourner le logiciel graphique, donnant corps à ce qui n'était au départ que de vagues idées. Qui plus est, je veux remercier mes associés à Columbia – Aviva Olsavsky pour son aide sur le glossaire et le texte, Shoshana Vasheetz pour son assistance avec le traitement de texte, Seta Izmirly, Millie Pellan, Arielle Rodman, Brian Skorney et Heidi Smith pour avoir vérifié les épreuves, et tout spécialement Maria Palileo pour sa gestion suivie des nombreuses versions du manuscrit.

Mon éditeur littéraire chez Norton, Angela von der Lippe, m'a aidé à repenser et à réorganiser certaines parties du livre et par là même à l'améliorer sous de nombreux aspects. Je suis également redevable envers les collègues d'Angela chez Norton, en particulier Vanessa Levine-Smith, Winfrida Mbewe et Trent Duffy, mon réviseur de copie. Ils ont tous participé avec attention à la mise en forme actuelle de l'ouvrage. Ils méritent tous ma plus profonde gratitude.

Notes et sources

Ces notes sont destinées à aider le lecteur à retrouver les sources des citations et des autres références utilisées dans chaque chapitre, et à pointer vers d'autres sources d'information.

Préface

Deux articles ont présenté la structure de l'ADN et ses implications pour la réplication : J.D. Watson and F.H.C. Crick, « Molecular structure of nucleic acids ; A structure for deoxyribose nucleic acid, » *Nature* 171 (1953) : 737-38 ; et J.D. Watson and F.H.C. Crick, « Genetical implications of the structure of deoxyribonucleic acid, » Nature 171 (1953) : 964-967.

La première édition de notre manuel est E.R. Kandel and J.H. Schwartz, *Principles of Neural Science* (New York ; Elsevier, 1981).

Certains des détails autobiographiques discutés dans ce livre ont été décrits de manière très abrégée dans mon discours du prix Nobel qui a été imprimé sous le titre E.R. Kandel, *The Molecular Biology of Memory Storage : A Dialog Between Genes and Synapses, Les prix Nobel* (Stockholm : Almquist & Wiksell International, 2001).

Première partie

CHAPITRE PREMIER

Souvenirs personnels et la biologie du stockage mnésique

Pour une discussion sur le voyage temporel mental, voir D. Schacter, *Searching for Memory : The Brain, the Mind and the Past* (New York : Basic Books, 1996).

Pour deux excellentes narrations de l'émergence de la génétique et de la biologie moléculaire, voir H.F. Judson, *The English Day of Creation* (New York : Simon & Schuster, 1979) ; et F. Jacob, *La Logique du vivant : une histoire de l'hérédité* (éditions Gallimard, 2001).

Pour une discussion sur la biologie de la mémoire, voir L. Squire and E.R. Kandel, *Memory : From Mind to Molecules* (New York : Scientific American Books, 1999).

Voici quatre ouvrages particulièrement intéressants concernant l'histoire de la biologie : C. Darwin, *L'Origine des espèces*, (1859 ; éditions Flammarion, 1992) ; E. Mayr, *The Growth of Biological Thought : Diversity, Evolution and Inheritance* (Cambridge, Mass. : Belknap, 1982) ; R. Dawkins, *The Ancestor's Tale : A Prilgrimage to the Dawn of Evolution* (New York : Houghton Mifflin, 2004) ; et S.J. Gould, « Evolutionary theory and human origins » *in Medicine, Science, and Society*, ed. K.J. Isselbacher (New York : Wiley, 1984).

Pour des discussions techniques sur l'émergence de la nouvelle science de l'esprit, voir S.D. Albright, T.M. Jessel, E.R. Kandel, and M.I. Posner, « Neural science : A century of progress and the mysteries that remain, » *Neuron* (Suppl.) 25 (S2) (2000) : 1-55 ; E.R. Kandel, J.H. Schwartz, and T.M. Jessel, *Principles of Neural Science*, 4th ed. (New York : Mc Graw-Hill, 2000).

Les autres informations dans ce chapitre ont été tirées de : Y. Dudai, *Memory from A to Z* (Oxford : Oxford University Press, 2002).

CHAPITRE 2
Une enfance viennoise

J'ai été très influencé par la discussion sur l'histoire des juifs à Vienne par G.E. Berkley, *Vienna and Its Jews : The Tragedy of Success, 1880s-1990s* (Cambridge, Mass. : Abt Books, 1988) et C.E. Schorske, *Fin de Siècle Vienna : Politics and Culture* (New York : Alfred A. Knopf, 1980). L'ouvrage de Berkley a été la source de « ce que les Viennois ont réussi à faire en une nuit » (p. 45), des commentaires de William Johnston sur Vienne (p. 75), pour Hans Ruzicka (p. 303) et pour l'éditorial du *Reichpost* (p. 307). La discussion de Schorske sur l'explosion culturelle à Vienne en 1900 est aujourd'hui un classique ; s'y trouve la citation sur la culture de la classe moyenne, p. 298.

Pour les attentes d'Hitler avant l'Anschluss, voir I. Kershaw, *Hitler, 1936-1945* (éditions Flammarion, 2000) ; et E.B. Bukey, *Hitler's Austria : Popular Sentiment in the Nazi Era, 1938-1945* (Chapell Hill : University of North Carolina Press, 2000).

La rencontre du cardinal Innitzer avec Hitler est tirée de G. Brook-Shepherd, *Anschluss* (London : Macmillan, 1963), pp 201-2. Cette rencontre est également racontée dans Berkley, *Vienna and Its Jews*, p. 323, et dans Kershaw, *Hitler*, p. 81-82.

La description de Vienne en 1938 par Carl Zuckmayer est tirée de son autobiographie, *Als Wärs ein Stück von Mir* (Frankfurt : Fischer Taschenbuch Verlag, 1966), p. 84 ; Une version anglaise en a été publiée dans *A Part of Myself : Portrait of an Epoch*, trad. Richard et Clara Winston (New York : Carroll & Graf, 1984).

Sur les aspirations et les réalisations d'Hitler en tant qu'artiste, voir P. Schjeldahl, « The Hitler show », *The New Yorker*, 1er avril 2002, p. 87.

Sur la confiscation des biens, voir T. Walzer et S. Templ, *Unser Wien : « Arisierung » auf Österreichisch* (Berlin : Aufbau Verlag, 2001), p. 110.

Sur le rôle de l'Église catholique dans la promulgation de l'antisémitisme, voir F. Schweitzer, *Jewish-Christian Encounters over the Centuries: Symbiosis, Prejudice, Holocaust, Dialogue*, ed. M. Perry (New York : P. Lang, 1994), en particulier p. 136-37.

Les autres informations fournies dans ce chapitre ont été extraites du dossier de mon père à la Kultusgemeinde à Vienne ainsi que des sources suivantes :

Applefeld, A. « Always, darkness visible », *New York Times*, 27 janvier 2005, p. A25.

Beller, S. *Vienna and the Jews, 1867-1938 : A Cultural History*. Cambridge : Cambridge University Press, 1989.

Clare, G. *Last Waltz in Vienna*. New York : Avon, 1983, en particulier p. 176-77.

Freud, S. *Psychopathologie de la vie quotidienne*, Ed. Payot.

Gedye, G.E.R. *Betrayal in Central Europe : Austria and Czechoslovakia, The Fallen Bastions*. New York : Harper & Brothers, 1939, en particulier p. 284.

Kamper, E. « Der Schlechte Ort zu Wien : Zur Situation der Wiener Juden von dem Anschluss zum Novemberprogrom 1938 ». Dans *Der Novemberprogrom 1938 : Die « Reichkristallnacht » in Wien*. Vienne : Wienkultur, 1938, en particulier p. 36.

Lee, A. « La ragazza », *The New Yorker*, 16-23 février 2004, p. 174-87, en particulier p. 176.

Lesky, E. *The Vienna Medical School of the Nineteenth Century*. Baltimore : Johns Hopkins University Press, 1976.

McCragg, W.O., Jr. *A History of the Hapsburg Jews, 1670-1918*. Bloomington : Indiana University Press, 1992.

Neusner, J.A. *Life of Yohanan ben Zaggai : Ca. 1-80 C.E.* 2e éd. Leiden : Brill, 1970.

Pulzer, P. *The Rise of Political Anti-Semitism in Germany and Austria*. Cambridge, Mass. : Harvard University Press, 1988.

Sachar, H.M. *Diaspora : An Inquiry into the Contemporary Jewish World*. New York : Harper & Row, 1985.

Schütz, W. « The medical faculty of the University of Vienna sixty years following Austria's annexation ». *Perspectives in Biology and Medicine* 43 (2000) : 389-96.

Spitzer, L. *Hotel Bolivia*. New York : Hill & Wang, 1998.

Stern, F. *Einstein's German World*. Princeton, N.J. : Princeton University Press, 1999.

Weiss, D.W. *Reluctant Return : A Survivor's Journey to an Austrian Town*. Bloomington : Indiana University Press, 1999.

Sweig, S. *Le Monde d'hier*. Paris : Le Livre de Poche, 1996.

CHAPITRE 3
Une éducation américaine

Pour une discussion sur la motivation universitaire des émigrés viennois, voir G. Holton and G. Sonnert, « What happened to Austrian refugee children in America ? » dans *Österreichs Umgang mit dem Nationalsozialismus* (Vienne : Springer Verlag, 2004).

La Yeshivah de Flatbush est aujourd'hui la plus grande et toujours l'une des meilleures écoles juives des États-Unis. En 1927, le collège des parents fondateurs demanda au Dr. Joel Braverman, un maître d'école exceptionnel, de diriger l'école. Il recruta un remarquable corps enseignant de langue hébraïque originaire de ce qui était à l'époque la Palestine et d'Europe, et amorça un tournant radical dans l'éducation juive aux États-Unis. Ce changement recouvrit trois aspects. Premièrement, plutôt que de mener des études religieuses – une bonne moitié du cursus – en anglais ou en yiddish, la langue couramment parlée par les immigrants juifs d'alors, Braverman insista pour que ces classes se déroulent exclusivement en hébreu, une langue qui était à l'époque peu parlée en dehors de la Palestine. La Yeshivah de Flatbush fut la première école du pays à mettre en pratique le principe de « l'hébreu en hébreu ». Deuxièmement, la partie séculière du cursus se vit accorder une importance égale, et fut enseignée en anglais par les meilleurs professeurs. Enfin, la Yeshivah était moderne et recrutait un nombre identique de garçons et de filles. Ultérieurement, de nombreuses autres écoles suivirent l'exemple de la Yeshivah de Flatbush. Pour une histoire de cette institution, voir Jodi Bodner DuBow, ed., *The Yeshivah of Flatbush : The First Seventy-Five Years* (Brooklyn : Yeshivah of Flatbush, 2002).

La Erasmus Hall High School a été fondée en 1787. Avec un effectif initial de vingt-six garçons, elle fut la première école secondaire à être enregistrée par les régents de l'Université de l'état de New York. Souvent baptisée la « mère des lycées », elle a amorcé le développement du système éducatif secondaire dans l'État de New York. Le bâtiment originel, qu'on peut voir encore au centre du campus, a été construit l'année de la fondation de l'école avec l'argent apporté par John Jay, Aaron

Burr et Alexander Hamilton. Pour une histoire d'Erasmus, voir Rita Rush, ed., *The Chronicles of Erasmus Hall High School* (New York : Board of Education, 1987). L'album de ma classe en 1948, *The Arch*, a constitué également une source inestimable pour cette partie.

Le Harvard College a été fondé à Cambridge, Massachusetts, en 1636. Les années où j'y fus élève, il était dirigé par James Bryant Conant. Chimiste de premier ordre, Conant a introduit quatre innovations qui ont assuré plus tard la prééminence intellectuelle de Harvard. La première consista en un système de comités *ad hoc* constitués d'universitaires indépendants, destinés à évaluer la valeur des candidatures pour tout recrutement académique. Cette mesure permit d'assurer que la titularisation était fondée sur une reconnaissance des travaux plutôt que sur un statut social ou tout autre facteur sans lien avec le poste. La deuxième mesure fut le National Scholars Program, qui garantit une bourse intégrale à deux étudiants méritants de chaque État de l'Union, assurant ainsi une diversité géographique en même temps qu'un niveau d'excellence dans le corps estudiantin. Troisièmement, Conant établit un programme d'enseignement généraliste obligeant les étudiants à suivre des cours à la fois en science et en humanités, afin de s'assurer qu'ils recevaient une éducation complète et équilibrée. Quatrièmement, il signa un accord avec le Radcliffe College pour que celui-ci permette à ses étudiantes d'accéder librement aux cours à Harvard. Voir H. Hawkins, *Between Harvard and America : The Educational Leadershio of Charles W. Eliot* (New York : Oxford University Press, 1972) ; et R.A. McCaughey, « The transformation of American academic life : Harvard University 1821-1892, » *Perspectives in American History 8* (1974) : 301-5.

Pour une discussion sur Freud, voir P. Gay, *Freud: A Life for Our Time* (New York : W.W. Norton, 1988) ; et E. Jones, *The Life and Work of Sigmund Freud,* 3 vols. (New York : Basic Books, 1952-1957).

Pour une discussion sur le béhaviorisme, voir E. Kandel, *Cellular Basis of Behavior : An Introduction to Behavioral Neurobiology* (San Francisco : Freeman, 1976) ; J.A. Gray, *Ivan Pavlov* (New York : Penguin Books, 1981) ; et G.A. Kimble, *Hilgard and Marquis' Conditioning and Learning,* 2e éd. (New York : Appleton-Century-Crofts, 1961).

Les autres informations pour ce chapitre ont été tirées des sources suivantes :

Freud, S. *Au-delà du principe de plaisir.*

Kandel, E. « Carl Zuckmayer, Hans Carossa, and Ernst Jünger : A study of their attitude toward National Socialism ». Thèse, Université Harvard, juin 1952.

Stern, F. *Dreams and Delusions*. New York : Alfred A. Knopf, 1987.

Stern, F. *Einstein'German World*. Princeton, N.J. : Princeton University Press, 1999.

Vietor, K. *Georg Büchner*. Berne : A. Francke AG Verlag, 1949.

Vietor, K. *Goethe*. Berne : A. Francke AG Verlag, 1949.

Vietor, K. *Der Junge Goethe*. Berne : A. Francke AG Verlag, 1950.

Deuxième partie

CHAPITRE 4

Cellule par cellule

Sur la psychanalyse et le fonctionnement du cerveau, voir L.S. Kubie, « Some implications for psychoanalysis of modern concepts of the organization of the brain », *Psychoanalytic Quarterly* 22 (1953) : 21-68 ; M. Ostow, « A psychoanalytic contribution to the study of brain function. I : The frontal lobes », *Psychoanalytic Quarterly* 23 (1954) : 317-38 ; et M. Ostow, « A psychoanalytic contribution to the study of brain function II : The temporal lobes », *Psychoanalytic Quarterly* 24 (1955) : 383-423.

Sur l'histoire de la théorie cellulaire et de la doctrine neuronale, voir E. Mayer, *The Growth of Biological Thought : Diversity, Evolution and Inheritance* (Cambridge, Mass. : Belknap, 1982) ; P. Mazzarello, *The Hidden Structure : The Scientific Biography of Camillo Golgi* (Oxford : Oxford University Press, 1999) ; et G.M. Shepherd, *Foundations of the Neuron Doctrine* (New York : Oxford University Press, 1991).

Sherrington évoqua Cajal dans un essai intitulé « A memorial on Ramón y Cajal », qui fut publié pour la première fois dans D.F. Cannon, ed., *Explorers of the Human Brain : The Life of Santiago Ramón y Cajal* (New York : Henry Schuman, 1949). Il a été réimprimé dans J.C. Eccles et W.C. Gibson, *Sherrington : His Life and Thought* (Berlin : Springer Verlag, 1979) ; « Lorsqu'il décrivait ce que le microscope montrait [...] » est tiré de la page 204 ; « Les descriptions anthropomorphiques [...] » est tiré des pages 204-205 ; et « Est-il exagéré de dire à son propos [...] » provient de la page 103.

Les mémoires de Cajal, *Recollections of My Life*, fut traduit en 1937 par E.H. Craig et J. Cano, et parurent dans *Am. Philos. Soc. Mem.* 8 ; il compare les cellules à une « forêt mature » dans les pages 324-325 et décrit lui-même et Golgi comme des « frères siamois » en page 553. Le discours Nobel de Golgi a été repris de son *Opera Omnia*, éd. L. Sala, E. Veratti et G. Sala, vol. 4 (Milan : Hoepl, 1929) ; la citation est extraite de la page 1259 ; il a été traduit en anglais sous le titre « The neuron theory : Theory and facts », dans *Nobel Lectures : Physiology or Medicine, 1901-1921*, éd. Nobel Foundation (Amsterdam : Elsevier, 1967).

Hodgkin écrivit sur la jalousie en sciences dans son « Autobiographical essay », dans *The History of Neuroscience in Autobiography*, éd. L.R. Squire, vol. 1 (Washington, D.C. : Society for Neuroscience, 1996) ; citation tirée de la page 254. La remarque de Darwin sur le même sujet est tirée de R.K. Merton, « Priorities in scientific discovery : A chapter in the sociology of science », *Am. Soc. Rev.* 22 (1957) : 635-59.

Pour en apprendre plus sur la vie et les travaux de Sherrington, voir C. Sherrington, *The Integrative Action of the Nervous System* (New Haven : Yale University Press, 1906) ; et R. Granit, *Charles Scott Sherrington : A Biography of the Neurophysiologist* (Garden City, N.Y. : Doubleday, 1966).

Les remarques de Robert Holt sur Freud sont tirées de la page 17 de F.J. Sulloway, *Freud, Biologist of the Mind* (New York : Basic Books, 1979). Freud lui-même est cité évoquant cette période heureuse dans W.R. Everdell, *The First Moderns* (Chicago : University of Chicago Press, 1997), p. 131.

Les autres informations pour ce chapitre sont tirées des sources suivantes :

Cajal, S.R. « The Croonian lecture : La fine structure des centres nerveux ». *Proc. R. Soc. London Ser. B* 55 (1894) : 444-67.

Cajal, S.R. *Histologie du système nerveux de l'homme et des vertébrés*, 2 vols. Madrid : Consejo Superior de Investigaciones Cientificas, 1909-1911.

Cajal, S.R. *Neuron Theory or Reticular Theory : Objective Evidence of the Anatomical Unity of Nerve Cells*. Traduit par M.U. Purkiss et C.A. Fox. Madrid : Consejo Superior de Investigaciones Cientificas, 1954.

Cajal, S.R. « History of the synapse as a morphological and functional structure ». Dans *Golgi Centennial Symposium : Perspectives in Neurobiology*, édité par M. Santini, 39-50. New York : Raven Press, 1975.

Freud, S. *Nouvelles Conférences d'introduction à la psychanalyse*, éd. Gallimard, 1989.

Katz, B. *Electrical Excitation of Nerve*. Londres : Oxford University Press, 1939.

Reuben, J.P. « Harry Grundfest – January 10, 1904 – October 10, 1983 », *Biog. Mem. Natl. Acad. Sci.* 66 (1995) : 151-66

CHAPITRE 5
La cellule nerveuse parle

Adrian évoqua en termes élégants les impulsions nerveuses dans *The Basis of Sensation : The Action of the Sense Organs* (Londres : Christopher, 1928). Les décharges motrices sont discutées dans E.D. Adrian and D.W. Bronk, « The discharge of impulses in motor nerve fibers. Part I : Impulses in single fibers of the phrenic nerve », *J. Physiol.* 66 (1928) : 81-101 ; « Les fibres motrices [...] » est extrait de la page 98. L'hommage d'Adrian à Sherrington apparaît dans J.C. Eccles et W.C. Gibson, *Sherrington : His Life and Thought* (Berlin : Springer Verlag, 1979), p. 84.

Pour une discussion sur l'ensemble remarquable de contributions de Hermann Helmholtz à la conduction des impulsions nerveuses, à la perception et à l'inférence inconsciente, voir E.G. Boring, *A History of Experimental Psychology*, 2e éd. (New York : Appleton-Century-Crofts, 1950).

Pour une discussion sur la contribution de Julius Bernstein, voir A.L. Hodgkin, *The Conduction of the Nervous Impulse* (Liverpool : Liverpool University Press, 1967) ; A. Huxley, « Electrical activity in nerve : The background up to 1952 », dans *The Axon : Structure, Function and Pathophysiology*, éd. S.G. Waxman, J.D. Kocsis et P.K. Stys, 3-10 (New York : Oxford University Press, 1995) ; B. Katz, *Nerve, Muscle, Synapse* (New York : McGraw-Hill, 1966) ; et S.M. Schuetze, « The discovery of the action potential », *Trends in Neuroscience* 6 (19983) : 164-68.

Les autres informations pour ce chapitre ont été tirées des sources suivantes :

Adrian, E.D. *The Mechanism of Nervous Action : Electrical Studies of the Neuron* (Londres : Oxford University Press, 1932).

Bernstein, J. « Investigations on the thermodynamics of bioelectric currents ». *Pflügers Arch* 92 (1902) : 521-62. (Traduction anglaise dans Cell Membrane Permeability and Transport, édité par G.R. Kepner, 184-210. Stroudsburg, Pa. : Dowden, Hutchinson & Ross, 1979.)

Doyle, D.A., J.M. Cabral, R.A. Pfuetzner, A. Kuo, J.M. Gulbis, S.L. Cohen, B.T. Chait et R. MacKinnon. « The structure of the potassium channel : Molecular basis of K^+ conduction and selectivity ». *Science* 280 (1998) : 69-77.

Galvani, L. *Commentary on the Effect of Electricity on Muscular Motion.* Traduit par Robert Montraville Green. Cambridge, Mass. : E. Licht, 1953. (Une traduction de l'ouvrage de Luigi Galvani de 1933 *De Viribus Electricitatis in Motu Musculari Commentarius.*)

Hodgkin, A.L. et A.F. Huxley. « Action potentials recorded from inside a nerve fibre ». *Nature* 144 (1939) : 710-11.

Young, J.Z. « The functioning of the giant nerve fibers of the squid ». *J. Exp. Biol.* 15 (1938) : 170-85.

CHAPITRE 6
Conversation entre cellules nerveuses

Grundfest demeura un tenant de la transmission électrique pendant très longtemps, même après qu'Eccles et la plupart des autres neurophysiologistes ont été convaincus de la nature chimique de la transmission synaptique. Ce n'est qu'en septembre 1954, un an avant mon arrivée dans son laboratoire, que Grundfest, dans un important symposium sur les impulsions nerveuses, changea d'opinion. Il écrivit : « Eccles s'est récemment rangé à l'avis selon lequel cette transmission [de cellule nerveuse à cellule nerveuse] est de nature chimique. Certains d'entre nous sont d'un avis contraire [...] Il est possible que nous nous soyons trompés. » (D. Nachmansohn and H.H. Merrit, eds., *Nerve Impulses ; Transactions* [New York : Josiah Macy Jr. Foundation, 1956], p. 184).

Pour une histoire de la transmission synaptique, voir W.M. Cowan et E.R. Kandel, « A brief history of synapses and synaptic transmission », dans *Synapses*, éd. W.M. Cowan, T.C. Südhof et C.F. Stevens (Baltimore : Johns Hopkins University Press, 2000), 1-87.

Bernard Katz narre son arrivée en Grande-Bretagne dans « To tell you the truth, sir, we do it because it's amusing! » dans *The History of Neuroscience in Autobiography*, éd. L.R. Squire, vol. 1 (Washington, D.C. : Society for Neuroscience, 1996) : 348-81 ; citation à la page 373.

Pour Eccles parlant de Popper, voir son « Under the spell of the synapse », dans *The Neurosciences : Paths of Discovery*, éd. F.G. Worden, J.P. Swazey et G. Adelman (Cambridge, Mass. : MIT Press, 1976), 159-80 ; citations tirées des pages 162 et 163. Pour d'autres souvenirs sur l'historique de la synapse et de la controverse « soupe contre étincelle », voir S.R. Cajal, *Recollections of My Life*, traduit par E.H. Craigie et J. Cano, *Am. Philos. Soc. Mem.* 8 (1937) ; H.H. Dale, « The beginnings and the prospects of neurohumoral transmission », *Pharmacol. Rev.* 6 (1954) : 7-13 ; O. Loewi, *From the Workshop of Discoveries* (Lawrence : University of Kansas Press, 1953). Paul Fatt a fait une revue de la transmission synaptique dans « Biophysics of junctional transmission », *Physiol. Rev.* 34 (1954) : 674-710 ; citation à la page 704.

Les autres informations pour ce chapitre ont été tirées des sources suivantes :

Brown, G.L., H.H. Dale et W. Feldberg. S.R. « Reactions of the normal mammalian muscle to acetylcholine and eserine ». *J. Physiol.* 87 (1936) : 394-424.

Eccles, J.C. *Physiology of the Synapses*. Berlin : Springer Verlag, 1964.

Furshpan, E.J. et D.D. Potter. « Transmission at the giant motor synapses of the crayfish ». *J. Physiol.* 145 (1959) : 289-325.

Grundfest, H. « Synaptic and ephaptic transmission ». Dans *Handbook of Physiology*. Section I : *Neurophysiology*, 147-97. Washington, D.C. : American Physiological Society, 1959.

Kandel, E.R., J.H. Schwartz et T.M. Jessell. *Principles of Neural Science*. 4e éd. New York : McGraw-Hill, 2000.

Katz, B. *Electric Excitation of Nerve*. Oxford : Oxford University Press, 1939.

Katz, B. *The Release of Neural Transmitter Substances*. Liverpool : University Press, 1969.

Katz, B. « Stephen W. Kuffler ». Dans *Steve : Remembrances of Stephen W. Kuffler*, édité par O.J. McMahan. Sunderland, Mass. : Sinauer Associates, 1990.

Loewi, O. et E. Navratil. « On the humoral propagation of cardiac nerve action. Communication X : The fate of the vagus substance ». Dans *Cellular Neurophysiology : A Source Book*, édité par I. Cooke et M. Lipkin Jr., 478-85. New York : Holt, Rinehart & Winston, 1972. (publication originale en allemand en 1926.)

Palay, S.L. « Synapses in the central nervous system ». *J. Biophys. Biochem. Cytol.* 2 (Suppl.) (1956) : 193-202.

Popper, K.R. et J.C. Eccles. *The Self and Its Brain*. Berlin : Springer Verlag, 1977.

CHAPITRE 7

Systèmes neuronaux simples et complexes

On trouve des descriptions d'expériences visuelles à la suite de prises de LSD dans A.L. Huxley, *Les Portes de la perception* (éd. 10-18, 2001) ; J.H. Jaffe, « Drugs of addiction and drug abuse », dans *The Pharmalogical Basis of Therapeutics*, 7e éd., éd. L.S. Goodman et A. Gilman (New York : Macmillan, 1985) ; et D.W. Woolley et E.N. Shaw, « Evidence for the participation of sérotonine in mental processes ». *Annals N. Y. Acad. Of Sci.* 66 (1957) : 649-65 ; discussion, pages 665-67.

Pour rassembler mes souvenirs de Wade Marshall pour ce chapitre, j'ai bénéficié de discussions avec William Landau, Stanley Rappaport et Tom Marshall, le fils de Wade Marshall.

Les premiers articles fondateurs de Marshall furent : R.W. Gerard, W.H. Marshall et L.J. Saul, « Cerebral action potentials », *Proc. Soc. Exp. Biol. and Med.* 30 (1933) : 1123-25 ; et R.W. Gerard, W.H. Marshall et L.J. Saul, « Electrical activity of the cat's brain », *Arch. Neurol. and Psychiat.* 36 (1936) : 675-735. Parmi ses derniers articles classiques, on peut citer : W.H. Marshall, C.N. Woolsey et P. Bard, « Observations on cortical somatic sensory mechanisms of cat and monkey », *J. Neurophysiol.* 4 (1941) : 1-24 ; et W.H. Marshall et S.A. Talbot, « Recent evidence for neural mechanisms in vision leading to a general theory of sensory acuity », dans *Visual Mechanisms*, éd. H. Kluver, 117-64 (Lancaster, Pa. : Cattell, 1942).

Les autres informations pour ce chapitre ont été tirées des sources suivantes :

Eyzaguirre, C. et S.W. Kuffler, « Processes of excitation in the dendrites and in the soma of single isolated sensory nerve cells of the lobster and crayfish ». *J. Gen. Physiol.* 39 (1955) : 87-119.

Eyzaguirre, C. et S.W. Kuffler, « Further study of soma, dendrite and axon scitation in single neurons ». *J. Gen. Physiol.* 39 (1955) : 121-53.

Jackson, J.H. *Selected Writings of John Hughlings Jackson.* Édité par J. Taylor. Vol. 1. Londres : Hodder & Stoughton, 1931.

Katz, B. « Stephen W. Kuffler ». Dans *Steve : Remembrances of Stephen W. Kuffler.* Édité par O.J. McMahan. Sunderland, Mass. : Sinauer Associates, 1990.

Kuffler, S.W. et C. Eyzaguirre. « Synaptic inhibition in an isolated nerve cell ». *J. Gen. Physiol.* 39 (1955) : 155-84.

Penfield, W. Et T. Rasmussen. *The Cerebral Cortex of Man : A Clinical Study of Localization of Funtion.* New York : MacMillan, 1950.

Purpura, D.P., E.R. Kandel et G.F. Gestrig. « LSD-serotonin interaction on central synaptic activity ». Cité dans D.P. Purpura. « Experimental analysis of the inhibitory action of lysergic acid diethylamide on cortical dendritic activity in psychopharmacology of psychotomimetic and psychotherapeutic drugs ». *Annals N. Y. Acad. of Sci.* 66 (1957) : 515-36.

Sulloway, F.J. *Freud : Biologist of the Mind.* New York : Basic Books, 1979.

CHAPITRE 8
Mémoires différentes, régions cérébrales différentes

Pour une discussion sur Gall, voir A. Harrington, *Medicine, Mind, and the Double Brain : A Study in Nineteenth-Century Thought* (Princeton, N.J. : Princeton University Press, 1987) ; et R.M. Young, *Mind, Brain and Adaptation in the 19th Century* (Oxford : Clarendon Press, 1970).

L'annonce par Broca en 1864 du contrôle de la parole par l'hémisphère gauche a été reprise dans « Sur le siège de la faculté du langue articulé », *Bull. Soc. Antropol.* 6 (1868) : 337-93 ; citation tirée de la page 378.

Milner a parlé de H.M. dans P.J. Hills, *Memory's Ghost* (New York : Simon & Schuster, 1995), p. 110.

Pour une discussion sur Broca et Wernicke, voir N. Geschwind, *Selected Papers on Language and the Brain*, Boston Studies in the Philosophy of Science 16 (Norwell, Mass. : Kluwer, 1974) ; et T.F. Feinberg et M.J. Farah, *Behavioral Neurology and Neuropsychology* (New York : McGraw-Hill, 1997).

Les autres informations dans ce chapitre proviennent des sources suivantes :

Bruner, J.S. « Modalities of memory ». Dans *The Pathology of Memory*, édité par G.A. Talland et N.C. Waugh. New York : Academic Press, 1969.

Flourens, P. *Recherches expérimentales sur les propriétés et les fonctions du système nerveux dans les animaux vertébrés.* Paris : chez Crevot, 1824.

Gall, F.J. et G. Spurzheim. *Anatomie et physiologie du système nerveux en général, et du cerveau en particulier, avec des observations sur la possibilité de reconnaître plusieurs dispositions intellectuelles et morales de l'homme et des animaux, par la configuration de leurs têtes*. Paris : Schoell, 1810.

James, W. *The Works of William James : The Principles of Psychology*. Édité par F. Burkhardt et F. Bowers. 3 vols. 1890.

Lashley, K.S. « In search of the engram ». *Soc. Exp. Biol.* 4 (1950) : 454-82.

Milner, B., L.R. Squire et E.R. Kandel. « Cognitive neuroscience and the study of memory ». Review. *Neuron* 20 (1998) : 445-68.

Ryle, G. *Concept of Mind*. New York : Barnes & Noble, 1949.

Schacter, D. *Searching for Memory : The Brain, the Mind and the Past*. New York : Basic Books, 1996.

Scoville, W.B. et B. Milner. « Loss of recent memory after bilateral hippocampal lesion ». *J. Neurol. Neurosurg. Psychiat.* 20 (1957) : 411-21.

Searle, J.R. *Mind : A Brief Introduction*. Londres : Oxford University Press, 2004.

Spurzheim, J.G. *A View of the Philosophical Principles of Phrenology*, 3e éd. Londres : Knight, 1825.

Squire, L.R. *Memory and Brain*. New York : Oxford University Press, 1987.

Squire, L.R. et E.R. Kandel. *Memory : From Mind to Molecules*. New York : Scientific American, 1999.

Squire, L.R., P.C. Slater et P.M. Chace. « Retrograde amnesia : Temporal gradient in very long term memory following electroconvulsive therapy ». *Science* 187 (1955) : 77-79.

Warren, R.M. *Helmholtz on Perception : Its Physiology and Development*. New York : John Wiley & Sons, 1968.

Wernicke, C. *Der Aphasische Symptomencomplex*. Breslau : Cohn & Weigert, 1874.

CHAPITRE 9

À la recherche d'un système idéal pour étudier la mémoire

Alden Spencer et moi avons publié ensemble plusieurs articles sur l'hippocampe. Voir E.R. Kandel, W.A. Spencer et F.J. Brinley Jr., « Electrophysiology of hippocampal neurons. I : Sequential invasion and synaptic organization », *J. Neurophysiol.* 24 (1961) : 225-42 ; E.R. Kandel et W.A. Spencer, « Electrophysiology of hippocampal neurons. II : After-potentials and repetitive firings », *J. Neurophysiol.* 24 (1961) : 243-59 ; W.A. Spencer et E.R. Kandel, « Electrophysiology of hippocampal neurons. III : Firing level and time constant », *J. Neurophysiol.* 24 (1961) : 260-71 ; et W.A. Spencer et E.R. Kandel, « Electrophysiology of hippocampal neurons. IV : Fast prepotentials ». *J. Neurophysiol.* 24 (1961) : 272-85 ; E.R. Kandel et W.A. Spencer, « The pyramidal celle during hippocampal seizure ». *Epilepsia* 2 (1961) : 63-69 ; et W.A. Spencer et E.R. Kandel, « Hippocampal neuron responses to selective of recurrent collaterals of hippocampofugal axons », *Exptl. Neurol.* 4 (1961) : 149-61.

Les expériences sur la mémoire d'apprentissage et sur la voie perforante ont été réalisées en 2004 et publiées sous : M.F. Nolan, G. Malleret, J.T. Dudman, D.L. Buhl, B. Santoro, E. Gibbs, S. Vronskaya, G. Buzsáki, S.A. Siegelbaum, E.R. Kandel et A. Morozov, « A behavioral role for dendritic integration : HCN1 channels constrain spatial memory and plasticity at inputs to distal dendrites of CA1 pyramidal neurons ». *Cell* 119 (2004) : 719-32.

Les avantages et la biologie de l'aplysie sont décrits dans E.R. Kandel, *Cellular Basis of Behavior : An Introduction to Behavioral Neurobiology*, (San Francisco : Freeman, 1976) ; et dans *The Behavioral Biology of Aplysia : A Contribution to the Comparative Study of Opisthobranch Molluscs* (San Francisco : Freeman, 1979).

Les autres informations pour ce chapitre ont été tirées des sources suivantes :

Brenner, S. *My Life in Science*. Londres : Biomed Central, 2002. « Votre premier objectif [...] » provient des pages 56-60.

Brenner, S. « Nature's gift to science ». Dans *Les Prix Nobel/The Nobel Prizes*, édité par la Fondation Nobel, 268-83. Stockholm : Almquist & Wiksell International, 2002.

Hilgard, E. *Theories of Learning*. New York : Appleton-Century-Crofts, 1956.

CHAPITRE 10

Les analogues neuronaux de l'apprentissage

Pour une discussion plus ancienne sur le Centre de santé mentale du Massachusetts, voir E.R. Kandel, « A new intellectual framework for psychiatry », *Am. J. Psych.* 155 (1998) : 457-69. L'étude que j'y ai menée en tant qu'interne est E.R. Kandel, « Electrical properties of hypothalamic neuroendocrine cells ». *J. Gen. Physiol.* 47 (1964) : 691-717.

Pour une discussion sur le béhaviorisme, voir I.P. Pavlov, *Conditioned Reflexes : An Investigation of the Physiological Activity of the Cerebral Cortex*, trad. G.V. Anrep (Londres : Oxford University Press, 1927) ; B.F. Skinner, *The Behavior of Organisms* (New York : Appleton-Century Crofts, 1938) ; E.G. Boring, *A History of Experimental Psychology*, 2e éd. (New York : Appleton-Century-Crofts, 1950) ; G.A. Kimble, *Hilgard and Marquis' Conditioning and Learning*, 2e éd. (New York : Appleton-Century-Crofts, 1961) ; et J. Kornorski, *Conditioned Reflexes and Neuron Organization* (Cambridge : Cambridge University Press, 1948 ; citation tirée des pages 79-80).

La citation de Max Perutz sur Jim Watson se trouve dans H.F. Judson, *The Eighth Day of Creation* (New York : Simon & Schuster, 1979), p. 21.

La citation d'Eccles se trouve dans J.C. Eccles, « Conscious experience and memory », dans *Brain and Conscious Experience*, éd. J.C. Eccles (New York : Springer, 1966) : 314-44 ; citation tirée de la page 330.

Les autres informations pour ce chapitre ont été tirées des sources suivantes :

Cajal, S.R. « The Croonian lecture. La fine structure des centres nerveux ». *Proc. R. Soc. London Ser. B* 55 (1894) : 444-67. « L'exercice mental facilite [...] » provient de la page 466.

Doty, R.W. et C. Guirgea. « Conditioned reflexes established by coupling electrical excitation to two cortical areas ». Dans *Brain Mechanisms and Learning*, édité par A. Fessard, R.W. Gerard et J. Kornoski, 133-51. Oxford : Blackwell, 1961.

Kimble, G.A. *Foundations of Conditioning and Learning*. New York : Appleton-Century-Crofts, 1967.

Troisième partie

CHAPITRE 11

Le renforcement des connexions synaptiques

Les études sur les analogues de l'habituation et de la sensibilisation ont été menées sur la cellule R2, appelée auparavant la cellule géante de l'aplysie. Elles ont été publiées sous E.R. Kandel et L. Tauc, « Mechanism of heterosynaptic facilitation in the giant cell of the abdominal ganglion of *Aplysia depilans* », *J. Physiol.* (London) 181 (1965) : 28-47. Les études sur le conditionnement classique ont été effectuées sur des cellules voisines plus petites ; voir E.R. Kandel et L. Tauc, « Heterosynaptic facilitation in neurons of the abdominal ganglion of *Aplysia depilans* », *J. Physiol.* (London) 181 (1965) : 1-27 ; la citation (« Le fait que les connexions [...] ») se trouve page 24.

Konrad Lorenz parlant des vers de terre vient de Y. Dudai, *Memory from A to Z* (Oxford : Oxford University Press, 2002), p. 225.

Le commentaire de Katz sur Hill est également rapporté dans son « To tell you the truth, sir, we do it because it's amusing ! » dans *The History of Neuroscience in Autobiography*, éd. L.R. Squire, vol. 1, 348-81 (Washington, D.C. : Society for Neuroscience, 1996).

Pour une excellente discussion sur les paradigmes de l'apprentissage qui m'ont influencé, voir E. Hilgard, *Theories of Learning* (New York : Appleton-Century-Crofts, 1956) ; et G.A. Kimble, *Foundations of Conditioning and Learning* (New York : Appleton-Century-Crofts, 1967).

Sur l'antisémitisme historique en France, voir I.Y. Zingular et S.W. Bloom, éds. *Inclusion and Exclusion : Perspectives on Jews from the Enlightenment to the Dreyfus Affair* (Leiden and Boston : Brill, 2003).

Les autres informations pour ce chapitre ont été tirées des sources suivantes :

Kandel, E.R. *Cellular Basis of Behavior : An Introduction to Behavioral Neurobiology*. San Francisco : Freeman, 1976.

Kandel, E.R. et L. Tauc, « Mechanism of prolonged heterosynaptic facilitation ». *Nature* 202 (1964) : 145-47.

Kandel, E.R. et L. Tauc, « Heterosynaptic facilitation in neurons of the abdominal ganglion of *Aplysia depilans* ». *J. Physiol.* (London) 181 (1965) : 1-27.

Kandel, E.R. et L. Tauc, « Mechanism of heterosynaptic facilitation in the giant cell of the abdominal ganglion of *Aplysia depilans* ». *J. Physiol.* (London) 181 (1965) : 28-47.

CHAPITRE 12

Un centre pour la neurobiologie et le comportement

L'environnement à Harvard durant la période Kuffler est bien décrit dans O.J. McMahan, éd., *Steve : Remembrances of Stephen W. Kuffler* (Sunderland, Mass. : Sinauer Associates, 1990) ; et dans D.H. Hubel et T.N. Wiesel, *Brain and Visual Perception* (Oxford : Oxford University Press, 2005).

La citation de Per Andersen est tirée de P. Andersen, « A prelude to long-term potentiation », dans *LTP : Long-Term Potentiation*, édité par T. Bliss, G. Collingridge et R. Morris (Oxford : Oxford University Press, 2004). L'article de revue qu'Alden Spencer et moi-même avons écrit se trouve dans E.R. Kandel et W.A. Spencer, « Cellular neurophysiological approaches in the study of learning », *Physiol. Rev.* 48 (1968) : 65-134.

CHAPITRE 13

L'apprentissage peut modifier même un comportement simple

La cartographie des connexions entre des cellules identifiées est fondée sur W.T. Frazier, E.R. Kandel, I. Kupfermann, R. Waziri et R.E. Coggeshall, « Morphological and functional properties of identified neurons in the abdominal ganglion of *Aplysia californica* ». *J. Neurophysiol.* 30 (1967) : 1288-1351 ; E.R. Kandel, W.T. Frazier, R. Waziri et R.E. Coggeshall, « Direct and common connections among identified neurons in *Aplysia* », *J. Neurophysiol.* 30 (1967) : 1352-76 ; I. Kupfermann et E.R. Kandel, « Neuronal controls of a behavioral response mediated by the abdominal ganglion of *Aplysia* », *Science* 164 (1969) : 847-50. Dans les premières expériences, nous avons souvent eu recours à un coup sur la tête plutôt que sur la queue pour engendrer un fort stimulus non conditionné dans les processus de sensibilisation.

Les autres informations pour ce chapitre ont été tirées des sources suivantes :

Arvanitaki, A. et N. Chalazonitis. « Configurations modales de l'activité, propres à différents neurones d'un même centre ». *J. Physiol.* (Paris) 50 (1958) : 122-25.

Byrne, J., V. Castellucci et E.R. Kandel. « Receptive fields and response properties of mechanoreceptor neurons innervating siphon skin and mantle shelf of *Aplysia* ». *J. Neurophysiol.* 37 (1974) : 1041-64.

Byrne, J., V. Castellucci et E.R. Kandel. « Contribution of individual mechanoreceptor sensory neurons to defensive gill-withdrawal reflex in *Aplysia* ». *J. Neurophysiol.* 41 (1978) : 418-31.

Cajal, S.R. « The Croonian lecture : la fine structure des centres nerveux ». *Proc. R. Soc. London Ser. B* 55 (1894) : 444-67.

Carew, T.J., R.D. Hawkins et E.R. Kandel. « Differential classical conditioning of a defensive withdrawal reflex in *Aplysia californica* ». *Science* 219 (1983) : 397-400.

Goldschmidt, R. « Das nervensystem von Ascaris lumbricoides und megalocephala : Ein versuch in den aufhaus eines einfaches nervensystem enzudringen. Erster Teil. Z. Wiss ». *Zool.* 90 (1908) : 73-126.

Hawkins, R.D., V.F. Castellucci et E.R. Kandel, « Interneurons involved in mediation and modulation of the gill-withdrawal reflex in *Aplysia*. II : Identified neurons produce heterosynaptic facilitation contributing to behavioral sensitization ». *J. Neurophysiol.* 45 (1981) : 315-26.

Kandel, E.R. *Cellular Basis of Behavior : An Introduction to Behavioral Neurobiology*. San Francisco : Freeman, 1976.

Kandel, E.R. *The Behavioral Biology of Aplysia : A Contribution to the Comparative Study of Opisthobranch Molluscs*. San Francisco : Freeman, 1979.

Köhler, W. *Gestalt Psychology. An Introduction to New Concepts of Modern Psychology*. Denver : Mentor Books/New American Library, 1947.

Pinsker, H., I. Kupfermann, V. Castellucci et E.R. Kandel. « Habituation and dishabituation of the gill-withdrawal reflex in *Aplysia* ». *Science* 167 (1970) : 1740-42.

Thorpe, W.H. *Learning and Instinct in Animals*. Rev. éd. Cambridge, Mass. : Harvard University Press, 1963.

CHAPITRE 14

Les synapses se modifient avec l'expérience

Pour une discussion sur les théories de Freud sur la plasticité synaptique et la mémoire, voir S. Freud, « Projet de psychologie scientifique » ; K.H. Pribram et M.M. Gill, *Freud's « Project » Re-assessed : Preface to Contemporary Cognitive Theory and Neuropsychology* (New York : Basic Books, 1976) ; et F.J. Sulloway, *Freud : Biologist of the Mind* (New York : Basic Books, 1979).

Mes collègues et moi avons également analysé les mécanismes du conditionnement classique. En 1983, Hawkins, Carew et moi-même avons identifié une composante présynaptique, un renforcement des mécanismes qui contribuent à la sensibilisation. En 1992, Nicholas Dale et moi avons découvert que le neurone sensoriel utilise du glutamate comme transmetteur. En 1994, mon ex-étudiant David Glanzman et par la suite Robert Hawkins et moi-même avons observé qu'il existe également une forte composante postsynaptique. Voir X.Y. Lin et D.L. Glanzman, « Long-term potentiation of *Aplysia* sensorimotor synapses in cell culture regulation by postsynaptic voltage », *Biol. Sci.* 255 (1994) : 113-18 ; et I. Antonov, I. Antonova, E.R. Kandel et R.D. Hawkins, « Activity-dependent presynaptic facilitation and Hebbian LTP are both required and interact during classical conditioning in *Aplysia* », *Neuron* 37 (2003) : 135-47.

Pour des visions alternatives sur les mécanismes d'apprentissage, voir R. Adey, « Electrophysiological patterns and electrical impedance characteristics in orienting and discriminative behavior », *Proc. Int. Physiol. Soc.* (Tokyo) 23 (1965) : 324-29 ; la citation est tirée de la page 235 ; B.D. Burns, *The Mammalian Cerebral Cortex* (Londres : Arnold, 1958) ; la citation est tirée de la page 96 ; S.R. Cajal, « The Croonian lecture. La fine structure des centres nerveux », *Proc. R. Soc. London. Ser. B* 55 (1894) : 444-67 ; et D.O. Hebbs, *The Organization of Behavior : A Neurophysiological Theory* (New York : John Wiley, 1949).

Les autres informations pour ce chapitre ont été tirées des sources suivantes :

Castellucci, V., H. Pinsker, I. Kupfermann et E.R. Kandel. « Neuronal mechanisms of habituation and dishabituation of the gill-withdrawal reflex in *Aplysia* ». *Science* 167 (1970) : 1745-48. « Les données indiquent [...] » est tirée de la page 1748.

Hawkins, R.D., T.W. Abrams, T.J. Carew et E.R. Kandel. « A cellular mechanism of classical conditioning in *Aplysia* : Activity-dependent amplification of presynaptic facilitation ». *Science* 219 (1983) : 400-405.

Kandel, E.R. *A Cell-Biological Approach to Learning*. Grass Lecture Monograph I. Bethesda, Md. : Society for Neuroscience, 1978.

Kupfermann, I., V. Castellucci, H. Pinsker et E.R. Kandel. « Neuronal correlates of habituation and dishabituation of the gill-withdrawal reflex in *Aplysia* ». *Science* 167 (1970) : 1743-45.

Pinsker, H., I. Kupfermann, V. Castellucci et E.R. Kandel. « Habituation and dishabituation of the gill-withdrawal reflex in *Aplysia* ». *Science* 167 (1970) : 1740-43. « L'analyse des mécanismes nerveux [...] » est extraite de la page 1740.

CHAPITRE 15

Les fondements biologiques de l'individualité

La discussion sur les travaux d'Helmholtz sur l'inférence inconsciente se fonde sur C. Frith, « Disorders of cognition and existence of unconscious mental processes : An introduction », dans E. Kandel et al., *Principles of Neural Science*, 5e éd. (New York : McGraw-Hill, à paraître) ; R.M. Warren et R.P. Warren, *Helmholtz on Perception : Its Physiology and Development* (New York : John Wiley & Sons, 1968) ; R.J. Herrnstein et E. Boring, éds, *A Source Book in the History of Psychology* (Cambridge, Mass. : Harvard University Press, 1965), en particulier p. 189-93 ; et R.L. Gregory, éd., *The Oxford Companion to the Mind* (Oxford : Oxford University Press, 1987), p. 308-9.

Pour une discussion sur Ebbinghaus, voir H. Ebbinghaus, *Memory : A Contribution to Experimental Psychology*, trad. H.A. Ruger et C.E. Bussenius (New York : Teacher's College/Columbia University, 1913) ; publication originale en allemand de 1885.

À propos des modifications structurelles chez l'aplysie, voir C.H. Bailey et M. Chen, « Long-term memory in *Aplysia* modulates the total number of varicosities of single identified sensory neurons », *Proc. Natl. Acad. Sci. USA* 85 (1988) : 2373-77 et C.H. Bailey et M. Chen, « Time course of structural changes at identified sensory neurons synapses during long-term sensitization in *Aplysia* » *J. Neurosci.* 9 (1989) : 1774-80 ; C.H. Bailey et E.R. Kandel, « Structural changes accompanying memory storage », *Annu. Rev. Physiol.* 55 (1993) : 397-426.

Les autres informations pour ce chapitre ont été tirées des sources suivantes :

Cajal, S.R. « The Croonian lecture : La fine structure des centres nerveux ». *Proc. R. Soc. London Ser. B* 55 (1894) : 444-67.

Dudai, Y. *Memory from A to Z*. Oxford : Oxford University Press, 2002.

Duncan, C.P. « The retroactive effect of electroshock on learning ». *J. Comp. Physiol. Psychol.* 42 (1949) : 32-44.

Ebert, T., C. Pantev, C. Wienbruch, B. Rockstroh et E. Taub. « Increased cortical representation of the fingers of the left hand in string players ». *Science* 270 (1995) : 305-7.

Flexner, J.B., L.B. Flexner et E. Stellar. « Memory in mice as affected by intracerebral puromycin ». *Science* 141 (1963) : 57-59.

Jenkins, W.M., M.M. Merzenich, M.T. Ochs, T. Allard et E. Guic-Robles. « Functional reorganization of primary somatosensory cortex in adult owl monkeys after behaviorally controlled tactile stimulation ». *J. Neurophysiol.* 63 (1990) : 83-104

CHAPITRE 16

Molécules et mémoire à court terme

Pour des connaissances de base sur l'AMP cyclique, voir R.J. DeLange, R.G. Kemp, W.D. Riley, R.A. Cooper et E.G. Krebs. « Activation of skeletal muscle phosphorylase kinase by adenosine triphosphate and adenosine 3',5'-monophosphate ». *J. Biol. Chem.* 243, no. 9 (1968) : 2200-2208 ; E.G. Krebs, « Protein phosphorylation and cellular regulation, I » dans *Les Prix Nobel*, éd. Fondation Nobel (Stockholm : Almquist & Wiksell International, 1992) ; T.W. Rall et E.W. Sutherland, « The regulatory role of adenosine 3',5'-phosphate. Cold Spring Harbord Symp. », *Quant. Biol.* 26 (1961) : 347-54 ; A.E. Gilman, « Nobel lecture. G Proteins and regulation of adenylyl cyclase », *Biosci. Reports* 15 (1995) : 65-97 ; P. Greengard, « The neurobiology of dopamine signaling », dans *Les Prix Nobel*, éd. Fondation Nobel, 262-81 (Stockholm : Almquist & Wiksell International, 2000).

Pour l'AMP cyclique chez l'aplysie, voir J.H. Schwartz, V.F. Castellucci et E.R. Kandel, « Functioning of identified neurons and synapses in abdominal ganglion of *Aplysia* in absence of protein synthesis », *J. Neurophysiol.* 34 (1971) : 939-53 ; H. Cedar, E.R. Kandel et J.H. Schwartz, « Cyclic adenosine monophosphate in the nervous system of *Aplysia californica* : Increased synthesis in response to synaptic stimulation ». *J. Gen. Physiol.* 60 (1972) : 558-69 ; M. Brunelli, V. Castellucci et E.R. Kandel, « Synaptic facilitation and behavioral sensitization in *Aplysia* : Possible role of serotonin and cyclic AMP ». *Science* 194 (1976) : 1178-81 ; également, V.F. Castellucci, E.R. Kandel, J.H. Schwartz, F.D. Wilson, A.C. Nairn et P. Greengard. « Intracellular injection of the catalytic subunit of cyclic AMP-dependent protein kinase simulates facilitation of transmitter release underlying behavioral sensitization in *Aplysia* ». *Proc. Natl. Acad. Sci. USA* 77 (1980) : 7492-96.

Pour l'AMP cyclique chez la drosophile, voir S. Benzer, « Behavioral mutants of *Drosophila* isolated by counter current distribution », *Proc. Natl. Acad. Sci.* 58 (1967) : 1112-19 ; D. Byers, R.L. Davis et J.R. Kiger, Jr., « Defect in cyclic AMP phosphodiesterase due to the dunce mutation of learning in *Drosophila melanogaster* », *Nature* 289 (1981) : 79-81 ; Y. Dudai, Y.N. Jan, D. Byers, W.G. Quinn et S. Benzer. « Dunce, a mutant of *Drosophila* deficient in learning ». *Proc. Natl. Acad. Sci. USA* 73, no. 5 (1976) : 1684-88.

Les autres informations pour ce chapitre ont été tirées des sources suivantes :

Castellucci, V., et E.R. Kandel. « Presynaptic facilitation as a mechanism for behavioral sensitization in *Aplysia* ». *Science* 194 (1976) : 1176-78.

Dale, N., et E.R. Kandel. « L-glutamate may be the fast excitatory transmitter of *Aplysia* sensory neurons ». *Proc. Natl. Acad. Sci. USA* 90 (1993) : 7163-67.

Jacob, F. *Le Jeu des possibles*. Ed. Fayard (Paris, 1995).

Jacob, F. *La Statue intérieure*. Ed. Odile Jacob (Paris, 1996).

Kandel, E.R. *Cellular Basis of Behavior : An Introduction to Behavioral Neurobiology*. San Francisco : Freeman, 1976.

Kandel, E.R., M. Klein, B. Hochner, M. Shuster, S. Siegelbaum, R. Hawkins, D. Glanzman, V.F. Castellucci et T. Abrams. « Synaptic modulation and learning : New insights into synaptic transmission from the study of behavior ». Dans *Synaptic Function*, édité par G.M. Edelman, W.E. Gall et W.M. Cowan, 471-518. New York : John Wiley & Sons, 1987.

Kistler, H.B., Jr., R.D. Hawkins, J. Koester, H.W.M. Steinbusch, E.R. Kandel et J.H. Schwartz. « Distribution of serotonin-immunoreactive cell bodies and processes in the abdominal ganglion of mature *Aplysia* ». *J. Neurosci.* 5 (1985) : 72-80.

Kriegstein, A., V.F. Castellucci et E.R. Kandel. « Metamorphosis of *Aplysia californica* in laboratory culture ». *Proc. Natl. Acad. Sci. USA* 71 (1974) : 3654-58.

Kuffler, S. et J. Nicholls. *From Neuron to Brain : A Cellular Approach to the Function of the Nervous System*. Sunderland, Mass. : Sinauer Associates, 1976.

Siegelbaum, S., J.S. Camardo et E.R. Kandel. « Serotonin and cAMP close single K^+ channels in *Aplysia* sensory neurons ». *Nature* 299 (1982) : 413-17.

CHAPITRE 17

Mémoire à long terme

François Jacob a écrit sur l'opposition entre science diurne et science nocturne dans *La Statue intérieure* (Paris : éd. Odile Jacob, 1996).

Pour une discussion sur Thomas Hunt Morgan, on peut se reporter à deux biographies : G.E. Allen, *Thomas Hunt Morgan : The Mand and His Science* (Princeton, N.J. : Princeton University Press, 1978) ; et A.H. Sturtevant, *Thomas Hunt Morgan* (New York : National Academy of Sciences, 1959). Voir aussi E.R. Kandel, « Thomas Hunt Morgan at Columbia : Genes, chromosomes, and the origins of modern biology », p. 29-35, et E.R. Kandel, « An american century of biology », p. 36-39, à la fois dans *Living Legacies : Great Moments in the Life of Columbia for the 250th Anniversary*, et dans le numéro d'automne de *Columbia : The Magazine of Columbia University*.

Watson et Crick ont annoncé pour la première fois leurs découvertes dans « Molecular structure of nucleic acids : A structure of deoxyribose nucleic acid », *Nature* 171 (1953) : 737-38 ; la citation se trouve à la page 738. Voir aussi J.D. Watson et F.H.C. Crick, « Genetical implications of the structure of deoxyribonucleic acid », *Nature* 171 (1953) : 964-67 ; J.D. Watson, *La Double Hélice* (Paris : éd. Robert Laffont, 2003) ; et également J.D. Watson, *ADN : le Secret de la vie* (Paris, Odile Jacob, 2003). Le dernier livre est la source des réflexions de Watson (p. 88). L'essai de Schrödinger paraît sous la référence, E. Schrödinger, *Qu'est-ce que la vie ?* (Paris : éd. Seuil, 1993).

Les autres informations pour ce chapitre sont tirées des sources suivantes :

Avery, O.T., C.M. MacLeod et M. McCarty. « Studies on the chemical nature of the substance inducing transformation of pneumococcal types : Induction of transformation by a desoxyribonucleic acid fraction isolated from Pneumococcus Type III ». *J. Exp. Med.* 79 (1944) : 137-58.

Chimpanzee Genome. Numéro spécial sur les chimpanzés. *Nature* 437, September 1, 2005.

Cohen, S.N., A.C. Chang, H.W. Boyer et R.B. Helling. « Construction of biologically functional bacterial plasmids *in vitro* ». *Proc. Natl. Acad. Sci. USA* 70, no. 11 (1973) : 3240-44.

Crick, F.H., L. Barnett, S. Brenner et R.J. Watts-Tobin. « General nature of the genetic code for proteins ». *Nature* 192 (1961) : 1227-32.

Gilbert, W. « DNA sequencing and gene structure ». *Science* 214 (1981) : 1305-12.

Jackson, D.A., R.H. Symons et P. Berg. « Biochemical method for inserting new genetic information into DNA Simian Virus 40 : circular SV40 DNA molecules containing lambda phage genes and the galactose operon of *Escherichia coli* ». *Proc. Natl. Acad. Sci. USA* 69 (1972) : 2904-09.

Jessell, T.M. et E.R. Kandel. « Synaptic transmission : A bidirectional and a self-modifiable form of cell-cell communication ». *Cell* 72/*Neuron* 10 (Suppl.) (1993) : 1-30.

Matthaei, H. et M.W. Nirenberg. « The dependence of cell-free protein synthesis in *E.coli* upon RNA prepared from ribosomes ». *Biochem. Biophys. Res. Commun.* 4 (1961) : 404-8.

Sanger, F. « Determination of nucleotide sequences in DNA ». *Science* 214 (1981) : 1205-10

CHAPITRE 18
Les gènes de la mémoire

L'article de référence de Jacob et Monod est F. Jacob et J. Monod, « Genetic regulatory mechanisms in the synthess of proteins », *J. Molec. Biol.* 3 (1961) : 318-56.

Les autres informations pour ce chapitre ont été tirées des sources suivantes :

Buck, L. et R. Axel. « Novel multigene family may encode odorant receptors : A molecular basis for odor recognition ». *Cell* 65, no. 1 (1991) : 175-87.

Jacob, F. *La Statue intérieure* (Paris : éd. Odile Jacob, 1996).

Kandel, E.R., A. Kriegstein et S. Schacher. « Development of the central nervous system of *Aplysia* in the terms of the differentiation of its specific identifiable cells ». *Neurosci.* 5 (1980) : 2033-63.

Scheller, R.H., J.F. Jackson, L.B. McAllister, J.H. Schwartz, E.R. Kandel et R. Axel. « A family of genes that codes for ELH, a neuropeptide eliciting a stereotyped pattern of behavior in *Aplysia* ». *Cell* 28 (1982) : 707-19 ; citation extraite de la page 707.

Weinberg, R.A. *Racing to the Beginning of the Road : The Search for the Origin of Cancer.* San Francisco : Freeman, 1998 ; la citation est tirée des pages 162-163.

CHAPITRE 19
Un dialogue entre gènes et synapses

Les deux articles de revue de P. Goelet sont P. Goelet, V.F. Castellucci, S. Schacher et E.R. Kandel, « The long and short of long-term memory – a molecular framework », *Nature* 322 (1986) : 419-22 ; et P. Goelet et E.R. Kandel, « Tracking the flow of learned information from membrane receptors to genome », *Trends Neurosci.* 9 (1986) : 472-99.

Pour les expériences sur la translocation de la protéine kinase AMP-cyclique dépendante, nous avons collaboré avec Roger Tsien, un chercheur de la fondation Hughes à l'Université de San Diego, qui a développé la méthode que nous avons utilisée pour visualiser le mouvement de la protéine kinase AMP-cyclique dépendante à l'intérieur du noyau. Ces travaux sont décrits dans B.J. Backsai, B. Hochner, M. Mahaut-Smith, S.R. Adams, B.-K. Kaang, E.R. Kandel et R.Y. Tsien, « Spatially resolved dynamics of cAMP and proteine kinase A subunits in *Aplysia* sensory neurons », *Science* 260 (1993) : 222-26.

Le développement des méthodes de cultures tissulaires pour le neurone de l'aplysie a été commencé par Sam Schacher en collaboration avec mes étudiants Stephen Rayport, Pier Giorgio Montarolo et Eric Proshansky.

On peut trouver les premiers indices du rôle joué par la CREB dans la plasticité liée à l'apprentissage dans P.K. Dash, B. Hochner et E.R. Kandel, « Injection of cAMP-responsive element into the nucleus of *Aplysia* sensory neurons blocks long-term facilitation », *Nature* 345 (1990) : 718-21.

La découverte d'un répresseur dans l'aplysie est décrite dans D. Bartsch, M. Ghirardi, P.A. Skehel, K.A. Karl, S.P. Herder, M. Chen, C.H. Bailey et E.R. Kandel, « *Aplysia* CREB-2 represses long-term facilitation : Relief of repression converts transient facilitation into long-term functional and structural change », *Cell* 83 (1995) : 979-92.

Sur le nouveau protocole d'étude de la mémoire chez la drosophile, voir T. Tully, T. Preat, S.C. Boynton et M. Del Vecchio, « Genetic dissection of consolidated memory in *Drosophila melanogaster* », *Cell* 79 (1994) : 35-47.

Les études sur la drosophile qui ont souligné le rôle de la CREB, à la fois en tant que répresseur dans le blocage de la mémoire à long terme et en tant qu'activateur surexprimé dans l'exacerbation du stockage mnésique pour les peurs apprises, sont décrites dans J.C.P. Yin, J.S. Wallach, M. Del Vecchio, E.L. Wilder, H. Zhuo, W.G. Quinn et T. Tully, « Induction of a dominant negative CREB transgene specifically blocks long-term memory in *Drosophila* », *Cell* 79 (1994) : 49-58 ; J.C.P. Yin, M. Del Vecchio, H. Zhou et T. Tully, « CREB as a memory modulator : Induced expression of a dCREB2 activator isoform enhances long-term memory in Drosophila ». *Cell* 81 (1995) : 107-15.

Sur la mise en évidence de la CREB chez les abeilles, voir D. Eisenhardt, A. Friedrich, N. Stollhoff, U. Müller, H. Kress et R. Menzel, « The *AmCREB* gene is an ortholog of the mammalian CREB/CREM family of transcription factors and encodes several splice variants in the honeybee brain », *Insect Molecular Biol.* 12 (2003) : 373-82.

La mise en évidence du rôle de la CREB dans la peur apprise chez la souris est dans P.W. Frankland, S.A. Josselyn, S.G. Anagnostaras *et al.*, « Consolidation of CS and US representations in associative fear conditioning », *Hippocampus* 14 (2004) : 55è-69 ; et S. Kida, S.A. Josselyn, S.P. de Ortiz *et al.*, « CREB required for the stability of new and reactivated fear memories », *Nature Neurosci.* 5 (2002) : 348-55.

Sur la mise en évidence de la CREB dans l'apprentissage chez l'homme, voir J.M. Alarcon, G. Malleret, K. Touzani, S. Vronskaya, S. Ishii, E.R. Kandel et A. Barco, « Chromatin acetylation, memory, and LTP are impaired in $CBP^{+/-}$ mice : A model for the cognitive deficit in Rubinstein-Taybi Syndrome and its amelioration », *Neuron* 42 (2004) : 947-59.

Les autres informations pour ce chapitre ont été tirées des sources suivantes :

Bailey, C.H., P. Montarolo, M. Chen, E.R. Kandel et S. Schacher. « Inhibition of protein and RNA synthesis block structural changes that accompany long-term heterosynaptic plasticity in *Aplysia* ». *Neuron* 9 (1992) : 749-58.

Bartsch, D., A. Casadio, K.A. Karl, P. Serodio et E.R. Kandel. « CREB-1 encodes a nuclear activator, a repressor, and a cytoplasmic modulator that form a regulatory unit critical for long-term facilitation ». *Cell* 95 (1998) : 211-23.

Bartsch, D., M. Ghirardi, A. Casadio, M. Giustetto, K.A. Karl, H. Zhu et E.R. Kandel. « Enhancement of memory-related long-term facilitation by ApAF, a novel transcription factor that acts downstream from both CREB-1 and CREB-2 ». *Cell* 103 (2000) : 595-608.

Casadio, A., K.C. Martin, M. Giustetto, H. Zhu, M. Chen, D. Bartsch, C.H. Bailey et E.R. Kandel. « A transient neuron-wide form of CREB-mediated long-term facilitation can be stabilized at specific synapses by local protein synthesis ». *Cell* 99 (1999) : 221-37.

Chain, D.G., A. Casadio, S. Schacher, A.N. Hedge, M. Valbrun, N. Yamamoto, A.L. Goldberg, D. Bartsch, E.R. Kandel et J.H. Schwartz. « Mechanisms for generating the autonomous cAMP-dependent protein kinase required for long-term facilitation in *Aplysia* ». *Neuron* 22 (1999) : 147-56.

Dale, N. et E.R. Kandel. « L-glutamate may be the fast excitatory transmitter of *Aplysia* sensory neurons ». *Proc. Natl. Acad. Sci. USA* 90 (1993) : 7163-67.

Glanzman, D.L., E.R. Kandel et S. Schacher. « Target-dependent structural changes accompanying long-term synaptic facilitation in *Aplysia* neurons ». *Science* 249 (1990) : 799-802.

Kaang, B.-K., E.R. Kandel et S.G.N. Grant. « Activation of cAMP-responsive genes by stimuli that produce long-term facilitation in *Aplysia* neurons ». *Neuron* 10 (1993) : 427-35.

Lorenz, K.Z. *Les Fondements de l'éthologie*. Paris : éd. Champs Flammarion, 1998.

Martin, K.C., D. Michael, J.C. Rose, M. Barad, A. Casadio, H. Zhu et E.R. Kandel. « MAP kinase translocates into the nucleus of the presynaptic cell and is required for long-term facilitation in *Aplysia* ». *Neuron* 18 (1997) : 899-912.

Martin, K.C., A. Casadio, H. Zhu, E. Yaping, J. Rose, C.H. Bailey, M. Chen et E.R. Kandel. « Synapse-specific transcription-dependent long-term facilitation of the sensory to motor neuron connection in *Aplysia* : A function for local protein synthesis in memory storage ». *Cell* 91 (1997) : 927-938.

Mayford, M., A. Barzilai, F. Keller, S. Schacher et E.R. Kandel. « Modulation of an NCAM-related adhesion molecule with long-term synaptic plasticity in *Aplysia* ». *Science* 256 (1992) : 638-44.

Montarolo, P.G., P. Goelet, V.F. Castellucci, J. Morgan, E.R. Kandel et S. Schacher. « A critical period for macromolecular synthesis in long-term heterosynaptic facilitation in *Aplysia* ». *Science* 234 (1986) : 1249-54.

Montminy, M.R., K.A. Sevarino, J.A. Wagner, G. Mandel et R.H. Goodman. « Identification of a cyclic-AMP-responsive element within the rat somatostatin gene ». *Proc. Natl. Acad. Sci. USA* 83, no. 18 (1986) : 6682-86.

Prusiner, S.B. « Prions ». *Les Prix Nobel*, édité par la fondation Nobel. Stockholm : Almquist & Wiksell International, 1997.

Rayport, S.G. et S. Schacher. « Synaptic plasticity *in vitro* : Cell culture of identified *Aplysia* sensory neurons that requires new protein synthesis ». *Science* 240 (1988) : 1667-69.

Si, K., M. Giustetto, A. Etkin, R. Hsu, A.M. Janisiewicz, M.C. Miniaci, J.-H. Kim, H. Zhu et E.R. Kandel. « A neuronal isoform of CPEB regulates local protein synthesis and stabilizes synapse-specific long-term facilitation in *Aplysia* ». *Cell* 115 (2003) : 893-904.

Si, K., S. Lindquist et E.R. Kandel. « A neuronal isoform of the *Aplysia* CPEB has prion-like properties ». *Cell* 115 (2003) : 879-91.

Steward, O. et E.M. Schuman. « Protein synthesis at synaptic sites on dendrites ». *Annu. Rev. Neurosci.* 24 (2001) : 299-325.

Quatrième partie

CHAPITRE 20

Retour à la mémoire complexe

Virginia Woolf a écrit sur les souvenirs de sa mère dans « Une esquisse du passé », qui a été réimprimé dans J. Schulkind, éd., *Moments of Being* (New York : Harcourt Brace, 1985), p. 98 ; elle est également citée dans S. Nalbation, *Memory in Literature : Rousseau to Neuroscience* (New York : Palgrave Macmillan, 2003).

Christof Koch cite *Le train de l'aube ne s'arrête plus ici* de Tennessee Williams à la page 187 de *The Quest for Consciousness : A Neurobiological Approach* (Englewood, Col. : Roberts, 2004).

La première description des cellules de lieu se trouve dans J. O'Keefe et J. Dostrovsky. « The hippocampus as a spatial map. Preliminary evidence from unit activity in the freely-moving rat ». *Brain Res.* 34, no. 1 (1971) : 171-75.

Pour un excellent survol de la potentialisation à long terme, voir T. Bliss, G. Collingridge et R. Morris, éds., *LTP : Long-Term Potentiation* (Oxford : Oxford University Press, 2003). Parmi les nombreux articles remarquables de ce volume, on peut citer P. Andersen, « A prelude to long-term potentiation » ; R. Malinow, « AMPA receptor trafficking and long-term potentiation » ; R.G.M. Morris, « Long-term potentiation and memory » ; et R.A. Nicoll, « Expression mechanisms underlying long-term potentiation : a postsynaptic view ».

Les autres informations pour ce chapitre ont été tirées des sources suivantes :

Baudry, M., R. Siman, E.K. Smith et G. Lynch. « Regulation by calcium ions of glutamate receptor binding in hippocampal slices ». *Euro. J. Pharmacol.* 90, no. 2-3 (1983) : 161-68.

Bliss, T.V. et T. Lømo. « Long-lasting potentiation of synaptic transmission in the dentate gyrus of the anesthetized rabbit following stimulation of the perforant path ». *J. Physiol.* 232 (1973) : 331-56.

Collingridge, G.L., S.J. Kehl et H. McLennan. « Excitatory amino acids in synaptic transmission in the Schaffer collateral-commissural pathway of the rat hippocampus ». *J. Physiol.* (Londres) 334 (1983) : 33-46.

Curtis, D.R., J.W. Phillis et J.C. Watkins. « The chemical excitation of spinal neurons by certain acidic amino acids ». *J. Physiol.* 150 (1960) : 656-82.

Eccles, J.C. *The Physiology of Synapses*. Berlin : Springer Verlag, 1964.

Hebb, D.O. *The Organization of Behavior : A Neuropsychological Theory*. New York : Wiley, 1949 ; la citation est tirée de la page 62.

Nowak, L., P. Bregestovski, P. Ascher, A. Herbet et A. Prochiantz. « Magnesium gates glutamate-activated channels in mouse central neurons ». *Nature* 307 (1984) : 462-65.

O'Dell, T.J., S.G.N. Grant, K. Karl, P.M. Soriano et E.R. Kandel. « Pharmacological and genetic approaches to the analysis of tyrosine kinase function in long-term potentiation ». Cold Spring Harbor Symp. *Quant. Biol.* 57 (1992) : 517-26.

Roberts, P.J. et J.C. Watkins. « Structural requirements for inhibition for L-glutamate uptake by glia and nerve endings ». *Brain Res.* 85, no. 1 (1975) : 120-25.

Schacter, D.L. *Searching for Memory : The Brain, the Mind and the Past*. New York : Basic Books, 1996.

Spencer, W.A. et E.R. Kandel. « Electrophysiology of hippocampal neurons. IV : Fast prepotentials ». *J. Neurophysiol.* 24 (1961) : 272-85.

Westbrook, G.L. et M.L. Mayer. « Glutamate currents in mammalian spinal neurons resolution of a paradox ». *Brain Res.* 301, no. 2 (1984) : 375-79.

CHAPITRE 21

Les synapses contiennent également nos souvenirs les plus chers

Les méthodes de développement de souris génétiquement modifiées sont décrites dans R.L. Brinster et R.D Palmiter, « Induction of foreign genes in animals ». *Trends Biochem. Sci.* 7 (1982) : 438-40 ; et M.R. Capecchi, « High-efficiency transformation by direct micro-injection of DNA into cultured mammalian cells ». *Cell* 22, no. 2 (1980) : 479-88.

Les premiers rapports sur les effets du gène knockout dans la potentialisation à long terme et la mémoire spatiale peuvent se trouver dans S.G.N. Grant, T.J. O'Dell, K.A. Karl, P.L. Stein, P. Soriano et E.R. Kandel, « Impaired long-term potentiation, spatial learning, and hippocampal development in fyn mutant mice ». *Science* 258 (1992) : 1903-10 ; A.J. Silva, R. Paylor, J.M. Wehner et S. Tonegawa, « Impaired spatial learning in alpha-calmodulin kinase II mutant mice ». *Science* 257 (1992) : 206-11.

Les expériences en collaboration avec Steven Siegelbaum, mentionnées également au cours du chapitre 9, ont été réalisées par Matt Nolan et Josh Dudman. Ces expériences sont décrites dans : M.F. Nolan, G. Malleret, J.T. Dudman, D. Buhl, B. Santoro, E. Gibbs, S. Vronskaya, G. Buzsáki, S.A. Siegelbaum, E.R. Kandel et A. Morozov, « A behavioral role for dendritic integration : HCN1 channels constrain spatial memory and plasticity at inputs to distal dendrites of CA1 pyramidal neurons ». *Cell* 119 (2004) : 719-32.

Les autres informations pour ce chapitre ont été tirées des sources suivantes :

Mayford, M., T. Abel et E.R. Kandel. « Transgenic approaches to cognition ». *Curr. Opin. Neurobiol.* 5 (1995) : 141-48.

Mayford, M., M.E. Bach, Y.-Y. Huang, L. Wang, R.D. Hawkins et E.R. Kandel. « Control of memory formation through regulated expression of a CaMLIIα transgene ». *Science* 274 (1996) : 1678-83.

Mayford, M., D. Baranes, K. Podyspanina et E.R. Kandel. « The 3'-untranslated region of CaMLIIα is a cis-acting signal for the localization and translation of mRNA in dendrites ». *Proc. Natl. Acad. Sci. USA* 93 (1996) : 13250-55.

Silva, A.J., C.F. Stevens, S. Tonegawa et Y. Wang. « Deficient hippocampal long-term potentiation in alpha-calcium-calmodulin kinase-II mutant mice ». *Science* 257 (1992) : 201-6.

Tsien, J.Z., D.F. Chen, D. Gerber, C. Tom, E.H. Mercer, D.J. Anderson, M. Mayford, E.R. Kandel et S. Tonegawa. « Subregion and cell-type restricted gene knockout in mouse brain ». *Cell* 87 (1996) : 1317-26.

Tsien, J.Z., P.T. Huerta et S. Tonegawa. « The essential role of hippocampal CA1 NMDA receptor-dependent synaptic plasticity in spatial memory ». *Cell* 87 (1996) : 1327-38.

CHAPITRE 22

L'image cérébrale du monde extérieur

Pour avoir une perspective de neurologue sur la cognition, voir S. Freud, *L'Interprétation des rêves*, 1900 (Paris : éd. Bréal, 2001) et O. Sacks, *L'Homme qui prenait sa femme pour un chapeau* (Paris : éd. Point essais, 1992).

Pour une perspective sur la psychologie cognitive, voir G.A. Miller, *Psychology : The Science of Mental Life* (New York : Harper & Row, 1962) ; et U. Neisser, *Cognitive Psychology* (New York : Appleton-Century-Crofts, 1967), citation à la page 3.

Pour des panoramas de l'œuvre de Mountcastle, Hubel et Wiesel, voir D.H. Hubel et T.N. Wiesel, *Brain and Visual Perception* (New York : Oxford University Press, 2005) ; V.B. Mountcastle, « Central nervous mechanisms in mechanoreceptive sensibility », dans *Handbook of Physiology*. Section 1, *The Nervous System*. Vol. 3, *Sensory Processes*, Part, 789-878, éd. I. Darian Smith (Bethesda, Md. : American Physiological Society, 1984) ; et V.B. Mountcastle, « The view from within : Pathways to the study of perception », *Johns Hopkins Med J.* 136, no. 3 (1975) : 109-31, citation à la page 109 (italique d'origine).

Les autres informations pour ce chapitre ont été tirées des sources suivantes :

Evarts, E.V. « Pyramidal tract activity associated with a conditioned hand movement in the monkey ». *J. Neurophysiol.* 29 (1966) : 1011-27.

Gregory, R.L., éd. *The Oxford Companion to the Mind*. Oxford : Oxford University Press, 1987.

Marshall, W.H., C.N. Woolsey et P. Bard. « Observations on cortical somatic sensory mechanisms of cat and monkey ». *J. Neurophysiol.* 4 (1941) : 1-24.

Marshall, W.H. et S.A. Talbot. « Recent evidence for neural mechanisms in vision leading to a general theory of sensory acuity ». *In Visual Mechanisms*, édité par H. Kluver, 117-64. Lancaster, Pa. : Cattell, 1942.

Movshon, J.A. « Visual processing of moving images ». Dans *Images and Understanding Thoughts About Images ; Ideas About Understanding*, édité par H. Barlow, C. Blakemore et M. Weston-Smith, 122-37. New York : Cambridge University Press, 1990.

Tolman, E.C. *Purposive Behavior in Animals and Men*. New York : Century, 1932.

Wurtz, R.H., M.E. Goldberg et D.L. Robinson. « Brain Mechanisms of visual attention ». *Sci. Am.* 246, no. 6 (1982) : 124.

Zeki, S.M. *A Vision of the Brain*. Oxford : Oxford University Press, 1993 ; la citation est tirée des pages 295-96 (italique d'origine).

CHAPITRE 23
Prêtez attention !

Pour une discussion détaillée sur l'hippocampe et l'espace, voir J. O'Keefe et L. Nadel, *The Hippocampus as a Cognitive Map* (Oxford : Clarendon Press, 1978), la citation est tirée de la page 5.

Pour une discussion sur l'attention, se reporter à W. James, *The Works of William James. The Principles of Psychology*, éd. F. Burkhardt et F. Bowers, 3 vols. (1890) (reédition, Cambridge, Mass. : Harvard University Press, 1981), la citation est tirée de I : p. 380-81, les italiques sont présentes dans la version originale.

Sur l'attention, l'espace et la mémoire, voir F.A. Yates, *The Art of Memory* (Chicago : University of Chicago Press ; Londres : Routledge & Kegan Paul, 1966).

Les différences liées au sexe sont discutées dans E.A. Maguire, N. Burgess et J. O'Keefe, « Human spatial navigation : Cognitive maps, sexual dimorphism and neural substrates », *Current Opin Neurobiol.* 9, no. 2 (1999) : 171-77.

Les autres informations pour ce chapitre sont tirées des sources suivantes :

Agnihotri, N.T., R.D. Hawkins, E.R. Kandel et C.G. Kentros. « The long-term stability of new hippocampal place fields requires new protein synthesis ». *Proc. Natl. Acad. Sci. USA* 101 (2004) : 3656-61.

Bushnell, M.C., M.E. Goldberg et D.L. Robinson. « Behavioral enhancement of visual responses in monkey cerebral cortex. 1 : Modulation in posterior parietal cortex related to selective visual attention ». *J. Neurophysiol.* 46, no. 4 (1981) : 755-72.

Kentros, C.G., N.T. Agnihotri, S. Streater, R.D. Hawkins et E.R. Kandel. « Increased attention to spatial context increases both place field stability and spatial memory ». *Neuron* 42 (2004) : 283-95.

McHugh, T.J., K.I. Blum, J.Z. Tsien, S. Tonegawa et M.A. Wilson. « Impaired hippocampal representation of space in CA1-specific NMDAR1 knockout mice ». *Cell* 87 (1996) : 1339-49.

O'Keefe, J. et J. Dostrovsky. « The hippocampus as a spatial map : Preliminary evidence from unit activity in the freely-moving rat ». *Brain Res.* 34, no. 1 (1971) : 171-75.

Rotenberg, A., M. Mayford, R.D. Hawkins, E.R. Kandel et R.U. Muller. « Mice expressing activated CaMKII lack low frequency LTP and do not form stable place cells in the CA1 region of the hippocampus ». *Proc. Natl. Acad. Sci. USA* 100 (2003) : 9602-7.

Zeki, S.M. *A Vision of the Brain.* Oxford : Oxford University Press, 1993.

Cinquième partie

CHAPITRE 24
Une petite pilule rouge

Pour une discussion sur la contribution de Pasteur en science et en industrie, voir R.J. Dubos, *Louis Pasteur* (Boston : Little, Brown, 1950) ; et M. Perutz, « Deconstructing Pasteur », dans *I Wish I'd Made You Angry Earlier : Essays on Science, Scientists and Humanity* (Plainview, N.Y. : Cold Spring Harbor Laboratory Press, 1998), pp. 119-30.

Pour une discussion sur l'interaction de Dale avec la vie universitaire et industrielle, voir H.H. Dale, *Adventures in Physiology* (Londres ; Pergamon, 1953).

Pour une discussion sur les débuts de la biotechnologie, voir S. Hall, *Invisible Frontiers : The Race to Synthetize a Human Gene* (New York : Atlantic Monthly Press,

1987) ; et J.D. Wtason, *ADN : Le secret de la vie* (Paris : éd. Odile Jacob, 2003). Les termes « péché » et « paradis du puriste » sont tirés du livre de Hall (p. 94).

Pour une discussion sur la neuroéthique, voir M.J. Farah, J. Illes, R. Cook-Deegan, H. Gardner, E.R. Kandel, P. King, E. Parens, B., Sahakian et P.R. Wolpe. « Science and society : Neurocognitive enhancement : What can we do and what should we do? » *Nat. Rev. Neurosci.* 5 (2004) : 421-25 ; S. Hyman, « Introduction : The brain's special status », *Cerebrum* 6, no. 4 (2004) : 9-12, citation tirée de la page 9. S.J. Marcus, éd. *Neuroethics : Mapping the Field* (New York : Dana Press, 2004).

Les autres informations dans ce chapitre sont tirées des sources suivantes :

Bach, M.E., M. Barad, H. Son, M. Zhuo, Y.-F. Lu, R. Shih, I. Mansuy, R.D. Hawkins et E.R. Kandel. « Age-related defects in spatial memory are correlated with defects in the late phase of hippocampal long-term potentiation *in vitro* and are attenuated by drugs that enhance the cAMP signaling pathway ». *Proc. Natl. Acad. Sci. USA* 96 (1999) : 5280-85.

Barad, M., R. Bourtchouladze, D. Winder, H. Golan et E.R. Kandel. « Rolipram, a type IV-specific phosphodiesterase inhibitor, facilitates the establishment of long-lasting long-term potentiation and improves memory ». *Proc. Natl. Acad. Sci. USA* 95 (1998) : 15020-25.

Kenney, M. *Biotechnology. The University-Industrial Complex.* New Haven : Yale University Press, 1986.

CHAPITRE 25

Des souris et des hommes, et des maladies mentales

L'essor de la neurologie moléculaire a été également en partie favorisé par l'émergence des organisations de défense des patients. Des associations de patients, leurs familles et leurs amis, se sont formées autour de maladies particulières depuis la fin des années 1930, lorsque la Fondation pour la paralysie infantile a créé la marche des pièces jaunes, encouragée par le président Franklin D. Roosevelt qui avait contracté la poliomyélite en 1921. La fondation soutint les recherches à la fois fondamentale et clinique qui débouchèrent sur le développement du vaccin de la polio, contribuant ainsi à éradiquer la maladie. Ce fut là un processus remarquable, reposant entièrement sur la capacité de la fondation à lever des fonds substantiels et à sélectionner des conseillers scientifiques favorisant une recherche imaginative et rigoureuse.

Dans les années 1960, une approche similaire fut entreprise dans la lutte contre les maladies génétiques du système nerveux. Comme l'a écrit l'historienne Alice Wexler, elle-même membre d'une association de patients : « La décennie des années 1960, caractérisée par un activisme social fleurissant, a également aidé au développement d'une atmosphère politique en faveur de la mobilisation des familles directement affectées par la maladie. L'activisme des droits civils, le mouvement féministe et le mouvement en faveur des droits des patients des années soixante et soixante-dix ont tous créé un environnement qui a encouragé les familles [de patients atteints de maladies du système nerveux] [...] à agir en leurs noms. » (A. Wexler, *Mapping Fate : A Memoir of Family, Risk, and Genetic Research* [New York : Times Books/Random House, 1995], p. xv).

En 1967, le compositeur et poëte Woody Guthrie décéda de la maladie de Huntington. Cette maladie terrible mobilisa sa première femme, la danseuse Marjorie Guthrie, la poussant à organiser les familles des gens atteints de cette maladie en une association baptisée le Comité de lutte contre la maladie de Huntington, qui évolua ensuite en Société américaine de la maladie de Huntington. Cette association de défense exerça un lobbying auprès du Sénat pour accélérer le développement de thérapies efficaces et pour recueillir un soutien accru afin de soulager les conséquences de la maladie en éduquant les membres de la famille et en formant des professionnels de santé.

L'année de la mort de Woody Guthrie, la maladie de Huntington fut diagnostiquée chez Leonore Wexler, comme ses deux frère et sœur avant elle. Le mari de Leonore, Milton Wexler, un psychanalyste talentueux et visionnaire possédant un cabinet réputé à Los Angeles, réalisa qu'avoir un parent atteint de la maladie de Huntington donnait 50 % de risques à ses filles, Alice, l'historienne, et Nancy, une psychologue qui devint plus tard une amie et collègue à Columbia, d'hériter de la maladie. Inquiet pour ses filles et abattu par la maladie de son ex-femme, Wexler créa la Fondation pour les maladies héréditaires. Cette fondation avait un objectif différent de celle de Guthrie et engendra un changement de paradigme, non seulement dans la défense des patients mais aussi dans la conduite d'une recherche efficace sur les troubles génétiques.

Wexler décida de ne pas se concentrer sur le traitement de la maladie parce que l'on n'en savait pas assez pour rendre un tel effort productif. Au lieu de cela, il se tourna vers la science fondamentale et leva des fonds pour une recherche ciblée sur la découverte et la caractérisation du gène mutant qui cause la maladie. Wexler ne se contenta cependant pas d'apporter des ressources financières aux scientifiques. Il organisa et mena des groupes de travail constitués des meilleurs scientifiques afin de discuter de stratégies alternatives et de déterminer les plus susceptibles de réussir. À la suite de quoi, il embaucha et finança des scientifiques possédant les talents stratégiques requis, les rencontrant ensuite à intervalles réguliers pour en surveiller les progrès et planifier les étapes à venir.

Cette stratégie, amorcée par Milton et poursuivie les trente années suivantes par Nancy, se révéla extraordinairement fructueuse. On identifia des gens atteints de la maladie de Huntington, on reconstitua leur généalogie et l'histoire médicale de leur famille, et on organisa des banques de tissus. La communauté scientifique fut tenue au courant de ces efforts, de telle sorte que chaque étape franchie par la fondation – de la localisation du gène (par Nancy Wexler et Jim Gusella) jusqu'à son clonage et au développement de modèles animaux de la maladie – fut l'occasion d'une célébration générale pour l'ensemble de la communauté scientifique.

Cette aventure est décrite dans A. Wexler, *Mapping Fate : A Memoir of Family, Risk and Genetic Research* (New York : Times Books/Random House, 1995).

De fait, le succès de la Fondation pour les maladies héréditaires ne passa pas inaperçu des proches de personnes atteintes de maladies mentales. De nombreuses associations de défense des patients atteints de maladies mentales se sont aujourd'hui constituées, dont la plus influente est l'Association nationale pour la recherche sur la schizophrénie et la dépression (NARSAD). Fondée en 1986, par Connie et Steve Lieber, et Herbert Pardes, ex-directeur de l'Institut national de la santé mentale, la NARSAD donna les grandes directions et apporta un soutien financier à la recherche sur la santé mentale. Aujourd'hui, plusieurs autres fondations s'appuyant sur des associations de patients ont également un impact important sur la recherche en santé mentale parmi lesquelles l'Alliance nationale pour les maladies mentales, la Fondation de l'X-fragile et l'association Soignez l'autisme maintenant.

Pour un panorama général de la biologie des états émotionnels, voir C. Darwin, *L'Expression des émotions chez l'homme et les animaux* (Paris : éd. Rivages, 2001) ; W.B. Cannon, « The James-Lange theory of emotions : A critical examination and an alternative theory », *Am. J. Psychol.* 39 (1927) : 106-24 ; W.B. Cannon, *The Wisdom of the Body* (New York : W.W. Norton, 1932) ; A.R. Damasio, *The Feeling of What Happens : Body and Emotion in the Making of Consciousness* (New York : Harcourt Brace, 1999) ; M. Davis, « The role of the amygdala in fear and anxiety », *Annu. Rev. Neurosci.* 15 (1992) : 353-75 ; J.E. LeDoux, *The Emotional Brain* (New York : Simon & Schuster, 1996) ; J. Panskeep, *Affective Neuroscience : The Foundations of Human and Animal Emotions* (New York : Oxford University Press, 1998) ; W. James, « What is an emotion? » *Mind* 9, n° 34 (1884) : 188-205 ; James republia la théorie de Lange dans ses *Principles of Psychology*, disponible désormais dans une édition définitive en trois volumes, *The Works of William James*, éd. F. Burkhardt et F. Bowers (1890 ; réédition, Cambridge, Mass. : Harvard University Press, 1981).

Les autres informations pour ce chapitre ont été tirées des sources suivantes :

Cowan, W.M. et E.R. Kandel. « Prospects for neurology and psychiatry », *JAMA* 285 (2001) : 594-600. Huang, Y.-Y., K.C. Martin et E.R. Kandel, « Both protein kinase A and mitogen-activated protein kinase are required in the amygdala for the macromolecular synthesis-dependent late phase of long-term potentiation ». *J. Neurosci.* 20 (2000) : 6317-25.

Kandel, E.R. « Disorders of mood : Depression, mania and anxiety disorders », dans *Principles of Neural Science*, 4e éd., E.R. Kandel, J.H. Schwartz et T.M. Jessell, éds. New York : McGraw-Hill, 2000, pp. 1209-26.

Rogan, M.T., M.G. Weisskopf, Y.-Y. Huang, E.R. Kandel et J.E. LeDoux. « Long-term potentiation in the amygdala : Implications for memory ». Chapitre 2 de *Neuronal Mechanisms of Memory Formation : Concepts of Long-Term Potentiation and Beyond*, édité par C. Hölscher, 58-76. Cambridge : Cambridge University Press, 2001.

Rogan, M.T., K.S. Leon, D.L. Perez et E.R. Kandel. « Distinct neural signatures for safety and danger in the amygdala and striatum of the mouse ». *Neuron* 46 (2005) : 309-20.

Shumyatsky, G.P., E. Tsvetkov, G. Malleret, S. Vronskaya, M. Hatton, L. Hampton, J.F. Battey, C. Dulac, E.R. Kandel et V.Y. Bolshakov. « Identification of a signaling network in lateral nucleus of amygdala important for inhibiting memory specifically related to learned fear ». *Cell* 111 (2002) : 905-18.

Snyder, S.H. *Drugs and the Brain*. New York : Scientific American Books, 1986.

Tsvetkov, E., W.A. Carlezon, Jr., F.M. Benes, E.R. Kandel et V.Y. Bolshakov. « Fear conditioning occludes LTP-induced presynaptic enhancement of synaptic transmission in the cortical pathway to the lateral amygdala ». *Neuron* 34 (2002) : 289-300.

CHAPITRE 26

Une nouvelle voie de traitement des maladies mentales

Les autres informations pour ce chapitre ont été tirées des sources suivantes :

Abi-Dargham, A., D.R. Hwang, Y. Huang, Y. Zea-Ponce, D. Martinez, I. Lombardo, A. Broft, T. Hashimoto, M. Slifstein, O. Mawlawi, R. VanHeertum et M. Laruelle. « Quantitative analysis of striatal and extrastriatal D_2 receptors in humans with [^{18}F]fallypride : Validation and reproductibility ». En cours de rédaction.

Ansorge, M.S., M. Zhou, A. Lira, R. Hen et J.A. Gingrich. « Early-life blockade of the 5-HT transporter alters emotional behavior in adult mice ». *Science* 306 (2004) : 879-81.

Baddeley, A.D. *Working Memory*. Oxford : Clarendon Press, 1986.

Carlsson, M.L., A. Carlsson et M. Nilsson. « Schizophrenia : From dopamine to glutamate and back ». *Curr. Med. Chem.* 11, no. 3 (2004) : 267-77.

Fuster, J.M. « The prefrontal cortex – an update : Time is of the essence ». *Neuron* 30, no. 2 (2001) : 319-33.

Goldman-Rakic, P. « The "psychic" neuron of the cerebral cortex ». *Ann. N. Y. Acad. Sci.* 868 (1999) : 13-26.

Huang, Y.-Y., E. Simpson, C. Kellendonk et E.R. Kandel. « Genetic evidence for the bi-directional modulation of synaptic plasticity in the prefrontal cortex by D1 receptors ». *Proc. Natl. Acad. Sci. USA* 101 (2004) : 3236-41.

Jacobsen, C.F. *Studies of Cerebral Function in Primates*. Baltimore : Johns Hopkins University Press, 1936.

Kandel, E.R. « Disorders of thought : Schizophrenia ». Dans *Principles of Neural Science*. 3e éd. Édité par E.R. Kandel, J.H. Schwartz et T.M. Jessell, 853-68. New York : Elsevier, 1991.

Lawford, B.R., R.M. Young, E.P. Noble, B. Kann, L. Arnold, J. Rowell et T.L. Richie. « D2 dopamine receptor gene polymorphism : Paroxetine and social functioning in posttraumatic stress disorder ». *Euro. Neuropsychopharm.* 13, no. 5 (2003) : 313-20.

Santarelli, L., M. Saxe, C. Gross, A. Surget, F. Battaglia, S. Dulawa, N. Weisstaub, J. Lee, R. Duman, O. Arancio, C. Belzung et R. Hen. « Requirement of hippocampal neurogenesis for the behavioral effects of antidepressants ». *Science* 301 (2003) : 805-9.

Seerman, P., T. Lee, M. Chau-Wong et K. Wong. « Antipsychotic drug doses and neuroleptic/dopamine receptors ». *Nature* 261 (1976) : 717-19.

Snyder, S.H. *Drugs and the Brain*. New York : Scientific American Books, 1986.

Schwartz, J.M., P.W. Stoessel, L.R. Baxter, K.M. Martin et M.E. Phelps. « Systematic changes in cerebral glucose metabolic rate after successful behavior modification treatment of obsessive-compulsive disorders ». *Arch. Gen. Psychiatry* 53 (1996) : 109-13.

CHAPITRE 27

La biologie et la renaissance de la pensée psychanalytique

Pour une introduction à la psychanalyse, voir C. Brenner, *An Elementary Textbook of Psychoanalysis*, éd. rév. (New York : International University Press, 1973).

Pour une introduction aux travaux d'Aaron Beck, voir J.S. Beck, *Cognitive Therapy : Basics and Beyond* (New York : Guilford, 1995).

Pour une critique constructive des psychothérapies empiriques, voir D. Westen, C.M. Novotny et H. Thompson Brenner, « The empirical status of empirically supported psychotherapies : Assumptions, findings, and reporting in controlled clinical trials », *Psychol. Bull.* 130 (2004) : 631-63.

Les autres informations pour ce chapitre ont été tirées des sources suivantes :

Etkin, A., K.C. Klemenhagen, J.T. Dudman, M.T. Rogan, R. Hen, E.R. Kandel et J. Hirsch. « Individual differences in trait anxiety predict the response of the basolateral amygdala to unconsciously processed fearful faces ». *Neuron* 44 (2004) : 1043-55.

Etkin, A., C. Pittenger, H.J. Polan et E.R. Kandel. « Towards a neurobiology of psychotherapy : Basic science and clinical applications ». *J. Neuropsychiatry Clin. Neurosci.* 17 (2005) : 145-58.

Jamison, K.R. *De l'exaltation à la dépression : Confession d'une psychiatre maniaco-dépressive*. Paris : éd. Robert Laffont, 2000.

Kandel, E.R. « A new intellectual framework for psychiatry ». *Am. J. Psych.* 155, no. 4 (1998) : 457-69.

Kandel, E.R. « Biology and the future of psychoanalysis : A new intellectual framework for psychiatry revisited ». *Am. J. Psych.* 156, no. 4 (1999) : 505-24. (consulter en particulier les références mentionnées dans cet article).

Kandel, E.R. *Psychiatry, Psychoanalysis and the New Biology of Mind*. Arlington, Va. : APA Publishing, 2005.

CHAPITRE 28

La conscience

Pour une discussion sur le dualisme esprit-cerveau, voir P.S. Churchland, *Brain Studies in Neurophilosophy* (Cambridge, Mass. : MIT Press, 2002) ; A.R. Damasio,

Descartes : Error, Emotion, Reason and the Human Brain (New York : Putman, 1994) ; R. Descartes, *Œuvres complètes* (Paris : éd. Vrin, 2000) ; J.C. Eccles, *Evolution of the Brain : Creation of the Self* (Londres/New York : Routledge, 1989) ; et enfin M.S. Gazzaniga et M.S. Steven, « Free will in the twenty-first century : A discussion of neuroscience and the law », *in Neuroscience and the Law*, éd. B. Garland (New York : Dana Press, 2004), p. 57, citant V. Ramachandran.

Pour une discussion sur les processus inconscients dans la perception, voir C. Frith, « Disorders of cognition and existence of unconscious mental processes : An introduction », dans E.R. Kandel *et al.*, *Principles of Neural Science*, 5e éd. (New York : McGraw-Hill, à paraître).

Pour une discussion sur le libre arbitre, *ibid.* ; S. Blackmore, *Consciousness : An Introduction* (Oxford/New York : Oxford University Press, 2004) ; L. Deecke, B. Grozinger et H.H. Kornhuber, « Voluntary finger movement in man : Cerebral potential and theory », *Biol. Cyber.* 23 (1976) : 99-119 ; B. Libet, « Autobiography », dans *History of Neuroscience in Autobiography*, éd. L.R. Squire, vol. 1, 414-53 (Washington, D.C. : Society for Neuroscience, 1996) ; B. Libet, C.A. Gleason, E.W. Wright et D.K. Pearl, « Time of conscious intention to act in relation to onset of cerebral activity (readiness-potential) : The unconscious initiation of a freely voluntary act », *Brain* 106 (1983) : 623-42 ; et M. Wegner, *The Illusion of Conscious Will* (Cambridge, Mass. : MIT Press, 2002).

L'Académie d'Athènes, fondée par Platon, existe encore aujourd'hui. J'y ai été admis comme membre étranger en 2005 !

Les autres informations pour ce chapitre ont été tirées des sources suivantes :

Bloom, P. « Dissecting the right brain ». Critique de l'ouvrage *The Ethical Brain*, par M. Gazzaniga. *Nature* 436 (2005) : 178-79 ; la citation est tirée de la page 178.

Crick, F. et C. Koch. « What is the function of the claustrum? » *Philos. Trans. R. Soc. Lond. B Biol. Sci.*, June 30 2005 : 1271-79.

Durnwald, M. « The psychology of facial expression ». *Discover* 26 (2005) : 16-18.

Edelman, G. *Wilder than the Sky : The Phenomenal Gift of Consciousness.* New Haven : Yale University Press, 2004.

Etkin, A., K.C. Klemenhagen, J.T. Dudman, M.T. Rogan, R. Hen, E.R. Kandel et J. Hirsch. « Individual differences in trait anxiety predict the response of the basolateral amygdala to unconsciously processed fearful faces ». *Neuron* 44 (2004) : 1043-55.

Kandel, E.R. « From nerve cells to cognition : The internal cellular representation required for perception and action ». Dans *Principles of Neural Science*, 4e éd., édité par E.R. Kandel, J.H. Schwartz et T.M. Jessell. New York : McGraw-Hill, 2000, pp. 381-403.

Koch, C. *The Quest for Consciousness : A Neurobiological Approach.* Denver, Col. : Roberts, 2004.

Lumer, E.D., K.J. Friston et G. Rees. « Neural correlates of perceptual rivalry in the human brain ». *Science* 280 (1998) : 1930-34.

Miller, K. « Francis Crick, 1916-2004 ». *Discover* 26 (2005) : 62.

Nagel, T. « What is the mind-brain problem? » Dans *Experimental and Theoretical Studies of Consciousness*, 1-13. CIBA Foundation Symposium Series 174. New York : John Wiley & Sons, 1993.

Polonsky, A., R. Blake, J. Braun et D.J. Heeger. « Neuronal activity in human primary visual cortex correlates with perception during binocular rivalry ». *Nature Neuroscience* 3 (2000) : 1153-59.

Ramachandran, V. « The astonishing Francis Crick ». *Perception* 33 (2004) : 1151-54 ; la citation est tirée de la page 1154.

Searle, J.R. *Mind : A Brief Introduction.* Oxford : Oxford University Press, 2004.

Searle, J.R. « Consciousness : What we still don't know ». Critique de l'ouvrage *The Quest for Consciousness*, par Christof Koch. *New York Review of Books* 52 (2005) : 36-39.

Stevens, C. F. « Crick and the claustrum ». *Nature* 435 (2005) : 1040-41.

Watson, J.D. *La Double Hélice*. Paris : éd. Robert Laffont, 2003.

Zimmer, C. *Soul Made Flesh : The Discovery of the Brain and How It Changed the World*. New York : Free Press, 2004.

Sixième partie

CHAPITRE 29

À la redécouverte de Vienne *via* Stockholm

Il existe plusieurs bonnes biographies d'Alfred Nobel. Par exemple, se reporter au court portrait de Frängsmyr, *Alfred Nobel*, trad. J. Black (Stockholm : Swedish Institute, 1996) ; et le livre de Ragnar Sohlman, l'exécuteur testamentaire de Nobel, *The Legacy of Alfred Nobel : The Story Behind the Nobel Prize*, trad. E. Schubert (Londres : Bodley Head, 1983).

Pour une discussion sur le prix Nobel incluant un bref récit sur Nobel et son testament, voir B. Feldman, *The Nobel Prize* (New York : Arcade, 2000) ; et I. Hargittai, *Nobel Prizes, Science, and Scientists* (Oxford : Oxford University Press, 2002).

On peut trouver une étude académique sur les lauréats américains dans une perspective sociologique dans H. Zuckerman, *Scientific Elite : Nobel Laureates in the United States* (New York : Free Press, 1977).

Le sort des médecins universitaires juifs est abordé dans un numéro spécial (27 février 1998) du *Wiener Klinische Wochenschrift* – le plus important journal médical viennois – intitulé *À propos du soixantième anniversaire du renvoi des membres juifs de la faculté de médecine de Vienne*. Ce numéro comporte également une évocation d'Eduard Pernkopf par Peter Malina, p. 193-201. Voir aussi l'essai de G. Weissman « Springtime for Pernkopf », *Hospital Practice* 30 (1985) : 142-68.

L'ouvrage de George Berkley, *Vienna and Its Jews : The Tragedy of Success, 1880s-1980s* (Cambridge, Mass. : Abt Books, 1988) a constitué une source inestimable pour ce chapitre. Les informations sur le rôle des Autrichiens dans la Shoah proviennent de la page 318 ; la citation de Hans Tietze est tirée de la page 41.

Le volume qui a résulté du symposium de l'été 2003 est F. Stadtler, E.R. Kandel, W. Kohn, F. Stern et A. Zeilinger, éds. *Österreichs Umgang mit dem National Socialism Springer Wien* (Vienna : Springer Verlag, 2004).

Les autres informations pour ce chapitre ont été tirées des sources suivantes :

La conférence d'Elisabeth Lichtenberger, intitulée « Was war und was ist Europa ? » a été publiée dans *Reden und Gedenkworte* 32 (2004), 145-156, Götingen, Wallstein Verlag. le 25 juillet 2006, plusieurs mois après la parution de ce livre, Elisabeth Lichtenberger m'a écrit pour pour me dire que les commentaires qu'elle m'avait faits lors de notre conversation d'octobre 2004 ne reflétaient pas ses sentiments personnels mais ceux du milieu dans lequel elle évoluait.

Bettauer, H. *La Ville sans juifs*. Paris : éd. Balland, 1983.

Sachar, H.M. *Diaspora : An Inquiry into the Contemporary Jewish World*. New York : Harper & Row, 1985.

Witrisch, R. *The Jews of Vienna in the Age of Franz Joseph*. Oxford : Oxford University Press, 1989 ; la citation est tirée de la page viii.

Young, J.E. *The Texture of Memory : Holocaust Memorials and Meaning*. New Haven : Yale University Press, 1993.

CHAPITRE 30

Les leçons de la mémoire : perspectives

Pour une discussion sur l'apprentissage de Léonard de Vinci dans l'atelier d'Andrea del Verrocchio, voir E.T. DeWald, *History of Italian Painting*, 1200-1600 (New York : Holt Rinehart & Winston, 1961), en particulier les pages 356-57.

Les autres informations pour ce chapitre ont été tirées des sources suivantes :

De Bono, M., et C.I. Bargmann. « Natural variation in a neuropeptide Y receptor homolog modifies social behavior and food responses in *C. elegans* », *Cell* 94 (1998) : 679-89.

Demir, E. et B.J. Dickson. « Fruitless splicing specifies male courtship behavior in *Drosophila* ». *Cell* 121 (2005) : 785-94.

Insel, T.R. et L.J. Young. « The neurobiology of attachment ». *Nat. Rev. Neurosci.* 2 (2001) : 129-36.

Kandel, E.R. *Psychiatry, Psychoanalysis and the New Biology of Mind.* Arlington, Va. : APA Publishing, 2005.

Rizzolatti, G., L. Fadiga, V. Gallese et L. Fogassi. « Premotor cortex and the recognition of motor actions ». *Cogn. Brain Res.* 3 (1996) : 131-41.

Stockinger, P., D. Kvitsiani, S. Rotkopf, L. Tirian et B.J. Dickson. « Neural circuitry that governs *Drosophila* male courtship behavior ». *Cell* 121 (2005) : 795-807.

Index

Table

Quatrième partie

Cinquième partie

Sixième partie

Cet ouvrage a été transcodé et mis en pages
chez Nord Compo (Villeneuve-d'Ascq)

N° d'impression :
N° d'édition : 7381-1880-X
Dépôt légal : mai 2007

Imprimé en France

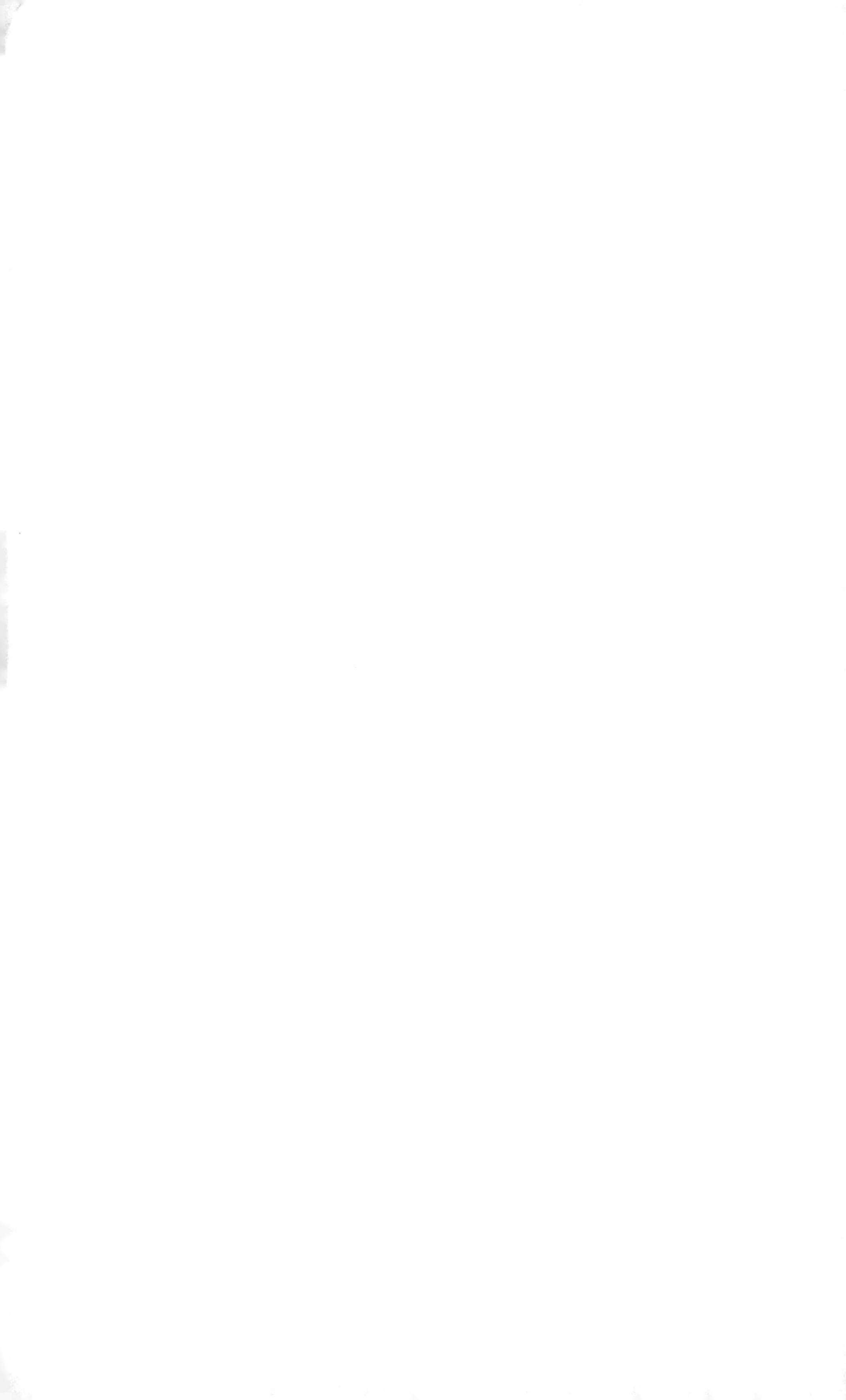

www.ingramcontent.com/pod-product-compliance
Lightning Source LLC
LaVergne TN
LVHW010419230826
846092LV00003BA/979

* 9 7 8 2 7 3 8 1 1 8 8 0 6 *